reinhardt

Leslie S. Greenberg
Rhonda N. Goldman

Die Dynamik von Liebe und Macht

Emotionsfokussierte Paartherapie

Aus dem Englischen von Elisabeth Brock

Ernst Reinhardt Verlag München Basel

Prof. *Leslie S. Greenberg*, PhD, Klinik für Psychotherapeutische Forschung, York Universität, Toronto, Kanada, begründete die Emotionsfokussierte Psychotherapie.
Prof. *Rhonda N. Goldman*, PhD, Psychotherapeutin an der Argosy Universität in Schaumburg / Illinois, U. S. A.

Titel der Originalausgabe:
„Emotion-Focused Couples Therapy: The Dynamics of Emotion, Love, and Power", veröffentlicht von *American Psychological Association*, United States of America.

Bibliografische Information der Deutschen Nationalbibliothek

Die Deutsche Nationalbibliothek verzeichnet diese Publikation in der Deutschen Nationalbibliografie; detaillierte bibliografische Daten sind im Internet über <http://dnb.d-nb.de> abrufbar.
ISBN 978-3-497-02112-3

Printed in Germany
Reihenkonzeption Umschlag: Oliver Linke, Augsburg
Covermotiv: © suschaa / Quelle: PHOTOCASE
Satz: textformart, Daniela Weiland, Göttingen
Druck und Bindung: druckhaus köthen, Köthen

Ernst Reinhardt Verlag, Kemnatenstr. 46, D-80639 München
Net: www.reinhardt-verlag.de E-Mail: info@reinhardt-verlag.de

Inhalt

Teil I

Theorie der Emotionsfokussierten Paartherapie

Teil II

Paartherapie: eine emotionsfokussierte Perspektive

Teil III

Die Arbeit mit spezifischen Emotionen

Vorwort

Zwei wichtige Entwicklungen haben dazu geführt, dass in den vergangenen Jahrzehnten das Interesse an der Emotionsfokussierten Therapie für Paare (EFT-P) gewaltig gestiegen ist. Erstens ist die EFT-P inzwischen ausreichend erforscht, um als evidenzbasierte Methode zur Behandlung von Eheproblemen gelten zu können, was erheblich zu ihrer Anerkennung beigetragen hat. Zweitens hat ein Paradigmenwechsel stattgefunden, angespornt (a) durch Forschungen über die entscheidende Rolle von Bindungsprozessen bei erwachsenen Individuen und Paaren sowie, womöglich noch wichtiger, (b) durch die Erkenntnisse der grundlegenden Emotions-, Bindungs- und Hirnforschung.

Heute gelten emotionale Prozesse und Beziehungsprozesse als zentrale Bestandteile der zwischen Kindheit und Erwachsenenleben stattfindenden Entwicklungen und Veränderungen (Schore 1994, 2003). Diese Prozesse sind es, die den Kern der EFT-P ausmachen; sie müssen, so der aktuelle Wissensstand, in der Psychotherapie angesprochen und bearbeitet werden, wenn es zu einer anhaltenden Veränderung kommen soll. Emotionen gelten nicht länger als die Ergebnisse kognitiver Veränderungen allein, vielmehr werden sie als Rohmaterial gesehen, das der Erschließung und Umwandlung bedarf – wobei Bindung (Attachment) als ein entscheidender Affekt im Verarbeitungsprozess betrachtet wird. Dazu kommt, dass die EFT-P – arbeitet sie doch mit so kraftvollen Erfahrungen wie Bindung, Dominanz und Emotionen (und zwar mit der ganzen Bandbreite zwischen Liebe und Hass) – eine humane Qualität besitzt, die, weil sie zum eigentlichen Kern der Sache vordringt, KlientInnen und TherapeutInnen gleichermaßen anspricht. Welcher theoretischen Schule der einzelne Therapeut auch anhängen mag, die allermeisten sind sich wohl darüber einig, dass nur ein „heißer" therapeutischer Prozess echte Veränderung zu bewirken vermag. Das bedeutet, dass Emotionen aktiviert werden müssen, damit Transformation stattfinden kann. Der Autor und die Autorin des vorliegenden Werkes behaupten, dass Paarkonflikte von Emotionen geschürt werden und der Zugang zu emotionalen Alternativen letztlich das Antidot für solche Konflikte ist.

Dieses Buch zeigt, wie man Paaren hilft, negative emotionale Interaktionszyklen zu identifizieren und zu den tiefer liegenden, primären Emotionen vorzudringen, die diese negativen emotionalen Interaktionszyklen produzieren und von denen sie produziert werden. Es zeigt, wie es gelingt, die Transformation dieser Emotionen in adaptivere, funktionellere Emotionen zu fördern und damit eine Veränderung der Interaktionen zu erreichen. Greenberg und Goldman erläutern, wie in der Therapie mit dem Paar, aber auch mit der Einzelperson gearbeitet wird und wie man die tiefer liegenden, von Bindung und Identität ausgelösten Kernprozesse in den Fokus nimmt und verändert, damit Paaren gesündere Beziehungen gelingen. Auf diese Weise sollen unsere KlientInnen lernen, sich und den Partner besser zu regulieren.

Dieses Buch entsprang dem Wunsch Leslie S. Greenbergs, seine als Individual- und Paartherapeut in den vergangenen zwanzig Jahren an der York University von Toronto, Ontario, Kanada gesammelten Erfahrungen mit einem emotionsfokussierten Therapieansatz zusammenzuführen. Bevor er im Jahr 1986 wieder an die York University zurückkehrte, wo er 1975 promoviert hatte, arbeitete er mehrere Jahre an der University of British Columbia (UBC) sehr intensiv mit Paaren und Familien. Während dieser Zeit entwickelte er, gemeinsam mit seiner Doktorandin Sue Johnson einen vielversprechenden, integrierten, erlebensorientierten *(experiential)* systemischen Paartherapieansatz. Zurück an der York University beschloss Greenberg, seine Kräfte ganz der Entwicklung und dem Studium eines erlebensorientierten bzw. erlebensbezogenen Ansatzes zur Individualtherapie zu widmen – ein Unterfangen, das ihn bereits als Doktorand, zusammen mit seiner Mentorin Laura Rice beschäftigt hatte. Johnson und Greenberg kamen damals überein, dass sie, Sue Johnson, den Paaransatz weiter verfolgen und entwickeln sollte, was sie dann auf bewundernswerte Weise auch getan hat.

An der York University, an der Seite von Laura Rice, erhielt Greenberg vom „National Institute of Mental Health" ein stattliches Stipendium zur Erforschung erlebensbezogener Veränderungsprozesse in der Depressionstherapie (Goldman et al. 2006; Greenberg et al. 1993; Greenberg / Watson 1998), weshalb er sich wieder auf die Individualtherapie konzentrierte. Obschon er weiter Paartherapie praktizierte und lehrte, befasste sich Greenberg erst wieder im Jahr 2002 (mithilfe eines Stipendiums der „Templeton Foundation's Campaign for Forgiveness Research") aktiv mit dem Prozess des Vergebens in der Individual- und Paartherapie. Dieses Projekt verschaffte ihm Gelegenheit, ab jetzt die Integration seines Ansatzes in die therapeutische Arbeit mit Paaren und Einzelpersonen intensiver zu betreiben.

Greenberg begann in den 1970er Jahren seine Ausbildung zum Individualtherapeuten (in Klientenzentrierter Therapie sowie in der Gestalttherapie) an der York University und begegnete dort dem systemischen Ansatz; er hat auch einige Zeit bei Virginia Satir studiert. Als Greenberg an die UBC ging, widmete er sich intensiver der systemischen Therapie und arbeitete mehrere Jahre mit Paaren und Familien. Strukturelle und systemische Therapien waren damals äußerst populär. Nach einer weiteren Ausbildung bei Virginia Satir im Jahr 1980 arbeitete er in seinem ersten Sabbatjahr von 1981 bis 1982 unter Carlos Sluzki als externer Therapeut am

„Mental Research Institute“ (MRI) in Palo Alto, Kalifornien. Dort begann er, die emotionsfokussierte Sichtweise, die er für die Individualtherapie entwickelt hatte (Greenberg / Safran 1981, 1984, 1987; Rice / Greenberg 1984), mit einer systemischen Interaktionsperspektive zu verknüpfen. Greenberg war insbesondere vom hohen Stellenwert der Interaktionszyklen und Hierarchiesysteme beeindruckt, sah allerdings auch, wie sehr systemische Ansätze Affekte und innere Erfahrungen vernachlässigen. Nach diesem Jahr am MRI kehrte er an die UBC zurück – mit dem Vorsatz, humanistisch-erlebensorientierte und systemisch-interaktionelle Sichtweisen, die er am MRI kennen gelernt hatte, zu integrieren. In diesem Kontext ist die EFT-P, zusammen mit Sue Johnson entwickelt worden (Greenberg / Johnson 1986a, 1986b, 1988).

Rhonda N. Goldmans Interesse für die EFT-P geht bis auf ihre Hochschulzeit zurück, als Greenberg ihr Tutor war. Dort konzentrierte sie sich auf die emotionsfokussierte Therapie von Einzelpersonen. Sehr früh schon fühlte sie sich von den konstruktivistischen Theorien der menschlichen Natur angezogen (Averill 1980; Gergen 2001; Harré 1984) und betrachtete Emotionen als überwiegend kulturelle, also vom sozialen Kontext geprägte und erlernte Konstruktionen. Je länger sie auf diesem Gebiet forschte und praktisch arbeitete, desto überzeugter wurde sie von der Universalität der Emotionen sowie von der Stärke ihrer biologischen Komponenten (Ekman 1983; Frijda 1986; Izard 1991). Weil sie Greenberg bei seiner brillanten therapeutischen Arbeit beobachten konnte und sah, welche tief greifenden Effekte eine klientenzentrierte Beziehung in Verbindung mit gestalttherapeutischen Techniken auf die Kernprobleme der KlientInnen hatten, hielt es Goldman für geboten, sich schwerpunktmäßig der Vermittlung und Verdeutlichung des EFT-Modells zu widmen. Sie wollte insbesondere das Verhalten und Vorgehen emotionsfokussierter TherapeutInnen unter die Lupe nehmen, entziffern und darstellen. So kam es, dass sie für ihre Doktorarbeit das *Experiential Therapy Adherence Measure* (Goldman 1992) schuf und dieses Instrument validierte. Im Rahmen dieses, gemeinsam mit Greenberg durchgeführten Projektes entwickelte sie auch ein Instrument zur Messung der verschiedenen empathischen Reaktionen (wie Explorationen und Konjekturen), aber auch anderer Reaktionen (wie explorierendes Fragen und unmittelbares Feedback), derer sich EFT-TherapeutInnen in einer Sitzung bedienen, um eine Veränderung emotionaler Prozesse zu bewirken. Mit wachsendem Interesse an der Paartherapie wurde ihr klar, dass sich die in der Individualtherapie so offensichtlich effektiven therapeutischen Techniken nicht ohne Weiteres auf Paare übertragen lassen. Obwohl es das Individuum war, das litt, wurde ein Modell benötigt, das darüber hinaus die Interaktion des Paares erklärte. Goldman begann, sich mit der Systemtheorie und mit der Frage zu befassen, wie sich diese Theorie durch individuelle Modelle in die Arbeit mit Paaren integrieren lässt. Das Werk von Virginia Satir, die systemische Grundsätze so außerordentlich geschickt mit menschlicher Wärme verbindet, hat Goldman besonders stark beeindruckt. Sie war bei der Arbeit mit Greenberg verblüfft von der veränderungsauslösenden Macht und Simplizität des emotionsfokussierten paartherapeutischen Modells. Schließlich fühlte sie sich der Aufgabe gewachsen, den sozialen Kontext mit dem individuellen Fokus zu verknüpften und so den Kreis ihres Denkens zu schließen.

Ziel dieses Werkes ist es, die Erkenntnisse der Autoren über Individual- und Paartherapie, die sie im Laufe der 20 Jahre gewonnen haben (die seit der ersten, zukunftsweisenden Präsentation der EFT-P vergangen sind), zu bündeln sowie den Bezugsrahmen der EFT-P um einen noch integrativeren Ansatz zu erweitern. Dies geschieht durch eine stärkere Fokussierung auf die Arbeit mit dem Selbst und dem System, auf Beruhigung und Entspannung der eigenen Gefühle und der Gefühle des Partners *(other- and self-soothing)* sowie durch die Beschäftigung mit den in der Kindheit und im Erwachsenenalter unbefriedigt gebliebenen Bedürfnissen.

Greenberg und Goldman richten in diesem Werk den Fokus noch expliziter auf die Arbeit mit Emotionen, die sie als Fundament des therapeutischen Prozesses betrachten. Damit schließt sich ein Kreis: Diese Bemühungen führen Greenberg und Goldman wieder zurück in die 1980er Jahre, als sie sich erstmals mit der EFT-P beschäftigt und versucht haben, individuelle und systemische Perspektiven zu integrieren.

Ein Kommentar zur Herangehensweise

Der Terminus „emotionsfokussierte Therapie“ tauchte zum ersten Mal im originären Paarbuch von 1988 auf, wo ihn Greenberg und Johnson zur Beschreibung ihres paartherapeutischen Ansatzes verwendet haben. Warum haben wir nun den Terminus „Emotionsfokussierte Therapie“ übernommen? Greenberg, Rice und Elliott (1993), in ihrem Bestreben, einen integrativen erlebensorientierten Einzeltherapieansatz zu entwickeln (und nicht gewillt, den bereits bestehenden und namentlich bekannten 500 Psychotherapieschulen eine weitere hinzuzufügen), griffen auf ihr Manual zur Behandlung von Depressionen zurück. Dort vertreten sie einen erlebensorientierten Ansatz und eine prozess-erlebensorientierte Therapie, um diese eindeutig der bereits bestehenden wichtigsten Schule, nämlich der erlebensorientierten-humanistischen Schule zuzuordnen. Aufgrund aktueller Erkenntnisse in der Emotionsforschung entschied Greenberg (2002a) in der Folge, dass Behandlungen (wie der prozess-erlebensorientierte Ansatz sowie einige andere Ansätze), die eine Veränderung durch Emotionen in den Mittelpunkt stellen, ausreichend viele Ähnlichkeiten aufweisen und sich genügend von anderen, bereits bestehenden Ansätzen unterscheiden müssen, um sie unter dem Begriff „Emotionsfokussierte Ansätze" zusammenfassen zu dürfen.

Von Verlagsleuten ermuntert und aufgrund der Tatsache, dass der Begriff in den Sprachgebrauch der allgemeinen Psychologieforschung einging, entschlossen wir uns, für therapeutische Ansätze, die schwerpunktmäßig mit Emotionen arbeiten, das in Amerika übliche Wort „emotionsfokussiert" (emotion-focused) zu verwenden – und nicht das ursprüngliche, wohl stärker dem Englischen verbundene Wort „emotional-orientiert" (emotionally-focused). Wir gebrauchen also im vorliegenden Werk durchgängig den Begriff „emotionsorientiert" und nicht den Begriff, den wir ursprünglich zur Beschreibung unseres Paartherapieansatzes verwendet haben.

Der Titel des Buches „Die Dynamik von Liebe und Macht" spiegelt unser Bemühen, die Arbeit mit den Hauptemotionen Wut, Trauer, Angst, Scham, aber auch die Arbeit mit den positiven Emotionen zu erläutern und uns auf die sie beeinflussenden, interaktionsbestimmenden Affiliations- und Einflussmotivationen zu konzentrieren. „Liebe" und „Macht", diese beiden kraftvollen Worte beschreiben am besten, welche Themen Paarbeziehungen prägen und von welchen Motivationen, Emotionen und Interaktionen sie durchdrungen sind. Dieses Buch richtet den Fokus auf die Arbeit mit dem Fluss dieser sich stets verändernden Emotionen und Motivationen, von dem die Interaktionen des Paares in jedem Moment so sehr beeinflusst werden.

1 Einführung

> Die Ehe etwa wird sich nie aus etwas andrem erneuern, als woraus allzeit die wahre Ehe entsteht: daß zwei Menschen einander das Du offenbaren.
>
> *Martin Buber (1958, 51)*

Aufgrund neuer, in den letzten Jahrzehnten gewonnener Erkenntnisse der Emotionsforschung erweitern wir in diesem Buch die ursprüngliche Theorie der Emotionsfokussierten Therapie für Paare (EFT-P) und betrachten Affektregulierung als eine der wichtigsten, über Bindung, Identität und Anziehung bestimmenden Antriebskräfte. Von diesem Standpunkt aus betrachtet, heißt Affektregulierung nicht Emotionskontrolle; es bezeichnet vielmehr den Prozess, der dazu führt, erwünschte Emotionen zu haben, unerwünschte Emotionen dagegen nicht. Wir vertreten die Auffassung, dass Affektregulierung der Schlüssel ist, der es uns ermöglicht, menschliches Verhalten und Paarinteraktionen genauer zu beobachten und besser zu verstehen. Deshalb meinen wir, dass Paarkonflikte durch den Zusammenbruch der Affektregulierung auf der einen oder von beiden Seiten ausgelöst werden und suchen nach Methoden, die dem Paar – und beiden Individuen – helfen, ihre Wut-, Trauer-, Angst- und Schamgefühle, aber auch ihre Liebe und andere positive Emotionen zu regulieren. Wir erweitern also den ursprünglichen EFT-P-Bezugsrahmen dahin gehend, dass er über die Förderung der Affektregulierung des anderen *(other-regulation)* hinaus, auch die Arbeit an einer verbesserten Affektregulierung der eigenen Person umfasst. Das heißt, dass wir großen Wert auf die Transformation des Schmerzes legen, der auf unbefriedigte kindliche Bedürfnisse zurückzuführen ist – und so häufig die Reaktionen in der Gegenwart bestimmt; außerdem ist es uns wichtig, die Menschen zu ermuntern, ihren im Erwachsenenleben nicht befriedigten Bedürfnissen nach Nähe und Wertschätzung Ausdruck zu verleihen. Dies ist das Kennzeichen unseres therapeutischen Ansatzes zur Arbeit mit Paaren. Wir betrachten diese Entwicklung als Erweiterung dessen, was zwar bislang schon implizit in diesem Ansatz enthalten war, nun aber im vorliegenden Buch präzisiert und verdeutlicht wird.

Bei unseren Bemühungen in den vergangenen Jahren, einen umfassenden emotionsfokussierten Ansatz zur Therapie menschlichen Verhaltens zu entwickeln (Goldman/Greenberg 1995; Greenberg 2002a; Greenberg/Johnson 1986a, 1988; Greenberg/Paivio 1997a; Greenberg et al. 1993; Greenberg/Safran 1986; Greenberg/Watson 2006), haben wir festgestellt, dass deprimierte, ängstliche und traumatisierte Menschen vor allen Dingen die Fähigkeit brauchen, maladaptive Emotionsschemata zu erkennen. Sie müssen lernen, ihre tiefsitzenden Ängste, ihre tiefsten Scham- und Wutgefühle selbst zu lindern *(self-soothe)* und zu regulieren sowie, mithilfe ihrer inneren Ressourcen zu transformieren, weil nur dann individuelle Veränderung möglich ist. Inzwischen haben wir erkannt, dass es in der Paartherapie zur Entwicklung von Beziehungszufriedenheit – genau wie in der Individualtherapie zur Linderung persönlicher Schwierigkeiten – oft entscheidend darauf ankommt, sich mit dem Schmerz unbefriedigter Bedürfnisse auseinanderzusetzen und zu lernen, diesen Schmerz selbst zu lindern. Bei unserem Bestreben, Paarproblemen abzuhelfen, haben wir festgestellt, dass sich das emotionale Band zwischen Erwachsenen nur dann wiederherstellen lässt, wenn das grundlegende, verborgene Gefühl, dass das Bedürfnis nach Nähe und Anerkennung nicht befriedigt wird, dem Intimpartner enthüllt und von diesem emotional wahrgenommen und gelindert wird (Greenberg et al. 1993; Greenberg/Johnson, 1986a, 1986b, 1988). Aber auch die Fähigkeit, mit – oft in der Kindheit geschlagenen – Wunden der Vergangenheit zurechtzukommen und den davon verursachten Schmerz selbst zu lindern (Greenberg/Paivio 1997a, 1997b; Greenberg 2002a, 2002b), kann bei der Arbeit mit Paaren wichtig sein, insbesondere für eine nachhaltige Veränderung. Gottman (1999) hat mit seinen Forschungen die Erkenntnis hinreichend belegt, dass Selbstberuhigung *(self-soothing)* ein wichtiges Element funktionierender Paarbeziehungen ist. Wir schlagen deshalb vor, die Arbeit an der Fähigkeit, sich selbst zu beruhigen und zu entspannen mit der Arbeit an der Fähigkeit, den anderen zu beruhigen, zu kombinieren, damit wir über einen umfassenderen Ansatz verfügen.

Affektregulierung und drei Hauptantriebskräfte

Wir beschäftigen uns in diesem Buch mit der Affektregulierung in drei Antriebs- oder Motivationssystemen, die in der Paartherapie von zentraler Bedeutung sind, nämlich mit Bindung, Identität und Anziehung. Wegen der entscheidenden Rolle dieser Beziehungsbedürfnisse in Ehekonflikten schlagen wir eine therapeutische Arbeit vor, die sich vor allen Dingen auf die drei damit verbundenen Emotionspaare konzentriert – Furcht-Angst, Scham-Machtlosigkeit, Freude-Liebe – sowie auf die Förderung der drei damit einhergehenden Reaktionsformen: Fürsorge *(nurture)*-Trost, Empathie-Validation, Wärme-Zuneigung.

Bindung und Verbindung

Sue Johnson hat sich sehr ausführlich über den hohen Stellenwert von Bindung (Attachment) und über die Rolle dieses Gefühls in der EFT-P geäußert (siehe z.B. Johnson 2004). Wir teilen ihre Auffassung uneingeschränkt und betrachten das Bindungsgefühl und die Sicherheit, die dieses Band den meisten Paaren vermittelt, als einen zentralen Punkt. Für uns ist es aber auch eine Grundform der Affektregulierung, ein Band, das Emotionen weckt und über Annäherung und Vermeidung entscheidet; wir sehen dieses Band weniger als ein Set von Interaktionsstilen oder als Liebe. Wir werden uns hier nicht weiter mit dem Bindungsgefühl beschäftigen, weil es in früheren Arbeiten über die EFT-P bereits sehr gut dargestellt wurde (Johnson 2004); wir werden uns vielmehr auf die Bearbeitung von Identitäts- und Dominanzproblemen konzentrieren, was jedoch keineswegs heißt, dass die letztgenannten Themen wichtiger sind als Bindung. Klar ist, dass Dominanz- und Validationsthemen nur bei Menschen, die einander nahe stehen und miteinander verbunden sind, zum Problem werden können. Dennoch sind wir überzeugt, dass sich das Verhalten von Einzelpersonen und Paaren nicht mit Bindung alleine erklären lässt, was im nächsten Abschnitt näher erläutert werden soll.

Identität und Einfluss

Obschon bei den ersten theoretischen Präsentationen der EFT-P (Greenberg/Johnson 1986a, 1986b, 1988, 1990) der Verfolgungs-Distanz-Zyklus und der Dominanz-Unterordnungs-Zyklus im Mittelpunkt standen, wurden die den Dominanzzyklen zugrunde liegenden schmerzlichen Gefühle nie unmissverständlich benannt und deren Bearbeitung nie eindeutig dargelegt.

Wir sind der Meinung, dass wir zwar die zur Bildung und zum Erhalt der Identität erforderlichen emotionalen Prozesse und den Dominanz-Unterordnungs-Zyklus verstehen, aber auch mit den Themen Einfluss, Macht und Kontrolle arbeiten müssen – mag diese Arbeit auch nicht annähernd so herzerwärmend sein wie die Beschäftigung mit Trost und Sicherheit im Bindungsbereich; diese Themen liefern jedoch die entscheidenden Teile im Puzzle zur Lösung von Paarkonflikten. Aus unserer Sicht können Dominanzzyklen nur durch Selbstberuhigung und durch Beruhigung des Partners *(self- and other-soothing)* durchbrochen werden. Obwohl Selbstberuhigung im Bindungsbereich durchaus wichtig ist, etwa wenn man sich einsam oder verlassen fühlt, noch wichtiger ist diese Fähigkeit aber im Bereich der Identität. Im Bindungsbereich kann der Partner tatsächlich eine korrigierende emotionale Erfahrung vermitteln, indem er auf das Gefühl von Einsamkeit oder Verlassenheit reagiert und auf das Bedürfnis nach partnerschaftlicher Nähe eingeht. Im Bereich der Identität indessen, wenn es gilt, das Selbstwertgefühl des Gefährten zu stärken, gelingt dies oft nicht so gut, obwohl die Reaktionen der anderen Seite das jedem Dominanzverhalten zugrunde liegende schmerzhafte Angst- und Schamgefühl durchaus zu lindern vermögen. Dazu kommt, dass eine Auseinandersetzung, bei der es im Grunde um Identität geht, das Bedürfnis der dominanten Seite nach Kontrolle verstärkt, falls der sich unterordnende Partner das Kontrollbedürfnis akzeptiert und sich entsprechend verhält. Veränderung kann aber nur stattfinden, wenn die dominierende Seite ihr Kontrollbedürfnis abschwächt und die sich unterordnende Seite Selbstbewusstsein demonstriert. Wir befassen uns deshalb ausführlich mit einer emotionsfokussierten Perspektive und erläutern den paartherapeutischen Umgang mit Dominanz und Kontrolle.

Hierarchie, aber auch die Themen Einfluss, Dominanz und Kontrolle bestimmen das Leben eines Paares in hohem Maße. Paare streiten sich über die Definition von Realität, und der Umgang mit den um Macht und Kontrolle kreisenden Interaktionen zählt zu den schwierigsten therapeutischen Aufgaben. Wenn unsere Identität bedroht ist, agieren und interagieren wir zum Schutz unserer Identität. Menschen beeinflussen und kontrollieren andere, um die eigenen Affekte zu regulieren (z. B. um sich nicht herabgesetzt zu fühlen und sich deshalb schämen und vor Kontrollverlust fürchten zu müssen, sondern um sich stolz, anerkannt und effektiv fühlen zu können). Wir stellen deshalb ein Modell vor, das die spezifischen, mit Einfluss-, Macht- und Kontrollkonflikten einhergehenden Emotionen erklärt und zeigt, wie die Arbeit mit diesen Emotionen vonstattengeht.

Mit diesem Werk wollen wir vor allem den Bezugsrahmen der EFT-P durch eine klarere Beschreibung der Arbeit mit den Emotionen erweitern (die in Einflusszyklen mit Identität und Dominanz verbunden sind), aber auch erläutern, wie Selbstberuhigung gefördert wird. Wir beziehen uns auf die ursprüngliche Theorie der EFT-P, die sich mit der Offenlegung verborgener Vulnerabilitäten beschäftigt, indem wir aufzeigen, wie sich Paarkonflikte im Identitäts-Dominanz-Bereich, aber auch im Bindungsbereich äußern; dann wollen wir zeigen, wie stark Dominanzkämpfe das Attachmentband beeinflussen.

Wir behaupten, dass es bei Dominanzkonflikten beiden Beteiligten vor allem darauf ankommt, wie sie von der anderen Seite gesehen werden (dass es um *Identität* geht) bzw. ob ihr Bedürfnis nach Wirksamkeit und Anerkennung erfüllt wird; die Themen Nähe und Verbundenheit, die im Vordergrund stehen, sind nicht die wirklich entscheidenden. In diesen Konflikten geht es dem Paar nicht um den Wunsch nach Nähe oder Distanz, vielmehr wollen die Partner gesehen und validiert werden und fürchten sich vor Herabsetzung – sie streiten, um ihre Identität zu erhalten. Wir weisen ausdrücklich darauf hin, dass wir das Thema Dominanz nicht über das Thema Bindung stellen. Keineswegs! Wäre Verbundenheit nicht wichtig, hätte Bestätigung *(Validation)* keinen so hohen Stellenwert. Das Gefühl, in einer Beziehung abgewertet zu werden, wirkt sich direkt auf den Affiliationsbereich aus, was auf die Interdependenz dieser Kräfte verweist und zeigt, dass Nähe und Zugehörigkeit bei Paaren stets ein Thema ist.

Identitätskonflikte kreisen im Kern stets darum, wessen Definition des „Selbst" und der „Realität" richtig ist, wer das Recht hat, dies zu definieren und wessen Handlungsbedürfnisse Vorrang haben. Dann kämpfen die Partner um ihre Sicht der Realität, zur Verteidigung ihrer Identität, und wehren sich gegen die Demütigung, vermeintlich Unrecht zu haben oder als unzulänglich gesehen zu werden, weil sie sich dann abgewertet, minderwertig, defizitär oder inkompetent fühlen. Wir Menschen üben Kontrolle aus, wenn wir bestrebt sind, mögliche fantasierte Katastrophen und das Gefühl von Kontrollverlust abzuwehren. Wir erkämpfen uns die Möglichkeit, Entscheidungen und den Gang der Dinge zu beeinflussen, um uns anerkannt fühlen zu können, unseren Status zu verteidigen und unsere Identität zu bestätigen – und weil wir aus eigenem, freien Willen handeln und nicht genötigt werden wollen. Wird die Identität einer Person bedroht, ist ihr vor allem daran gelegen, zu ermitteln, ob sie bestätigt und respektiert wird, ob ihr Einfluss gewürdigt und ihr Recht zu wählen geachtet wird. Dann kämpft sie leidenschaftlich und versucht, die Sicht des Partners auf die eigene Person oder das eigene Handeln zu verändern, um damit ihr Selbstwertgefühl zu stärken, ihre Identität zu wahren und ihr Gefühl der Selbstwirksamkeit zu erhalten. Es kann aber auch sein, dass Menschen ihre Identitätsbedürfnisse aufgeben und als Paar verschmelzen, um Konflikte zu vermeiden; dieser Strategie fallen dann allerdings Spannung und positive Gefühle zum Opfer.

Anziehung und Zuneigung

Wir sind ferner davon überzeugt, dass ein drittes Motivationssystem, nämlich Anziehung und Zuneigung, ein weiterer wichtiger Faktor ist, dem Beachtung geschenkt werden muss, um in der Paartherapie das Bonding zu fördern. Die positiven Gefühle, die erzeugt werden, wenn sich die Beteiligten füreinander interessieren, wenn sie einander mögen und sich voneinander angezogen fühlen, verstärken das emotionale Band erheblich. Paare bleiben eher beisammen, wenn sich beide voneinander angezogen fühlen und aneinander freuen. Das Gefühl, vom Partner Zuneigung und Anerkennung zu erhalten, geschätzt und gemocht zu werden – und zwar als anderer Mensch –, löst, aus unserer Sicht, Freude am und Mitgefühl für den Gefährten aus. Fehlen diese positiven Gefühle, kann die Beziehung zwar funktionieren, nicht jedoch blühen und gedeihen und deshalb vermutlich keinen Bestand haben. Das ist der Grund, warum wir diese dritte Triebkraft betonen und Anziehung, Fürsorge und Zuneigung als äußerst wichtige Bestandteile einer guten Beziehung in den Fokus rücken.

EFT-P: Wie das Konzept entstand

Die Emotionsfokussierte Therapie für Paare wurde ursprünglich unter der Prämisse entwickelt, dass das Aufspüren tief im Innern verborgener, schmerzlicher adaptiver Gefühle, die auf unbefriedigte erwachsene Bedürfnisse zurückzuführen sind, die emotionale Bindung von Paaren zu stärken vermag. Die EFT-P war eine Integration erlebensorientierter und systemischer Ansätze. Die Arbeit mit Emotionen wurde mit der Arbeit mit Interaktionen kombiniert (Greenberg / Safran 1986a, 1986b, 1986c). Dieser Therapieansatz war der Versuch, das wachsende Verständnis für die Rolle von Emotionen in der Therapie (Greenberg / Safran 1984, 1986) mit dem Verständnis für die Rolle von Interaktion und Kommunikation zu verknüpfen (Fisch et al. 1984; Watzlawick et al. 1967). Aus der Systemtheorie wurde die Auffassung übernommen, dass der Therapeut / die Therapeutin die zwischen den Beteiligten eines Beziehungssystems vorhandenen Interaktionszyklen in den Fokus stellen muss. Auch die Methoden Minuchins, die darauf abzielen, Interaktionen durch Inszenierungen *(enactment)* zu verändern (Minuchin / Fishman 1981) sowie gestalttherapeutische Techniken (Perls 1969) des intensivierten Erlebens durch Inszenierung sind Bestandteile dieser Integration.

Strukturelle und strategische Ansätze betonten die Veränderung von Hierarchien, Grenzen und interaktionsbezogener Positionen, indem sie mit den verschiedenen Ansichten und Handlungsweisen des Klientels arbeiteten. Systemische Therapien bedienten sich hauptsächlich der Umstrukturierung / Umformulierung des Bezugssystems *(reframing)*, der Verschreibungen *(prescriptions)* und der Restrukturierung, um es den Paaren zu ermöglichen, ihre Sicht der Dinge und ihre Interaktionen zu verändern. Affekte spielten keine große Rolle. Im Mittelpunkt des Interesses stand die Kommunikation, die Frage, wie Botschaften und Metabotschaften die Interaktionspositionen bestimmen. Die EFT-P fügte dem jedoch hinzu, dass hauptsächlich Affekt und die affektive Grundstimmung oder Färbung vermitteln, wie in Intimpartnerschaften die Interaktionspositionen verteilt sind, wie sich die Partner mitteilen und wie sie einander sehen. Deshalb sind Betrachtungs- und Handlungsweisen eines Paares primär von der affektiven Stimmung abhängig und davon, mit welchen Gefühlen die andere Seite reagiert.

Demnach bestand der EFT-P-spezifische Beitrag zum systemischen Standpunkt darin, das Selbst ins System zurückzubringen – und zwar durch Betonung der Rolle, die die Emotionen beim Erhalt negativer Zyklen spielen und durch den Einsatz von Emotionen, um negative Interaktionszyklen zu unterbrechen und neue Interaktionsmuster herzustellen (Greenberg/Johnson 1986a, 1986b). Die Assimilation systemischer Perspektiven in einen erlebensorientierten Ansatz ergab einen Ansatz, bei dem die momentane Erfahrung und die momentane Interaktion im Fokus stehen. Er fügte der humanistischen Therapietradition – dem Einsatz von Empathie und dem Fokus auf Emotionen als grundlegendem Therapiestil – Umstrukturierung und die Förderung von Inszenierungen hinzu und vermittelte eine wachstumsorientierte, nicht pathologisierende Sichtweise menschlichen Verhaltens. Auch Konflikte wurden als Ausdruck unbefriedigter Bedürfnisse des erwachsenen Menschen interpretiert, und diese Bedürfnisse galten nicht länger als infantil und neurotisch.

In dieser Zeit hatte man gerade auch damit begonnen, sich darüber Gedanken zu machen, was Bindung im Erwachsenenleben bedeutet (Weiss, 1982). Diese Erkenntnisse lieferten einen hervorragenden Bezugsrahmen zum Verständnis von Ehe und Ehekonflikten (Greenberg/Johnson 1986a, 1988). Johnson (1986) begann in ihren originellen theoretischen Beiträgen, die Wichtigkeit von emotionaler Bindung zu betonen und diese Idee der Vorstellung von Ehe, als gesellschaftlich erzwungener Zweckgemeinschaft, gegenüberzustellen. Der hohe Stellenwert emotional zugänglicher und einfühlsamer Bezugspersonen, die in der Bindungstheorie eine so große Rolle spielen, ließ sich unschwer mit dem humanistischen Standpunkt vereinbaren, der hervorhebt, wie wichtig das Aufspüren und Zulassen verborgener schmerzhafter Emotionen ist, um Intimität fördern zu können. All das fügte sich gut in den frühen humanistischen Unterbau der EFT-P ein (den L'Abate 1977 mit dem Titel seines Artikels „Intimacy Is Sharing Hurt Feelings" so gut beschrieb) und stimmte mit der existenziellen Sichtweise Martin Bubers (1958) überein, der dem Enthüllen authentischer Gefühle höchste Wichtigkeit beimaß, wie das Zitat am Anfang dieses Kapitels belegt.

Greenberg wurde motiviert, die EFT-P zu entwickeln, weil er Paarbeziehungen studieren und feststellen wollte, ob der Konfliktlösungsprozess bei Paaren genau wie der intrapsychische Konfliktlösungsprozess verläuft, dem er bei seinen Forschungen über Individualtherapie begegnet war (Greenberg 1979). Er bediente sich zur Erforschung der Veränderungsprozesse eines aufgabenanalytischen Ansatzes (Greenberg 1980, 1984, 1986, 2007; Greenberg et al. 1996; Heatherington et al. 2005) und fand heraus, dass KlientInnen ihre durch Selbstkritik verursachten Konflikte lösen, indem sie die Erfahrung des Selbst vertiefen und ihren inneren Kritiker beschwichtigen (Greenberg 1979, 1984). Daraufhin entwickelte er an der University of Columbia ein Forschungsprogramm, das ermitteln sollte, ob Paare ihre Konflikte auf gleiche Weise lösen.

Die EFT insgesamt wurde von dem Grundgedanken geleitet, dass Therapie am besten als ein Set markergelenkter, aufgabenfokussierter Interventionen betrachtet wird, das in eine empathische Beziehung eingebettet ist (Greenberg 1983; Greenberg / Safran 1986; L. Rice / Greenberg 1984). Dieser Therapieansatz führte durch Empirie zur Spezifizierung verschiedener Aufgaben (für jeweils bestimmte, während der Sitzung auftauchende Problemzustände) sowie zur Spezifizierung der jeweils effektivsten Interventionen und Veränderungsprozesse. Die EFT-P identifizierte auf der Grundlage dieses Ansatzes als Hauptaufgaben die Beschwichtigung des inneren Kritikers *(blamer softening)* und die erneute Einbindung des Partners, der sich zurückgezogen hat (Greenberg et al.; Johnson / Greenberg 1988; Plysiuk 1985). Der aufgabenanalytische Ansatz zur Beantwortung der Frage „wie wirkt Therapie?“ wurde in jüngerer Zeit auch dazu verwendet, Interventionsprozesse in der EFT-P zu beschreiben, die solche Paarprozesse befördern (Bradley / Furrow 2004).

Um das Studium des Veränderungsprozesses zur Lösung von Paarkonflikten zu erleichtern, verfassten Greenberg und Johnson (1986a, 1988) ein Behandlungsmanual für Emotionsfokussierte Paartherapie, das die systemischen Perspektiven mit einem erlebensorientierten Ansatz verknüpfte. Die erste Evaluierung eines emotionsfokussierten Ansatzes in der Paartherapie ergab, dass dieser, hinsichtlich seiner Effektivität, einem problemlösungsorientierten Ansatz überlegen ist (Johnson / Greenberg 1985a, 1985b). Eine spätere Studie verglich die EFT-P mit einer systemischen interaktionsorientierten Therapie, woraus ebenfalls ein Manual hervorging (Goldman / Greenberg 1992). Bei dieser zweiten Untersuchung wurde die EFT-P mit einem systemisch-interaktionsorientierten Ansatz bei schwerer belasteten Paaren verglichen, die, so die Annahme, wegen ihrer hohen emotionalen Reaktivität auf emotionsfokussierte Interventionen möglicherweise weniger ansprechen (Goldman / Greenberg 1992). Zwar konnten zwischen der EFT-P und systemischen Behandlungen keine signifikanten Unterschiede nachgewiesen werden, dennoch – und dies ist sicher bemerkenswert – ergab die Überprüfung nach einem Jahr, dass es bei der EFT-P weniger Rückfälle gegeben hatte. In einer dritten Evaluation entwickelte ein Student Leslie Greenbergs in einer Dissertation (James 1991) eine den Prinzipien der EFT-P verpflichtete kommunikationsbasierte psychoedukative Trainingskomponente, die auf die Enthüllung und das Ausdrücken grundlegender Gefühle, aber auch auf empathisches Reagieren der Partner abzielte. Die nach vier psychoedukativen und acht therapeutischen Sitzungen erzielten Erfolge wurden mit den nach zwölf Sitzungen mit EFT-P erzielten Erfolgen verglichen; es wurden keine signifikanten Unterschiede festgestellt, das psychoedukative Training allerdings schien Erfolg versprechend (James 1991).

Als Teil eines ersten umfassenden Forschungsprogramms zum Studium der Lösung von Paarkonflikten wurde in einer Doktorarbeit (Greenberg/Johnson 1988; Plysiuk 1985) eine gründliche Taskanalyse erstellt. Diese intensive Analyse ergab, dass der für intrapsychische Konfliktlösung so wichtige Zugang zur verborgenen Selbstwahrnehmung und die Beschwichtigung des inneren Kritikers auch bei der Lösung von Interaktionskonflikten von großer Bedeutung sind. Dennoch: Angesichts zweier direkt miteinander interagierender Menschen wurde klar, dass sich die Lösung von Paarkonflikten von der Lösung intrapsychischer Konflikte unterscheidet. Deshalb galten die Forschungsbemühungen fortan der Suche nach den charakteristischen Elementen der Paarkonfliktlösung. Es stellte sich heraus, dass das Merkmal einer guten Sitzung die Tiefe der emotionalen Verarbeitung und die Produktivität emotionalen Erlebens sind und dass diese Reaktionen ein gutes Therapieergebnis erwarten lassen (Greenberg/Ford et al. 1993; Johnson/Greenberg 1988). Posttherapeutische Interviews, im Zuge einer weiteren Doktorarbeit (James 1985) durchgeführt, haben ergeben, dass der Partner anders gesehen und anders wahrgenommen wird, sobald er neue Gefühle zeigt (Greenberg et al. 1988). Diese Forschungsergebnisse haben auf unterschiedliche Weise bestätigt, wie wichtig das Enthüllen bislang verborgener, grundlegender Gefühle für die Lösung von Paarkonflikten ist.

Weitere Studien von Johnson und ihren Kolleginnen und Kollegen (Johnson 2002; Johnson et al. 1999) haben in der Folge ergeben, dass sich mit der EFT-P diverse Eheprobleme, aber auch Traumen effektiv behandeln lassen. Johnson hat darüber hinaus betont, wie wichtig der Zugang zu verborgenen bindungsorientierten Gefühlen ist, um das Band wiederherzustellen. Sie hat diesen Aspekt der EFT-P entwickelt und verbreitet, indem sie ihn bei verschiedenen Populationen anwandte, was schließlich zum zentralen Identifikationsmerkmal ihres paartherapeutischen Ansatzes geworden ist (Johnson 2004; Johnson/Whiffen 2003). Die Arbeit mit Trauer, Einsamkeit und dem Bedürfnis nach Sicherheit im Bindungszyklus ist somit ein wichtiges therapeutisches Ordnungsprinzip geworden. In den Folgejahren wurde am „Ottawa Couple and Family Institute“ enorm viel Arbeit geleistet, um diesen Ansatz zu verfeinern und auf verschiedene Populationen anzuwenden. Sue Johnson widmete sich weiter einfühlsam der Erhellung und Entwicklung einer Bindungstheorie der Liebe als Grundlage der Emotionsfokussierten Therapie für Paare (Johnson 2004; Johnson/Whiffen 2003).

Entwicklungen in der Emotionsfokussierten Paartherapie an der York University

Als Leslie S. Greenberg an die York University zurückkehrte, galten seine Forschungsarbeiten und theoretischen Bemühungen hauptsächlich der Artikulierung der Grundprinzipien eines umfassenden emotionsfokussierten Ansatzes zur Erklärung menschlichen Verhaltens. Der Zusammenhang zwischen dem psychischen Leiden eines Menschen und seinen maladaptiven emotionalen Schemata – die oft auf die Angst vor dem Verlassenwerden und/oder auf die Scham durch Herabsetzung zurückzuführen sind sowie mit seinen unbefriedigt gebliebenen Kindheitsbedürfnissen zusammenhängen – konnte nachgewiesen und die zentrale Rolle der Affektregulierung für menschliche Verhaltensweisen geklärt werden (Greenberg et al. 1993). Schließlich wurde auf der Basis der Interaktion von Emotionsschemata und Narrative eine dialektisch-konstruktivistische Perspektive menschlichen Erlebens entwickelt (Greenberg/Pascual-Leone 1995, 1997, 2001). Dazu kam eine system-dynamische Theorie menschlichen Verhaltens, die davon ausgeht, dass Menschen ihr Leben lang damit beschäftigt sind, den Sinn ihrer emotionalen Erlebnisse zu entschlüsseln (Greenberg/Watson 2006; Whelton/Greenberg 2004). Diese konstruktivistische Perspektive des Selbst schlug eine Brücke zwischen realistischen und konstruktivistischen Perspektiven, weil man erkannte, dass emotionales Erleben aus einer Synthese von Biologie und Kultur, der Integration körperlich verspürter Emotion und eher kulturell bestimmter, auf Sprache basierender Symbolisierung und Narrative entsteht (Greenberg/Angus 2004).

Auch die am „York Psychotherapie Research Center“ durchgeführten Forschungen über Depressionsbehandlung haben belegt, wie wichtig die intrapsychische Affektregulierung *(self-soothing)*, die Transformation von Affekten (Gefühle mithilfe von Gefühlen verändern) und die Arbeit an unabgeschlossenen Themen *(unfinished business)* sind (Greenberg 2002a, 200b). Die zentrale Rolle von Scham für den Schutz der persönlichen Identität sowie von Angst für den Erhalt von Bindung (Greenman/Greenberg 1997; Greenberg/Goldman 2007) – im Hinblick auf das psychische Leiden von Menschen – konnte klar herausgearbeitet werden. Wir haben daraufhin begonnen, diese Elemente auf explizitere Art in unsere Arbeit mit Paaren zu integrieren und uns, zur Linderung von Beziehungskonflikten, auf das Offenlegen verborgener schmerzlicher Gefühle zu konzentrieren sowie die Transformation von Angst und Scham in den Fokus zu nehmen – uns also schwerpunktmäßig den Schemata zu widmen, auf die diese Vulnerabilitäten zurückzuführen sind. Daraus ist ein Ansatz hervorgegangen, der zur Stärkung des Bonding nicht nur das Erleben verborgener schmerzhafter Gefühle und die gesunde Befriedigung von Bedürfnissen im

Erwachsenenalter in den Mittelpunkt stellt, vielmehr ebenso großen Wert legt auf die Förderung intrapsychischer Affektregulierungsfähigkeiten. Zudem zielt dieser Ansatz darauf, die wichtigsten maladaptiven, auf unbefriedigte Kindheitsbedürfnisse zurückzuführenden Emotionsschemata zu transformieren. Bei dieser Methode werden die Partner vor allem ermuntert, ihre bislang nicht ausgedrückten erwachsenen bindungs- und identitätsbezogenen Gefühle zu identifizieren, zum Ausdruck zu bringen und den anderen um die Erfüllung ihrer Wünsche zu bitten. Eine Veränderung zu bewirken, bedeutet hier, den Teufelskreis zu durchbrechen, und einen „Engelskreis" in Gang zu setzen, indem beide Seiten lernen, empathischer und einfühlsamer auf das Gegenüber zu reagieren, weil sie die echte Verletzlichkeit des Gefährten wahrnehmen, seine Not und Bedürftigkeit spüren und merken, dass Vorwürfe nicht angezeigt sind. Wenn sich das Paar schließlich öffnen kann und angemessen reagiert, erweitert sich der therapeutische Fokus. Dann wird an der Selbstregulierung individueller Affekte, am Umgang mit den eigenen unerledigten Themen sowie an den Wunden aus der Kindheit gearbeitet, die das Leiden an der mangelhaften emotionalen Reaktionsfähigkeit des Partners auslösen. Selbstregulierung und Selbstberuhigung sind insbesondere in Phasen wichtig, in denen die Partner nicht in der Lage sind, einfühlsam zu reagieren.

So kam es, dass die Heilung emotionaler Verletzungen und der Umgang mit unerledigten Themen aus der Vergangenheit unserer KlientInnen – zwei Dinge, die in der Individualtherapie so wichtig sind – in unserer paartherapeutischen Arbeit, insbesondere in der Langzeitpaartherapie, im Laufe der Zeit eine klarer konzeptualisierte und herausgehobene Rolle spielten.

Affekte selbst regulieren

Als Greenberg und Johnson (1988) die EFT-P entwickelten, noch ganz unter dem Einfluss der 1960er Jahre, galt Gesundheit als unabhängige, autonome Funktionsfähigkeit und als Selbstaktualisierung. Die EFT-P bot das Gegenprogramm. Bei ihr bildeten das Zulassen und Mitteilen *(sharing)* der eigenen Verletzlichkeit, zusammen mit der Suche nach Unterstützung, den Kernpunkt von Gesundheit und von gesunden Beziehungen – wobei eine auf das Erwachsenenleben bezogene Bindungsperspektive, die damals langsam entstand, einen hervorragend geeigneten Rahmen für diesen Standpunkt bot. Inzwischen hat sich allerdings herausgestellt, dass die Selbstregulierung von Affekten ein Schlüsselprozess ist, wenn es um Motivation geht, und die Paartherapie einen dualen Fokus aufweisen muss: Sie braucht den Fokus auf das Selbst und auf den anderen. Deshalb konzentrieren wir uns sowohl auf die intrapsychische Affektregulierung des anderen *(other-soothing)* als auch auf die individuelle intrapsychische Affektregulierung *(self-soothing)* und sowohl auf das Mitteilen von Bedürfnissen, die im Erwachsenenalter unbefriedigt geblieben sind, als auch auf die Transformation unbefriedigt gebliebener Kindheitsbedürfnisse.

Wir verfolgen mit unserer paartherapeutischen Arbeit zwei Ziele: (a) Die Partner sollen einander ihre grundlegenden Vulnerabilitäten enthüllen und lernen, darauf angemessen zu reagieren – und zwar auf der Basis gesunder erwachsener Bedürfnisse nach Nähe und Anerkennung. (b) Die Partner sollen lernen, ihre verborgenen schmerzhaften Affekte, die auf unbefriedigte kindliche Bedürfnisse und unerledigte Themen zurückzuführen sind, besser auszudrücken und besser selbst zu regulieren.

Wirksamkeit und Teilhabe

David Bakan, einer unserer Mentoren an der York University, hat in seinem Werk „The Duality of Human Existence" (Bakan 1966) bereits früh sehr überzeugend von der fundamental wichtigen Rolle von Wirksamkeit *(agency)* und Teilhabe *(communion)* im menschlichen Erleben gesprochen. Er stellt fest:

> „Ich habe die beiden Begriffe ‚Wirksamkeit' und ‚Teilhabe' gewählt, um damit zwei grundlegende Befindlichkeiten lebendiger Wesen zu charakterisieren: Wirksamkeit für die Existenz eines Organismus als Individuum, Teilhabe für die Partizipation des Individuums an einem übergeordneten Organismus, wobei das Individuum Teil dieses Organismus ist. Wirksamkeit manifestiert sich durch Selbstschutz, Selbstbehauptung und Selbsterweiterung, Teilhabe manifestiert sich in dem Gefühl, mit anderen Organismen zu verschmelzen." (Bakan 1966, 14)

Wir sind der Meinung, dass eine umfassende Sicht menschlichen Erlebens beides einschließen muss: die prinzipielle Tendenz, sich mit anderen zu verbinden sowie eine prinzipielle Tendenz, selbstwirksam zu sein, sich zu organisieren, um die Selbstkohärenz zu erhalten und zu wachsen. Wir betrachten die Entwicklung des Selbst als ein kohärentes, wirkmächtiges, affektives und kontinuierliches System (Stern 1985), das von der Entwicklung einer sicheren Bindung unabhängig, ihr jedoch dialektisch interaktiv zugeordnet ist. Das ist der entscheidende Punkt. Das Selbst hat die Tendenz zur Selbstorganisation (Tronick 2006). Ein entscheidender Aspekt dieser Tendenz ist, sich mit anderen zu verbinden, weil dies der Affektregulierung und dem Überleben dient. Diese beiden Antriebskräfte – Selbstregulierung und Verbindung mit anderen – sind sehr eng miteinander verflochten, dennoch zwei getrennte Kräfte. Deshalb betrachten wir *empathisches Einfühlen* in die innere Befindlichkeit und in die Bedürfnisse des Partners sowie die *emotionale Bereitschaft (nurturing responsiveness)*, auf dessen Bedürfnis nach Nähe angemessen zu reagieren (was oft nicht auseinandergehalten wird) als zwei unterschiedliche Reaktionsformen, die bei Paarinteraktionen wichtige, allerdings unterschiedliche Funktionen erfüllen. Wir gehen davon aus, dass empathisches Einfühlen die Identität des Gegenübers bestätigt, emotionale Reaktionsbereitschaft dagegen die Bindungssicherheit erhöht.

Der Therapeut als Coach

Von unserem Standpunkt aus betrachtet, sind TherapeutInnen Trainer, „Coaches" (Greenberg 2002a), die unmittelbar mit Emotionen arbeiten, um Menschen anzuleiten, ihre Beziehungen zu verbessern. TherapeutInnen lenken die Aufmerksamkeit der Partner auf ihre primären Emotionen – Wut und Trauer, Angst und Scham – und auf ihre jeweiligen Bedürfnisse; sie vermitteln ihnen, dass diese Bedürfnisse reguliert, verstanden und auf nicht fordernde Art und Weise kommuniziert werden müssen, weil nur so Sicherheit, Validation und Wärme entstehen. Darüber hinaus hilft ein Coach den Partnern, einander die schmerzlichsten, tiefsten Gefühle zu offenbaren, um Bonding und Validierung zu fördern. Sie sollen mit seiner Unterstützung lernen, maladaptive Emotionen zu lindern und zu transformieren. Um dies bewerkstelligen zu können, muss ein Coach erfahren und in der Lage sein, mit den unterschiedlichen Gefühlszuständen differenziert zu arbeiten.

Deshalb erläutern wir in diesem Buch, wie die unterschiedlichen Emotionen eines Paares, aber auch eines Familiensystems – sofern diese mit Bindung, Identität und Zuneigung zu tun haben – reguliert und transformiert werden. Wir setzen uns mit der Rolle negativer Emotionen bei der Paarbildung auseinander, wie Wut, Trauer, Angst und Scham sowie mit der Rolle positiver Emotionen, wie Freude, Spannung und Liebe. Wir zeigen auf, dass die Arbeit mit diesen Emotionen eine Grundvoraussetzung ist, wenn sich eine Zweierbeziehung verändern soll, darüber hinaus aber auch eine Grundvoraussetzung für die Veränderung aller anderen interagierenden emotionalen Systeme, in denen Konflikte auftreten. Dieses Werk soll also auch der Arbeit mit Familien, Organisationen und Gruppen zugutekommen.

Inhalt und Aufbau

Im ersten Teil dieses Buches wird der theoretische Hintergrund unseres emotionsfokussierten paartherapeutischen Ansatzes beleuchtet. Im 2. Kapitel von Teil I explorieren wir die Rolle von Emotionen bei Paarinteraktionen, fragen nach der Evolution von Emotionen und danach, was Emotionen auslöst. Wir unterscheiden die biologischen, sozialen und kulturellen Elemente von Emotionen und stellen fest, welche der verschiedenen dominanzbezogenen und welche der verschiedenen bindungsbezogenen Emotionen negative Interaktionszyklen auslösen.

In Kapitel 3 weisen wir nach, dass die Affektregulierung ein primäres Ehemotiv ist, woraus wir folgern, dass das Scheitern einer Ehe bedeutet, dass die Affektregulierung gescheitert ist. Anschließend plädieren wir für eine Balance zwischen *self- and other-soothing* als gleichwertige Bestandteile des Heilungsprozesses.

In Kapitel 4 nennen und erläutern wir die drei Hauptmotive oder Hauptantriebskräfte für eine Zweierbeziehung: das Bedürfnis nach Bindung, nach Identitätsversicherung und nach Anziehung. Wir ermitteln, wie diese Systeme funktionieren. Unsere besondere Aufmerksamkeit gilt der Evolution des Identitätssystems und dem hohen Stellenwert wechselseitiger Identitätsregulierung in Beziehungen. Wir gehen ferner auf die Entwicklung des Bindungssystems ein sowie auf die Grenzen desselben, wenn die Beziehungsmotivation ausschließlich mit Bindung erklärt werden soll.

In Kapitel 5 ermitteln wir, wie Interaktionen mit emotionalen, antriebsbezogenen und kognitiven Prozessen zusammenwirken und Paarkonflikte auslösen. Wir verstehen Interaktionen – insbesondere negative, eskalierende Interaktionen – als wechselseitige Bedrohung von Bindung und Identität. Beziehungen sind in unseren Augen sich regelmäßig wiederholende Interaktionszyklen, die von Affektregulierung und -dysregulierung produziert und aufrechterhalten werden.

In Kapitel 6 gehen wir der Frage nach, wie der kulturelle Hintergrund eines Paares die emotionale Wahrnehmung prägt und bestimmt, wie es Gefühle ausdrückt. Wir verweisen auf Forschungsergebnisse, die anhand kulturübergreifender Beispiele belegen, dass Identität in vielen Kulturen ein bedeutendes Beziehungsmotiv ist. Dann berichten wir von Untersuchungen, die den Schluss nahelegen, dass auch das Geschlecht *(gender)* bis zu einem gewissen Grad bestimmt, wie in einer Beziehung Gefühle ausgedrückt werden. Anschließend widmen wir uns der Frage, ob sich die Prinzipien heterosexueller Beziehungen ohne Abstriche auf gleichgeschlechtliche Beziehungen übertragen lassen.

Im zweiten Teil legen wir den Bezugsrahmen unserer Interventionen dar. In Kapitel 7 wird ein erweiterter Plan mit 5 Phasen und 14 Schritten präsentiert, der auf dem ursprünglichen 9-Schritte-Modell von Greenberg und Johnson (1988) beruht. Wir haben einige Schritte hinzugefügt, die sich auf den Selbstprozess beziehen, und bieten Richtlinien für die Arbeit mit dem Selbst in den verschiedenen Phasen des Modells an. Dieses Kapitel ist als Behandlungsmanual gedacht.

In Kapitel 8 identifizieren wir die therapeutischen Aufgaben im Hinblick auf die negativen Interaktionszyklen, die aus den wichtigsten Interaktionsgrundlagen – Affiliation und Einfluss – hervorgehen. Wir erläutern die Unterschiede zwischen Verfolgungs-Distanz-Zyklen und Dominanz-Unterordnungs-Zyklen, deren Struktur und Dimensionen sowie die Arbeit mit diesen Zyklen. Wir liefern Richtlinien für die Arbeit mit negativen Interaktionszyklen und für die Arbeit an der Entwicklung positiver Zyklen.

In Kapitel 9, das sich mit intrapsychischen therapeutischen Aufgaben beschäftigt, skizzieren wir einige spezifische Aufgaben, die sich von der Individualtherapie auf die Arbeit mit dem Paarprozess übertragen lassen. Wir zeigen, wie man Taskmarker erkennt und erklären, welche Schritte erforderlich sind, bis die Aufgaben schließlich gelöst werden.

Im dritten Teil wechseln wir erneut den Fokus und befassen uns mit der Bearbeitung spezifischer Emotionen in der EFT-P. Die Kapitel 10 bis 14 handeln von der Arbeit mit Wut, Trauer, Angst und Scham sowie mit den positiven Emotionen, die sich in der emotionsfokussierten Therapie zu zeigen pflegen. In jedem dieser Kapitel erläutern wir, wie das jeweilige Gefühl, im Kontext der Interaktionspositionen innerhalb der Affiliations- und Einflusszyklen funktioniert. Anhand zahlreicher Beispiele wird erklärt, wie die EFT-P an die spezifische Emotion in den verschiedenen Interaktionszyklen herangeht. Ferner illustrieren wir der Leserschaft, wie Emotionen in Beziehungen öfter identifiziert, besser wahrgenommen, reguliert, transformiert und ausgedrückt werden.

Fazit

Es geht in diesem Buch also um die Arbeit mit Affekten in Paarbeziehungen sowie um die Regulierung und Kommunikation von Emotionen. Wir unterscheiden drei Hauptgruppen: primär auf Verbindung und Bindung gerichtete, primär auf Identität und Selbstachtung gerichtete Emotionen und solche, die mit Zuneigung und Wärme zu tun haben. Beziehungsprobleme sind in den meisten Fällen hauptsächlich auf emotionale Schwierigkeiten in diesen Bedürfnisbereichen zurückzuführen. Emotionen sind, unserer Auffassung zufolge, grundlegender, konkreter und differenzierter als die Motivation. Sie erlauben uns Therapeuten, auf unmittelbarere Art zu arbeiten. Weil sich Emotionen direkter äußern als Motivationen es tun, sind sie uns zugänglicher und liefern uns einen paartherapeutischen Wegweiser. Deshalb konzentrieren wir uns auf die Arbeit mit den verschiedenen, körperlich verspürten Emotionen – insbesondere auf die Arbeit mit Angst, Scham, Verachtung und Abwertung, Wut und Trauer, sofern sie als Bedrohung von Bindung und Identität wahrgenommen werden. Wir befassen uns aber auch mit der Rolle positiver Emotionen, wie Freude und Spannung, die mit Anziehung einhergehen.

Wir gehen davon aus, dass das emotionale Band zwischen zwei Menschen aus vielen verschiedenen Emotionen besteht – etwa aus Trauer bei Verlust, Einsamkeit, Verlassensangst, Angst vor Zurückweisung, Vernichtungsangst, aus durch Herabsetzung ausgelöste Scham und durch Grenzverletzungen ausgelöste Wut, aber auch aus Freude und Spaß am Kontakt und Interesse für und Anregung durch die einzigartigen Qualitäten des Gefährten. Wir behaupten, dass es wichtig ist, dies zu verstehen und mit den unterschiedlichen Emotionen unterschiedlich zu arbeiten. Schließlich betrachten wir – ganz im Einklang mit den neuen Erkenntnissen der neurowissenschaftlichen Emotionsforschung – Intimität als Hauptinstrument zur Affektregulierung in Paarbeziehungen und die Entwicklung der Fähigkeit, sich selbst und den Partner zu beruhigen, für einen entscheidenden paartherapeutischen Prozess.

Teil I
Theorie der Emotionsfokussierten Paartherapie

2 Emotionen

> Emotionale Vorkommnisse (...) sind äußerst wirksame Instrumente zur Neuordnung mentaler Zustände. Jeder Mensch weiß, wie es ist, urplötzlich und stürmisch von Liebe, Eifersucht, Schuldgefühlen, Angst, Reue oder Wut gepackt zu werden. Auch Gefühle der Hoffnung, des Glücks, der Sicherheit und des Entschlusses (...) können stürmisch sein. Emotionen, die sich so stürmisch bemerkbar machen, hinterlassen die Dinge selten so, wie sie vorher gewesen sind.
>
> *William James (1902, 198)*

Wenn wir Emotionen wahrnehmen, ausdrücken und regulieren wollen, müssen wir ihr Wesen verstehen und wissen, wie sie funktionieren. Affekte haben eine neurochemische, physiologische Grundlage. Wir spüren sie in unserem Körper. Erst danach werden sie bewusst artikuliert und gedanklich verarbeitet. Im Laufe der Entwicklung eines Menschen organisieren sich die Affekte in einzelne Emotionen. Im Kern sind Emotionen beziehungsrelevante Handlungstendenzen. Sie treten an der Grenze zwischen Organismus und Umgebung auf und ermöglichen die rasche aktive Anpassung an die jeweilige Situation. Wer attackiert wird, fühlt sich bedroht und wird von Angst motiviert, zu fliehen oder sich zu verteidigen. Wir werden ärgerlich, wenn wir uns unfair behandelt fühlen und behaupten uns selbstbewusst, um unsere Grenzen zu schützen.

Emotionen sind aber auch Botschafter. Emotionen sind die primären Signalsysteme des Menschen und die entscheidende Komponente einer interaktiven Beziehung. Wenn dann die Emotionen, mit denen jeder Mensch von Geburt an ausgestattet ist, zur Interaktion und Kommunikation mit anderen Menschen eingesetzt werden, kommt es nach und nach zu grundlegenden Veränderungen. Emotionen werden zu Signalen und zur Grundlage unserer ersten Interaktionen. Signale unterscheiden sich von Handlungen. Wenn die intensiveren Emotionen im Laufe der Zeit beruhigt und moduliert werden, mündet deren Aktivierung nicht mehr unmittelbar in eine motorische Handlung: Sie werden zu Signalen. Aus den ursprünglichen Hauptemotionen werden im Laufe der Entwicklung – und durch interaktive Erfahrungen – recht schnell emotionale Erkennungszeichen, diese dann zu Bestandteilen eines Interaktionsmusters.

Bei Paaren verläuft die Kommunikation zwischen den Partnern nicht ausschließlich auf der bewussten, verbalen Ebene, vielmehr auch nonverbal. Das ist ein ausgesprochen physiologischer Vorgang. Der Partner bestimmt unseren Puls, unsere Atmung, unsere Transpiration und unser körperliches

Wohlbefinden. Wenn zwei Menschen eine intime Bindung eingehen, laufen alle möglichen neurochemischen Prozesse ab. Ohne es zu bemerken, produzieren sie beim anderen winzige Ausstöße von Neurotransmittern, die den Körper des Intimpartners durchströmen und Botschaften vermitteln. So löst Zuneigung Freude aus, und der Blick sowie die Berührung eines geliebten Menschen schicken Endorphine auf eine komplizierte Reise durch den Körper. In dem Fall ist es eine besonders vergnügliche Reise, weil Endorphine natürliche Opiate sind, die Schmerzen lindern und Glücksgefühle auslösen. Wenn sich Menschen dagegen abwehrend oder feindselig zeigen, steigen Testosteron-, Adrenalin- und Kortisonspiegel, worauf sich die Muskulatur anspannt und der Herzschlag beschleunigt. Demnach ist eine Beziehung immer auch eine „Hochzeit" zwischen chemischen Botenstoffen und Rezeptoren (Ackerman 1995).

Emotionen stellen jedoch nicht nur Handlungstendenzen bereit, Emotionen sind mehr als nur Kommunikationsmittel. Sie sind auch sinnvoll, indem sie die Bedeutung einer Situation im Hinblick auf das eigene Wohlbefinden evaluieren. Emotionen werden, in der psychologischen Fachsprache ausgedrückt, durch automatische Situationseinschätzungen im Hinblick auf die eigenen Bedürfnisse, Ziele und Probleme generiert (Frijda 1986; Greenberg 2002a). Mit einfachen Worten gesagt, teilen Emotionen den Menschen mit, ob etwas gut oder schlecht ist für sie und ob die Dinge in ihrem Sinn verlaufen. Emotionen sind der Dreh- und Angelpunkt im Beziehungsleben. Wie bereits erwähnt, richten wir in diesem Buch den Fokus auf die Arbeit mit den verschiedenen Emotionen, um Paarbeziehungen zu verbessern und Konflikte zu lösen.

Sind Emotionen einmal ins Bewusstsein gedrungen, geben sie uns Auskunft über den Zustand unserer intimen Bindungen; sie informieren uns über den guten Zustand dieses Bandes, dass es unterbrochen wurde oder Pflege benötigt. Wird das Selbst vom Partner gesehen und bestärkt, fühlt es sich lebendig und kräftig, dagegen erschöpft und schwach, wenn es abgewertet oder vernachlässigt wird. Wenn zwischen zwei Menschen alles gut läuft, sind beide innerlich ruhig und fühlen sich wohl. Ist ihre Beziehung jedoch gestört, fühlen sie sich schlecht und sind beunruhigt, was signalisiert, dass sie etwas unternehmen müssen, um den Riss im Beziehungsgewebe zu flicken. Emotionen binden die Paare aneinander, sie sind es aber auch, die sie auseinanderreißen.

Emotionen bestimmen, worauf die Menschen achten und wie sie das Gesehene interpretieren. Weil Emotionen die rechte und die linke Hemisphäre des Gehirns aktivieren, beeinflussen sie viele Aspekte der Kognition – angefangen bei der Wahrnehmung bis hin zur Fähigkeit, Entscheidungen zu treffen. Emotionen wirken sich unmittelbar auf alle geistig-seelischen Aspekte des Menschen aus. Das limbische System ist mit sämtlichen Teilen der Neokortex neuronal verbunden und stärker als jeder andere Teil des

Gehirns mit fast allen anderen Hirnarealen verknüpft (Tucker et al. 2003). Es weist darüber hinaus mehr Verbindungen vom emotionalen Gehirn zur rationalen präfrontalen Kortex auf als umgekehrt. All dies belegt den Einfluss von Emotionen auf das Bewusstsein. Die Amygdala, im Zentrum des emotionalen Gehirns gelegen, erfüllt eine Wächterfunktion, indem sie stets aktiv ist und jede Erfahrung auf Gefahrenzeichen hin absucht. Sie sucht in Gesichtern nach Anzeichen von Wut oder Angst und evaluiert Situationen etwa nach dem Grundschema: „Ist das gut für mich? Könnte es mir gefährlich werden?“ Ist die Antwort bedrohlich genug, schickt die Amygdala umgehend Alarmsignale ans ganze Gehirn, worauf dieses eine wahre Sturzflut physiologischer und neurochemischer Reaktionen auslöst: Die Muskulatur spannt sich an, die Atmung verändert sich, das Herz schlägt schneller, Erregung und Handlungsdrang werden intensiver – die Flucht- und Kampfhormone Adrenalin und Noradrenalin sprudeln. Weil die Amygdala über ein so ausgedehntes Netz neuronaler Verbindungen verfügt, vermag sie fast das ganze restliche Gehirn zu aktivieren, einschließlich der für Entscheidungen und rationales Denken zuständigen Areale (Damasio 1994, 1999). Deshalb explodieren die Menschen bei Paarkonflikten so schnell vor Wut oder erstarren vor Angst, noch bevor sie den Vorgang bewusst wahrnehmen oder ihre emotionalen Reaktionen regulieren können.

Das emotionale Gehirn gleicht emotional aufgeladene Ereignisse permanent mit den Erinnerungen an frühere, emotional aufgeladene Ereignisse ab. Je aktiver die Amygdala und das limbische System in der Lernphase sind, desto mehr von diesen Erinnerungen werden gespeichert. Deshalb neigen wir Menschen dazu, unsere Gegenwart im Licht traumatischer Erfahrungen in der Vergangenheit zu interpretieren. Gleichen bestimmte Schlüsselaspekte der Gegenwart denen in der Vergangenheit, etwa der Klang einer Stimme oder ein Gesichtsausdruck, schickt die Amygdala automatisch Alarmsignale an alle anderen Hirnregionen, worauf das Selbst etwa fühlt: „Meine Frau liebt mich nicht“, „Ich werde herabgesetzt“, „Ich soll überlistet und vernichtet werden“ oder: „Mein Partner könnte mich verlassen“. Wenn die Amygdala eine Situation als emotionale Bedrohung wahrnimmt, mobilisiert sie fast sämtliche Hirnregionen und den Körper, lange bevor die präfrontale Kortex und Gedanken anfangen, die Entscheidung zu beeinflussen (LeDoux 1996). Genau diese emotional aufgeladenen Zustände sind es, die in der Paartherapie angegangen werden müssen. Genau an diesem Punkt greifen Therapien zu kurz, die lediglich mit Kognitionen, Verhaltensmustern oder Interaktionen arbeiten und dabei die wichtigste Voraussetzung für Veränderung, nämlich die Emotionen, außer Acht lassen.

Wenn sich ein Mensch bedroht fühlt, werden innerlich bereits angebahnte grundlegende Evaluationen und fest gefügte physiologische und motorische Sequenzen aktiviert. Gefährdung löst den Schreckreflex aus und aktiviert verschiedene Flucht-, Kampf- oder Erstarrungsreaktionen (Cacioppo 2002). Auf Ereignisse wie Verlust, Gefahr, Erniedrigung oder Zwiespalt reagiert der Mensch mit festgelegten affektiven psychomotorischen Programmen: mit Trauer, Flucht, Rückzug oder Verteidigung (Greenberg / Watson 2006). Panksepp (2002) geht davon aus, dass Tiere über angebahnte Evaluationen und affektive motorische Programme für so grundlegende Triebe wie Jagen, Wut, Angst, Gier, Fürsorge, Panik und Spiel verfügen. Andere Affekttheorien nennen sechs bis neun primäre Affektprogramme: Wut, Trauer, Angst, Ekel, Überraschung, aber auch Interesse und Spannung oder Freude (Ekman / Friesen 1975; Tomkins 1962). Liebe, von allen Emotionen die komplexeste, wird noch nicht lange zu den vermutlich primären Gefühlen gezählt, obschon sie möglicherweise eine Mischung verschiedener neuromotorischer Systeme ist – und romantische Leidenschaft vielleicht eher ein Trieb als eine Emotion (Fisher 2004).

Demnach bilden diese wenigen Affekte die primäre Antriebskraft des Menschen. Inwieweit diese automatischen Primärreaktionen gebremst werden können, ist teilweise vom relativen Grad der emotionalen Erregung einer Person abhängig, dieser wiederum von der Aktivierung der Erregungszentren im Stammhirn. Unter normalen Umständen können Menschen ihre Wut oder ihre Irritation unter Kontrolle halten; ebenso können sie das Gefühl von Hunger oder von Müdigkeit ignorieren, obwohl die damit einhergehenden körperlichen Vorgänge – hoher Blutdruck, verstärkte Speichelproduktion, Magenkrämpfe – andauern. Höhere (neokortikale) Verarbeitungsebenen *(top-down)* können niedrigere Ebenen überlagern, steuern bzw. unterbrechen, oder die emotionale und sensomotorische Verarbeitung stören, was sie oft genug auch tun. Steigert sich allerdings der emotionale Erregungszustand, unterbricht er andere mentale Vorgänge und bündelt die Aufmerksamkeit auf das konkrete Ziel.

Die Ergebnisse der Neurowissenschaften zeigen, dass Emotionen und Gefühle von Nähe und Empathie, aber auch Wahrnehmung, Benennen, Neubewertung und Sinngebung dazu beitragen können, die Erregung der Amygdala-Kerne zu dämpfen (Greenberg 2002a, 2002b; Greenberg / Watson 2006). Der von der Amygdala ausgehende Impuls zum Rückzug, der in der einen Gehirnhälfte entsteht, kann durch Aktivierung entgegengesetzter Prozesse in der anderen Gehirnhälfte, die Annäherung oder positive Gefühle fördern, transformiert werden (Davidson 2000a, 2000b; Frederickson 1998). Deshalb besteht eine der besten Möglichkeiten, emotionale Erregungszustände zu verändern darin, andere Gefühlszustände hervorzurufen. Unser paartherapeutischer Ansatz konzentriert sich auf die Herstellung neuer emotionaler Zustände, indem wir dem Paar zu einer emotionalen Bindung verhelfen, die beiden Seiten das Gefühl von Sicherheit und Wertschätzung vermittelt; und indem wir jedem Individuum die Fähigkeit vermitteln, schmerzliche Gefühle selbst zu lindern (self-soothe) und sich neue Gefühle zu erschließen. Eine unterstützende, empathische therapeutische Beziehung unterstützt die Partner dabei, ihre Ängste zu regulieren und sich sicher, geborgen, validiert und geachtet zu fühlen. Dazu kommt, dass korrigierende emotionale Erfahrungen mit dem Partner dazu beitragen, maladaptive Gefühlszustände zu transformieren; das passiert, indem neue Erfahrungen stattfinden, die den, aufgrund einschlägiger emotionaler Beziehungserfahrungen in der Vergangenheit gehegten pathogenen Erwartungen widersprechen. Wer einen auf das Selbst gerichteten Fokus einnimmt, lernt zudem, die eigenen Emotionen zu tolerieren, zu regulieren und deren Sinn zu entschlüsseln und vermag so, die eigenen Zustände zu verändern, weil ihm alternative Emotionen zur Verfügung stehen. Gegen den Partner gerichtete Wut kann durch Aktivierung und Fokussierung auf Mitgefühl für den Partner oder auf die Liebe zu ihm bzw. durch die Aktivierung der eigenen Trauer verändert werden. Ängste lassen sich durch Aktivierung von Wut verändern, Schamgefühle durch die Aktivierung von Wut, Trauer oder Stolz (Greenberg 2002a, 2002b).

LeDoux (1996) geht davon aus, dass bislang nicht verknüpfte, neue neuronale Netzwerke miteinander verknüpft und die neuronalen Netzwerke des Gehirns dadurch viel stärker integriert werden. Höhere Grade neuronaler Integration werden erreicht durch Förderung des Wachstums neuer Neuronen, Expansion vorhandener Neuronen und Veränderungen in den Verbindungen zwischen vorhandenen Neuronen (Cozolino 2002). All dies wird durch neue emotionale Erfahrungen bewirkt. Es geht in der Therapie folglich nicht darum, neue Erklärungen zu liefern, vielmehr um die Gelegenheit, neue Erfahrungen zu machen. Probleme entstehen meist durch unzureichende Kommunikation zwischen den verschiedenen Gehirnarealen. Sind die Menschen ruhig und entspannt, ist ihnen oft klar, dass sie bestimmte maladaptive Verhaltensweisen verändern müssen. Sobald sie sich aber aufregen oder ärgern, gewinnt eine andere Organisation die Oberhand. Dann bestimmt die neue Selbstorganisation ihre Reaktionen und führt dazu, dass die Reaktionen eskalieren.

Paartherapie soll den KlientInnen bei der Erschließung adaptiverer Emotionen behilflich sein, damit ihnen neue Interaktionsreaktionen zur Verfügung stehen. Die neuen emotionalen Erfahrungen müssen stattfinden, während das alte Reaktionsmuster noch intakt und aktiv ist. Dann wechseln die Menschen von einem emotionalen Zustand in den anderen und transformieren dadurch im Laufe der Zeit eine emotionale Reaktion in eine andere (Greenberg 2002a, 2002b).

Dazu zwei Beispiele: Ist eine Person wütend, weil sie sich nicht geliebt fühlt, wird während der Sitzung die Trauer aktiviert, um dadurch ihre Wut über das erlittene Unrecht aufzulösen. Ärgert sich eine Person über die Rechthaberei des Partners, wird die Wut aktiviert, um das Schamgefühl über die erfahrene Abwertung aufzulösen. Wird dieser Übergang von einem Gefühlszustand in den anderen häufig erlebt, und im Laufe der Therapie immer wieder erfahren, bahnen sich neue Pfade, die es dem Paar ermöglichen, im Konfliktfall neue Wege einzuschlagen.

Um auf neue Art interagieren, denken und wahrnehmen zu können, müssen die KlientInnen die Fähigkeit entwickeln, im Augenblick der Aktivierung des Gefühlszustandes, den sie verändern wollen, anders zu fühlen und zu handeln. Emotionen werden also am besten durch Emotionen verändert (Greenberg 2002a), und die Beziehung ist eine primäre Quelle neuer Emotionen.

Aufgrund unserer Erfahrung mit Paaren und mit deren Beobachtung sind wir der Meinung, dass unbefriedigende Paarbeziehungen im Kern oft auf Angst, Trauer und Scham zurückzuführen sind und dass diese Emotionen Interdependenz verhindern. Häufig ist eine Seite nicht imstande, ihre Angst-, Trauer- oder Schamgefühle im Moment ihres Auftretens auszudrücken; und die andere Seite ist nicht imstande, diese Gefühle (falls sie tatsächlich zum Ausdruck gebracht werden) zu tolerieren und darauf zu reagieren; oder aber die Angst- und Schamgefühle einer Seite entgleisen so stark, dass sie das Selbst und möglicherweise auch den Partner völlig überwältigen. Werden diese Gefühle nicht angemessen bearbeitet, lösen sie in den meisten Fällen Rückzug oder einen reaktiven Angriff aus. Angstzustände, wie sie bei der Trennung eines Paares häufig auftreten, entstehen, wenn man von einem geliebten Menschen abgeschnitten oder verlassen wird. Bald darauf wird der Verlust betrauert. Diese Gefühle werden durch Verbundenheit gelindert (Bowlby 1962). Bei bindungsbezogenen Ängsten geht es um den Verlust des Partners oder den Verlust seiner Liebe. Trennungs- und Verlassensängste, die Menschen in unglücklichen Beziehungen quälen, werden durch Beziehungssicherheit gelindert. Die verlässliche und beruhigende Gegenwart des anderen Menschen hilft, sich sicher und beschützt zu fühlen und Vertrauen zu entwickeln. Scham dagegen hat primär mit der eigenen Identität zu tun, mit dem grundlegenden Gefühl, nicht validiert oder anerkannt, vielmehr missbilligt, gedemütigt oder herabgesetzt zu werden (Kohut 1977; Tomkins 1963). Schamgefühle stellen sich auch ein, wenn man sich machtlos fühlt, das Gefühl hat, in einer Falle zu stecken und wenn man nicht in der Lage ist, zu handeln, sich zu behaupten und seine Würde aktiv zu verteidigen. Menschen, die sich aufgrund von Hilflosigkeit und Kontrollverlust schämen und gedemütigt fühlen, überwinden dieses Gefühl am besten, wenn sie sich selbst als Handelnde erfahren können, die imstande sind, auf ihre Umgebung einzuwirken oder ihre Umgebung zu verändern (Gilbert 2003).

Scham ist stets die Folge, wenn die eigene Kompetenz infrage gestellt und die Selbstachtung angegriffen wird. Sie lässt sich oft am leichtesten durch eine Kombination von Beziehungs- und Selbstprozessen überwinden. Um

Selbstkohärenz und Selbstachtung entwickeln zu können, muss die eigene Identität durch Empathie und Anerkennung validiert werden. Schamgefühle werden am besten in einer unterstützenden therapeutischen Umgebung bearbeitet, weil es darum geht, vom Gegenüber gesehen und validiert zu werden und sich der eigenen Scham zu stellen. Beides ist gleich wichtig. Die Menschen müssen ihre Scham zulassen können – sie zu vermeiden ist nicht zielführend –, sie müssen Empathie empfangen können und die Fähigkeit erwerben, ihre Affekte selbst zu regulieren. Um Empathie annehmen und Selbstregulierung praktizieren zu können, gilt es, Mitgefühl für das eigene Selbst zu wecken sowie Stärke, Stolz und Selbstwertgefühl zu entwickeln.

Scham- und Angstgefühle treten in Paarbeziehungen häufig vermischt auf. Die Menschen haben große Angst vor Beschämung und schämen sich ihrer Ängste oder ihrer Befürchtungen, weshalb sich diese Gefühle wechselseitig nähren und die Partner daran hindern, einander zu zeigen, was in ihrem tiefsten Inneren vorgeht. Wut und Verachtung, beides offensichtlichere, beziehungszerstörende Emotionen, sind oft Reaktionen auf tiefer liegende Angst- und Schamgefühle. Wer sich bemüht, schmerzliche Gefühle durch möglichst weitgehende Vermeidung Scham auslösender Situationen zu regulieren, begünstigt Kontrollverhalten; wer sich bemüht, sich möglichst selten ängstlich und verlassen zu fühlen, begünstigt Anschuldigungen oder Klammerverhalten. Im Kern sind Angst und Scham die beiden schmerzlichen Gefühlszustände, die in Ehen und Paarbeziehungen so viel Kummer auslösen und größtenteils für die Wut und die damit einhergehende Trauer beider Seiten verantwortlich sind. Das trifft auch auf die so überaus destruktive Verachtung und Geringschätzung zu. Angst, Wut, Trauer, Scham und Abscheu sind demnach Kräfte, mit denen in Paarbeziehungen gerechnet werden muss. Emotionen wie die hier aufgezählten, die in Reaktion auf den Partner und auf Verlusterlebnisse und Demütigungen auftreten und überwältigend sein können, müssen dringend beruhigt werden (Gottman 1994). Dysregulierte, nicht verarbeitete Emotionen verwehren den Zugang zu Handlungsoptionen oder zu einer Sinngebung und ihre Handlungsimpulse werden nicht in adaptive Handlungen überführt.

Adaptive und positive Emotionen dienen der Selbst- und Interaktionsregulierung. So gesehen können adaptive Trauer und adaptive Wut in einer Beziehung positive Funktionen erfüllen. Sie informieren das Paar darüber, dass bestimmte Grundbedürfnisse nicht erfüllt werden. Wer traurig ist, vermisst den anderen Menschen und verlangt verzweifelt nach ihm; wer sich ärgert, wird sich grenzschützend verhalten. Oft verschmelzen diese beiden Gefühlszustände, wenn die Liebe nachlässt und sich der Respekt in Luft aufgelöst hat. Dann trauern die Menschen der verlorenen Nähe oder Validation nach, sind wütend, weil sie ihre diesbezüglichen Hoffnungen enttäuscht sehen und das, was sie vom Partner brauchen, nicht bekommen. Auch unterstützendere Emotionen, wie interessierte Anteilnahme und liebevolle Fürsorge *(sharing and caring)* sowie das Geben und Empfangen von Liebe, tragen in hohem Maße zur inneren Ausgeglichenheit und Angstregulierung bei. Angenehme Empfindungen, wie Freude, Spaß, Interesse, Spannung und weitere mit Liebe und Anziehung einhergehende Gefühlszustände, sind wichtige Emotionen, die Ehen regulieren und ihrerseits von Ehen reguliert werden.

Emotionen in intimen Zweierbeziehungen sind demnach Folgen der Reaktionen des Gehirns, das eine Veränderung in den Beziehungen zwischen dem Selbst und dem anderen blitzschnell registriert und deutet, weshalb sie der Modifizierung (oder dem Erhalt) dieser Beziehungen dienen. So gesehen sind Streitigkeiten nichts anderes als neurochemische Substanzen, die miteinander kämpfen und dabei von physiologischen Ressourcen unterstützt werden. Die körperlichen Begleiterscheinungen von Emotionen, wie angespannte Bauchdecke oder flacher Atem, sind interne Signale, die anzeigen, ob und inwieweit ein Beziehungsereignis das persönliche Wohlbefinden bedroht. Mit der emotionalen Reaktion auf den Partner geht ein Handlungsimpuls einher, der uns motiviert, aktiv zu werden und für eine Veränderung oder den Erhalt der Beziehung einzutreten. Paare, die an einer gesunden und dauerhaften Beziehung interessiert sind, übergehen diese Signale und Handlungsimpulse auf eigene Gefahr. Emotionen geben also Auskunft über die Verfassung einer intimen Bindung. Sie teilen dem Paar mit, ob das Band in gutem Zustand ist, ob es zerrissen ist oder gepflegt werden muss.

Die Evolution der Emotionen

Das emotionale System des Menschen hat sich entwickelt, um das Überleben der Spezies zu sichern – und Affektregulierung war das Mittel zur Erreichung dieses Ziels. Wenn wir sechs der Emotionen betrachten, die in intimen Beziehungen eine zentrale Rolle spielen – traurig, glücklich oder wütend sein, sich schämen, sich mögen oder sich lieben –, erkennen wir, dass sich jedes Gefühl im Laufe der Zeit entwickelt hat; und die Entwicklung wurde von einem bestimmten Ereignis ausgelöst, das mit einem Bedürfnis oder einem Ziel zu tun hatte. Diese Ereignisse schlugen sich in der Evolutionsgeschichte der Spezies nieder und prägten das menschliche Reaktionsrepertoire. Trauer ist eine Reaktion auf Verlust und führt zu Rückzug oder löst den Impuls aus, dem verlorenen Objekt nachzuweinen. Glücksgefühle stellen sich ein, wenn ein Bedürfnis befriedigt oder ein Ziel erreicht ist, und sie führen zu Annäherung und zur Fortsetzung des Engagements. Wut ist eine Reaktion auf Zielverfehlung oder Grenzverletzung und führt zu verstärkten Bemühungen und höherem Einsatz. Angst entsteht durch Gefahr oder Konflikte und löst Erstarrung, Vigilanz oder Flucht aus. Scham tritt auf, wenn sich jemand herabgesetzt fühlt, was den Wunsch nach Zugehörigkeit auslöst, während Zuneigung aus Interesse, Anziehung und Spannung erwächst und zu Annäherungsversuchen und Kontaktaufnahme führt. Liebe entsteht aus einer Kombination der genannten Faktoren. Die Evolution des emotionalen Systems diente demnach primär der Erreichung überlebensrelevanter Ziele sowie dem Umgang mit Zielverfehlungen.

Die Spur des menschlichen Emotionssystems lässt sich bis zum Reptiliengehirn, das überwiegend mit Territorialität zu tun hat, und noch weiter zurückverfolgen. Mit der Entwicklung des limbischen Systems bei den Säugetieren dienten die Emotionen dann, über die territorialen Ziele hinaus, vermehrt beziehungsorientierten Zielen. Pferde beispielsweise zeigen bei einem Verlust, dass sie trauern. Mit wachsender Neokortex der Primaten ist das emotionale System zunehmend komplexer geworden, bis sich der Mensch immer besser in die innere Welt eines anderen einfühlen konnte. Der Mensch lernte, den Mitmenschen als einzigartiges Individuum wahrzunehmen und zu erkennen. Als dann soziale Beziehungen für das Überleben immer wichtiger wurden, rückten diese in den Mittelpunkt menschlicher Emotionen (Oatley 2004). Infolgedessen stellten sich Glücksgefühle ein, wenn das Bedürfnis nach menschlicher Gesellschaft erfüllt wurde, und zu Kooperation und Zuneigungsbekundungen führte. Trauer stellte sich beim Verlust einer engen Beziehung ein, löste Hilfe suchendes Verhalten und die Suche nach neuen Beziehungen aus. Beleidigung, der Verlust von Respekt oder Status löste Wut aus, die zu Vergeltungsmaßnahmen und Kampfhandlungen führte. Trennung oder soziale Zurückweisung lösten Angst aus und führten zu Unterwerfung oder Rückzug. Es kam aber auch zur Entwicklung komplexerer sozialer Emotionen. Liebe war das Ergebnis von Anziehung sowie von körperlicher und geistiger Nähe; sie löste gegenseitige Unterstützung, Hilfe suchendes Verhalten, Geben und Fürsorge aus, wohingegen Scham einsetzte, wenn sich jemand von einer dominanten Person bloßgestellt und herabgesetzt fühlte. Das löste den Versuch aus, sich den Blicken anderer zu entziehen und führte zu Unterordnung. Verachtung war das Ergebnis von Bedrohung durch ein nicht zur Gruppe gehörendes Individuum, das dann als Unperson behandelt wurde. Selbst Ekel, eine ursprünglich Dingen geltende Emotion zur Zurückweisung toxischer Substanzen, wurde auf den Menschen hin erweitert. Als dieses grundlegende Programm schließlich angelegt war, wurde der Mensch zu einem Wesen, das nach angenehmen Emotionen strebt und unangenehmen ausweicht. Beziehungen wurden angestrebt, wegen der Affekte, die sie erzeugen, und so wurde der Mensch zu einem empfindsamen, beziehungsorientierten Wesen.

Die Kernemotionen haben zwei wichtige Aufgaben: Sie organisieren das Selbst und organisieren die Interaktion. Erstens signalisieren Kernemotionen dem Selbst, dass es handeln muss, um das emotionale Band zu pflegen, zu erneuern oder zu stärken – entweder weil die Beziehung vom Ideal abweicht oder weil sich eine günstige Gelegenheit bietet. Diese emotionalen Reaktionen umfassen meist autonom ablaufende, bewertungs- und erlebensbezogene Prozesse, die über den Zustand bestehender Beziehungen informieren und Störungen (z. B. die Stimmlage des Partners) oder Gelegenheiten für Annäherung entdecken (z. B. einen innigen Blick oder eine intime Berührung). Sind emotionale Wahrnehmungen und Empfindungen einmal aktiviert, unterbrechen sie den Ablauf sämtlicher kognitiver Prozesse und lenken die Informationsverarbeitung auf Beziehungsmerkmale, die der Fortsetzung, Wiederherstellung oder Entstehung einer wünschenswerten Verbindung dienen. Kernemotionen mobilisieren demnach Verhaltensweisen, die idealere Beziehungsbedingungen herstellen oder wiederherstellen. Diese Emotionen gehen mit autonomen hormonellen Aktivitäten sowie mit Aktivitäten des Zentralnervensystems einher, die auf spezifische Handlungen zugeschnitten sind: Trost anbieten, sich behaupten oder zum Spiel auffordern (LeDoux 1996; Panksepp 2002; Porges 1995).

Die Kernemotionen beeinflussen aber auch Stimme, Mimik und Körperhaltung – alles biologisch angelegte Kommunikationsmittel, die andere schnell und verlässlich informieren (Ekman 1984, 1993; Izard 1991) und Interaktionen prägen. Die emotionale Kommunikation übermittelt dem Paar wichtige, für das eheliche Zusammenleben zentrale Informationen über die psychische Verfassung, die Intentionen und die Stimmung des Gefährten. Die nonverbale emotionale Kommunikationsebene spielt demzufolge bei der Regulierung von Paarinteraktionen die entscheidende Rolle. Gefühle sind also „Beziehungsmittler" in gleichem Maße, wie sie das Innenleben des Individuums bestimmen. Kommunikation verläuft stets doppelgleisig, wobei der „höhere" Weg – die Kommunikation durch verbal symbolische, d. h. rationale Kognition – dem „niedrigeren" Weg der spontanen, nonverbalen emotionalen Kommunikation keineswegs überlegen ist. Beide Stränge sind gleichwertig. Spontanreaktionen sind in all ihren Aspekten biologisch determiniert und direkt; sie dienen den Partnern wechselseitig als Bioregulatoren. In einem sehr realen Sinn kennen sich die Partner direkt und sofort durch ihre nonverbale emotionale Kommunikation. „Empathie" heißt, die Emotionen des anderen Menschen zu spüren und zu verstehen; wird sie erwidert, kommt es zu einer speziellen Form psychischer Intimität: Beide Seiten haben das Gefühl, dass sie einander wirklich kennen.

Emotionen stellen Handlungstendenzen bereit und liefern Informationen; diese Tendenzen und ihre implizierte Bedeutung wiederum produzieren, sofern sie mit höherer kognitiver Reflexion verknüpft werden, das dem Partner gegenüber gezeigte Verhalten. Die Partner reagieren auf das von Emotionen ausgelöste Verhalten, und so werden Interaktionen produziert. Emotionen beeinflussen auch Entscheidungsprozesse – und damit die Art, wie Menschen entscheiden, aufeinander zu reagieren. Deshalb sind die Emotionen in Beziehungen generell mit einem Interaktionssystem gekoppelt. Bestimmte Gefühle erzeugen spezifische andere Gefühle. Wut erzeugt Angst, Verachtung erzeugt Scham, Liebe erzeugt Liebe.

Wie Emotionen generiert werden

LeDoux (1996) hat bewiesen, dass es zwei Wege gibt, die zu Emotionen führen. Einer ist der schnelle Weg über die Amygdala, die das Zentrum des emotionalen Gehirns ist und das „Bauchgefühl" auslöst, das bestimmt, wie Menschen denken, planen und sich verhalten. Der andere ist der langsamere Weg, der durch den Einfluss der zerebralen Kortex auf die Amygdala und auf andere Teile des limbischen Systems bestimmt, was Menschen fühlen. An Emotionen sind, diesem Grundkonzept folgend, zwei Momente beteiligt.

Das erste, vom limbischen System produzierte Moment bringt die Menschen in einen der wenigen koordinierten Zustände innerer Handlungsbereitschaft: fortsetzen, was man gerade tut (Glück), sich stärker anstrengen (Wut), erstarren oder fliehen (Angst) bzw. aufgeben oder sich zurückziehen (Trauer) (Oatley 2004; Oatley et al. 2006). Emotionen informieren über Themen, die für uns bedeutsam sind und weisen uns auf Probleme hin, die einer Lösung bedürfen.

Das zweite Moment im emotionalen Prozess ist die explizite Reflexion und Überlegung, das Nachdenken über den möglichen Auslöser des Gefühls sowie über diesbezügliche Handlungsentscheidungen. Dies ermöglicht die Lösung von Problemen, die von den Emotionen auf die Tagesordnung gesetzt worden sind. Wir Menschen sind konstant mit dem dialektischen Prozess beschäftigt, den Sinn unserer Erfahrungen zu entschlüsseln (Greenberg / Pascual-Leone 1995, 2001; Greenberg / Watson 2006; Watson / Greenberg 1996).

Das erste Moment setzt das limbische System in Gang, um das Gefühl zu generieren (Oatley 2004). Bei Angst beispielsweise, stellt sich das Gehirn auf Gefahrenabwehr ein, worauf das bekannte Gefühl einer Bedrohung aufsteigt; das signalisiert, dass womöglich etwas Schlimmes passiert. Bei Wut prüft das Gehirn, ob es Anzeichen für Verletzung, mangelnde Fairness, für das Überschreiten innerer und territorialer Grenzen gibt oder für Signale, die darauf hinweisen, dass einem ein Unrecht widerfahren ist. Emotionen sind, wie bereits festgestellt, das Hauptsignalsystem des Menschen. Als Teil des ersten Moments senden sie auch Signale an andere und teilen ihnen mit, wie es um die Handlungsbereitschaft der anderen Seite bestellt ist. Sie signalisieren uns und anderen, dass etwas geschieht, was unser Wohlbefinden beeinflusst, und sie bereiten das Gehirn blitzschnell auf die entdeckte Situation vor, liefern darüber hinaus jedoch keine genaueren Informationen. Es ist, als wäre ein Alarmsystem in Gang gesetzt worden. Weil dabei nur eine Grobeinteilung erfolgt, mag noch nicht klar sein, was genau das Gefühl ausgelöst hat und was unter den gegebenen Umständen zu tun ist.

Das zweite Moment jedoch dauert typischerweise etwas länger und besteht aus einem hoch komplizierten Prozess der Bewertung und Neubewertung, der hilft, die vom ersten Moment registrierten Probleme zu lösen (Oatley 2004). Erst wenn wir über unser Gefühl nachdenken, es begreifen und erklären, wenn wir verstehen, was es ausgelöst hat, fangen wir an, ihm Bedeutung zu verleihen und den Sinn zu erfassen. Dabei ist wichtig zu wissen, dass die erste, spontane emotionale Erfahrung unsere Erklärungen zwar anbahnt, diese aber keineswegs völlig bestimmt (Greenberg / Pascual-Leone 1995). So kann das automatisch erzeugte Gefühl von Erschöpfung bei der zweiten Bewertung als Müdigkeit, Niedergeschlagenheit oder Verlassenheit interpretiert werden, nicht jedoch als Gefühl der Freude oder Spannung. Im ersten Augenblick steigt ein reales, körperlich spürbares Referenzgefühl auf, doch wie es der Mensch dann symbolisiert und erst, was er damit anfängt, macht ihn zu dem, der er ist. Deshalb beeinflusst die Art, wie Menschen ihre primären Gefühle bewerten die Entwicklung ihres Selbst. Sie können sich jedoch nicht einfach eine Bedeutung zusammenreimen. Ihre Emotionen teilen ihnen mit, wie der Körper reagiert. Um kohärent zu bleiben, müssen wir diese Information in unsere Bewertung integrieren. Wie wir uns ein Erlebnis letztlich erklären, beeinflusst auch den nächsten Erlebnisschritt. Es ist ein großer Unterschied, ob wir uns das Gefühl von Müdigkeit und Erschöpfung mit einem Jetlag erklären oder aber als Depression aufgrund unserer ausgemergelten Beziehung. Emotionen sind demnach wichtige Bestandteile eines Prozesses der Selbstorganisation, der die Basis für Bedeutungszuschreibungen bildet, und sie beeinflussen Handlungsbereitschaft und Coping.

Meist wird die erste emotionale Reaktion auf ein Ereignis in unserem Leben von den frühesten, unspezifischen, internen, affektiven Signalen ausgelöst, mit denen der Körper auf einen aktivierenden Stimulus reagiert. Der Mensch ist auf bestimmte Reaktionen festgelegt: Er flieht, greift an, nähert sich oder weicht zurück. Gleichzeitig fangen wir an, die internen affektiven Signale wahrzunehmen und als Informationsquelle zu nutzen.

Ein Ehemann beispielsweise wird automatisch ängstlich und traurig sein, wenn ihn seine Frau allein zu Hause zurücklässt, um den Abend mit Freundinnen zu verbringen. Seine primäre, vom limbischen System bestimmte emotionale Reaktion ist Trauer und Einsamkeit, weshalb er sich verlassen fühlt und dazu neigt, dem verlorenen Objekt nachzuweinen und Sicherheit zu suchen. Man beachte: Bislang ist dies nur eine Handlungstendenz, noch kein tatsächliches Verhalten. Er spürt zwar den starken Wunsch, nach dem Objekt zu rufen und nach Schutz Ausschau zu halten, tut es aber nicht, sofern er diesen Drang nicht weiter verarbeitet und in Verhalten umsetzt.

Im zweiten Moment, wenn er sich bemüht, den Sinn der Erfahrung zu entschlüsseln, findet eine komplexe Symbolisierung, Bewertung und Erklärung des Geschehens statt. Wie der Mann die Situation analysiert, seine Reaktion und seine Erklärung werden nun beeinflussen, was er als Nächstes erlebt. Vermeidet er beispielsweise automatisch seine Angst und/oder Traurigkeit und symbolisiert seine innere Verfassung als Wut, wird er zornig reagieren; symbolisiert er seine Angst vor dem Verlassenwerden und seine Traurigkeit korrekt, ist aber dann außerstande, dies zu tolerieren, wird er die Ausgeh-Pläne seiner Frau nicht als Verlust, sondern als unfaire Verletzung betrachten und die Situation mit dem Satz „Sie behandelt mich unfair“ auf den Punkt bringen, was dann sehr stark bestimmt, was er als Nächstes sagt oder tut. Er wird seine Angst und Trauer nicht spüren, vielmehr wird er wütend werden.

Wie auch immer: Wenn Wut die Oberhand gewinnt und seine Selbstorganisation dominiert, wird er bei der Rückkehr seiner Frau seine verletzbare Seite nicht zeigen und ihr nicht sagen können, dass er ängstlich und traurig ist, wenn sie weggeht; er wird sie vielmehr der Flatterhaftigkeit beschuldigen oder darauf hinweisen, dass sie es versäumt hat, eine Rechnung zu bezahlen. Worauf sie sich sofort bedroht fühlen wird und, je nachdem, wozu sie tendiert und wie sie ihren emotionalen Zustand versteht und erklärt, angreifen, sich verteidigen oder sich entschuldigen wird. Dann beginnt der negative Reigen von Angriff-Verteidigung oder der positive Reigen von Mitteilen-Zuhören, ausgelöst durch die dialektische Interaktion von ersten und zweiten Bewertungen emotionaler Zustände in jedem einzelnen Partner und den Reaktionen der Partner aufeinander.

Demnach sind die automatisch generierten, vom limbischen System ausgehenden Notfallemotionen im Kern für das Gefühl der Bedrohung verantwortlich und die Hauptauslöser von Paarkonflikten.

Emotionen: angeboren oder anerzogen?

Emotionstheoretiker mögen sich zwar über die Funktion von Emotionen streiten, einig sind sich alle in der Annahme, dass Emotionen uns Menschen helfen, viele Grundprobleme des gesellschaftlichen und privaten Zusammenlebens zu lösen. Evolutionstheoretiker betrachten Emotionen als universale, psychoaktive physiologisch determinierte Programme, die von alters her und immer wieder Bedrohungen abwehren und somit das Überleben sichern (Ekman 1992; Panksepp 1998, 2002; Plutchik 1980; Porges 1995; Tomkins 1984; Tooby / Cosmides 1990). Für Konstruktivisten dagegen sind Emotionen erlernte Reaktionen, die im Verlauf des gesellschaftlichen Diskurses über kulturell relevante Fragen der Identität, der Moral und des Gesellschaftsgefüges entstehen (Averill 1980; Harré 1984; Lutz / White 1986). Sie sind darüber hinaus der Ansicht, dass es eine Kulturleistung ist, die biologisch verankerten Verbindungen zwischen Emotionen und Problemlösungen zu lockern und dass Kulturen im Laufe der Zeit andere Wege zur Lösung der Probleme finden – zu deren Lösung die Emotionen ursprünglich biologisch angelegt wurden. Kulturen erschließen sich auch Möglichkeiten, bestehende Emotionen für andere Zwecke zu nutzen. Obwohl jeder dieser Ansätze die Frage, ob Emotionen angeboren oder anerzogen sind, völlig unterschiedlich beantwortet, schreiben ihnen beide wichtige Funktionen im Beziehungsbereich zu.

Die evolutionsorientierte Sichtweise

Vom bioevolutionären Standpunkt aus betrachtet, haben sich Emotionen im Laufe der Evolution entwickelt, um die Lösung vieler Probleme des menschlichen Lebens zu ermöglichen. Die verschiedenen Emotionen sind demnach mit bestimmten psychoaffektiven motorischen Programmen verbunden, die jeweils ein spezifisches Gefühl hervorrufen, wobei die Emotionen unterschiedlichen Kategorien zugeordnet werden. Die einzelnen Kernemotionssysteme sind auf die Bewältigung bestimmter Probleme zugeschnitten und werden bestimmten Hirnarealen zugeordnet. Wird einer dieser hoch spezialisierten affektiv-motivierenden Zustände aktiviert, produziert er automatisch die Motivation und das Verhalten, das zur Bewältigung überlebenssichernder Aufgaben benötigt wird – etwa die Flucht vor Gefahren, das Lernen aus einer neuen Situation, Annäherungsdrang, zielgerichtetes Handeln, Fürsorgeverhalten oder engeres Zusammenrücken, um Schutz oder Wärme zu suchen. Wenn diese neuronalen Systeme frei operieren, äußern sich viele ganz unterschiedliche Gefühle, etwa Zärtlichkeit, Sehnsucht nach emotionalem Kontakt, Feindseligkeit, Ablehnung oder der Wunsch nach erfreulichen Interaktionen mit anderen Menschen.

Aus dieser Sicht haben sich Emotionen im Zuge der Evolution entwickelt, um zur Lösung zweier sozialer Hauptprobleme beizutragen: dem Problem der Affiliation und dem der Dominanz.

Die Evolution näheorientierter Emotionen

Angst ist eine biologische Reaktion im Zentrum des Kampf-Flucht-Systems (Öhman 1986). Angst hilft dem Menschen, Gefahren zu vermeiden; sie steht im Mittelpunkt eines jeden Bindungssystems. Inzwischen wissen wir, dass die Amygdala mit spezialisierten Bereichen ausgestattet ist, die ankommende sensorische Informationen auf Muster absuchen, die mit Gefahr assoziiert worden sind. Die Amygdala kann eine Angstreaktion auslösen, noch bevor sie die ankommende Information an die visuelle Kortex weiterleitet, wo sie gesehen wird, oder bevor die Information noch vollständig ins Bewusstsein gedrungen und verarbeitet wurde (LeDoux 1996).

Der Mensch als soziale Spezies hat bindungs- und pflegeorientierte Emotionen entwickelt, die protektive Beziehungen zwischen Eltern und ihren Kindern ermöglichen (Bowlby 1973; Shaver/Hazan 1988). Das pflegesuchende System äußert sich in Form von Angst, Protest, Trennung und Schutzsuche bei den Eltern. Das pflege-gebende System äußert sich in Form von Wahrnehmungen und Erfahrungen, die Eltern für Anzeichen kindlicher Abhängigkeit sensibilisieren (etwa den Gesichtsausdruck des Babys, seine vokalen und visuellen Hinweise auf einen Schmerz). Dazu kommt, dass sich in diesen primären Pflegebindungen Liebe und Mitgefühl zeigen, indem sie ein Gefühl von Wärme und ein bestimmtes Verhalten auslösen – etwa Anlächeln und Blickkontakt halten. All dies sind Bestandteile von Interaktionen, die beschützende und liebevolle Bande, aber auch physiologische Reaktionen verstärken, damit die Bezugspersonen besser auf den Kummer des Kindes eingehen können.

Wer Schmerz oder Trauer empfindet, weil eine geliebte Person abwesend ist, und diese Gefühle zeigt, veranlasst andere, Beistand zu leisten, wodurch schließlich zwischenmenschliche Bindungen entstehen. Liebe und Begehren ermöglichen die Identifikation, die Herstellung und den Erhalt von Paarbindungen und reproduktiver Beziehungen. Mit diesen Emotionen werden Signale wahrgenommen und eingeschätzt, die über den Wert der anderen Person als potenziellen Intimpartner Auskunft geben. Solche Signale sind Schönheit, Fruchtbarkeit, Keuschheit, sozialer Status, Charakter (Buss 1992; Ellis 1992), Verhalten – welches Interesse und Engagement ausdrückt (Frank 1988) und Liebe bzw. Begehren auslöst – sowie hormonelle und autonome Reaktionen, die sexuelle Kontakte ermöglichen. Ebenso entscheidend ist das Abschirmen potenzieller Intimpartner vor Mitbewerbern. Eifersucht hat mit Partnerschutz zu tun und wird von Signalen ausgelöst, die auf eine potenzielle Beziehungsgefährdung schließen lassen, etwa durch potenzielles sexuelles Interesse des Intimpartners an einer anderen Person (Buss 1992). Eifersucht motiviert zu besitzschützenden Handlungen und Drohverhalten, das Rivalen entmutigt und verhindert, dass der Intimpartner Gelegenheit zu sexuellen Begegnungen hat (Wilson / Daly 1996).

Die Evolution dominanzorientierter Emotionen

Emotionen dienen auch der Lösung von Beziehungsproblemen in den Bereichen Hierarchie und Organisation. Bei sozialen Interaktionen spielen Status, Identität und Selbstwirksamkeit sowie die damit verbundenen Themen Macht, Einfluss und Kontrolle eine zentrale Rolle. Statushierarchien liefern heuristische Lösungen für Probleme der Ressourcenverteilung, etwa beim Wettbewerb um Intimpartner, Nahrung und gesellschaftliche Beachtung, aber auch um Arbeitskräfte für gesellschaftlich wichtige Unterfangen (de Waal 1986; Fiske 1991).

Hierarchien, die Menschen in höhere und niedrigere Kategorien einstufen, waren schon immer mit dynamischen Prozessen verbunden; sie erforderten fortlaufend Verhandlungen und Neudefinitionen, um die Wahrscheinlichkeit des Überlebens und Gedeihens zu maximieren. Herstellung, Erhalt und Fortsetzung von Statushierarchien vollzogen sich zum Teil durch dominanz- und unterordnungsorientierte Emotionen (de Waal 1996; Öhman 1986). Verlegenheit und Scham beispielsweise besänftigten dominante Personen und signalisierten Unterordnung, Versöhnungsbereitschaft oder Beschwichtigung (Keltner / Buswell 1996; Miller / Leary 1992). Das Selbst fühlte sich daraufhin unterlegen. Die überlegene und dominierende Person dagegen verachtete das unterlegene Gegenüber. Die Urform von Scham ging mit Verhalten einher, das Unterordnung signalisierte – sehr ähnlich dem Unterwerfungsverhalten anderer Spezies (z. B. Blick abwenden, Kopf senken, kontrolliertes Lächeln) – sowie mit Unterlegenheitserfahrungen (z. B. sich klein und schwach fühlen). In diesen von Dominanz und Unterordnung geprägten Beziehungen neigten Individuen in der untergeordneten Rolle dazu, Ehrfurcht und Respekt zu entwickeln. Sie hatten zudem das Gefühl, sich in Gesellschaft eines höheren, das eigene Selbst überragenden Wesens zu befinden.

Bereits früh in der Evolution erwiderte der Mensch – um Kooperation zu fördern und Probleme mit Betrug und Verrat zu vermeiden, insbesondere außerhalb der Sippe – das ihm entgegengebrachte kooperative und non-kooperative Verhalten mit dem gleichen Verhalten (Trivers 1971). Bestimmte Emotionen signalisierten, wenn die Reziprozität nicht mehr gewährleistet war und motivierten zu Reparationsverhalten in Form von Selbstbehauptung und Beschwichtigung (de Waal 1996; Frank 1988; Nesse 1990; Trivers 1971). Auf die Verletzung von Gegenseitigkeit folgten

Schuldgefühle, die sich in entschuldigendem, den Fehler berichtigendem Verhalten äußerten, das die Reziprozität wiederherstellte (Keltner/Buswell 1996; Tangney 1991). Moralische Entrüstung, die vom Gerechtigkeitsempfinden und vom Gefühl für Fairness definiert wurde, motivierte zur Bestrafung von Individuen, die die Regeln der Reziprozität verletzt hatten (Keltner et al. 1993). Dankbarkeit für die altruistischen Handlungen der anderen Seite war der Lohn für Reziprozität (Trivers 1971). Neid motivierte den Menschen dazu, die Rechte anderer zu beschneiden, deren bevorzugter Status nicht gerechtfertigt war, was wiederum für gleichberechtigte Beziehungen sorgte (Fiske 1991).

Dimensionsbasierte Ansätze

Neben dem kategorisierenden Ansatz – hier gelten Emotionen als eigenständige psychoaffektive motorische Programme, etwa Wut oder Trauer – wurde als alternative Möglichkeit der Emotionsmessung ein biologisch basierter dimensionsbezogener Ansatz propagiert (Russell/Mehrabian 1977). Dieser Ansatz geht von einem Zwei-Faktoren-Modell aus und behauptet, dass Emotionen am besten als Kombinationen der beiden grundlegenden Dimensionen von Erregung und Valenz (Aufforderungscharakter) verstanden werden. Von diesem Standpunkt aus betrachtet, geht Angst beispielsweise mit hoher Erregung und hoher negativer Valenz einher, Zufriedenheit dagegen mit geringer Erregung und hoher positiver Valenz. Der zweidimensionalen Sichtweise wird meist ein Drei-Faktoren-Modell entgegengehalten, mit der dritten Dimension „Dominanz", „Stärke" oder „Aggression" (Mehrabian 1995; Morgan/Heise 1988; Russel/Mehrabian 1977). Das dreidimensionale Modell hilft der bekannten Begrenztheit des zweidimensionalen zirkumplexen Modells ab, das auf Erregung und Valenz basiert und zwischen Wut und Angst nicht zu unterscheiden vermag (Larsen/Diener 1992; Watson 2000). In zweidimensionalen Modellen sind Wut und Angst unangenehme, aktivierte Emotionen (mit anderen Worten hoch negative Valenz und Erregung). Wut und Angst werden aber ganz unterschiedlich erlebt, äußern sich unterschiedlich und lösen unterschiedliche Verhaltensweisen aus. Es fällt schwer, die einzelnen subjektiven Erfahrungen und motivierenden Eigenschaften dieser beiden Emotionen, die in einem zweidimensionalen Modell koinzidieren, in Einklang zu bringen. Die Einführung einer dritten Affektdimension erlaubt es, zwischen Wut- und Angstzuständen zu unterscheiden.

Vergleichende Verhaltensforscher haben schon vor Jahren, neben den Annäherung-Vermeidungs-Dimensionen, die sich in positiver und negativer Erregung äußern, Dominanz als wichtigen affektiven Aspekt des Sozialverhaltens identifiziert (Eibl-Eibesfeldt/Sütterlin 1990). Das ethologische Konstrukt von Dominanz, die in einer sozialen Hierarchie Kontrolle repräsentiert, wird von emotionaler Dominanz beeinflusst. Emotionale Dominanz wird beeinflusst von der Vorstellung, dass emotionsauslösende Situationen kontrollierbar sind (Mehrabian 1995). Dominanz ist vermutlich unabhängig von positiver und negativer Erregung und möglicherweise stärker als diese von Serotonin und androgenen Funktionen beeinflusst. Wenn ein Mensch Dominanz demonstriert, steigen seine Testosteron-, Adrenalin- und Kortisonspiegel, die Muskelspannung und der Puls erhöhen sich. Von Kontrollverlust, Herabsetzung und Demütigung beeinflusste Angst und Scham jagen chemische Botenstoffe durch Gehirn und Körper und führen recht schnell zu Unterordnung (Cloninger et al. 1993).

Diese dritte Dimension, Dominanz, spielt in der Paartherapie eine herausragende Rolle, weil Untersuchungen dyadischer Interaktionen die außerordentlich toxischen Effekte der von Verachtung und tyrannischer Dominanz geprägten Verhaltensweisen auf die Paarbeziehung belegt haben (Gottman 1994; Holtzworth-Munroe et al. 1998). Paare können eine Reihe anderer negativer Emotionen äußern – auch Trauer, Angst- und Schuldgefühle –, ohne dass deren Äußerungen eindeutig auf beginnende Auflösung der Beziehung oder Scheidung schließen lassen. Im Gegensatz dazu gehen Verachtung und Dominanzverhalten mit einem erhöhten Scheidungs- oder Gewaltrisiko einher. Deshalb ist es vermutlich hilfreich, zum Verständnis der emotionalen Zyklen von Paaren ein dreidimensionales Emotionsmodell einzusetzen, das neben Valenz und Erregung auch Dominanz berücksichtigt.

Wenn wir nun Emotionen in drei Dimensionen klassifizieren, dann verstärken Trauer, Schüchternheit, Scham, Schuldgefühle, Angst und gegen sich selbst gerichtete Feindseligkeit die Kategorie der negativen Emotionen. Verblüffung, Freude und Spannung dagegen verstärken die generell positive Affektdimension. Begegnet ein Partner dem anderen mit Verachtung, Wut und Abscheu, dürfen diese Emotionen als feindselige, die Dominanzdimension anführende Triade gelten.

Die kulturorientierte Sichtweise

Zweifellos hat die Kultur viele evolutionäre Aspekte unserer Kernemotionen beeinflusst. So kommt es, dass neben den von der Biologie bereitgestellten universellen menschlichen Emotionsfunktionen, die Kultur den „Input“ (z.B. was als Beleidigung oder Verlust gilt) und den „Output“ steuert (z.B. welche emotionalen Äußerungen unter welchen Umständen erlaubt sind). Differenzierte Gefühle wie Neid und Stolz sind eindeutig von der Kultur, von Interaktion und den Konzepten von Selbst, Moral und sozialer Ordnung geprägt (Maarkus / Kitayama 1991; Shweder / Haidt 2000). Liebe und andere Gefühle werden gemäß den in einer Kultur, aber auch, genauso wichtig, in einer Subkultur oder Familie geltenden Regeln ausgedrückt. Ist beispielsweise in einer bestimmten Familie ein Geschenk ein Zeichen von Liebe? Ist in einer bestimmten Kultur der Respekt vor alten Menschen eine wichtige Form der Frömmigkeit? Werden Geburtstage oder Jahrestage mit Worten oder Taten gefeiert? Zeigt sich echte Zuneigung durch teure Geschenke oder eher durch selbst gemachte Objekte?

Kulturell geprägte Emotionen und ihre Ursachen unterscheiden sich von Kultur zu Kultur, weshalb sie Säuglingen noch nicht zur Verfügung stehen. Doch nicht alle Emotionen sind evolutionär bedingt. Dazu zwei Beispiele: In manchen Kulturen gilt es als Beleidigung, einander die Fußsohlen zu zeigen; und Stolz auf die Nationalfahne ist eindeutig nicht angeboren. Stark ausdifferenzierte Emotionen können Jahre oder Jahrhunderte anhalten und von einer Generation auf die nächste übergehen. So kann etwa der Hass auf Mitglieder einer Familie, die in der Vergangenheit als Feind galt, Jahrhunderte überdauern. Obgleich dieser Hass die ganze Zeit über stets nur durch kurze emotionale Erfahrungen genährt wird, setzt er sich aus Wertvorstellungen, Überzeugungen, Bildern, Handlungstendenzen und Gefühlslagen oder Ansichten zusammen, die von einer Generation an die nachfolgende oder von einer Gruppe zur anderen weitergereicht werden – und er kann lange Perioden überdauern. Denken wir nur an die Folgen familiärer und gesellschaftlicher Vorurteile bei den Montagues und Capulets in „Romeo und Julia".

Die Kultur, und der damit verbundene Differenzierungsprozess, vermag aber auch die Verbindung zwischen einer Kernemotion und dem Beziehungsproblem, für dessen Lösung sie ursprünglich gedacht war, zu lockern. Kulturen tun dies auf zwei verschiedene Arten: Erstens finden Kulturen neue Lösungen für alte Probleme, zu deren Lösung diese Emotionen einst entstanden sind. Zweitens finden Kulturen neue Verwendungszwecke für alte Emotionen, die dann kaum noch etwas mit ihrer ursprünglichen Funktion zu tun haben. Ehen beispielsweise können auf sexuell motivierten, romantischen und bindungsbezogenen Emotionen basieren – in Kulturkreisen, in denen Liebesheiraten üblich sind –, um eine stabile Umgebung für die Aufzucht von Kindern herzustellen. Ehen können aber auch auf Emotionen basieren, die mit Statusgleichheit oder einem Altruismussystem zu tun haben – in Kulturkreisen, in denen arrangierte Ehen üblich sind oder Familien durch Brautkäufe miteinander verbunden werden.

Dem Ekel hat die Kultur verschiedene Funktionen zugewiesen. Die Ekel und Abscheu auslösenden Umstände haben so stark zugenommen, dass Ekel inzwischen als soziales Gefühl gelten kann, das die Aufgabe hat, vor bestimmten Formen der Normabweichung und Entwertung zu warnen (Rozin et al. 2000). Ekel und Abscheu, verbunden mit den damit einhergehenden kognitiven Wahrnehmungen von Verunreinigung und Reinheit, sind Teil der Kindererziehung geworden und ersetzen körperliche Bestrafungen; sie sollen aber auch gesellschaftliche Gruppen in ihren Grenzen halten (z.B. das indische Kastensystem, die Haltung der Oberklasse gegenüber der Unterklasse). Auch Scham wurde auf ähnliche Weise kulturell adaptiert, sie ist in westlichen Kulturen mittlerweile das wichtigste Instrument der Kindererziehung (Stearns / Stearns 1988). In vielen hinduistischen und islamischen Kulturen gelten Unterordnung signalisierende Emotionen, wie etwa Schamhaftigkeit, als Zeichen weiblicher Tugend (Abu-Lughod 1986; Menon / Shweder 1994). Flirten und Brautwerbung sind mit Gefühlen der Verlegenheit, ähnlich denen von Unterordnung (Eibl-Eibesfeldt 1980), sowie mit Unterordnungs- und Dominanzverhalten verbunden (Fisher 1992). In Japan und in anderen östlichen Kulturen beugt bei einer Begrüßung die jüngere Person das Haupt, eine Geste, die Unterordnung und so etwas wie Scham ausdrückt.

Ist einmal erkannt, dass sich Emotionen auch manchmal von ihrer biologischen Basis ablösen, fällt es nicht mehr so schwer, evolutionäre Ansätze (die sich auf Grundemotionen konzentrieren und deshalb Gemeinsamkeiten finden) und sozial-konstruktivistische Ansätze (die sich auf hoch entwickelte Emotionen konzentrieren und deshalb kulturelle Varianten finden) miteinander zu versöhnen. Hoch entwickelte, differenzierte Emotionen verbinden demnach Biologie und Kultur zu einem zusammenhängenden Ganzen, das für Sinngebung, Verhalten und soziale Praktiken verantwortlich ist. Die Integration evolutionärer und sozial-konstruktivistischer Ansätze erhellt die zentrale Rolle von Emotionen in Beziehungen und verhilft der Wissenschaft zu einem besseren Verständnis der biologischen und kulturellen Aspekte von Emotionen in intimen Beziehungen.

Die dialektisch-konstruktivistische Sichtweise

Mit unserer dialektisch-konstruktivistischen Sichtweise des Selbst-in-Beziehung *(self-in-relation)* haben wir versucht, die Dialektik zwischen Biologie und Kultur zu erfassen (Greenberg / Pascual-Leone 1995, 2000; Greenberg et al. 1993; Guidano 1991; Mahoney 1991; Neimeyer / Mahoney 1995; Pascual-Leone 1987, 1990a, 1990b 1991; Watson / Greenberg 1996; Watson / Rennie 1994). Unser Ansatz ordnet die biologischen und sozial-konstruktiven Aspekte von Emotionen in einen Bezugsrahmen dynamischer Systeme. Wir sehen also zum einen, dass die Beziehungen von Menschen von Emotionen getragen werden, zum anderen, dass Menschen in einem fortlaufenden Prozess versuchen, den Sinn dieser Emotionen zu entschlüsseln. Das Selbst-in-Beziehung gilt als Organisation multipler Prozesse, die auf multiplen Ebenen ablaufen. Die Organisation ist das Ergebnis der dialektischen Interaktion zahlreicher Einzelkomponenten innerhalb des Selbst und zwischen dem eigenen Selbst und dem Selbst anderer. Die höchste dialektische Ebene innerhalb des Selbst ist eine, die aus den Emotionen einen Sinn ableitet. Die höchste dialektische Ebene in einer Beziehung ist die Interaktion zwischen dem Selbst und dem anderen, also die emotionsregulierende Ebene.

Der wichtigste Prozess im Selbst des Menschen ist die Interaktion zwischen der aktuellen, im Augenblick vorhandenen *impliziten Erfahrung* (dem ersten Moment einer körperlich verspürten Erfahrung) und der höheren Ebene *explizit reflexiver Prozesse* (dem zweiten Moment), die elementare Erlebensprozesse interpretierende, ordnende und erklärende Interaktion. Dieser Prozess der Selbstinformation wird jedoch fortlaufend von der aktuellen Interaktion mit anderen Menschen reguliert. Daher geht es Menschen stets zuerst darum, welche Position sie innerhalb der zwischenmenschlichen, beim anderen eine affektive Reaktion evozierenden Interaktion einnehmen. So betrachtet, organisieren sich interagierende Partner jeweils selbst und regulieren ihre Selbstorganisation oder ihre emotionalen Zustände wechselseitig.

In einer Partnerschaft treten demnach dynamische Emotionssysteme in Interaktion. Die Partner schaffen und verändern ihr Selbst, indem sie eine Synthese herstellen aus biologisch determinierten Informationen, kulturell Erlerntem und sozialem Kontext. Deshalb sind Affekte, Kognition und Interaktionen untrennbar miteinander verwoben. Ein wichtiger Aspekt ist, dass dem Individuum jederzeit mehr Erfahrungen zur Verfügung stehen, als es durch bewusste Wahrnehmung symbolisiert – und das, was ihm zur Verfügung steht, in hohem Maße vom Kontext abhängig ist (Greenberg 2002a; Greenberg / Watson 2006). Verändert sich die Interaktion, verändern sich im Gleichklang auch Gefühl und Selbstorganisation. Verändert sich das Gefühl, verändern sich Selbstorganisation und Interaktion.

Schematische Emotionsverarbeitung und Skripte

Die dialektisch-konstruktivistische Sichtweise geht davon aus, dass ein *emotionales Schema* eine zentral wichtige Struktur ist: ein emotionales Reaktionssystem, das bestimmt, wie der Menschen bestimmte Dinge erlebt (Greenberg 2002a, 2002b; Greenberg / Watson 2006). Ein emotionales Schema ist eine interne Organisationsstruktur, die Emotionen mit Kognition, Motivation, Aktion und Interaktion verbindet und, wenn sie aktiviert wird, gelebte Erfahrungen produziert. Ein emotionales Schema der Partnerliebe ist ein chiffriertes Muster komplexer emotionaler Interaktionen, das viele Aspekte im Erleben der Liebe erfasst: Gefühl, Stimmung, Erinnerungen an körperliche Empfindungen und die damit einhergehenden Interaktionen, die damit assoziierten sensorischen, motorischen und sprachlichen Erlebnisse und der Kontext, in dem sie stattfinden.

Auf der Basis des individuellen und einzigartigen Erlebens wird ein emotionales Schema zudem all die vielen anderen komplexen Merkmale umfassen. Eine Person kann auch ein emotionales Schema der Scham haben, das alle Empfindungen, Gefühle, Erinnerungen und Interaktionen beinhaltet, die mit der Erfahrung zu tun haben (die Mutter oder den Vater enttäuscht zu haben) oder ein Schema der Freude (das auf ein bestimmtes Lächeln reagiert). Auf der Ebene des Gehirns können wir uns Schemata als Netzwerk neuronaler Verbindungen oder als neuronales Operationssystem vorstellen (Atkinson 2005). Auf der Ebene des Verhaltens können sie als Handlungsanweisung bzw. als Skript betrachtet werden. Jeder Mensch besitzt viele emotionale Schemata, die seine emotionalen Erinnerungen speichern und, wenn aktiviert, die entsprechende Reaktion hervorrufen. Lernen und Erfahrung sind in Schemata organisiert, die auf Emotionen basieren, die in den betreffenden Situationen aufgetreten sind. Sie sind es dann hauptsächlich, die unsere künftigen Erfahrungen und Reaktionen bestimmen. Selbst- und Interaktionsprozesse aktivieren zu jeder Zeit ein Set von Schemata, worauf die Person, durch eine stillschweigende Synthese mehrerer dieser emotionalen Schemata in einen von vielen Selbstorganisationszuständen versetzt wird: sie fühlt sich verletzt, zieht sich zurück, nähert sich an oder ist gut gelaunt. Deshalb gilt das Reaktionssystem des emotionalen Schemas als wichtigster Katalysator der Selbstorganisation und folglich als wichtigster Katalysator dysfunktionaler oder hypersensibler Reaktionen von Partnern.

Die Tatsache, dass viele unserer Gedanken und Entscheidungen von automatischen emotionalen Schemata bestimmt werden, die außerhalb unseres Bewusstseins operieren, gereicht uns in den meisten Fällen zum Vorteil. Die emotionalen Schemata des Nervensystems werden automatisch zur richtigen Zeit aktiviert, um emotional adaptive Reaktionen bereitzustellen. Deshalb fühlen wir automatisch Zuneigung für einen geliebten Menschen, Mitleid, wenn ein anderer leidet, Wut, wenn wir unfair behandelt werden und Trauer bei einem Verlust. Wir fühlen automatisch Empathie, wenn andere ihre innere Welt mit uns teilen und können uns, mithilfe der „Spiegelneuronen“ in einen anderen Menschen hineinversetzen (Gallese, Fadiga et al. 1996; Watson / Greenberg im Druck) – mithilfe der zusammenpassenden Neuronen, die im Beobachter sofort höchst aktiv werden, wenn er eine andere Person bei Handlungen oder Gefühlsbewegungen beobachtet.

Wenn ein Mensch oder eine Beziehung belastet ist, liegen fast immer Probleme mit der automatischen Aktivierung und Unterdrückung adaptiver interner Zustände vor, also mit dem Automatismus, der zum Erhalt emotionaler Bindungen benötigt wird. Wenn maladaptive emotionale Schemata und maladaptive Selbstorganisationen aktiviert sind, taugen sie nicht mehr als verlässliche Richtschnur. Dann stellen die Menschen fest, dass sie in Beziehungen immer wieder Dinge tun, von denen sie wissen, dass sie nicht hilfreich sind, etwa wütend werden auf die geliebte Person, und Dinge unterlassen, von denen sie wissen, dass sie hilfreich wären, etwa Besorgnis fühlen. Dies geschieht, weil ihr automatisch aktiviertes emotionales schematisches System, das ihre Reaktionen bestimmt, nicht das erforderliche adaptive beziehungsförderliche Gefühl produziert. Ist ein Mensch beispielsweise nicht imstande, auf die versöhnliche Geste des Partners versöhnlich zu reagieren oder nicht in der Lage, sich gegen Einschüchterung selbstbewusst zu wehren, ist dies auf das Fehlen adaptiver emotionaler Reaktionsfähigkeiten zurückzuführen. In gestörten Beziehungen werden dem Partner keine positiven Gefühle entgegengebracht, weil diese nicht zugänglich sind; die intimen Verbindungen ruhen, weshalb die Partner ohne das emotionale Band dastehen, das einst ihre Stütze war. Die Partner können zwar versuchen, die Konfliktlösung positiv anzugehen oder eine erlernte Fertigkeit einzusetzen, doch ohne die mächtigen, emotionsgeladenen Zustände, die Affiliation oder Selbstbehauptung fördern, mögen die liebevollen oder Grenzen setzenden Worte zwar richtig sein, können den Partner jedoch nicht überzeugen, weil emotionale Gestimmtheit, Mimik und Auftreten nicht dazu passen. Solche Interaktionen werden die Beziehung nicht heilen (Atkinson 2005). Gut möglich auch, dass ein Partner Worte der Entschuldigung findet, die jedoch keine echte Reue vermitteln, weil ihnen die emotionale Basis fehlt – und die Selbstorganisation eine authentische Entschuldigung verhindert (Malcolm et al. 2005). Wird im Gehirn des Partners der interne, Intimität oder Selbstbehauptung produzierende Zustand nicht aktiviert, bleibt der Konflikt ungelöst. Mit der Aktivierung eines Zustandes, irgendeines Zustandes, werden die damit assoziierten Gefühle, Gedanken und Handlungen die Oberhand gewinnen. Ohne dass die Weichen der emotionalen inneren Ordnungsstruktur umgestellt werden, ist es schier unmöglich, die Dinge in einem anderen Licht zu sehen.

Die einmal geweckten Emotionen bestimmen den grundlegenden Verarbeitungsmodus, dieser wiederum legt das Skript der einzelnen Beziehungsformen fest. Aus Glücksgefühlen entstehen Skripte für Kooperation, aus Wut Skripte für Konflikt oder Grenzsetzung, aus Angst Skripte für Verteidigung; wer traurig ist, wird Trost suchen, wer sich schämt, wird Ehrerbietung an den Tag legen, wer liebt, wird Interesse zeigen. Diese Lebensdrehbücher ermöglichen einen bestimmten Verarbeitungsmodus und ein bestimmtes Verhalten anderen Menschen gegenüber – und sind für eine gewisse Zeit wichtiger als alles andere. Werden bei einem Paar Emotionen aktiviert, führt dies zu einem Interaktionsskript für den Umgang mit den grundlegenden Themen; deshalb ist davon auszugehen, dass alle neuen, emotional bedeutsamen Situationen den aktivierten emotionalen Skripten entsprechend verarbeitet werden. Emotionale Schemata formen die Interaktionsskripte eines Paares, und diese interaktions- und konfliktauslösenden Schemata sind es, die in der Paartherapie bearbeitet werden müssen. Werden sie in der Therapie wahrgenommen, müssen die gestörten bindungs- und identitätsrelevanten Gefühle, die in Schemata eingebettet und in Skripte organisiert sind, verstanden, kommuniziert, beruhigt und transformiert werden – und zwar durch die betreffende Person selbst und durch ihren Partner.

Die Grundschemata

Paarkonflikte entstehen meist dann, wenn maladaptive, auf Bindungsangst und Identitätsbeschämung basierende Schemata aktiviert werden. Nun ist das Selbst durch frühere Erfahrungen so organisiert, dass es sich in solchen Situationen im Stich gelassen bzw. nicht liebenswert oder gedemütigt und wertlos fühlt. Diese Selbstorganisationen werden in hohem Maße von der automatischen Aktivierung emotionaler Grundschemata bestimmt, von der emotionalen Erinnerung an Verlassenwerden und Vernachlässigung, Erniedrigung oder Versagen; oft fällt es dem Paar schwer, diese Emotionen zu regulieren. Wenn aktuelle Zurückweisungen, Verluste oder Herabwürdigungen emotionale Erinnerungen an früheres Verlassenwerden und an frühere Herabwürdigungen wecken, verliert das Selbst an Resilienz, es wird in Machtlosigkeit kollabieren oder angreifen, um sich gegen weitere Verletzungen zu schützen.

Wichtig ist, zu beachten, dass Erinnerungen unter emotionalen Adressen abgespeichert werden. So werden sämtliche traurigen Erinnerungen unter dem Allgemeinmerkmal „Trauer“ abgespeichert, alle angstbesetzten Erinnerungen unter „Ängstlichkeit“ eingeordnet. Deshalb werden, wenn wir uns traurig fühlen, vermutlich weitere traurige Erinnerungen lebendig, wenn wir uns schämen, werden Erinnerungen an weitere Demütigungen lebendig, wenn wir uns fürchten, kommen angstbesetzte Erinnerungen wieder hoch. Diese maladaptiven Grundgefühle sind es, zusammen mit all ihren ungelösten Emotionen und Gedanken, die dann unser Verhalten bestimmen.

Das maladaptive emotionale, schematische Gedächtnissystem produziert also die maladaptiven Emotionen von Scham, Angst und Furcht; sie sind es, die so viel individuellen Kummer verursachen und so vielen Paarkonflikten zugrunde liegen. Deshalb löst das Gefühl von Trauer oder Kummer, mit dem die Person auf eine Zurückweisung oder Beschädigung reagiert, am Ende tiefe Scham- und Angstzustände aus; das von früheren Lebenserfahrungen geprägte Selbst fühlt sich schwach, schlecht und besiegt (Greenberg/Watson 2006). Sind diese Grundschemata einmal aktiviert, fühlt sich die Person wertlos, ungeliebt, verlassen, allein und leer, sie zieht sich zurück und empfindet sich als machtlos und unterlegen. Der

Partner, der zum Inneren des sich zurückziehenden Partners, zu seinem Gefühl der Wertlosigkeit keinen Zugang hat, wird dessen Reaktion als Zurückweisung empfinden. Er hört die Botschaft: „Du bist nicht liebenswert“ und nicht: „Ich habe Angst, zu versagen.“ Kritisiert eine Seite die andere, weil sie sich verlassen fühlt, wird die Kritik als Angriff verstanden, nicht als Appell. Sie vermittelt die Botschaft: „Du bist schlecht“, nicht die Botschaft: „Ich bin einsam.“

Die unerträgliche Komplexität des Seins

Wir müssen uns ferner klar machen, dass Menschen dynamische Systeme sind und deshalb nicht nur jeweils ein Gefühl verspüren. Tatsächlich gibt es im Gefühlsbereich zahlreiche Möglichkeiten, Grade und Bedeutungen – insbesondere in Interaktionssituationen. Der Therapeut / die Therapeutin hat die Aufgabe, die beziehungsheilenden, adaptiven Emotionen zu aktivieren. So wird sich ein Ehemann, wenn ihn seine Frau darüber informiert, dass ihr soeben ein neuer Job angeboten wurde, sehr darüber freuen, dass sie so erfolgreich ist; er wird aber auch enttäuscht sein, weil sie nun öfter verreisen muss und traurig, dass sie an einem kürzlich geplanten Besuch bei seiner Familie nicht teilnehmen kann. Gut möglich, dass er gleichzeitig mit Erleichterung reagiert, weil er von einem stressigen Arbeitstag erschöpft ist und ihn die Aussicht, dank ihres steigenden Einkommens, künftig weniger arbeiten zu müssen, entlastet. Der Mann wird vermutlich merken, dass er eine sehr komplexe Gefühlsmischung empfindet. Anstatt zu sagen, dass sich seine Gefühle überblenden, wäre es korrekter zu sagen, das er in Windeseile eine Reihe unterschiedlicher emotionaler Zustände durchläuft. Schließlich wird ein dominantes Gefühl den Schwerpunkt seiner Selbst-Erzählung und Selbstorganisation bilden: Er wird sich glücklich, traurig oder erleichtert fühlen. Die folgende Interaktion mit seiner Frau hängt nun davon ab, welcher Gefühlszustand aktiviert worden ist.

Begabten Schriftstellern gelingt es oft, die Feinheiten dieser komplexen Seinszustände darzustellen, in denen häufig länger anhaltende Gefühlszustände intensiv und fast simultan mit eher flüchtigeren Reaktionen interagieren. Sie beschreiben diese Zustände, weil sie beobachten, dass Menschen solcher komplexen, interagierenden Gefühle und Prozesse fähig sind. In vielen Fällen spiegeln diese komplexen, in der therapeutischen Situation auftretenden Zustände die im gelebten Alltag eines Paares ablaufenden Prozesse. Die therapeutische Aufgabe besteht dann darin, zu erkennen, welche anhaltenden Kernzustände die Beziehung beeinflussen.

Eine gute Theorie menschlichen Verhaltens muss erklären, was all diese Zustände ermöglicht. Das ist es, was wir mit unserer dialektisch-konstruktivistischen Sicht dynamischer Systeme versuchen wollen. Sie bietet eine Erklärung für die flüchtigen, manchmal nur wenige Augenblicke andauernden Zustände, die in der Therapie auftauchen. Wie bereits erläutert, geht das dialektisch konstruktivistische Modell davon aus, dass Menschen Bedeutungen konstruieren, die das Nebeneinander multipler, anhaltender und teilweise interagierender unterschiedlicher Zustände erlauben. Menschen sind vielstimmig, d. h. dass in ihrem Inneren verschiedene Stimmen einen Dialog führen (Smith / Greenberg 2007). Von der Idee dynamischer Systeme ausgehend, wird die Therapie nicht von der Vorstellung bestimmt, dass die Partner nur ein einziges Gefühl spüren, etwa Wut; TherapeutInnen müssen vielmehr begreifen, dass inneres Erleben das Produkt vieler physiologischer, verhaltensbezogener und / oder neuronaler Prozesse ist und dass Menschen vielschichtig sind und mehrere Gefühle gleichzeitig hegen können. Es sind die subtilen Variationen innerhalb der unterschiedlichen Zustände von Wut, Angst, Hoffnung, Freude, Entsetzen, Verblüffung, Stolz, Eifersucht, Schwärmerei, Schadenfreude etc. und deren Interaktionen, die wir erfassen müssen, um die Gefühle einer Person beschreiben zu können. Oft sind die Empfindungen eines Menschen zu komplex und nuanciert, um mit einem einzigen Gefühl, wie etwa Wut, ausgedrückt zu werden.

Obwohl sich TherapeutInnen dieser Komplexität stets bewusst sind, müssen sie mit bestimmten Gefühlskategorien arbeiten, etwa mit Wut, Trauer, Angst und Scham, ohne dabei zu vergessen, dass diese Kategorien simplifizieren oder eine Vergegenständlichung dynamischer Prozesse sind. Sie sorgen für Klarheit, um den Preis der Simplifizierung. Es steckt immer mehr dahinter. Auch wenn die Person im gegebenen Moment wütend, traurig oder ängstlich ist, sind stets noch andere Gefühle im Spiel. Partner sind komplexe dynamische Systeme in Interaktion, und wie sie im Augenblick organisiert sind, ist immer nur eine von vielen Möglichkeiten, das Selbst in Beziehung zu setzen. Es gibt unendlich viele Möglichkeiten, von einem Zustand in einen anderen zu wechseln, wobei diese Fluidität eine Ressource ist, weil es in der Paartherapie darum geht, diese Zustände zu verändern, um Interaktionen zu verändern. Unsere Aufgabe als Paartherapeuten ist es, in bestimmten Momenten Emotionen in den Fokus zu nehmen und aus den vielen verschiedenen Gefühlen, die empfunden und geäußert werden könnten, diejenigen zu verstärken, die Harmonie fördern – und so helfen, Konflikte zu lösen.

Narrative

Das dialektisch konstruktivistische Modell erkennt, dass Menschen biologisch basierte, festgelegte Bedeutungs- und Verhaltenssysteme besitzen, darüber hinaus aber auch aktive Akteure sind, die fortlaufend Bedeutung konstruieren und ihr Selbst erschaffen. Die Ebene der Selbstorganisation, die über der Ebene schematisch ablaufender Selbstorganisation liegt und ein Gefühl für die eigene Identität erzeugt, kann als *narrative Identität* einer Person bezeichnet werden (Angus/McLeod 2004; Greenberg/Angus 2004; Whelton/Greenberg 2001). Diese Identität entsteht durch die Integration akkumulierter Erfahrungen und verschiedener Selbst-Repräsentationen in eine Art kohärente Geschichte, eine Selbst-Erzählung oder Narrative. Paarinteraktionen werden von den Identitätsnarrativen beeinflusst. Wir Menschen wollen unserem Leben Kohärenz und Bedeutung verleihen, weshalb wir es zu einer Geschichte zusammenfassen *(emplottment)*. Beziehungsrelevante Ereignisse werden durch einen narrativen Diskurs so organisiert, dass disparate Handlungen und Erfahrungen im Leben des Paares schließlich eine kohärente Erzählung bilden. So entstehen, neben Identitätsnarrativen gleichzeitig Beziehungsnarrativen.

Unser dialektisch konstruktivistischer Standpunkt besagt, dass Menschen den vielen Stimmen, aus denen sich ihre persönliche Identität zusammensetzt, durch Selbsterzählungen Kohärenz verleihen, um ihr Selbst und ihre Beziehungen zu klären. Diese Erzählungen sind es, die den roten Faden liefern, der widersprüchliche Erfahrungen und Ereignisse miteinander verbindet und sie zu einem sinnvollen und kohärenten Ganzen verwebt – womit das, was in uns und in der Beziehung vor sich geht, Erzählform angenommen hat. Demnach werden alle Emotionen erzählerisch verarbeitet – *emplotted* – und alle Beziehungserzählungen von der Verlaufskurve aufkommender emotionaler Themen geprägt (Greenberg/Angus 2004). Veränderungen der Identität und Veränderungen der Narrativen eines Paares tragen folglich zur Konsolidierung veränderter erlebensbezogener Organisationen sowie zur Festigung neuer Interaktionsmuster bei.

Fazit

Ziele und Zwecke von Emotionen haben sich im Laufe der Evolution verändert. Es entwickelten sich explizit soziale Emotionen, die Menschen helfen, mit anderen adaptiv in Beziehung zu treten. Emotionen bestimmen den Rahmen des Verarbeitungs- und Beziehungsmodus: für liebevolle Kooperation, für Hilfe suchendes Verhalten, aggressive Konflikte, Dominanz oder unterordnende Angst, für Trauer über einen Verlust, für das Gefühl von Verlassenheit oder Zurückweisung. Im Verlauf der menschlichen Evolution wurden die sozialen Emotionen mit immer spezifischeren Eigenschaften ausgestattet. Der Mensch reagierte inzwischen nicht lediglich mit Angst oder Wut, er fing vielmehr an, die Ursachen seiner Reaktionen bei anderen Menschen zu suchen. Das war die Geburtsstunde der Schuldzuweisung. Heutzutage werden in Ehen und anderen intimen Beziehungen der anderen Seite gerne negative Eigenschaften zugeschrieben, was in Schuldzuweisungen mündet. Obwohl wir uns, was die Intentionen des Partners angeht, vermutlich oft genug irren, neigen wir dazu, in ihm die Ursache für unsere eigenen Gefühle zu sehen und unsere Emotionen gegen ihn zu richten.

Emotionen und ihre Kommunikation bilden das Herzstück einer Ehe und einer Paartherapie. Trauer und Angst haben prototypisch mit Bindung, Sicherheit und Verbindung zu tun, Freude und Spannung mit Liebe – die wohl eine einmalige und geheimnisvolle Mischung vieler verschiedener Emotionen ist –, während Verachtung, Ekel und Wut (die feindselige Triade) auf Dominanz und Identitätsbedrohung verweisen. Trauer und Wut stellen sich ein, wenn Bindungs- und Liebeswünsche nicht erfüllt werden. Paartherapeutische Interventionen zielen oft direkt auf die feindselige Triade. Verachtung und Ekel/Abscheu weisen auf eine bevorstehende Trennung des Paares hin, während Wut oft ein Zeichen für unerfüllte, tiefer liegende Bedürfnisse ist und demnach eher als Symptom denn als Ursache oder Auslöser von Problemen gilt.

3 Affektregulierung

> Wir Menschen streben danach, das Erleben positiver Emotionen zu maximieren, das Erleben negativer Emotionen dagegen zu minimieren.
>
> *Ekman/Davidson (1994, 412)*

Wie obigem Zitat zu entnehmen ist, werden Menschen von den Affekten, die sie sich wünschen, motiviert und angespornt (Greenberg 2002a). Wir streben nach innerer Ruhe, nach Freude und Vergnügen, Stolz, Spannung und Interesse, wollen üblicherweise jedoch keinen Schmerz, keine Scham und keine Angst fühlen, weil diese Gefühle mit dem Überlebenskampf zu tun haben. Emotionen sichern das Überleben. Der größte Teil, dessen, was wir Menschen denken und tun wird von unseren affektiven Zielen bestimmt. Unsere Selbst- und Beziehungsorganisation dient primär der Regulierung unserer Affekte. Wir pflegen Verbindungen, um uns sicherer fühlen zu können, und wir suchen Verständnis oder empathische Reaktionen von anderen, weil sie uns das Gefühl geben, „gesehen" zu werden oder etwas Besonderes zu sein. Sicherheit und Validation durch andere Menschen sind für die meisten von uns eine wichtige Quelle der Affektregulierung.

Wir gehen davon aus, dass Ehe und zwischenmenschliche Bindungen – die Hauptquellen menschlicher Emotionen – angestrebt werden, weil sie beiden Beteiligten helfen, ihre Affekte zu regulieren. Beziehungen tragen dazu bei, dass wir uns glücklich, sicher, angeregt und zuversichtlich fühlen; sie sind deshalb unsere primären Affektregulatoren. Emotionen sind nicht nur motivationsbedingt – kraft unseres Wunsches, bestimmte affektive Erfahrungen zu machen oder nicht zu machen –, vielmehr wirken emotionale Erfahrungen auch motivationssteigernd (Tomkins 1962). Gefühle verstärken unsere Wünsche und helfen ihnen, ans Ziel zu kommen. Erregung und Spannung führen zur Suche nach sexueller Vereinigung, Angst löst Flucht aus, Wut löst Angriff oder Verteidigung aus. Verspürten Menschen keine Angst, würden sie vor einer Gefahr nicht fliehen, und ohne Liebesgefühle würden sie sich nicht binden. Emotionen fördern, indem sie die Motivation verstärken, zielorientiertes Verhalten. Ehe und intime Verbindungen werden folglich angestrebt wegen der Affekte, die sie Menschen verschaffen, worauf die so entstandenen Affekte dann die Paarbindung intensivieren.

Emotion und Motivation sind untrennbar miteinander verbunden; ohne Emotionen gäbe es keine Motivationen. Jeder Affekt ist eng verflochten mit dem Motiv; deshalb sind Motive von Affekt bildenden Zuständen abhängig, Affekte wiederum sind das Resultat von Bedürfnisbefriedigung,

Zielerreichung und Belohnung. Wir müssen unbedingt verstehen, dass die in intimen Verbindungen so wichtigen Beziehungsbedürfnisse (etwa das Bedürfnis nach Bindung und Identitätsbestätigung oder Selbstachtung) fest auf Affekte gründen. Ohne Angst und innere Ruhe gäbe es keine Bindungssuche und keine Beruhigung *(soothing)*, ohne Furcht keine Schadensvermeidung. Ohne Interesse gäbe es weder Annäherung noch Selbstwirksamkeit *(agency)*, ohne Wut keine Selbstbehauptung, ohne Stolz und Scham keine Identität und ohne Freude und Spannung keinen Spaß an einer Verbindung. Ohne Emotionen würde der Mensch nicht nach einem anderen Menschen Ausschau halten. Unsere zwischenmenschlichen Bindungen wären nicht befriedigend, und wir würden uns nicht binden. Emotionen sind ein grundlegendes Element dieser Bindungstendenzen, sie sind es, die Motivationen in Gang setzen. Sind diese Zusammenhänge geklärt, verstehen wir, dass Menschen unterstützende und liebevolle Beziehungen suchen, weil sie ihnen ein gutes Gefühl vermitteln und dass sie sich aus nicht-unterstützenden, abwertenden Beziehungen befreien, weil sie ihnen ein schlechtes Gefühl vermitteln. Also regulieren Emotionen die Paarbildung, und Paarbildung reguliert die Emotionen.

Daraus folgt, dass die Affektregulierung beider Partner – und ihre damit verbundenen affektiven Kommunikationen – das Herzstück intimer Beziehungen sind und im Zentrum der paartherapeutischen Arbeit stehen. Die durch Affektabstimmung und Affektkommunikation entstehende Affekt regulierende Dyade beginnt in der Kindheit und entscheidet über die Kindheit. Sie prägt auch das Erwachsenenleben und ist für die engen Beziehungen Erwachsener ebenso wichtig, wenn nicht gar entscheidend. Die dyadische Affektregulierung erfolgt größtenteils über nonverbale Kanäle, durch implizite Bedeutungen und Kommunikation. Die Partner reagieren auf die affektive Gestimmtheit ihrer gegenseitigen Botschaften weit mehr als auf den Inhalt dessen, was der Partner sagt, und der affektive Ton berührt sie, ihr Gefühl von Sicherheit und ihr Wohlbefinden am allermeisten. Wir Menschen lesen die emotionalen Signale anderer sehr sorgfältig, und dieses Lesen bestimmt unsere Interaktionen. Was wir im Gesicht des Partners sehen, in seiner Stimme hören und in seiner Berührung fühlen, sagt uns mehr als tausend Worte. Natürlich beeinflussen auch explizite Gefühlsäußerungen die Reaktionen der anderen Seite. Verbindung und Nähe zum Partner, empathische Bestätigung durch ihn, aber auch die Möglichkeit, die eigene Identität und Kompetenz zum Ausdruck zu bringen und zu festigen, sind überaus wichtige Bestandteile der Affektregulierung von Paaren. Wer sich liebevoll um andere kümmert, reguliert deren und zugleich die eigenen Gefühle, wer andere Menschen mag und von ihnen gemocht wird, fühlt sich lebendiger, bereichert und bestärkt. All diese emotionalen Erfahrungen tragen zum Wohlbefinden bei und regulieren die affektive Befindlichkeit der Menschen, ihr In-der-Welt-sein.

Eheprobleme dagegen verweisen auf den Zusammenbruch der Affektregulierung, der affektiven Reaktionsfähigkeit und der Kommunikation. Wenn man sich in der Ehe nicht mehr verstanden, beruhigt, erfreut, validiert und sicher fühlt, vielmehr verärgert, beschämt, gelangweilt oder geängstigt, steckt die Beziehung in einer Krise. Intime Beziehungen und Ehen, die ja so sehr von Gefühlen leben, entwickeln mit den Jahren bestimmte emotionale Muster oder Affektkombinationen. Eheliche Zufriedenheit hängt von den Emotionsmustern ab, die in der Beziehung erfahren und ausgedrückt werden. Die Menschen suchen paartherapeutische Hilfe, wenn in ihrer Beziehung Affektregulierung und Kommunikation versagen und das Muster ihrer Beziehung immer stärker von problematischen Affekten geprägt wird. Gerät eine intime Zweierbeziehung in Turbulenzen, geht es im Kern stets um Probleme mit der Regulierung, Kommunikation und Musterbildung von Affekten. Wichtig ist die Erkenntnis, dass Menschen zwar primär danach streben, positive Gefühle zu empfinden, negative Gefühle jedoch hoch funktional sind, und Menschen ihre Emotionen mit der Absicht regulieren, ihre Ziele zu erreichen. Hat jemand ein Ziel, das über das „Sich-gut-Fühlen“ hinausgeht, was nicht selten der Fall ist, wird diese Person unter bestimmten Umständen auch negative Emotionen suchen. Wir behaupten deshalb nicht einfach, dass Menschen von der Suche nach Freude und dem Wunsch, Schmerzen zu vermeiden, motiviert werden. Wir vertreten vielmehr die Ansicht, dass Menschen danach streben, ihre Affekte zu regulieren. Wenn wir über die Suche nach negativen Affekten nachdenken, ist zwischen langfristigen und kurzfristigen Zielen des Affektregulierungsprozesses zu unterscheiden. Gut möglich, dass Menschen kurzfristig negative Emotionen suchen, um beim Erreichen ihrer langfristigen Ziele Glück und Zufriedenheit empfinden zu können. Dazu kommt, dass Menschen ihren Emotionen eine Bedeutung zuordnen wollen und dieses Streben nach Sinn Freude bereitet; Affekte sind unser primäres Bedeutungssystem. Menschen werden in Sinnzusammenhänge hineingeboren, und letztlich wirkt der den Affekten zugeordnete Sinn hochgradig regulierend.

Die Selbstregulierung von Affekten und die dyadische Affektregulierung

Die dyadische Affektregulierung beginnt mit der Geburt und wird im Laufe der menschlichen Identitätsentwicklung immer komplexer und differenzierter. In der Kindheit ist die andere Person der primäre Affektregulator. Über die Jahre wird das reaktive Beruhigen durch die Mutter internalisiert, und die Fähigkeit, sich selbst zu beruhigen, entsteht. Zusammen mit der Entwicklung des Gehirns und der Ich-Entwicklung wächst die

Fähigkeit der Selbstregulierung von Affekten. Trotzdem werden in jedem menschlichen Leben andere Menschen weiter die Rolle von Beruhigungsvermittlern spielen (Fosha 2001). Oft vermag ein Mensch im dyadischen Prozess Emotionen zu verarbeiten, die er alleine nicht verarbeiten könnte.

Menschen brauchen, um sich sicher zu fühlen, Bindung und Nähe (Bowlby 1973). Angesichts einer Gefahr läuft das Kleinkind zur Bezugsperson und klammert sich an. Es tut dies, weil Kontakt und Trost unsere Ängste lindern. Auch Erwachsene suchen bei nahestehenden Personen Trost und Beruhigung. Der Mensch entwickelt ein Gefühl für Identität, indem er seine Selbstwahrnehmung mit der Sicht anderer auf das Selbst in eine kohärente Selbst-Erzählung konfiguriert. Stern (1985) hat nachgewiesen, dass das kindliche Selbst im ersten Lebensjahr recht schnell ein Gefühl von Kohärenz, Affektivität, Selbstwirksamkeit und Kontinuität entwickelt. Dieser Prozess wird sehr erleichtert, wenn die Bezugsperson einfühlsam auf das Kind eingeht und seine Befindlichkeit spiegelt. Werden die Affekte und Intentionen des Selbst wahrgenommen, geht das Selbst gestärkt daraus hervor und beginnt alsbald, sich alleine zu regulieren. Selbst- und Fremdregulierung sind zwei eng miteinander verflochtene Stränge der Affektregulierung, die sich simultan entwickeln.

Auch als Erwachsene suchen Menschen Verbindungen, um sich sicher fühlen und Bestätigung, um sich geachtet fühlen zu können. Wer dem Partner eng verbunden und nahe ist, kann die eigene Angst besser unter Kontrolle halten und größere Sicherheit empfinden. Dazu kommt, dass Menschen Empathie, Validation, Bestärkung und Anerkennung suchen, um ihr Identitätsgefühl und ihre Selbstkohärenz zu erhalten, was wiederum ihre Selbstachtung und Scham reguliert und ihre Selbstwirksamkeit stärkt. Das Selbst braucht zur Regulierung des Selbstwertgefühls empathische Aufmerksamkeit, wie der Körper Luft zum Atmen braucht (Kohut 1984). Das Selbst wird gestärkt und bildet eine kohärente Identität aus, wenn seine Handlungsbemühungen durch Validation und Empathie bestätigt werden. Wird die Identität eines Partners bedroht oder das Selbstwertgefühl beschädigt, etwa von Vorgesetzten oder Arbeitskollegen, sind Unterstützung und Bestätigung durch den Intimpartner, der einen am besten kennt, ein gutes Heilmittel. Geht jedoch die Schwächung vom Intimpartner aus, von dem man Bestätigung erhofft, ist die Bedrohung der eigenen Identität erheblich und die Beschämung vermutlich verheerend. Wir sind der Ansicht, dass zwei wichtige Bedürfnisse, nämlich das nach Sicherheit und das nach Validation, von Geburt an bis zum Tod vorhanden sind; und wir glauben, dass beide im Erwachsenenleben dazu beitragen, Wohlbefinden zu erzeugen und zu erhalten.

Wenn wir in einer Umgebung sind, in der unsere Emotionen anerkannt werden – oder, besser noch, über Emotionen gesprochen wird –, ist es ungefährlich, das wahre Selbst zu leben und all die verschiedenen, intensiven, schwierigen Gefühle zu explorieren, ohne die Angst, überwältigt (der andere ist ja da und bietet Halt und Unterstützung) oder beschämt zu werden (der andere reagiert mit Verständnis und Validation). Ist die Sicherheit gewährleistet, und ohne den dysfunktionalen, hemmenden Einfluss von Angst und Scham, können die Partner ihre eigenen Reaktionen annehmen und explorieren, während zugleich das emotionale Reaktionsvermögen des Partners aktiv heilend und bandstiftend wirkt. So kommt es, dass die optimale Form emotionaler Verbindung eine emotional engagierte Dyade ist, in der sich das Individuum sicher (Bindung) und bestätigt fühlt (Identität).

Bei Erwachsenen ist die Selbstregulierung der Affekte ebenso wichtig wie die dyadische Affektregulierung. Die Unfähigkeit der Partner, die eigenen Affekte zu regulieren, wenn der oder die andere nicht erreichbar ist, kann erhebliche Beziehungsprobleme auslösen. Sind sie nicht in der Lage, ihre schwierigen Emotionen selbst zu regulieren, erfolgt das Coping durch Angriff oder Rückzug. Das bedeutet, dass PaartherapeutInnen den Fokus auf emotionale Reaktionsfähigkeit und diesbezügliche Blockaden richten müssen, zugleich aber auch auf die Fähigkeit beider Seiten, ihre Affekte selbst zu regulieren und in schwierigen Situationen nicht mit Angriff oder Rückzug zu reagieren. Die Partner müssen also befähigt werden, ihre Angst und Scham selbst zu lindern, wenn sie enttäuscht werden oder wenn die andere Seite einfach nicht für sie da sein kann. Wenn normalerweise empathisch reagierende Menschen dysreguliert sind und nicht aufeinander eingehen können (weil sie gestresst und mit der Regulierung ihrer eigenen affektiven Zustände beschäftigt sind oder weil ihnen die Ansprüche der anderen Seite zu hoch sind), müssen sie in der Lage sein, sich selbst zu beruhigen. Deshalb muss in allen Beziehungen ein Gleichgewicht hergestellt werden zwischen ausreichendem Einfühlungsvermögen einerseits und ausreichender Selbstregulierung andererseits. Um sich geliebt und geschätzt fühlen zu können, brauchen beide Partner situationsangemessene, warmherzige Reaktionen der anderen Seite.

Menschen, die in der Vergangenheit Enttäuschungen und Schwierigkeiten erlebt haben oder traumatisiert wurden, brauchen ein Gegenüber, das auf ihre Vulnerabilitäten angemessen und verständnisvoll reagieren kann; dadurch erlebt der verletzte Mensch, dass ein liebender Gefährte auf seine Empfindungen und Bedürfnisse eingeht, was eine korrigierende emotionale Erfahrung ist. In gut funktionierenden Partnerschaften lernen Menschen, die aufgrund früherer Wunden schutzbedürftig sind und auf Trennung und Belastung mit Verzweiflung und Angst reagieren oder aus dem Gleichgewicht geraten, wenn ihre Bedürfnisse nicht erfüllt werden, im Laufe der Zeit, solche Situationen zu ertragen. Sie können es tolerieren, dass der Partner manchmal nicht zur Verfügung steht, sie nicht stützt oder das Gewünschte verweigert. Sie müssen die Fähigkeit erwerben, sich selbst zu beruhigen und eine gewisse Frustrationstoleranz zu entwickeln, um nicht gleich zornig zu werden oder sich tagelang zurückzuziehen. Sie dürfen sich nicht in negative Gefühlszustände hineinziehen lassen, vielmehr müssen sie lernen, solche Zustände abzukürzen, weil sie sich andernfalls nur immer schlechter fühlen (Gottman et al. 1997). In einer Paartherapie werden die KlientInnen nicht nur dabei unterstützt, sich zu öffnen und für die einfühlsamen Reaktionen der anderen Seite empfänglich zu werden; sie werden auch dabei unterstützt, sich ihren schmerzhaften Gefühlen zu stellen, sie zu tolerieren und zu beruhigen und bei Beziehungsenttäuschungen und -brüchen nicht die Fassung zu verlieren, sondern sich weiterhin wertvoll und liebenswürdig zu fühlen.

Obwohl die Beruhigung des anderen und empathisches Reagieren die ersten Lernziele sind (weil Paare, die in Therapie kommen, auf dem Gebiet die größten Defizite haben), muss, unseres Erachtens, insbesondere in Langzeittherapien der Fokus oft verändert werden: Weg von einfühlsamer Einstimmung auf den Partner oder von der Unfähigkeit, sich zu offenbaren, hin zur Unfähigkeit einer oder beider Seiten, ihre Affekte selbst zu regulieren. Harmonisches Zusammenleben erfordert gegenseitige Offenheit und Einfühlungsvermögen, andererseits aber auch die Fähigkeit zur emotionalen Selbstregulierung; die verhindert nämlich, dass man explodiert, sich entzieht, sich selbst verletzt oder sich medikamentös behandelt, falls der andere nicht zur Verfügung stehen und einfühlsam sein kann. Die Partner müssen Frustrationstoleranz entwickeln und ihre Affekte regulieren können; beides für die Stabilität einer Ehe unerlässliche Fertigkeiten, ebenso unerlässlich wie die emotionale Zugänglichkeit des anderen und die Fähigkeit, sich vom Partner beruhigen lassen zu können. Intimität wird nur dann entstehen, wenn beide die Fähigkeit besitzen, einander ihre tiefer liegenden Gefühle und Bedürfnisse zu offenbaren sowie die Fähigkeit, einfühlsam und wertschätzend aufeinander zu reagieren. Wenn zwei Menschen, die sich entfremdet haben, dabei unterstützt werden, diese Fähigkeiten zu erwerben, können sie sich wieder annähern und wieder in Verbindung treten. Dann kommen wieder mehr positive Interaktionen in Gang, die helfen, das Band zu stärken. Doch das genügt oft noch nicht, um der Verbindung Dauerhaftigkeit zu verleihen. Soll die Veränderung anhalten, müssen die Partner auch ihre emotionalen Selbstregulierungsfertigkeiten verändern. Intime Nähe bleibt nur erhalten, wenn beide Seiten lernen, Verantwortung für die eigenen Gefühle zu übernehmen, sich bei Bedarf selbst zu beruhigen und liebevoll mit sich selbst umzugehen. Diese Fertigkeit ist genauso wichtig wie partnerschaftliches Einfühlungsvermögen.

Wenn sich eine Person in Schuldzuweisungen verstrickt, entscheidet ihre Fähigkeit, die Angst vor dem Verlassenwerden zu regulieren, darüber, ob sie ihre Gefühle der anderen Seite mitteilen oder lieber angreifen wird. Wie stark der Drang des dominierenden Partners ist, Kontrolle auszuüben, hängt davon ab, inwieweit er Scham, Angst oder Bedürfnisfrustration auszuhalten vermag. Wie sehr der sich unterordnende oder sich entziehende Partner auf Distanz geht, oder ob er sich annähert, hängt von seiner Selbstsicherheit ab (die durch die Fähigkeit entsteht, das Gefühl von Unzulänglichkeit zu lindern oder mit Schamgefühlen fertig zu werden). In unserer paartherapeutischen Arbeit richten wir den Fokus inzwischen sowohl auf das, was die Partner brauchen, um ihre Affekte gegenseitig regulieren zu können als auch auf die individuellen Bedürfnisse im Hinblick auf die eigene Affektregulierung. Selbstberuhigung wird zu einem Thema, das genauso wichtig ist wie gegenseitige Beruhigung. In einem System, das sich wechselseitig beeinflusst, müssen wir immer mit dem arbeiten, was das Gegenüber und was das Selbst anders machen muss, um mit schmerzlichen Gefühlen besser zurechtzukommen. Deshalb ist es wichtig, dass der Therapeut/die Therapeutin auf einen sehr labilen Klienten im richtigen Moment empathisch reagiert und besonders auf seine Schwierigkeiten mit der Selbstregulierung eingeht; beispielsweise indem er sagt: „In solchen Situationen fühlen Sie sich so verzweifelt alleine, als wäre er nie wieder für Sie da, Sie fühlen sich wie eine Blume in der Wüste, die ohne Wasser verwelkt und stirbt. Es ist so schwer, an seine Liebe zu glauben, wenn er nicht auf die richtige Art reagiert." Diese Reaktion geht über die empathische Bemerkung im ersten Satz hinaus und ist weniger standardisiert als die üblichen emotionsfokussierten paartherapeutischen Reaktionen. Eine standardisiertere Reaktion würde lediglich die grundlegende Vulnerabilität der Person aufspüren, damit der Partner darauf reagieren kann, ohne zu reflektieren, dass es dem Selbst offenbar schwer fällt, das aufrechtzuerhalten, was Objektkonstanz im affektiven Bereich genannt werden kann.

Wir behaupten keineswegs, die affektive Selbstregulierung sei wichtiger als die Regulierung durch Kontakt mit dem Partner, durch den Trost und die Bestätigung von dieser Seite. Nein, beides ist gleich wichtig, wenn die Veränderung nachhaltig sein soll. Indem wir vor allem das Selbst in den Fokus nehmen, beabsichtigen wir nie, den Fokus auf Beruhigung durch Bindung und Nähe zu schwächen, zumal diese Form der Beruhigung die Neustrukturierung negativer Zyklen erst in Gang setzt. Um Veränderungen für die Dauer etablieren zu können, braucht es, unseren Beobachtungen zufolge, beides: *self-soothing* und *other-soothing*. Die Paartherapie muss sich demnach zwei großen Bereichen der Affektregulierung widmen, nämlich der paarbezogenen oder dyadischen Affektregulierung sowie der Selbstregulierung von Affekten. Bei der paarbezogenen Affektregulierung enthüllen die Partner einander ihr Innerstes und verschaffen sich gegenseitig Linderung, sie haben Freude und Vergnügen aneinander, bieten sich Sicherheit, Spannung und Bestätigung und lösen beim anderen nicht allzu viel Wut, Trauer, Angst oder Scham aus. Bei der Selbstregulierung von Affekten gelingt es den Menschen, sich selbst zu beruhigen und zu entspannen, indem sie die Intensität ihrer Emotionen akzeptieren, tolerieren und bewältigen. Sie nutzen ihre Emotionen auch als Orientierungshilfe, erkennen deren Sinn und können mit ihrer Hilfe Probleme identifizieren und lösen (Greenberg 2002a).

Eine harmonische partnerschaftliche Beziehung hat also (a) mit besserem Einfühlungs- und Reaktionsvermögen zu tun und (b) mit der besseren Fähigkeit, auch ein gewisses Maß an Enttäuschung, Trennung, Kritik und Unstimmigkeiten zu ertragen – und zugleich sensibel und ohne Anschuldigungen auf die Bedürfnisse des Partners zu reagieren. Wer allzu sehr darauf beharrt, dass der andere stets auf die richtige Art für einen da sein muss, und zwar genau zum benötigten Zeitpunkt, untergräbt in Wirklichkeit die eheliche Harmonie. Aus diesem Grund können wir Veränderungen nur bewirken, wenn es uns gelingt, Menschen, die bislang beim geringsten Zweifel an der Zuneigung des Partners mit Verärgerung, Wut und emotionaler Entgleisung reagiert und ihre Ansprüche gesteigert haben (um ihre Bedürfnisse befriedigt zu bekommen), dazu zu bringen, mit Frustrationen auf andere Weise umzugehen. Wenn sie dem Gefährten ihre Gefühle und Bedürfnisse mitgeteilt haben und feststellen, dass dieser nicht darauf eingehen kann, sollen sie lernen, einen Schritt zurückzutreten, um an der Regulierung ihrer eigenen Emotionen zu arbeiten, anstatt ihre Ansprüche hochzuschrauben oder den Rückzug anzutreten. Sie müssen ihre Ängste lindern und ertragen können, wenn ihre Bedürfnisse nicht alle erfüllt werden; sie müssen auch die Fähigkeit entwickeln, auf kleinere Enttäuschungen und auf Kritik konstruktiv zu reagieren. Wer gelernt hat, sich selbst zu beruhigen und zu entspannen, hilft auch anderen, liebevoller zu reagieren und kann dann dem Partner anteilnehmender und empathischer begegnen.

Paartherapeutische Implikationen

In der EFT-P, wie wir sie heute sehen, empfiehlt es sich, sowohl über die Arbeit mit der Beziehung als auch über die Arbeit mit dem Selbst in den Bereichen Affektregulierung und Kommunikation nachzudenken. Der Fokus mag, je nach Verlauf, manchmal auf der Arbeit mit dem System liegen, dann wieder eher auf der Arbeit mit dem Individuum, wobei wir uns stets bewusst sind, dass sich die beiden Bereiche wechselseitig regulieren. Deshalb widmen wir uns mal der Beziehungsveränderung durch Offenlegung der zugrunde liegenden Gefühle und der Förderung emotionaler Reaktionsfähigkeit, dann wieder der Hilfe zur Selbstregulierung, damit die Person lernt, sich zu beruhigen und zu entspannen, damit sie resilienter wird und besser auf ihr Gegenüber einzugehen vermag. Der Fokus liegt auf dem Selbst und zugleich auf dem System.

Damit unterscheiden wir uns von anderen paartherapeutischen Ansätzen, etwa dem von Bowen (Kerr / Bowen 1988; Schnarch 1991, 1997) vertretenen Ansatz und solchen, die das Ich ins Zentrum stellen (Blank / Blank 1974), die Paarprobleme überwiegend auf Verschmelzung und Anspruchshaltung zurückführen und deshalb die Abgrenzung und Differenzierung oder Eigenständigkeit des Selbst besonders hervorheben. Ihr therapeutischer Schwerpunkt liegt auf der Entwicklung des Selbst, das, wie sie meinen, autonomer werden muss. Wir hingegen betrachten die Selbstregulierung der Affekte als Schlüsselprozess, nicht die Differenzierung, und führen Paarprobleme überwiegend auf Affektdysregulierung zurück. In unseren Augen besteht die Hauptaufgabe von Menschen, die als Paar verbunden sind, in der gegenseitigen Regulierung ihrer Affekte, etwa von Angst, Scham und Wut. Die Fähigkeit, emotional verfügbar und reaktionsfähig zu sein, bringt das Paar zusammen, während die Fähigkeit, sich zu beruhigen und zu entspannen dem Individuum hilft, einen aufkommenden Konflikt oder Meinungsverschiedenheiten nicht mit einer Überreaktion zu beantworten. Beide Fertigkeiten tragen entscheidend zur ehelichen Zufriedenheit und Intimität bei. Dieser Standpunkt unterscheidet sich von Ansätzen, die für Differenzierung, Autonomie und Dependenz plädieren.

Die EFT-P dagegen legt größten Wert auf die Anbahnung von Interdependenz, d. h. auf gegenseitige Fürsorge sowie auf Bestätigung und Beachtung der eigenen Bedürfnisse und der Bedürfnisse des anderen. So gesehen wird in einer gesunden intimen Beziehung der andere zwar gebraucht (beide Seiten können aber auch Fürsorge entgegennehmen), dennoch können die Partner ihr Selbst bestätigen und beruhigen, wobei der andere als eigenständiger, „anderer“ Mensch echte Wertschätzung erfährt. All dies ist eine Frage der richtigen Balance. Interdependenz, also emotionale Verfügbarkeit und Reaktionsfähigkeit, plus die Fähigkeit, eigene Affekte selbst zu regulieren (nicht Independenz oder Dependenz), ist, unserer Überzeugung nach, das Ziel intimer Beziehungen. Das bedeutet: Bedürftigkeit zulassen können und den anderen brauchen, Frustrationstoleranz aufweisen und die eigenen Emotionen regulieren.

Wir haben zudem festgestellt, dass nicht alle Paare die gleichen Therapiebedürfnisse haben. Bei manchen Paaren muss verstärkt an der emotionalen Reaktionsfähigkeit einer oder beider Seiten gearbeitet werden, bei anderen schwerpunktmäßig an der Selbstregulierung. Bei Paaren, die mit ausgeprägt individualistischen Ansichten in die Therapie kommen (was sich etwa an solchen Äußerungen ablesen lässt: „Ich bin nur für mich verantwortlich, für dein Glück bin ich nicht verantwortlich. Du kannst dich nur selbst glücklich machen“), ist im ersten Schritt die emotionale Reaktionsfähigkeit zu verbessern. Andere Paare oder Partner, die eine kollektivistischere, selbstaufopfernde Einstellung haben, neigen dazu, die Bedürfnisse des anderen allzu sehr in den Mittelpunkt zu stellen. Sie müssen ihre eigene Stimme finden, die eigenen Gefühle stärker wahrnehmen und / oder die eigenen Bedürfnisse deutlicher artikulieren. Wieder andere, die hochgradig vom Partner abhängig sind oder hohe emotionale Ansprüche an ihn stellen, müssen lernen, sich selbst zu beruhigen und das Gegenüber als eigenständige Person wahrzunehmen, von der nicht erwartet werden kann, dass sie die Bedürfnisse der anderen Seite jederzeit erfüllt. An diesem Punkt gilt es, den kulturellen Hintergrund der Menschen zu berücksichtigen, der ihre Ansichten über Beziehungen geprägt hat. Der Therapeut / die Therapeutin muss deshalb zu Beginn der Behandlung den Paartyp und die Kultureinflüsse einschätzen.

Oft tauchen erste Beziehungsprobleme auf, wenn die Menschen nicht offen sagen, was sie fühlen oder brauchen oder aber nicht verstanden werden, wenn sie versuchen zu erklären, was sie brauchen. Weil es sich dabei in erster Linie um ein Kommunikationsproblem handelt, kann manchen Paaren gleich zu Beginn ihrer Beziehung durch Verbesserung der Kommunikation und des gegenseitigen Verstehens geholfen werden. Viele TherapeutInnen sprechen davon, dass sie gute Kommunikationstechniken vermitteln, z.B. „Ich-Aussagen“ zu machen, keine Beschuldigungen zu äußern, zuzuhören etc. All das ist richtig. All diese Fertigkeiten können Menschen helfen, den Zyklus zu durchbrechen, der den Konflikt am Kochen hält. In unseren Augen besteht das wahre Problem jedoch in der Frage, was die Menschen veranlasst, eine mehr oder weniger feindselige oder eine eher versöhnliche Haltung einzunehmen. Wir behaupten, dass es die Emotionen sind, die unsere Wahrnehmung, unser Denken und Handeln bestimmen. Menschen werden durch Mitgefühl, Fürsorge, Liebe und Interesse veranlasst, auf den anderen einzugehen und ihm zuzuhören. Wer aber seine Angst-, Scham- oder Wutgefühle nicht auszudrücken vermag, wird sich defensiv und weit weniger verhandlungsbereit verhalten. So kommt es, dass es den Menschen mit der Zeit zwar gelingt, ihre Bedürfnisse zu kommunizieren, das Paar aber immer noch Probleme hat. Dann stellt sich heraus, dass nicht fehlende Kommunikation oder Missverständnisse Konflikte verursachen, vielmehr die verschwiegenen und vom anderen nicht beachteten Emotionen die Problemquelle sind.

Wir erklären die Probleme eines Paares nicht allein mit mangelhaften Kommunikationsfertigkeiten. Wir erklären sie überwiegend mit der Angst, sich dem Partner zu öffnen und von ihm gesehen zu werden, aber auch mit der Angst vor den eigenen Emotionen – und vor denen des anderen. Menschen fürchten sich davor, verlassen oder zurückgewiesen, beschämt oder herabgewürdigt zu werden; das ist der Kern ihrer Probleme. Diese Ängste müssen in der Therapie bearbeitet und bewältigt werden. Paartherapie ist daher mehr als schlicht die Lösung des Kommunikationsproblems, das Problem ist erheblich komplexer: Es geht um die Bearbeitung von Affektvermeidung und darum, schmerzhafte Affekte aufzuspüren, zuzulassen, zu regulieren und zu transformieren. Im Verlauf einer Beziehungsgeschichte verstehen die Partner oft nur allzu gut, was die andere Seite braucht, sind jedoch nicht fähig oder nicht bereit, deren Erwartungen gemäß zu reagieren. Die Partner sind aber immer noch unterschiedliche, einzigartige Individuen und deshalb nicht immer in der Lage, zum richtigen Zeitpunkt auf die richtige Art und Weise aufeinander zu reagieren. Oft fühlt sich die eine Seite einfach nicht so, wie es sich die andere gerade wünscht. Wir sind nicht immer exakt dann bereit zu geben oder für den anderen zu sorgen, wenn uns der Partner braucht; noch tun wir die Dinge immer genau richtig. Dadurch entsteht häufig das Gefühl, die andere Seite sei kühl und rücksichtslos. Das heizt den Konflikt weiter an. Man versucht, den Partner zu ändern – der Kampf beginnt.

Wenn die Bedürfnisse nicht befriedigt werden, weil sie nicht zum Ausdruck gebracht werden können oder beim anderen nicht die entsprechende Reaktion auslösen, setzen Beschuldigungen ein – oder es kommt zum Rückzug. Am Ende schreit einer von den beiden: „Gib mir doch endlich ein wenig Zuneigung! Du bist so verschlossen, du hast Angst vor Nähe!“, worauf der andere womöglich zurückbrüllt: „Lass mich in Ruhe! Du stellst so viele Forderungen [oder du hast so viele Bedürfnisse]!“ Damit fangen die wirklichen Probleme an. Jede Reaktion trägt dazu bei, die andere Seite zu schwächen und den emotionalen Schmerz zu verschärfen. Der Zyklus von Angriff und Verteidigung eskaliert. Solche Zyklen entstehen häufig, weil Menschen nicht in der Lage sind, ihre intimsten Empfindungen zum Ausdruck zu bringen.

Wie kann ein Paar diese Konflikte lösen? Beide Seiten müssen die Kraft finden, den Teufelskreis aus Angriff und Verteidigung, Verfolgung und Rückzug oder Dominanz und Unterordnung zu durchbrechen und sich und den Gefährten wirklich akzeptieren und validieren lernen. Das setzt aber voraus, dass sich ihre Gefühle verändern. Die Partner müssen ihre Interaktionen verändern, indem sie in ihr Innerstes blicken und ihre primären bindungs- und identitätsorientierten Gefühle spüren und ausdrücken – ihre Bedürfnisse nach Nähe und Bestätigung. Sie müssen ferner lernen, ihre Gefühle selbst zu regulieren, wenn der andere nicht entsprechend reagieren kann. Letztlich sind oft eher Veränderungen bei sich selbst erforderlich als beim Partner.

Unsere Forschungen über Kurzzeitpaartherapie haben ergeben, dass sich Paarkonflikte am effektivsten lösen lassen, wenn die Menschen einander die tiefsten Gefühle offenbaren und emotional auf die grundlegenden schmerzhaften Gefühle und Bedürfnisse ihres Partners reagieren (Greenberg et al. 1993; Greenberg et al. 1998; Greenberg/Johnson 1988; Johnson/Greenberg 1988). Intimität kann entstehen, wenn Kernemotionen auf nicht beschuldigende Art und nicht klagend mitgeteilt werden. Wenn es gelingt, Verletztheit in geregelter Form zum Ausdruck zu bringen, werden

Beziehungskonflikte entgiftet. Dies ist die Art von Veränderung, die wir ermöglichen wollen. Allerdings raten wir von dieser Methode ab, wenn Gewalt im Spiel oder die Wut zu stark ist. Menschen in mäßigen Konflikten, die sich verändern und ihre bislang unter Verschluss gehaltenen Gefühle von Trauer und Verlust äußern können sowie auf eine Bedrohung mit Angst und auf eine Beleidigung mit Wut zu reagieren vermögen (anstatt mit Angriff oder Ansprüchen), haben eine geradezu magische Wirkung aufeinander. Wenn einer die Tränen des anderen tatsächlich sieht oder die Angst bzw. die unterdrückte Wut in den Worten des anderen hört, macht es plötzlich „klick" und die Partner können sich aus einem Zustand befreien, in dem sie, wie in Trance, ihre Position immer wieder aufs Neue dargelegt oder verteidigt hatten. Dann werden sie plötzlich lebendiger, einfühlsamer, weicher, interessierter und besorgter.

Weil Paare meist wissen, dass ihre Beziehungen von Emotionen gesteuert werden, fällt es nicht allzu schwer, sie so zu unterstützen, dass sie bald erkennen, wie wichtig es ist, ihre wahren Gefühle auszudrücken. Sie spüren die unglaublich starke, interaktionsverändernde Kraft dieses Vorgangs. Authentische Vulnerabilität löst Mitgefühl aus und entwaffnet, nicht-manipulative Wut setzt Grenzen und löst Respekt und Beachtung aus.

Die Emotionstypen identifizieren

PaartherapeutInnen brauchen einen Leitfaden, um einschätzen zu können, welche Emotionen zu bearbeiten sind, damit sich das Selbst und die Interaktionen verändern. Es gibt sehr verschiedene Gefühle, und in einer Therapie reicht es für die Lösung eines Konflikts nicht aus, den Partnern den Zugang zu allen Gefühlen zu erleichtern oder sie zu ermutigen, alle Gefühle auszudrücken. Ein Therapeut / eine Therapeutin muss vielmehr zwischen einzelnen Gefühlszuständen unterscheiden und entscheiden, welche Emotionen wahrgenommen und ausgedrückt werden müssen, welche umgangen, gezügelt oder beruhigt und welche exploriert werden müssen. Unser Therapieansatz basiert auf der Vorstellung, dass manche Emotionen adaptiv, andere maladaptiv sind, manche primär, andere sekundär und wieder andere instrumentell (Greenberg 2002a; Greenberg et al. 1993). In der EFT-P besteht die wichtigste Fertigkeit darin, genaue Prozessdiagnosen stellen und jederzeit zwischen sekundären, primären oder maladaptiven Emotionen unterscheiden zu können sowie zu erkennen, welche Emotionen verschleiert sind und welche anderen Emotionen wahrgenommen werden müssen. Gelingt dies, ist der Therapeut / die Therapeutin eher in der Lage, relevante von nicht so relevanten Gefühlen zu unterscheiden und zu wissen, welche Gefühle exploriert werden sollten.

Primäre Emotionen sind die elementarsten, die ersten Reaktionen eines Menschen auf eine Situation: Trauer aufgrund eines Verlustes, Wut als Reaktion auf eine Verletzung, Angst als Reaktion auf eine Bedrohung. Diese Emotionen sind attachment- und identitätsrelevant; sie stärken das Ich und intime Verbindungen. Sie sind es, die unsere KlientInnen mit therapeutischer Unterstützung wahrnehmen, symbolisieren und ausdrücken sollen. Wir helfen ihnen, adaptive schmerzliche Gefühle wie Verletztheit, Angst und Scham auszudrücken, die auf unbefriedigte erwachsene Bedürfnisse nach Nähe und Anerkennung hinweisen, anstatt ihren sekundären Emotionen Ausdruck zu verleihen, etwa in Form von Anschuldigungen und Wut.

Sekundäre Emotionen sind Reaktionen auf primäre innerpsychische Prozesse und dienen häufig deren Abwehr. So kann beispielsweise eine Person wütend werden, wenn sie verletzt wurde, weinen, obwohl sie in Wirklichkeit Wut verspürt, oder Angst- bzw. Schuldgefühle haben, weil sie wütend ist. Sekundäre Emotionen sind nicht die Reaktionen eines Menschen auf eine Situation, vielmehr Reaktionen auf seine eigenen Gefühle. Sind sie zu intensiv, müssen sie abschwächend reguliert, exploriert und ihre Auslöser erkannt werden, um zu den primäreren, nicht ausgedrückten Emotionen vorzudringen. Es kommt also vor allem darauf an, die primären Emotionen ins Bewusstsein zu befördern, weil sie es sind, die Bindung und Identität begünstigen. Der Zugang zur primären Wut über eine Ungerechtigkeit wirkt kräftigend und stärkend. Wer lediglich seiner sekundären Wut Ausdruck verleiht, die das tiefe Gefühl von Verletzung und Schmerz überdeckt, wird wütend bleiben, keine Erleichterung spüren und nicht besser zuhören können. Wir müssen die sekundäre Wut hinter uns lassen, um den dahinter verborgenen Schmerz zu explorieren.

Instrumentelle Emotionen sind Gefühle, die ausgedrückt werden, um andere Menschen zu beeinflussen. Sie sind Strategien, die Menschen bewusst oder unbewusst einsetzen, damit andere wie gewünscht reagieren; wenn sie z. B. Krokodilstränen vergießen, um Mitgefühl auszulösen. Diese Gefühlsäußerungen sind Versuche, ein Ziel zu erreichen. Die Partner müssen lernen, ihre Bedürfnisse und Wünsche direkter zu kommunizieren, ohne (die einen instrumentellen Stil begünstigende) Angst vor einer Zurückweisung.

Maladaptive Emotionen sind diese altbekannten, negativen Gefühle, die sich immer wieder bemerkbar machen und sich nicht verändern. Meist rühren sie von Traumen in der Vergangenheit her, von den Wunden unbefriedigter Bedürfnisse in der Kindheit oder von unerledigten Themen mit wichtigen Bezugspersonen. Es handelt sich dabei um das Grundgefühl von Einsamkeit, Verlassenheit, Scham, Wertlosigkeit, explosiver, beziehungszerstörender Wut oder um das immer wieder hochkommende Gefühl angstbesetzter Unzulänglichkeit, das zu verzweifeltem Klammern an eine andere Person führt. Solche Gefühle verändern sich nicht, auch wenn der Partner versucht, sie zu lindern, wenn andere Umstände eintreten oder indem sie ausgedrückt werden; sie weisen keine adaptiven Wege und stärken weder das Bonding noch die Identität. Im Gegenteil, die Menschen haben das Gefühl, in einer Sackgasse zu stecken, überrollt zu werden und emotional außer Kontrolle zu geraten. Weil maladaptive Emotionen Beziehungsprobleme auslösen, wollen wir als Therapeuten den Menschen helfen, ihre wenig hilfreichen Gefühle zu regulieren und zu transformieren. Maladaptive Reaktionen (etwa überempfindliche Reaktionen auf Verlassenwerden, Zurückweisung, Kränkung, Kritik oder Kontrolle) lassen sich transformieren, indem im ersten Schritt diese Tendenzen bewusst gemacht und symbolisiert werden – dies geschieht durch eine korrigierende emotionale Erfahrung mit einem Partner – und, im zweiten Schritt, durch Kontaktaufnahme mit eigenen adaptiven Emotionen und eigenen inneren Ressourcen. Dann können maladaptive Emotionen durch adaptive verändert werden.

Treten beide Partner in diese maladaptiven Gefühlszustände ein, werden die Gefühle von eskalierenden Interaktionen intensiviert. Das führt dazu, dass sie Dinge sagen und tun, die sie im Nachhinein als nicht repräsentativ, als nicht wahr, als geradezu „verrückt" bezeichnen. Wenn dieser Zustand vorbei ist, werden sie sagen, dass das, was sie dabei gefühlt oder geäußert haben, nicht wahr war – „das bin nicht wirklich ich gewesen". Doch diese „Nicht-Ich-Zustände" scheinen ihren eigenen Kopf zu haben: Dysregulierte Gefühlszustände verstärken sich wie in einem Teufelskreis. Dann beginnen die Menschen einander anzuschreien, anstatt miteinander zu sprechen, sie fallen sich ins Wort und hören dem anderen nicht mehr zu. Man meint, das alles schon einmal gehört zu haben, hat die Auseinandersetzung bereits viele Male geführt und den Konflikt ebenso oft wieder gelöst; oder man hat eingelenkt und einander verziehen. Dennoch passiert es einfach immer wieder. Man sieht den Streit sogar heraufziehen, wenn man sich aber einmal in diesen ungesunden emotionalen Zuständen befindet und sich bedroht, verletzt oder erniedrigt fühlt, kommt es zu einer Transformation in ein anderes Selbst. In einem dieser maladaptiven „Tänze" gefangen, kann sich beispielsweise beim Mann, der sich verlassen fühlt, eine körperlich spürbare Sehnsucht nach der Partnerin einstellen, ein tief aus seinem Körper aufsteigendes Gefühl, obwohl er sie als kalt, zurückweisend und unzugänglich erlebt. Die Frau dagegen hat beim leisesten Hinweis auf Wut oder Kontrolle automatisch das verzweifelte Bedürfnis, sich vor Zerstörung zu schützen. Sie fürchtet, vom Partner überwältigt zu werden, sieht ihn als übermächtig an und verschließt sich; sie erstarrt, fühlt sich eiskalt und wehrt sich mit einer Wand gegen jeden Kontakt. Meist spiegeln solche extremen Zustände, dass die Partner in maladaptive emotionale Zustände hineingeschlittert sind, die oft auf Wunden aus der

Vergangenheit basieren. Meist sind dies nicht die ursprünglichen, primären Reaktionen eines Menschen auf den Gefährten. Stattdessen handelt es sich dabei um das Resultat ungesunder innerer und interaktionaler Sequenzen. TherapeutInnen müssen ihren KlientInnen die Fähigkeit vermitteln, die eigenen maladaptiven emotionalen Zustände und Unsicherheiten und die des Partners zu bewältigen, d.h. sich selbst und den anderen zu beruhigen und zu entspannen. Wer die Fähigkeit besitzt, die eigene Vulnerabilität und die des Partners zu lindern, verfügt über ein hochwirksames Gegengift, das negative Eskalationen verhindert.

Emotionale Veränderungen: therapeutische Grundprinzipien

Aus unserer emotionsfokussierten Sicht ist es ein typisches Merkmal von Paarbeziehungen, dass die erlebten Emotionen oft nicht den ausgedrückten Emotionen entsprechen und umgekehrt, die ausgedrückten nicht den tatsächlich erlebten. So kann es sein, dass die Kernemotion eines Menschen Angst ist, während er Wut ausdrückt oder dass er Trauer ausdrückt, wenn er im Grunde Wut fühlt. Die Interaktionen des Paares, die Selbstorganisation der Partner, ihr Selbstsinn *(sense of self)* und die eheliche Zufriedenheit sind in hohem Maße davon abhängig, welche Gefühle empfunden und welche ausgedrückt werden. Die EFT-P leitet die Partner an, ihre tiefer liegenden Gefühle, die mit den Grundbedürfnissen nach Bindung und Sicherheit, mit Selbstbestätigung und Selbstachtung zu tun haben, zum Ausdruck zu bringen. Die Paarinteraktionen wiederum beeinflussen die Affektregulierung der Partner entscheidend und bestimmen, welche Emotionen erlebt und welche ausgedrückt werden. Von der EFT-P unterstützt, lernen die Partner einen einfühlsameren, liebevolleren und wertschätzenderen Umgangsstil.

Es gibt in der EFT-P drei empirisch bestätigte Grundprinzipien für die Arbeit mit Emotionen, die zu einem therapeutischen Leitfaden zusammengefasst worden sind, um differenzierte Interventionsarbeit leisten zu können. Die vier Grundprinzipien für den Umgang mit Emotionen sind der Individualtherapie entnommen (Greenberg 2002a; Greenberg/Watson 2006), bei der Arbeit mit Paaren jedoch nicht weniger wichtig. Die Grundpfeiler sind: Gefühle besser wahrnehmen, Gefühle regulieren, Gefühle überdenken, um ihren Sinn zu verstehen, und Gefühle mithilfe von Gefühlen transformieren. In der Interaktionstherapie kommt zu den vier Grundprinzipien ein fünftes Prinzip hinzu: Dem Partner das Gefühl zeigen, um die Interaktion zu verändern. In den folgenden Abschnitten werden die genannten Grundprinzipien erläutert.

Emotionen besser wahrnehmen

Damit die Partner lernen, ihrer Gefühle gewahr zu werden, müssen wir ihnen beibringen, ihre Emotionen zu symbolisieren (d.h. in Worte zu fassen), aber auch die Gefühle des anderen wahrzunehmen. Viele Probleme entstehen durch die Unfähigkeit, die eigenen Emotionen zur Kenntnis zu nehmen oder die Gefühlsäußerungen anderer korrekt zu erfassen. Dabei kann die sprachliche Artikulation von Emotionen an sich bereits heilsam sein. In der Paartherapie erzählen die Menschen sich und einander auf bisher noch nie da gewesene Art und Weise von ihrer inneren Welt. Bei dieser emotionalen Wahrnehmung wird über Gefühle nicht nur geredet, sie werden vielmehr mit großer Achtsamkeit durchlebt, was dem Partner wiederum gestattet, sie zu erkennen. Das Aufspüren und Erleben von Emotionen ist so wichtig, weil sich damit auch Vermeidungstendenzen überwinden lassen. Wenn die Menschen erfahren, dass sie ihre am meisten gefürchteten Gefühle anschauen, anerkennen und diesen Vorgang überleben können, werden sie mit ihren Gefühlen auch besser zurechtkommen (Greenberg/Bolger 2001). Ein weiterer Aspekt emotionaler Intelligenz besteht darin, die Emotionen anderer zu erkennen, um dann selbst besser reagieren und zwischenmenschliche Probleme besser handhaben zu können.

Die EFT-P kennt drei Möglichkeiten, sich das Wirken eigener Emotionen bewusst zu machen. Erstens, indem wir das Individuum dabei unterstützen, seine tiefer liegenden, „weichen“, bindungs- und identitätsorientierten Emotionen wahrzunehmen (z.B. Angst oder Scham, die von Wut oder Verachtung verdeckt sind, oder Wut, die sich hinter einem Rückzug verbirgt). Das ist der Schlüssel zur Veränderung. Sekundäre Emotionen, etwa verärgerte, Schuld zuweisende Reaktionen, sind geeignet, Paarkonflikte anzuheizen. Im Grunde genommen sind solche Antworten Versuche, das Problem der unbefriedigten Bedürfnisse nach Nähe und Bestätigung zu lösen, doch dann werden genau diese Lösungen zu Problemen. Die Reaktionen fokussieren meist den Partner und gehen mit Angriffen und Zerstörungsversuchen einher. In solchen Zuständen greifen wir zu „Du-Aussagen“, die etwa so klingen: „Du bist gemein [oder im Irrtum oder schuld].“ Wer seiner sekundären Wut Ausdruck verleiht, hinter der sich Kränkung und Verletztheit verbergen, wird weder die Wut los noch verbessert er die Kommunikation, vielmehr gerät das Paar in weitere negativen Zyklen, und der therapeutische Prozess dreht sich im Kreis. Werden dagegen die schmerzlicheren Emotionen wie Trauer, Angst und Furcht oder Scham aufgespürt, verändern sich die Selbstorganisation und die eigene Interaktionsposition. Die betreffende Person wird nun nicht länger beschuldigen und klagen, sondern sich dem Partner öffnen und mitteilen. Nur wer sich der aufsteigenden Kernemotionen bewusst ist und

Verbindung aufnimmt zu diesen Gefühlen, vermag die Entwicklung destruktiver Wut zu verhindern.

Zweitens müssen die Partner die Rolle emotionaler Reaktionen im Verlauf von Interaktionen verstehen lernen, weil nur so die Möglichkeit besteht, neue Muster zu entwickeln. Wenn es dem Therapeuten / der Therapeutin gelingt, die Aufmerksamkeit der Partner auf die Rolle ihrer Emotionen bei der Fortsetzung negativer Zyklen zu lenken, können sie beschließen, ihre Interaktionen zu verändern und neue Muster generieren.

Drittens: Das emotionale Verhalten anderer in einem neuen Licht zu sehen gelingt den Menschen eher, wenn wir sie dabei unterstützen, sich ihrer eigenen Überzeugungen und früheren emotionalen Erfahrungen bewusst zu werden. Die Wutäußerungen des Partners in einen anderen Kontext zu bringen, gelingt eher, wenn man erfährt, dass es in seiner Familie üblich war, Wut offen zu zeigen, was keineswegs hieß, dass man sich nicht liebte. Wer um die Sozialisation des Partners im Hinblick auf Gefühlsäußerungen weiß, wird seine negativen Gefühlsäußerungen nicht so persönlich nehmen. Dann können die Paare Wege überlegen, sich neue, positivere emotionale Interaktionsformen anzueignen. Schließlich wird ein Mensch, der in der Lage ist, die Emotionen des Partners zu lesen, sehr schnell erkennen, ob das emotionale Band Risse aufweist. Diese Fertigkeit ist auch die Basis für empathisches gegenseitiges Verständnis.

Emotionen regulieren

Wichtig ist, zwischen Problemen zu geringer und Problemen zu starker Affektregulierung zu unterscheiden. Eine überregulierte Person ist hochgradig gehemmt und vermeidet Gefühle, sie intellektualisiert, bricht jede aufkommende Gefühlsäußerung sofort ab oder vermeidet Situationen, die Gefühle auslösen könnten. In der Paartherapie braucht die überregulierte Seite, die sehr gehemmt, allzu rational ist oder Gefühle möglichst vermeidet, Unterstützung, damit sie ihr emotionales Wahrnehmungsvermögen schärfen und ihre Emotionen besser zum Ausdruck bringen kann. Dann müssen angenehme emotionale Erlebnisse betont, zugleich unterdrückte, unangenehme oder negative emotionale Erlebnisse aufgespürt werden. So wird ein Mensch, der sich zu einer sehr rationalen Persönlichkeit entwickelt hat, kaum Wärme und Liebe ausdrücken können, um seinem Partner zu zeigen, dass er geliebt wird.

Ganz anders bei Paaren, die mit zu geringer Affektregulierung zu kämpfen haben. Sie schildern ihre Emotionen als überwältigend, nicht zu bändigen und unkontrollierbar. Dann kann es sein, dass sie vor Wut explodieren, in Tränen zerfließen oder vor Scham ganz klein werden. Die Emotionen eines Paares, die nach Beruhigung verlangen, sind meist entweder sekundäre

Emotionen, wie Wut oder Resignation, oder primäre maladaptive Emotionen, wie Scham, aufgrund des Gefühls wertlos zu sein, oder Angst, aufgrund von genereller Unsicherheit, Panik oder Wut. Auch überwältigende Trauer oder plötzlich aufkommende Verärgerung sind regulierungsbedürftige Gefühlszustände.

In der Paartherapie gibt es verschiedene Techniken, die emotional erregten Personen helfen, sich zu entspannen: einen gesunden Abstand zwischen sich und dem Gefühl der Hoffnungslosigkeit oder der Wertlosigkeit herstellen, positive Emotionen wie Freude, Hoffnung oder Fürsorglichkeit verstärken, Selbstberuhigung praktizieren, sich eine Auszeit nehmen, Entspannung, Entwicklung von Empathie und Mitgefühl für sich selbst, beruhigende Selbstgespräche. Viele belastende Gefühlszustände lassen sich auch durch die Fähigkeit lindern, die Atmung zu regulieren und das emotionale Auf und Ab distanziert zu beobachten. Wir können Paaren helfen, eskalierende Interaktionen zu beruhigen, indem wir ihnen neue Fertigkeiten zur emotionalen Regulierung beibringen. So soll beispielsweise die unterregulierte Person sich selbst in den Fokus nehmen, weniger den Partner, sich darüber informieren, was den anderen reizt und dann diese Dinge vermeiden; beide sollen lernen, einen Schritt zurückzutreten oder die komische Seite der Konfliktsituation zu erkennen, auf den unterregulierten Partner beruhigend einzuwirken und bei Konflikten nichts zu überstürzen (Gottman 1999).

Wenn es darum geht, das Gefühl des Verlassenwerdens und der Beschämung zu regulieren, müssen Menschen vor allen Dingen zwei Fertigkeiten beherrschen: die Rolle eines Beobachters zu übernehmen, um aus der Distanz mit dem Gefühl überwältigender Verzweiflung und Hoffnungslosigkeit arbeiten zu können, und Methoden der Selbstberuhigung kennen, um die Grundemotion der Angst zu lindern und Demütigungen zu relativieren. Oft sind diese Emotionen keineswegs das Ergebnis irrationaler Gedanken oder einer Fehleinschätzung; problematisch ist nicht die Richtigkeit, vielmehr die Intensität der Reaktion. Auf körperlicher Ebene bedeutet Self-soothing den Parasympathikus zu aktivieren, der Herzschlag, Atmung und andere Funktionen des Sympathikus reguliert, die sich unter Stress beschleunigt haben. Auf der bewussteren und kognitiveren Ebene müssen die Partner lernen, ihre aufsteigenden schmerzhaften Emotionen zu erkennen und ihnen Mitgefühl entgegenzubringen. Ist dieser erste Schritt gemacht, können wir ihnen beibringen, ihre Emotionen zu tolerieren und zu beruhigen. Die Partner können sich auch gegenseitig beruhigen, indem sie auf die Affekte der anderen Seite einfühlsam reagieren, sie akzeptieren und bestätigen.

Emotionen ausdrücken

Wenn ein Mensch Gefühle zum Ausdruck bringt, enthüllt und mobilisiert er sein Selbst, wodurch sich das Selbst und die Interaktionen verändern. Neue Gefühlserlebnisse mit einer anderen Person, insbesondere mit dem Intimpartner, sind korrigierende emotionale Erfahrungen. Wider Erwarten etwas Positives zu erleben, trägt zur Erschütterung pathogener Überzeugungen bei. Menschen vermögen sich gegenseitig zu beruhigen, indem sie einander ihre schmerzlichen Gefühle zeigen und erleben, dass ihre Gefühle beim Partner ankommen und verstanden werden. Gute Erfahrungen verändern die Emotionen, weshalb Partner, immer wenn sie sich öffnen und auf Akzeptanz stoßen, neue Verhaltensweisen erlernen. Werden Emotionen zum Ausdruck gebracht, verändert sich auch die Interaktion. Wut schafft Abstand zum Partner und stößt ihn zurück; wenn dagegen Vulnerabilität zum Ausdruck kommt, wird die andere Seite meist Nähe herstellen wollen. Menschen, die einander die schmerzlicheren Gefühle mitteilen können – etwa Trauer, Angst, Scham –, kommen einander näher. Empfindet ein Partner sekundäre Wut, wird er lernen müssen, die Wut zu regulieren und das grundlegende Gefühl wahrzunehmen. Wer häufig sehr wütend wird, muss nicht nur lernen, seine Wut zu regulieren, vielmehr auch lernen, die unter dem Zorn verborgenen schmerzlicheren Gefühle zuzulassen und auszudrücken. Meist geht es um das Gefühl von Scham, Machtlosigkeit, Verletzbarkeit oder Hilflosigkeit, oder der Mensch fühlt sich im Grunde traurig, einsam oder verlassen. Wird die tiefer liegende Angst, die Scham oder Verletztheit ausgedrückt, wird das auf die andere Seite ganz anders wirken als der Ausdruck destruktiver Wut. Gefühle zeigen, das bedeutet auch Selbstüberwindung, das kann die Gefühlsverarbeitung verbessern und die emotionale Erfahrung abrunden. Gefühlsäußerungen tragen zum Abbau affektiver Überregulierung und affektiver Hemmungen bei; sie lösen im Körper neurochemische Veränderungen aus, die wiederum die Selbstorganisation verändern.

Emotionen reflektieren

Als Paartherapeuten müssen wir unserem Klientel beibringen, die eigenen Emotionen wahrzunehmen, müssen aber auch das Nachdenken über emotionale Erfahrungen fördern, damit diese verstanden und in die eigene Geschichte integriert werden können. Das Nachdenken bewirkt, dass neue Bedeutungen geschaffen werden, neue Narrativen entstehen und Erfahrungen sinnvoll werden (Greenberg / Pascual-Leone 1997). Das Nachdenken eröffnet beiden Partnern die Möglichkeit, Emotionen in einen anderen Bezug zu setzen und im Paargefüge eine neue Position einzunehmen. So kann eine Person das Gefühl haben: „Ich brauche dich zum Überleben“, dann auf Abstand gehen, nachdenken und mit dem Gefühl der Verzweiflung arbeiten, bis sie schließlich sagen kann: „Ich brauche dich, aber ich sehe ein, dass auch du Bedürfnisse hast.“ Wer über seine Wut nachdenkt, findet möglicherweise zu einer anderen Haltung, von: „Ich bin so wütend. Ich hasse dich und du bist schuld, dass ich mich so einsam und alleingelassen fühle“ hin zu: „Ja, ich bin wütend auf dich, aber das ist nicht allein deine Schuld. Ich weiß, dass diese Wut auch damit zu tun hat, wie mich meine Mutter behandelt hat.“

Wichtig ist, dass die Partner verstehen, warum sie so verletzt auf Verlassenwerden, Zurückweisung, Kränkung, Kritik und Kontrolle reagieren. Wenn sie einmal diese Emotionen als eigene annehmen und erkennen, welchen Ursprung sie haben, sind sie eher imstande, Schuldzuweisungen wieder zurückzunehmen, den Blick auf sich zu richten und zu überlegen, wie sie mit ihren Gefühlen besser umgehen und wie sie sie umwandeln können.

Emotionen transformieren

Das letzte und möglicherweise grundlegendste Prinzip der Arbeit mit Gefühlen ist die Veränderung von Emotionen durch Emotionen. Das bedeutet, dass der Therapeut/die Therapeutin den Partnern helfen muss, zu ihren maladaptiven Grundemotionen vorzudringen, diese zu transformieren und durch stärker bindungs- und identitätsorientierte, adaptive Emotionen zu ersetzen. Mit anderen Worten, wenn einmal erkannt wurde, dass eine Person in einem Interaktionszyklus maladaptiv reagiert und deshalb eine Veränderung notwendig ist, muss die maladaptive Reaktion ausgelöst und ein anderes, adaptiveres Gefühl evoziert werden, das hilft, den maladaptiven Zustand ab- oder aufzulösen. Der Verstand allein und Einsicht in die Muster oder Ursprünge der Emotionen reichen selten aus, um Gedanken und Empfindungen, die mit diesen maladaptiven Zuständen einhergehen, zu verändern. Maladaptive Zustände lassen sich nicht allein mit der Expositionsmethode verändern. Das maladaptive Gefühl wird nicht allein dadurch besänftigt, dass die Person das Gefühl empfindet. Nur eine neue, positive emotionale Erfahrung, entweder mit dem Partner oder im eigenen Innern, kann korrigierend wirken, alternative Gefühle generieren und maladaptive Emotionen umwandeln oder auflösen.

In der paartherapeutischen Arbeit geht es in weiten Teilen darum, die maladaptiven Zustände eines Partners der einfühlsamen Reaktion und Validation der anderen Seite auszusetzen. Wenn ein Mensch feststellt, dass seine Angst vor Zurückweisung oder Entwertung mit einer liebevollen, wertschätzenden Reaktion beantwortet wird, entsteht das Gefühl, geliebt zu werden und wertvoll zu sein. Ferner helfen wir in der EFT-P den Partnern dabei, aus ihrer persönlichen Vergangenheit herrührende maladaptive Zustände zu verändern. Maladaptive Zustände aus der Vergangenheit werden transformiert (etwa Ängste vor Zurückweisung und Scham, aufgrund des Gefühls, ein falsches oder unpassendes Körperbild zu haben), indem man während der Sitzung zuerst das maladaptive Gefühl aktiviert und im Anschluss daran alternative Gefühle von Selbstwert und erwachsener Selbstliebe zugänglich macht – wodurch Scham und Angst von Mitgefühl mit sich selbst, möglicherweise sogar von erwachsener, gesunder Wut hinweggespült werden. Alternative Handlungstendenzen, Empfindungen, Bedeutungen und neue Sinngebungen erleichtern die Transformation von Angst und Scham.

Dazu ein weiteres Beispiel: Wenn es einer Person gelingt, eine gesunde Wut über die schlechte Behandlung durch den Vater oder die Mutter zu aktivieren, wird sie das Gefühl bekommen, ein Recht auf gute Behandlung zu haben. Auf diese Weise werden pathogene Überzeugungen über die eigene Unzulänglichkeit, die sich hinter maladaptiven Emotionen verbergen, angesprochen und korrigierende emotionale Erfahrungen ermöglicht. Menschen, die in der Kindheit sexuell missbraucht worden sind, haben womöglich gelernt, körperliche Nähe mit Angst zu assoziieren. In solchen Fällen kann die Therapie den Fokus auf das Aufspüren der maladaptiven emotionalen Reaktion in der Missbrauchssituation richten und die Person dann dazu bringen, ihre Wut über die Verletzung zu spüren und die positive und unterstützende Reaktion des Partners zu erfahren. Die Wut stärkt das Selbst, und die einfühlsame Reaktionsbereitschaft des Gefährten vermittelt Gefühle der Sicherheit und Bestätigung. Wenn sich der missbrauchte Mensch dann sicher und getröstet fühlt, fällt es ihm leichter, Angst und Scham zu überwinden, was wiederum die Interaktion neu strukturiert. Der Partner mit einer Missbrauchsgeschichte fühlt sich gestärkt und vermag nun zu erkennen, dass er dem anderen tatsächlich viel bedeutet; und er merkt, dass körperliche Annäherungsversuche nicht unbedingt einen Übergriff anbahnen, vielmehr Nähe, Liebe und Sicherheit fördern.

Wie unerledigte Themen bearbeitet werden, ist an anderer Stelle erläutert worden (Elliott et al. 2004; Greenberg et al. 1993; Greenberg/Watson 2006). Wir haben bereits ausgeführt, mit welchen spezifischen Methoden alternative Gefühle ausgelöst werden, und wir haben dargestellt, mit welchen Interventionen der Fokus der Aufmerksamkeit verändert und auf subdominante Emotionen gerichtet wird, um Bedürfnisse wahrnehmen und zu anderen Emotionen vordringen zu können, um Selfsoothing zu ermöglichen und der Person in Erinnerung zu rufen, dass sie in der Vergangenheit bereits adaptive Emotionen empfunden hat (Greenberg 2002a).

Fazit

Wir sind der Auffassung, dass es am hilfreichsten ist, Beziehungsbildung als Prozess der Affektregulierung und Kommunikation zu betrachten. Bindungstheorie und Objektbeziehungstheorie (Bowlby 1962; Fairbairn 1954; Winnicott 1965) haben uns davon überzeugt, dass zwischenmenschliche Verbindungen Möglichkeiten zur Emotionsregulierung sind – insbesondere zur Regulierung von Angst; die Selbsttheorie (Kohut 1977; Rogers 1951) hat uns davon überzeugt, dass Empathie und Validation durch einen anderen Menschen Selbstachtung und Scham regulieren. Dabei ist es wichtig, den noch höheren Wahrheitsgehalt des umgekehrten Vorgangs zu erkennen, nämlich dass es das Bedürfnis nach Affektregulierung ist, das die Suche nach Bindung und Validation auslöst. Menschen binden sich, weil es sich gut anfühlt, verbunden zu sein und brauchen Anerkennung, weil es sich gut anfühlt, anerkannt zu werden. Demnach haben wir das Bedürfnis nach anderen Menschen wegen der Gefühle, die sie uns vermitteln. Affektregulierung ist also der fundamentale, beziehungsbestimmende Mechanismus; wechselseitige Regulierung ist das Ziel einer Beziehung. Die EFT-P beabsichtigt weder, ein differenziertes Selbst zu entwickeln noch beabsichtigt sie, die Kommunikationsfertigkeiten des Paares zu trainieren. Sie will vielmehr die Fähigkeit des Individuums mobilisieren, die eigenen Affekte und die Affekte der anderen Seite zu regulieren.

Paare geraten in Schwierigkeiten, wenn ungesunde, emotionsorientierte Interaktionsmuster so reaktiv werden, dass Affekte und Interaktionen ungeregelt eskalieren. Die *emotionale Reaktivität* eines Paares lässt sich daran ermessen, wie häufig dysregulierte Affektzustände auftreten. Solche Zustände treten ein, wenn Menschen das Gefühl haben, ihre Sicherheit oder ihre Identität sei bedroht, und sie sich daraufhin protektiv und/oder defensiv verhalten. Wer dagegen die Fähigkeit besitzt, sich zu beruhigen und seine affektiven Reaktionen zu regulieren, wer auf das Bedürfnis des Partners nach Verbundenheit und Bestätigung eingehen kann, wer sich am Partner erfreut und ihm Interesse und Wärme entgegenbringt, aktiviert eine Interaktion, die geeignet ist, das positive affektive Gleichgewicht der Beziehung wiederherzustellen.

Eines der bekanntesten Probleme von Paaren ist, dass, wenn sich eine Seite primär verletzt, zurückgewiesen oder herabgesetzt fühlt und sie dieses Gefühl als sekundäre Wut auf den Partner äußert, der ihr das angetan hat, sich daraufhin die beschuldigte Person angegriffen fühlt und Angst bekommt, sich jedoch verteidigt und schließlich auch sekundäre Wut äußert. Paartherapie heißt, die Partner dabei zu unterstützen, die Art, wie sie emotional aufeinander reagieren, zu verändern, worauf sich ihre Interaktionen verändern. Der verletzte Partner muss sich seiner Verletzung bewusst werden und seinen Schmerz auf angemessene Weise zum Ausdruck bringen, ohne wütend zu sein; der beschuldigte Partner, gegen den sich die Wut gegebenenfalls richtet, muss fähig sein, auf den Angriff nicht mit Wut zu reagieren, vielmehr muss er die zugrunde liegenden Gefühle des anderen wahrnehmen oder die eigene Angst auf angemessene Weise zum Ausdruck bringen können. Das heißt, dass beide Partner dann in der Lage sind, ihre Verletzungsgefühle zu tolerieren und zu regulieren, um sie auf nicht fordernde Art zu äußern; dann sind sie auch in der Lage, auf den anderen beruhigend einzuwirken. Darüber hinaus müssen die Partner im Laufe der Zeit über ihre Emotionen nachdenken und diese, sofern sie maladaptiv sind, transformieren.

4 Motivationen

Wir können die Natur nur dadurch beherrschen, dass wir uns ihren Gesetzen unterwerfen.
Francis Bacon

Das Endziel des Lebens ist, in Übereinstimmung mit der Natur zu leben.
Zenon

Die humanistischen Psychologen Greenberg, Rice und Elliott (1993) sind zu der Auffassung gelangt, dass der Mensch wachstumsfördernde Erfahrungen anstrebt und dass das Grundprinzip allen Lebens darin besteht, Kohärenz zu erhalten und sich der Umgebung anzupassen – und dass Affekte darüber informieren, wie gut dies gelingt. Dieser Sichtweise zufolge informiert ein Affekt den Organismus darüber, was gut und was schlecht für ihn ist, weshalb unsere Gefühle eine fundamentale Quelle des Wissens sind. Alle emotionalen Reaktionen zielen auf die eine oder andere Weise, direkt oder indirekt darauf ab, den Lebensprozess zu regulieren und das Überleben zu sichern. Gefühle sind hoch funktional, indem sie dem Gehirn und dem Bewusstsein die Bewertung der inneren und äußeren Umgebung des Organismus erlauben, worauf diese entsprechend adaptiv reagieren können. Gefühle sind demnach die mentalen Manifestationen von Gleichgewicht und Harmonie – oder aber von Disharmonie und Unstimmigkeit (Damasio 2003). Sobald der Organismus eine Veränderung in der Umgebung wahrnimmt, wird er aktiv, um die besten Bedingungen für den Selbsterhalt und für effizientes Verhalten herzustellen. So gesehen ist das affektgesteuerte Verhalten des Menschen außerordentlich rational, weil es fein abgestimmt und auf geordnet komplexe Weise den vom Organismus angestrebten Zielen dient.

Johnson und Whiffen (2003) behaupten, Bindung sei eine Hauptmotivation, die in der Paartherapie eine große Rolle spiele. Menschen, die sich lieben und in intimen Beziehungen leben, haben ein grundlegendes Bedürfnis nach Nähe und ein grundlegendes Bedürfnis nach Sicherheit, um den Anforderungen des Lebens besser standhalten zu können. Wir möchten ein weiteres grundlegendes Beziehungsbedürfnis hinzufügen: den Wunsch nach innerem Wachstum. Der Mensch möchte so gesehen werden, wie er ist und sehnt sich nach Identitätsbestätigung und Akzeptanz. Selbstwertgefühl und Selbstwirksamkeit werden gestärkt, wenn man vom Lebenspartner affirmiert und geachtet wird. Unser theoretischer Rahmen kennt zwei fundamentale, für Beziehungen bedeutsame Bestrebungen: den

Wunsch nach Attachment und den Wunsch nach Erhalt der Identität. Dies sind erwachsene Bedürfnisse, und Beziehungskonflikte sind häufig darauf zurückzuführen, dass die Partner nicht fähig oder nicht willens sind, ihre unbefriedigten, gesunden Bedürfnisse nach Bindung und Validation auszudrücken. Erst wenn die KlientInnen die Fähigkeit erworben haben, ihren erwachsenen, unbefriedigten Bedürfnissen Ausdruck zu verleihen und auf diese Bedürfnisse zu reagieren, kann der Therapeut/die Therapeutin anfangen, sich mit den in der Kindheit nicht befriedigten Bedürfnissen zu befassen, von denen die aktuelle Beziehung möglicherweise beeinträchtigt wird.

Wir gehen davon aus, dass das Selbst stets danach strebt, sich geschützt und sicher fühlen zu können sowie seine Wirksamkeit, Kompetenz und Identität bestätigt zu bekommen. Werden diese Bedürfnisse in einer Beziehung nicht befriedigt, entstehen zwei Kernemotionen: Angst und Scham. Die Hauptängste in Beziehungen sind die Angst vor dem Verlassenwerden oder vor Zurückweisung; die wichtigsten Schamgefühle sind Scham, weil man nicht gesehen oder herabgesetzt wird bzw. weil man sich machtlos fühlt. Dieser Blick auf die Vielfalt der Motive hilft dem Therapeuten/der Therapeutin, die wichtige Rolle von Scham zu verstehen, die mehr mit Identitätsverunsicherung, weniger mit Angst vor dem Verlassenwerden zu tun hat.

Wir sind ferner zu der Auffassung gelangt, dass das Anziehung-Zuneigungs-System eine weitere Grundmotivation darstellt. Die Tendenz, Zärtlichkeit, Zuneigung oder Abneigung zu spüren, transzendiert sowohl das Streben nach Bezogenheit als auch das Streben nach Selbsterhalt und ist ein drittes Motivationssystem in intimen Beziehungen und bei der Paarbildung. Weil es bei diesem System mehr um positive als um negative Emotionen geht, steht es im Falle eines Konflikts nicht so sehr im Mittelpunkt; es ist eher für den Erhalt, die Verbesserung und die Stabilisierung einer Beziehung bedeutsam. Es impft das Paar gegen Konflikte und kann zu gegebener Zeit bei Paarkonflikten ein wirksames Gegengift sein. Es handelt sich hier um ein System, das sich bei aufkommenden Konflikten und Belastungen aktivieren lässt, um blitzschnell die positiven Systeme der Beziehung in Gang zu bringen. Maslow (1958) zufolge sind die Bedürfnisse nach Gemeinschaft und Selbstentfaltung fundamentale, überlebensorientierte Triebe, um Defizite auszugleichen – während Anziehung und echte Liebesgefühle eher positive, für den Erhalt einer glücklichen und erfolgreichen Ehe notwendige „Seins-Bedürfnisse“ sind. Bindung und Selbstentfaltung haben mehr mit der Organisation und Regulierung des Selbst zu tun, Anziehung-Zuneigung dagegen sind eher Gefühle, die dem anderen gelten. Demzufolge ist das Anziehung-Zuneigungs-System für einige der positiven Gefühle in Beziehungen verantwortlich, etwa für Liebe und Glücksgefühl, für Freude am Partner und Wertschätzung des Partners.

Wir befassen uns in diesem Kapitel mit *Identität*, *Bindung* und *Anziehung*, den drei erwachsenen beziehungsorientierten Motivationen, die in der emotionsfokussierten Paartherapie wichtig sind, und erläutern, wie sie von Affekten und Affektregulierung bestimmt werden. Die Entwicklung einer differenzierteren Theorie des Affektregulierungsprozesses in intimen Beziehungen erwachsener Menschen – und eine nähere Betrachtung seiner Funktionsweise – trägt zu einer differenzierteren Basis paartherapeutischer Interventionen bei. Eine differenziertere Bindungs- und Identitätstheorie sollte auf dem Verständnis der Funktionen verschiedener Affekte und ihrer Regulierung zu verschiedenen Zeiten im Bindungs- und Identitätsprozess beruhen, nicht auf globalen Konzepten, wie Sicherheit, Selbstwertgefühl, unterschiedliche Bindungsstile oder Persönlichkeitstypen. Wir müssen uns auf Emotionen konzentrieren, die entstehen, wenn eine sichere Bindung Brüche aufweist und das Selbstwertgefühl beschädigt ist – und mit diesen Emotionen arbeiten. Geht eine Bindung in die Brüche, durchläuft der Schmerz bestimmte Sequenzen: wütender Protest, ängstliches Klammern, Depression, Traurigkeit, Hoffnungslosigkeit, Verzweiflung und schließlich entfremdete Distanz. Diese Emotionen müssen im Fokus unserer Interventionen stehen. Es handelt sich hier um ein Skript, das bei Beziehungsproblemen oft eine entscheidende Rolle spielt. Es unterscheidet sich jedoch von Skripten der Zuneigung (die mit Freude, Mitgefühl, Liebe und Wärme verbunden sind) sowie von Skripten der Identität und Kompetenz (mit Interesse, Neugierde, Stolz und Wut verbunden) und von Skripten bedrohter Dominanz (die mit Scham, Zorn und Schuldgefühlen verknüpft sind). In der Paartherapie müssen wir uns mit all diesen Emotionen befassen.

Die drei beziehungsorientierten Motive

Im Folgenden werden die drei Motive in der Reihenfolge ihrer evolutionären Entwicklung beschrieben. Am Anfang steht der Vorläufer von Identität, die Behauptung des einen Organismus gegen andere Organismen, um bei Konflikten über Territorien, Status und Position die Grenzen zu definieren. Dann kam die Bindung an andere Menschen, von denen der Einzelne abhängig war, denen er vertraute und bei denen er bei Gefahr Schutz suchte. Dazu trat, drittens, und zwar erst in jüngerer Zeit, das Hingezogenwerden zu anderen Menschen, die der Einzelne als gleichartige Subjekte erkannte, die er mochte und schätzte, für die er Mitgefühl spürte und denen er sich hingeben wollte. In unseren Augen sind Menschen grundsätzlich beziehungsorientierte Wesen. Kohut (1984) erklärt, der Mensch könne sich genauso wenig von einem abhängigen zu einem unabhängigen Wesen entwickeln, wie er sich (von seinem Bedürfnis nach) Sauerstoff unabhängig oder von anderen biologischen Bedürfnissen frei machen kann.

Um uns sicher fühlen zu können, brauchen wir Kontakt und Trost; damit wir Selbstvertrauen entwickeln, benötigen wir die empathische Affirmation unserer Mitmenschen. Die meisten Probleme, die bei Paaren auftreten, sind nicht auf Konflikte zwischen ihrem Bedürfnis nach Verbundenheit und ihrem Bedürfnis nach Distanz oder auf Konflikte zwischen ihrem Bedürfnis nach Intimität und Autonomie zurückzuführen, wie im familientherapeutischen Lager gerne behauptet wird. Von unserem Standpunkt aus betrachtet, geht es bei Paarkonflikten vielmehr um das Gefühl, dass Bindung und Identität bedroht sind und um die Angst, ausgelöscht oder verlassen zu werden. In intimen Beziehungen schützen wir Menschen unsere Identität, als ginge es um unser Leben. Nachdem wir unsere frühesten Bindungen hinter uns gelassen haben, weigern wir uns meist vehement, anderen die Macht einzuräumen, uns zu definieren und zu bestimmen, was wir tun, wie wir uns fühlen und selbst sehen. So lange, bis wir uns verlieben und eine neue Bindung eingehen. Dann geschieht es erneut: Wir lassen zu, dass uns ein anderer Mensch so wichtig wird, dass er beeinflusst, was wir tun und wie wir uns selbst sehen.

Bindung und Identität sind in hohem Maße bindungsorientiert und auf die andere Person bezogen. Demnach ist der Prozess der Paarbildung, des Selbsterhaltes und der Selbstentwicklung ein dialektischer Prozess, mit dem Ziel der Interdependenz zwischen Ich und Du. Selbstregulierung und wechselseitige Regulierung wachsen simultan; die menschliche Entwicklungslinie geht nicht von Abhängigkeit zu Unabhängigkeit. Menschen sind interdependente Wesen, die sich gegenseitig regulieren, und diese gegenseitige Regulierung erlaubt Selbstregulierung und Verbundenheit (Beebe / Lachmann 1998; Stern, 1985). So betrachtet, sind Bindung und Identität dialektisch verknüpft und keineswegs zwei voneinander unabhängige Entwicklungsstränge. Für Beziehungen bedeutet dies, dass Menschen andere Menschen brauchen, die ihr Selbst bestätigen, weil sie nur ins Sein kommen, wenn sie sich in den Augen des anderen sehen (Sullivan 1955). Das kommt in der Grußformel der Zulus zum Ausdruck, wenn sie sich mit *Sawabone* begrüßen: „Ich sehe dich“ und zur Antwort *Sikhona* bekommen: „Hier bin ich.“ Dazu passt auch das Sprichwort der Zulus „Ein Mensch ist ein Mensch durch andere Menschen“. Buber (1958) beschrieb diesen Prozess der Ich-Du-Bestätigung, indem er sagte, dass sich Menschen erst dann absolut sicher sind, einen Schrei ausgestoßen zu haben, wenn sie aus der Stille heraus eine Antwort auf ihren Schrei hören. Dies ist eine weitere Bestätigung dafür, dass wir unserer persönlichen Existenz nur dann ganz versichert sind, wenn unser Sein vom Gegenüber gesehen und beglaubigt wird.

Eins dürfen wir dabei allerdings nie vergessen: Menschen werden auch von anderen wichtigen Motiven angetrieben, die nichts mit Beziehungen zu tun haben, etwa von dem Drang, etwas für die Umgebung Relevantes zu leisten und etwas zu erreichen; ebenso werden sie von der Neugier und vom Interesse an der nicht belebten Welt angetrieben. Diese Motive sind in intimen Beziehungen allerdings nicht so bestimmend, sofern sie nicht Teil eines Identitätsbedürfnisses sind, das gefährdet ist, weshalb hier nicht näher darauf eingegangen wird.

Die Wichtigkeit des Identitätssystems

Wie Bakan (1966), Kohut (1984), Rogers (1959) und andere vor uns, postulieren wir ein psychisches Bedürfnis nach Selbstkohärenz, Selbstachtung und Selbstbeherrschung – aufgrund des jedem Menschen eigenen Selbsterhaltungstriebes und des jedem Menschen eigenen Strebens nach Wohlbefinden. Dies ist eine komplexe und nicht klar konzeptualisierte Dimension menschlichen Bezogenseins, ein Motiv, das sich nur schwer mit einem Wort erklären lässt. Wir könnten auch vom Bedürfnis nach einer kohärenten Identität, nach Kompetenz, Selbstachtung, Selbstbeherrschung oder Selbstkontrolle sprechen. Man kann Identität auch eher als Bedürfnis nach Status, Macht, Kontrolle oder Einfluss auffassen, wobei sich, in unseren Augen, darin mehr das Bedürfnis nach Erhalt der Identität manifestiert, weniger eine fundamentale Motivation. Identität bedeutet, die eigenen Wünsche selbstbewusst zu äußern oder Kompetenz zu zeigen; sie umfasst auch eine nach Exploration und Beherrschung strebende Komponente, die sich allerdings von Freuds (1923 / 1961) Aggressionstrieb oder dem Autonomiebedürfnis (Murray 1938) unterscheidet – sofern diese Komponente als Bedürfnis nach Getrenntheit oder Unabhängigkeit interpretiert wird –, weil das Ich das Du braucht. Für den entgegengesetzten Pol dieser Dimension gelten recht unterschiedlichen Bezeichnungen: Man spricht von Abhängigkeit, Verstrickung, einem undifferenzierten, machtlosen Ich, geringem Selbstbewusstsein, Zerstörung, Desintegration oder Invalidation. Wir bezeichnen diesen komplex ausgeprägten menschlichen Drang als „Identitätsbedürfnis“, weil dieser Begriff unserer Meinung nach am besten ausdrückt, was dieser Drang in einer engen Beziehung bewirkt. Weil der Organismus das Bedürfnis hat, seine Kohärenz zu erhalten (um Angriffe auf seine physische Integrität abwehren zu können), hat sich ein Selbst entwickelt, das seine Kohärenz schützen will und danach strebt, die Umgebung zu kontrollieren und zu beherrschen; und das, um zu überleben und sicherzustellen, dass seine Identität nicht beschädigt wird oder seine Kohärenz nicht zerbricht. Es handelt sich dabei insofern um ein beziehungsorientiertes Bedürfnis, als das Ich zum Erhalt seiner Integrität vom Du wahrgenommen werden muss – von einem Gegenüber, das seine Gefühle und Leistungen validiert und seine Selbstwirksamkeit unterstützt. Bleibt das Bedürfnis nach Bestätigung der Identität unbefriedigt, gerät das

Selbst unweigerlich in Schwierigkeiten oder wird gar beschädigt, was Beziehungsprobleme nach sich zieht.

Der Mensch ist ein soziales Wesen, dem überaus wichtig ist, wie es von seinen Mitmenschen gesehen und ob es verstanden und geachtet wird. Bei Paarkonflikten geht es oft um das Gefühl, vom Partner nicht gesehen oder gewürdigt zu werden, es geht um nicht gesehene oder nicht befriedigte Bedürfnisse, um identitätsschädigende Definitionen oder um Kontrolle.

So zeigte sich beispielsweise eine Frau in der Therapie zutiefst verletzt, weil sie an der Seite ihres Mannes zwanzig Jahre lang auf der Farm gearbeitet hatte und ihr Mann, als die Farm verkauft wurde, tat, als könne er über das Geld alleine bestimmen – ohne jemals ihren Beitrag zum angesammelten Vermögen anzuerkennen.

Was ist Identität?

Identität ist die bewusste Wahrnehmung eines einmaligen, sich entfaltenden Selbst, gepaart mit einem bestimmten internen Prozess, der sich fortlaufend im eigenen Inneren abspielt. Im Grunde genommen, ist Identität die Art, wie wir unseren Erfahrungen einen Sinn geben. Menschen entdecken, wer sie sind, zum Teil aus dem, was sich in ihrem Inneren abspielt, zum Teil erfinden sie, wer sie sind. Dieser innere dialektische Prozess, wie implizit er auch sein mag, formt die Identität des Individuums, wobei er genetisch und historisch beeinflusst sowie gesellschaftlich und individuell gestaltet wird. Identität führt das, was der Mensch in der Vergangenheit war, mit dem zusammen, was er in der Gegenwart wird und formt zugleich sein künftiges Selbst.

Die innere Erfahrung unseres Selbst verläuft stets kontinuierlich und diskontinuierlich; eine Person gleicht jederzeit in wichtigen Teilen der, die sie schon immer gewesen ist, zugleich ist sie in wichtigen Teilen jetzt ganz anders. Identität umfasst die gegenwärtige Sicht des Menschen von sich selbst, aber auch charakteristische und musterhafte Äußerungen, die zeigen, welche Haltung der Mensch sich selbst gegenüber einnimmt und welche Gefühle er sich selbst gegenüber hegt. Sämtliche Beziehungen, ob zwischen dem Selbst und dem Anderen oder zwischen Selbst und Selbst, werden von Affekten gesteuert: Die dem eigenen Selbst entgegengebrachten Gefühle sind jedoch oft weniger offensichtlich als die anderen Menschen entgegengebrachten Gefühle. Das Auf und Ab der Beziehungen eines Menschen mit seinen Intimpartnern ist für sein Wohlbefinden von zentraler Bedeutung, andererseits ist es die innere Beziehung zum eigenen Selbst, die im Kern auf unerklärliche Weise sein Wohlbefinden bestimmt. Die Beziehung zwischen Selbst und Selbst beeinflusst auch, wie ein Mensch von seinen Mitmenschen gesehen wird und umgekehrt.

Dem identitätsorientierten Motivationssystem liegen folgende Kernemotionen zugrunde: Interesse, Stolz-Scham, Angst, Machtlosigkeit und Wut. Interesse motiviert Exploration und Selbstwirksamkeit, Stolz-Scham dagegen Statussuche und Selbstentfaltung. Scham löst das Bemühen aus, die Identität zu schützen, sie ist die Kernreaktion, wenn die Selbstentfaltung vernachlässigt oder behindert wird. Scham drückt der Identität einen ganz bestimmten Stempel auf und ist deshalb eine mächtige Kraft, die das Selbstgefühl eines Menschen bestimmt. Die Angst vor Kontrollverlust und die von Identitätsbedrohungen ausgelöste Machtlosigkeit und Herabsetzung lösen Kontrollanstrengungen aus, Wut dagegen das Bemühen, eigene Wünsche durchzusetzen.

Letztlich erschaffen sich erwachsene Menschen bestimmte Identitäten, um ihrem Leben Sinn und Zweck zu verleihen. Das sich herausbildende „Was-ich-bin" ist für den Menschen wichtig und will vom Mitmenschen beachtet werden, es möchte sich in den Augen anderer bestätigen und erreichen, dass seine Neigungen erkannt werden. Der Mensch kann sich nur bestätigt und wichtig fühlen, wenn andere seine Neigungen wahrnehmen. Wird die Existenz eines Menschen dagegen nicht bestätigt, wird er nach anderen Möglichkeiten der Validation suchen, weil er bestimmte Ergebnisse erreichen will oder muss, um sich seiner Existenz zu versichern. Erfährt eine Person von ihrem Partner keine ausreichende Bestätigung, kompensiert sie diesen Mangel häufig durch intime Beziehungen mit anderen Menschen, von denen sie Selbstbestätigung erfährt und die ihre Interessen teilen. Wird die Identität eines Menschen durch den Partner nicht bestätigt, rückt das Streben nach Validation in den Mittelpunkt. Dann sucht er möglicherweise Bestätigung durch äußerliche Dinge wie Besitz und materielle Erfolge. Das „Wer-ich-bin" misst sich daraufhin immer stärker daran, wie die eigenen Erfolge von anderen wahrgenommen werden sowie im Erwerb von Objekten. Wenn jedoch das Management des Selbstbildes durch Zuhilfenahme externer Mittel zum einzigen Fokus des Identitätserhalts wird, bleiben interne Validationsbedürfnisse unbefriedigt. Das Bestreben, ein bestimmtes Image aufrechtzuerhalten ist zwar ursprünglich ein Versuch, das soziale Überleben zu sichern, der innere Durst nach Bestätigung durch den Gefährten wird damit allerdings nicht gestillt. Schließlich verschafft sich die innere Stimme Gehör und sagt: „Ich will um meiner selbst willen bestätigt werden". Als Paartherapeuten haben wir die Aufgabe, den Partnern zu helfen, sich in der Beziehung „zu zeigen", auszudrücken, was sie fühlen und ihr Selbst zu verwirklichen, damit ihr tiefstes Inneres vom anderen validiert werden kann.

Identitätsvalidation kann bedeuten, die Kernemotionen einer Person zu bestätigen, bis hin zur Bestätigung aller ihrer Selbstwahrnehmungen. Das heißt, die Persönlichkeitsmerkmale des Partners validieren – etwa sein warmherziges, großzügiges, humorvolles Wesen; seine Neigungen validieren, indem man einwilligt, zu tun, was er gern hat, etwa Campingferien machen oder bestimmte Filme anschauen, oder seine Kompetenz oder Erfolge validieren. Nicht zu vergessen auch die Validation ihrer Rollen als gute Ehefrau, guter Ehemann, gute Mutter oder guter Vater. Die Beantwortung der Frage, welche Aspekte der Identität Validation verlangen, ist hochgradig kulturabhängig. Während es in der einen Kultur zu einer positiven Identität gehört, eine gehorsame Ehefrau oder ein einfühlsamer Ehemann zu sein, gelten diese Eigenschaften in einem anderen kulturellen Kontext womöglich als negative Identitätsmerkmale. Demnach ist das, was als positive Identität gilt, nicht von der Biologie oder Evolution bestimmt. Dagegen scheint das Bedürfnis nach Validation, Wertschätzung und Respekt, der Wunsch nach Anerkennung eigener Neigungen und nach Anerkennung der davon ausgelösten Emotionen tatsächlich eher naturgegeben zu sein.

Die Persönlichkeitstheorie (Rogers 1959; Stern 1985) geht zwar von der Wichtigkeit anderer Menschen für die Entstehung des Selbstkonzeptes aus, postuliert jedoch für ein Selbstregulierungssystem der Selbstorganisation eine separate, von Bindung unabhängige, jedoch mit Bindung interagierende Entwicklungslinie. Von diesem Standpunkt aus betrachtet, ist das Selbst eine unabhängige Quelle von Affekten und Motiven, das seine Umgebung kontrollieren möchte und nach Bewältigung und Kompetenz strebt. Dieser Wunsch wird, unter anderem, von den Affekten Neugier und Interesse gespeist. Wir sind der Ansicht, dass das Selbst vom Streben nach Autonomie motiviert wird, d. h. nach bewusster Kontrolle, weniger vom Streben nach Getrenntheit oder Unabhängigkeit, vielmehr vom Wunsch nach Bewältigung oder Kompetenz und nach Verbundenheit. Wohlbefinden und Wohlgefühl stellen sich ein, wenn all diese Bedürfnisse befriedigt werden (Ryan / Deci 2000). Dazu kommt, dass mit wachsendem Selbstvertrauen und wachsender Selbstbeherrschung das Selbst immer besser imstande ist, sich zu regulieren und zu beruhigen. Der Prozess der Selbstorganisation und Identitätsbildung interagiert jedoch sehr stark mit dem einfühlsamen Reaktionsvermögen der Mitmenschen und wird von deren Reaktionsvermögen positiv beeinflusst. Identität erfordert Spiegelung und Validation, und das unterscheidet sie von Bindung, die Nähe und Verfügbarkeit erfordert. Was wir damit sagen wollen, ist, dass Bindung, die primär durch Nähe und Verfügbarkeit hergestellt wird, auch Züge von Spiegelung und Validation trägt. All diese dyadischen Prozesse sind Teil des Mutter-Kind-Bondings und der Sprachentwicklung; sie sind auch für Erwachsene wichtig, wobei wir davon ausgehen, dass Spiegelung und Validation für Bildung und den Erhalt der Identität notwendig sind, Bindung und Nähe für Bildung und Erhalt von Sicherheit.

Die Grundlagenforschung bestätigt die Existenz eines Identitätssystems

Es gibt eine Reihe interessanter wissenschaftlicher Untersuchungen über die Auswirkungen des Handlings junger Mäuse und Ratten. Die weisen nach, dass neben dem Bindungssystem eine eigene unabhängige Entwicklungslinie existiert, nämlich die eines wirkmächtigen exploratorischen Systems (Denenberg 1999, 2000). Das Handling junger Ratten in der ersten Serie von Experimenten führte zu Tieren, die, verglichen mit der Kontrollgruppe, weniger Stressverhalten zeigten und auf neue Stimuli mit einem geringeren Kortisonausstoß reagierten. In einer weiteren Serie von Experimenten konnte nachgewiesen werden, dass Schock, Handling, das Leben in einer anregenden Umgebung sowie verstärkte mütterliche Fürsorge jeweils unabhängig voneinander anhaltende Hirnveränderungen auslösten, die das Lernverhalten verbesserten. Denenberg (1999, 2000) hat die Ergebnisse dieser Entwicklungslinie zusammengefasst und daraus geschlossen, dass stets der gleiche Mechanismus zugrunde liegt – ob die Jungtiere nun mit Schock, Handling, einer neuen Umgebung oder mütterlicher Fürsorge stimuliert wurden. Er geht davon aus, dass sich all diese Entwicklungen nicht ausschließlich mit mütterlicher Zuwendung oder mit einer sicheren Bindung erklären lassen, und er betrachtet Stimulusvariation als die Schlüsseldimension früher Erfahrungen. Deshalb behauptet er, dass sich Jungtiere an spätere Lebensereignisse umso besser anpassen, je größer die Bandbreite ihrer Erfahrungen in ihren frühesten Lebensabschnitten war. In jüngster Zeit hat Tang (2001, 2003) festgestellt, dass Jungtiere, die einer neuen Umgebungen ausgesetzt waren, später in einem offenen Feld aktiver und neugieriger waren, bessere Lernergebnisse erzielten, niedrigere Kortisonspiegel und ein besseres soziales Gedächtnis aufwiesen. In dieser Forschungslinie haben mütterliches Verhalten und eine von der Versuchsleitung ausgehende Manipulation (Handling und das Aussetzen in einer neuen Umgebung) jeweils unabhängig voneinander die emotionale Reaktivität reduziert (sowohl im Bereich des Verhaltens als auch physiologisch) sowie weitere verhaltensorientierte und biologische Prozesse modifiziert.

Deshalb nehmen wir an, dass sich Selbstvertrauen und Selbstwirksamkeit aus anderen Erfahrungsquellen ableiten, nicht nur aus Bindung, und dass es hilfreich ist, die Entwicklung und den Erhalt von Identität, Selbstwirksamkeit und Selbstwertgefühl nicht mit der Entwicklung von Bindung und Sicherheit gleichzusetzen. Um bei einem Paar das Verhalten der Partner verstehen zu können, benötigen wir also mehr als die Perspektive der Bindungsmotivation. Für die paartherapeutische Praxis bedeutet dies, dass bei Schwierigkeiten, die mit der Identität zu tun haben, andere Emotionen im Spiel sind, die folglich völlig andere therapeutische Reaktionen erfordern als Schwierigkeiten im Bereich von Bindung. In der Literatur über das

Bindungsverhalten Erwachsener gelten Identität und Selbstwertgefühl als Bindungskomponenten; es wird behauptet, dass sich eine sichere Bindung positiv auf Selbstwertgefühl und Selbstvertrauen auswirkt und dass eine sichere Bindung unweigerlich ein gutes Selbstwertgefühl hervorbringt. Obschon es sicher zutrifft, dass eine sichere Bindung in der Kindheit das Gefühl erzeugt, geliebt zu werden und liebenswürdig zu sein, schwankt das Selbstwertgefühl von Menschen mit einer solchen Bindungsgeschichte erheblich – abhängig davon, ob sie bei ihrer Peergroup Erfolg haben und ihre Leistungen validiert werden oder nicht. Dies hat oft Auswirkungen auf die Bindungen und Beziehungen, die sie dann als Erwachsene eingehen. Andererseits gibt es auch resiliente Menschen, die, ungeachtet ihrer unzulänglichen Bindungsgeschichte, Stärken, Kompetenz und Selbstachtung entwickelt haben (Masten 2001).

Wie sich das Selbst entwickelt

Stern (1985) hat nachgewiesen, dass die Entwicklung des kindlichen Selbst mit der Konstruktion von Selbstwirksamkeit, Affektivität, Kohärenz und Kontinuität einhergeht. Er vertrat die Meinung, dass sich Neugeborene keineswegs im Zustand der Verschmelzung mit der Mutter befinden – aus dem sie sich dann befreien müssen, um ein eigenständiges und einzigartiges Selbst zu bilden. Stern zufolge bringen Neugeborene bereits die Fähigkeit mit, ihre Betreuungsumgebung aktiv zu beeinflussen. Sie besitzen ein *präverbales Gefühl ihres Selbst* – ein Gefühl für Selbstwirksamkeit, körperliche Kohäsion, zeitliche Kontinuität und Intention. Die Fähigkeiten zur Selbstreflexion und zu sprachlicher Äußerung, die sich später entwickeln, beeinflussen im Laufe der Zeit diese präverbalen Selbsterfahrungen; beide manifestieren ihre Existenz und transformieren sie in neue Erfahrungen. Die im Säugling stattfindenden Organisationsveränderungen und die Interpretation dieser Veränderung durch die Eltern beeinflussen sich wechselseitig und ermöglichen die Neuintegration des kindlichen Selbstgefühls und der kindlichen Identität. Stern bemerkt, dass, obwohl niemand genau weiß, was das Selbst ist – und davon keine einheitliche Vorstellung existiert –, erwachsene Menschen ein sehr reales Gefühl für ihr Selbst besitzen, das ihren ganzen sozialen Lebensalltag prägt. Das Selbst zeigt sich in vielerlei Formen: als eigenständiger, definierter, integrierter Körper und als Handlungsakteur; das Selbst fühlt, bringt Intentionen hervor, es symbolisiert Erfahrungen in Form von Sprache und kommuniziert persönliches Wissen. Wir Menschen verarbeiten unsere Erfahrungen instinktiv so, dass sie zu einer Art einzigartiger subjektiver Organisation zu gehören scheinen, die wir meist als „Selbstsinn" *(sense of self)* bezeichnen. Dieses Gefühl des eigenen Selbst als ein kohärentes Ganzes legt den Grundstein für die Entwicklung einer Identität, die definiert, wer dieses „Ich" tatsächlich ist.

Der Selbstsinn umfasst, laut Stern, das Gefühl der Selbstwirksamkeit, der physischen Kohäsion, der Kontinuität, der Affektivität sowie das Gefühl eines subjektiven Selbst, das Intersubjektivität mit einem anderen Menschen zu erreichen vermag, eine Organisation hervorbringen und Sinn vermitteln kann. Dieses Selbst-Bewusstsein entwickelt sich im Laufe des Lebens und wird in der Adoleszenz schließlich zu einer Identität. Die Identität eines Menschen, wie auch ihre grundlegenderen Substrate, muss zeitlebens von anderen einfühlsam wahrgenommen, anerkannt und bestätigt werden. Sterns Konzept vom „Bedürfnis nach affektiver Einstimmung“ – ein wesentlicher Bestandteil der Entwicklung eines subjektiven Selbstgefühls – bekommt in Paarbeziehungen bei der Validation der Identität einen besonders hohen Stellenwert. Demnach ist empathische Einstimmung auf alle Affekte für die Validation der Identität essenziell; essenziell für Bidnung dagegen sind lediglich die Einstimmung in Kummer, Trennungsangst sowie Trostbedürfnisse. Ein Mensch, dessen Gefühle in der Kindheit abgewertet wurden oder die in einer intimen Partnerschaft abgewertet werden, erfährt eine tiefe Verletzung seiner Identität. Menschen können nur dann eindeutige und sichere Identitäten entwickeln, wenn ihre Affekte gespiegelt und validiert werden.

Bindungsstile entstehen früh im Leben. Die Identität bildet sich überwiegend erst später heraus, besonders intensiv in der Adoleszenz. Während sich Selbstsinn und das Gefühl von Selbstwirksamkeit bereits in der frühen Kindheit entwickeln, kristallisiert sich das Gefühl für die eigene Identität in der Adoleszenz heraus. Im Laufe der Entwicklung und Differenzierung gewinnen für die meisten Menschen das Überleben und die Behauptung der Identität höchste Priorität. Heranwachsende lösen sich von den Eltern, um sich dann stärker von ihnen zu unterscheiden und ihresgleichen ähnlicher zu werden. Nicht nur Jugendliche, bereits Kleinkinder fühlen sich zu ihresgleichen hingezogen. Gender-Identität und die Art, wie sie interpretiert wird, bestimmt in weiten Teilen, wer man in einer Beziehung ist. In manchen lesbischen Beziehungen beispielsweise ist das „Butch“- oder „Femme-Sein“ ein wichtiger Bestandteil der Identität, der beeinflusst, mit wem die Frau eine Bindung eingehen und welche Rolle sie in der Beziehung übernehmen wird. Homosexualität oder Transsexualität sind entscheidende Elemente der Identitätsentwicklung, die erwachsene Bindung so lange ausschließen, bis deren Entwicklung erfolgt ist. Von der dann gelebten Bindung wird erwartet, dass sie die eigene Identität bestätigt. Für die meisten Erwachsenen sind Identität und identitätsbestätigende Beziehungen ein zentrales Thema.

Erwachsene können ihre wechselnden affektiven Zustände erheblich besser regulieren, als es Säuglingen möglich ist. Sie sind weit eher in der Lage, sich durch eigenes Handeln Freude, Spannung und Befriedigung zu verschaffen. Erwachsene entwickeln Identitäten, deren Validation ihnen oft fast genauso wichtig, ja manchmal sogar noch wichtiger ist als eine enge Bindung. Das lässt sich bei Trennungen beobachten, die auf Ängste vor Identitätsverlust zurückzuführen sind, auf Beschädigung der Selbstachtung oder auf das Gefühl, dass die eigenen Neigungen und Wünsche vom anderen nicht wahrgenommen oder respektiert werden. Identitätsbedrohungen können letztlich erwachsene Bindung verhindern. Um bei Paarkonflikten die eigene Identität zu schützen, hören manche Menschen nicht auf, den Partner zu attackieren oder zu kontrollieren, oder sie verharren in Unterordnung oder in einer nachgiebigen Haltung, um keine Veränderung zu riskieren. Oft basiert das Gefühl, in einer Sackgasse zu stecken, auf dem Drang, die Integrität der eigenen Identität zu erhalten. Widerstand gegen Veränderung kann auf der Befürchtung basieren: „Was passiert wohl mit dem Wesen, das ich bin, falls ich mich verändere?“ Widerstand kann auch auf Feindseligkeit zurückzuführen sein: „Versuch nur ja nicht, mich zu verändern!“ oder aber auf Scham: „Wenn ich mich jetzt ändere, welches Licht wirft das auf die Zeiten, in denen ich jede Veränderung verweigert habe?“

Die Evolution von Identität, Status und Rang

Die Behauptung der eigenen Identität ist ein beziehungsorientiertes Motiv, das sich im Laufe der Evolution entwickelt hat. Dieses Phänomen lässt sich auch in Tiergesellschaften beobachten, wo es Dominanzhierarchie heißt; umgangssprachlich ist es als „Hackordnung“ bekannt. In der Soziologie wird die Position in einer solchen Hierarchie *Status* genannt und jeder Schritt, mit dem Ziel, den eigenen Status zu behaupten oder zu verbessern, heißt *Machtausübung*. Bei Schimpansen konnten viele verschiedene Dominanz- und Unterordnungssignale beobachtet werden (de Waal 1986, 1996). Recht typisch ist dabei, dass der Anführer der Gruppe, ein Alpha-Männchen, seine Vormachtstellung behauptet, indem er sich wütend gebärdet, andere tyrannisiert und bedroht. Macht ist ein soziales Konstrukt. Andere Mitglieder der Gruppe bestätigen sie auf deutlich erkennbare Weise, etwa indem sie Angst zeigen (fluchtbereit sein, schreien) und sich unterwürfig verhalten (Reverenz erweisen). Ein Tier, das seine Macht demonstriert, signalisiert damit, dass es bereit ist, seinen Willen durchzusetzen – notfalls mit Gewalt (etwa im Bereich der Sexualität oder durch Aneignung einer Ressource, etwa von Nahrung). Die anderen Gruppenmitglieder akzeptieren diesen Machtanspruch. Der Alpha-Schimpanse sieht größer aus als die anderen Affen, weil er bei seinen Machtdemonstrationen das Fellhaar aufstellt, während das Fell der sich unterordnenden Tiere glatt bleibt. Diese machen Unterordnung signalisierende Gruß-Gesten, verneigen sich vor dem Alpha-Tier, bieten ihm gelegentlich ein Blatt oder einen Stock an und drücken ihm einen Kuss auf die Füße oder auf den Hals.

Tiere, die sich ihres Platzes in der Rangordnung nicht stets bewusst sind, bringen sich in Gefahr, verpassen Gelegenheiten, sich mit Ressourcen zu versorgen (Nahrung, Partner, Verbündete) und werden von mächtigeren, dominanteren Tieren vehement abgewehrt, wenn sie unerlaubt nach Ressourcen greifen. Das Verhalten von Tieren orientiert sich an ihrer ranghohen oder rangniedrigen Position, und ihr Verhalten ändert sich, wenn sich ihr Rang verändert. Statusrelevantes Verhalten ist nicht erlernt, vielmehr – genau wie das Bindungssystem – ein angeborenes komplexes affektives, kognitives, motivationsorientiertes Verhaltenssystem. Die Evolution hat auch den Menschen bewegt, auf seinen sozialen Rang und seine Identität bedacht zu sein und um Ressourcen zu konkurrieren – genau wie ihn das evolutionär geprägte Bindungssystem bewegt, Fürsorge zu geben und zu empfangen (Gilbert 2003; Gilbert / McGuire 1998).

Aggressive Dominanzdemonstrationen, Macht und Kontrolle sind Instrumente, die sich zum Erhalt von Identität, Selbstachtung oder Status einsetzen lassen. In Tier-, aber auch in Menschengesellschaften versuchen aggressiv dominante Wesen untergeordnete Wesen zu kontrollieren. Bei Menschen zeigt sich dies in extremer Form, indem sie z.B. andere tyrannisieren; bei Paaren und Familien durch Gewaltausbrüche. Wir konkurrieren aber auch auf weniger offensichtliche Weise um Positionen oder Ressourcen, ohne dabei aggressiv zu werden. Man braucht sich das Bedürfnis nach Identität, Selbstachtung und Status nicht lediglich als Feindseligkeit auslösende Faktoren zu denken (Gilbert 2001). Die Art, wie Menschen miteinander um Anerkennung konkurrieren, kann zwar aggressiv sein, besteht jedoch noch öfter aus Versuchen, andere anzuziehen. Wir möchten von unseren Mitmenschen Status, Stellenwert und eine Position eingeräumt bekommen, weshalb uns Anerkennung und Validation äußerst gut tun. Wir möchten als begehrenswerte Liebhaber oder Liebhaberinnen, Freunde oder Freundinnen und als gute Teamspieler gelten, indem wir uns attraktiv und liebenswürdig präsentieren. Aufgrund dieser Zusammenhänge ist vielen Menschen primär daran gelegen, nur ja keinen niederen Rang einzunehmen, nicht von anderen kontrolliert zu werden und / oder nicht von guten Gelegenheiten ausgeschlossen zu werden oder eine gute Gelegenheit zu verpassen. Um in den Augen der Mitmenschen als attraktiv zu gelten, müssen im Gegenüber positive Affekte stimuliert werden und nicht Angst oder ängstliche Unterordnung, indem man sich aggressiv gebärdet (Gilbert 1997, 2001; Gilbert / McGuire 1998). Auch in Partnerschaften müssen sich beide Beteiligten gegenseitig wertschätzen. Wer in eher stabilen und zufriedenstellenden Beziehungen lebt, sieht im Gefährten Stärken, die er in den Partnern anderer Menschen nicht sieht (Rusbult et al. 2000). Wir sind auch eher in der Lage, in anderen das Beste zu sehen, wenn wir unsere eigenen besten Seiten sehen können (Murray Holmes / Griffin 2000). So kommt es, dass Kooperation und

Zugehörigkeit für das Überleben und den Reproduktionserfolg unserer Spezies wichtiger wurden als Dominanz (Gilbert 1989). Manchen in einer Zweierbeziehung lebenden Menschen fehlen diese Fertigkeiten, weshalb sie Dominanz und erzwungene Anerkennung mit Respekt oder Liebe gleichsetzen.

Wem an der eigenen Identität und am eigenen Rang gelegen ist, muss sich dafür interessieren, wie er von anderen Menschen gesehen wird – und reagieren, wenn er Gefahr läuft, die Anerkennung seiner Identität zu verlieren. Sicher ist es eine der schwierigeren Herausforderungen der Evolution, Menschen in die Lage zu versetzen, die Reaktionen ihrer Mitmenschen richtig einzuschätzen und unterscheiden zu können, wem sie Vertrauen schenken dürfen und wer ihnen echte Wertschätzung entgegenbringt (Tooby / Cosmides 1990). Die nonverbale, oft automatisch ablaufende Kommunikation, mit der Vertrauenswürdigkeit, Identitätsfragen und Verhaltensweisen evaluiert werden, ist für den sozialen Rang genauso wichtig wie für Bindung. Menschen, die in einer liebevollen Beziehung leben, schauen einander in die Augen, was ein klares Zeichen für Begehren und Zuneigung ist. Sie wollen anschauen und angeschaut werden. In Konfliktsituationen dagegen starrt die dominante Person die untergeordnete an, nicht umgekehrt. Würden Rangniedrigere den Blick nicht abwenden, steigerte sich mit einiger Sicherheit auf beiden Seiten die Erregung, was die Wahrscheinlichkeit, dass es zum Kampf kommt, erhöht. Signalisiert ein Partner, dass er sich schämt, wird sich dies auf die Wut des anderen auswirken. Menschen, die sich sehr stark schämen, nehmen meist eine unterwürfige Haltung ein, vermeiden Blickkontakt, fühlen sich gehemmt und können sich nicht mitteilen. Dies ist eine hochgradig defensive Position, die sich z. B. von einer fürsorglichen oder kooperativen Position erheblich unterscheidet. Eine unterwürfige, defensive Position kann sich plötzlich einstellen, auch gegen den eigenen Willen. Wir fallen in diese Rollen, weil uns die Evolution mit Emotionen ausgestattet hat – etwa mit dem Gefühl der Peinlichkeit, der Scham oder der Demütigung. Diese Emotionen reagieren besonders sensibel darauf, wie Menschen meinen, von anderen gesehen zu werden, und stellen sich ein, sobald ihre Identität bedroht wird oder schmerzliche Gefühle ignoriert werden. Wenn in einer intimen Beziehung Schamgefühle dieser Art vorkommen, sind Störungen der Intimität geradezu vorprogrammiert.

Emotionen und Identitätsbehauptung in Beziehungen

Scham und die ängstlichen Versuche, sich vor Schamgefühlen zu schützen, spielen in zwischenmenschlichen Beziehungen eine tragende Rolle. Wenn Scham ausgelöst wurde, wird der Betroffene diesem Gefühl höchste Priorität einräumen und alle anderen Dinge ausblenden, nur nicht die Angst.

Schamgefühle und die leichtere Version, Verlegenheit, nehmen in Ehen großen Raum ein. Scham ist meist eine Reaktion auf Verachtung, Erniedrigung oder Invalidation durch den Partner. Wer sich verletzt fühlt und dann vom Partner beleidigt oder nicht unterstützt wird, kann eine tiefe narzisstische Kränkung erfahren, die lange nicht verheilt. Wer am Boden liegt und vom Partner getreten wird, vergisst das nicht so leicht. Andererseits kann man von einem liebenden Gefährten die so sehr benötigte Beruhigung und Affirmation bekommen, wenn die Person, die sich beschämt oder gedemütigt fühlt, dies dem Partner mitzuteilen vermag und diese Gefühle, die wohl zu den schwierigsten emotionalen menschlichen Erfahrungen gehören, nicht verheimlicht.

Die benötigte Unterstützung und Bestätigung des Partners zu wünschen, sie aber nicht erbitten zu können, ist eines der größten Probleme, weil dieses Unvermögen verhindert, dass Menschen von ihren Partnern tatsächlich bekommen, was sie brauchen. Menschen, die sich als stark und unabhängig empfinden, fällt es oft äußerst schwer, Schwäche zu zeigen und um Unterstützung zu bitten. Je schwächer das Selbstwertgefühl, desto schwerer fällt es, sich anderen zu öffnen, weil die Angst vor Zurückweisung dies verhindert (Murray et al. 2000). Wer glaubt, vom Partner, aufgrund spezifischer zwischenmenschlicher Qualitäten positiver gesehen zu werden, fühlt sich stärker geschätzt und akzeptiert (Murray et al. 2001). Um uns geliebt und geschätzt fühlen zu können, müssen wir spüren, dass unsere positiven Eigenschaften wahrgenommen werden. Hat der Partner jedoch Schwierigkeiten damit, spezifische, besonders geschätzte Qualitäten zu nennen, insbesondere Qualitäten, die andere nur sporadisch aufweisen, wird sich sein Gegenüber vermutlich nicht geliebt fühlen. Alle Menschen brauchen das Gefühl, dass sie für den Partner etwas ganz Besonderes sind und von ihm geschätzt werden.

Die primären schmerzhaften Emotionen, die dem Gefühl, nicht gewürdigt und in seiner Identität bedroht zu werden, zugrunde liegen, sind Scham (ausgelöst durch Geringschätzung oder Entwertung) sowie Angst (ausgelöst durch Bedrohung des Ansehens oder der Kontrolle) und die komplexen, von Machtlosigkeit ausgelösten Empfindungen. Dominierende Wut ist oft eine sekundäre Reaktion auf Identitätsbedrohung oder auf eine Bedürfnisfrustrierung. Verachtung ist eine hochmütige Reaktion auf eine wenig geschätzte Verschiedenheit. Stellt sich eine dieser Emotionen als Antwort auf die Bedrohung von Identität oder Status ein, dient sie hauptsächlich der Affektregulierung, weil sie das Selbstwertgefühl schützt und die persönliche Position in den eigenen Augen – und in den Augen der Mitmenschen – absichert. Verachtung, ein extremeres Gefühl als Wut, kann als destruktivste Form des Versuchs gelten, die Identität zu erhalten, indem man sich eine Position der Überlegenheit verschafft und auf den Partner herabblickt (Gottman et al. 1988). Oft ist kraftspendende Wut die gesunde, primäre Emotion auf Identitätsverletzungen, die es ermöglicht, Grenzen zu setzen.

Eine besonders wichtige dynamische Sequenz bei Paaren ist der Scham-Wut-Zyklus. Oft folgen auf Scham Wut oder Zorn, worauf sich später, weil man wütend geworden ist, Trauer oder Schuldgefühle einstellen. Dies scheint ein fundamentaler emotionaler Zyklus zu sein. Oft folgt auf das Gefühl der Machtlosigkeit (im Hinblick auf Handlungen eines Partners, die als störend oder als Status bedrohend empfunden werden) wütende Vergeltungslust, die, insbesondere bei Männern, sogar in gewalttätige Auseinandersetzungen münden kann. Hier handelt es sich um eine sekundäre Emotion und um ein untaugliches Mittel zur Vermeidung unerträglicher Schamgefühle. Machtlosigkeit ist ein komplexerer Gefühlszustand als Scham, die sich auf eine Demütigung bezieht, obwohl auch Anteile von Beschämung enthalten sein können. Machtlosigkeit äußert sich im Gefühl, hilflos in einer Falle zu stecken und wehrlos zu sein, dazu kommt Scham über die eigene Machtlosigkeit und womöglich die Angst vor den Folgen dieses hilflosen Zustands. Machtlosigkeitserfahrungen sind Beziehungsgifte. Wer sich in einer Beziehung allzu häufig machtlos fühlt, wird sich in Passivität flüchten, sich zurückziehen, aufgeben oder sich abwenden.

Eine weitere wichtige emotionale Reaktion auf Identitätsbedrohung ist der Rückzug zum Schutz der Identität – unter Verzicht auf Dominanzversuche. Solche Menschen reagieren nicht mit Wut oder Zorn, sondern richten eine Wand auf, um sich zum Selbstschutz hinter diese Wand zurückzuziehen. Sie sehen die mit Offenheit und Nähe verbundenen Gefahren, die Vorteile sehen sie nicht. Es kommt zum Vertrauensverlust, der fortan die Interaktionen des Paares bestimmt. Die Partner verschanzen sich hinter einer Schutzwand, weil sie fürchten, geschwächt, verurteilt und kritisiert zu werden, sobald sie hinter der Wand hervorkommen und sich zeigen. Damit wird der Lösungsversuch selbst zum Problem, der Kontakt geht verloren, und die Liebesbeziehung mutiert zur Zweckgemeinschaft.

Was Identitätsbestätigung in intimen Beziehungen bewirkt

Systemische und interaktionsorientierte theoretische Ansätze betonen Macht, Hierarchie sowie Grenzen und richten den Fokus (obschon sie kein Motiv für Identität, Macht oder Dominanz postulieren) auf Kommunikationsanalyse und auf die Analyse von Interaktionen im Hinblick auf Einflussstärke und deren beeinflussende Effekte. Sluzki (1983) beispielsweise definiert *Kommunikation und Interaktion* als kontinuierliche Anträge und Gegenanträge auf Position und Status. Aus emotionstheoretischer Sicht sind Emotionen eine zentrale Ordnungskraft, und es finden Handlungen zur Sicherung von Macht, Kontrolle und Einfluss statt – und zwar wegen der Emotionen, die sie produzieren. Auf Emotionen gerichtetes Kontrollverhalten ist im Grunde der Versuch der kontrollierenden Person, die eigenen Affekte zu regulieren. Männer, die vermutlich stärker als Frauen auf ihre Erregung reagieren und affektive Dysregulierung weniger gut ertragen (Gottman 1999), sind typischerweise darauf sozialisiert, keine Schwäche zu zeigen. Zur eigenen Affektregulierung werden sie deshalb oft dominierend und kontrollierend. Meist versuchen sie auf diese Art ihre Angst- oder ihre Schamgefühle unter Kontrolle zu bringen, manchmal auch ihre Wut. Am allermeisten fürchten sie sich vor Demütigungen, Machtlosigkeit und Kontrollverlust. Als tiefste Beschämung empfinden sie es, wenn sie sich unsichtbar oder wertlos, fehlerhaft oder abgewertet fühlen. Deshalb bemühen sich viele Männer angestrengt, ihre Identität zu stützen und zu verteidigen. Kontrollverhalten ist demnach der Versuch, Angst und Scham abzuwehren.

Eine Gesellschaft, die Dominanz- und Konkurrenzverhalten in den Bereichen Wirtschaft und Sport belohnt, verstärkt die Angst der Männer vor Vulnerabilität. Diesen Geist tragen sie dann in ihren Aktenmappen oder Sporttaschen mit nach Hause. Konkurrenz und Dominanz sind jedoch nicht die besten Strategien, wenn es um Intimität, Verbundenheit und Validation geht. Demnach haben Kontrolle und Dominanz Affekt regulierende Funktionen, aber auch kulturell erlernte Wurzeln; beides muss verstanden werden. Das Gefühl von Machtlosigkeit und Herabsetzung löst jedoch bei beiden Geschlechtern das Bedürfnis nach Identitätsbestätigung und Wiedergewinnung der Position aus, weshalb Männer und Frauen auf emotionsregulierende Strategien zurückgreifen, die oft im Versuch enden, den anderen zu kontrollieren.

Hat in Paarbeziehungen eine Seite den Eindruck, dass ihr Selbstwertgefühl, ihre Selbstachtung, die Hierarchieposition oder ihr Status gefährdet sind, empfindet sie dies als Identitätsbedrohung. Ist die Identität bedroht, erheben Macht- und Kontrollthemen ihre hässlichen Häupter. Kontrolle ist, wie bereits gesagt, der Versuch, Affekte zu regulieren, die Identität zu erhalten und die eigene Position innerhalb der Paarhierarchie zu schützen. Meist verstehen die beiden Partner ihr Verhalten lediglich als Bemühen, ihren Status der Ebenbürtigkeit zu erhalten – keineswegs als Versuche, den anderen zu dominieren. Wer in einer Beziehung danach strebt, sich zu behaupten und durchzusetzen, reagiert nicht per se pathologisch, verhält sich vielmehr nur so, wie es menschlichem Verhalten einprogrammiert ist. Solche Reaktionen werden nur dann ungesund, wenn eine Bedrohung der Identität mit zwanghafter Dominanz beantwortet wird. Gesundes, mit dem Bedürfnis nach Identität verbundenes Dominanzverhalten äußert sich in angemessener Selbstbehauptung, in Grenzsetzung und im angemessenem Streben nach Anerkennung. Maladaptive Dominanz äußert sich in Versuchen, den anderen zu zwingen oder zu verändern und zu beweisen, dass man Recht hat, was bei Unstimmigkeiten soweit gehen kann, dass der dominante Partner seine Position mit Gewalt durchsetzt.

Die Neigung zu zwanghafter Dominanz ist oft darauf zurückzuführen, dass die Person in der Beziehung derzeit nicht ausreichend validiert wird. Manche Menschen reagieren auf Bedrohungen ihres Status besonders zwanghaft, indem sie versuchen, die Scham (aufgrund von Entwertung oder wegen der Angst vor Kontrollverlust) abzuwehren. Dies ist meist auf Kindheitserlebnisse zurückzuführen, als die Person machtlos gemacht oder beschämt wurde oder wiederholt das Gefühl hatte, die Kontrolle zu verlieren. Fühlen sich dominante Menschen bedroht, versuchen sie von ihren Partnern ein Verhalten zu erzwingen, das ihren Bedürfnissen entspricht, indem sie beispielsweise verlangen: „Tu was ich dir sage!" oder: „Erfülle meine Wünsche!" Manche haben gelernt, auf Identitätsbedrohungen dysfunktional zu reagieren und sich auf andere Art und Weise problematisch zu verhalten. Sie wenden sich ab und sagen womöglich: „Ich brauche dich nicht. Ich schaff das alleine." Solche Menschen werden schließlich pathologisch unabhängig. Wieder andere geben ihre Identität auf, unterwerfen sich und lassen zu, dass ihre Bedürfnisse denen ihres Partners untergeordnet werden. In solchen Fällen wird der sich unterordnende Teil alles tun, um den anderen zufrieden zu stellen, nach Anerkennung suchen und sich aufopfern.

Rollen, Rechte, und wer hat Recht?

In einer Paarbeziehung lebende Menschen haben kontinuierlich die Aufgabe, ihre Identität zu finden, weil sie den zahlreichen Gemeinschaftsaufgaben einer Ehe nur unter der Voraussetzung gewachsen sind, dass sie sich auf Rollen verständigen, die mit ihrer Identität im Einklang stehen. Im Alltagsleben sind diese Aufgaben oft nur symbolisch und die zur Erfüllung der Aufgaben benötigten Identitäten der Partner bleiben im Hintergrund. Das geht so lange, bis eine kritische Situation auftaucht, in der eine Rolle nicht respektiert oder anerkannt wird – etwa wenn geregelt werden muss, wessen Aufgabe es ist, das Haus sauber zu halten, einen Babysitter zu organisieren, zur Arbeit zu gehen, wenn ein Kind krank ist oder wofür das Geld ausgegeben wird; dann werden bestehende Arrangements, die auf Identitäten beruhen, infrage gestellt. Wenn implizite oder explizite Rollenvereinbarungen über Ehe- oder Familienpflichten gebrochen werden, kommt es zu Beziehungsproblemen, und zwar so lange, bis Rollen und Identitäten wiederhergestellt sind oder neu verhandelt werden. Sind die strittigen Situationen schließlich definiert, ist die Identitätsdefinition für den Augenblick abgeschlossen, nicht jedoch der ganze Prozess. Sobald einer der Partner aus dem Muster ausschert, ist die Identität des anderen bedroht, worauf restaurative, identitätsbestätigende Maßnahmen erforderlich sind. Beide Seiten überwachen die Folgen ihres Verhaltens, damit sie dem Selbstbild des Partners oder dem eigenen Bild vom Partner nicht widersprechen. Dennoch vorhandene Widersprüche müssen „wegerklärt" werden, weil es sonst zu bleibenden Verletzungen kommt und das bestehende Einvernehmen alsbald erodiert.

Wer den Eindruck bekommt, dass seine Beiträge zur Beziehung als selbstverständlich hingenommen werden, wird dies, falls die Nichtbeachtung anhält, bald schwer verübeln, weil es eine signifikante Identitätsverletzung darstellt. In gut funktionierenden Paarbeziehungen akzeptieren beide Seiten die meiste Zeit über mehr oder weniger ihre Position in der bestehenden Hierarchie; solange ihr Status respektiert wird, gibt es keinen Konflikt. In den meisten sozialen Zusammenhängen wehren sich die Menschen jedoch gegen Herabstufung oder Unterordnung. Das tun sie auch in intimen Beziehungen, weshalb Wut die wahrscheinlichste emotionale Reaktion auf eine Statusgefährdung ist. Oft bestimmt der kulturelle Hintergrund einer Person, was sie als Status gefährdend empfindet und wie sie mit Konflikten und Konkurrenz umgeht. In vielen Ehen wird über Regeln und Vereinbarungen gestritten, wodurch Identität und Selbstachtung schwer belastet werden. In männerdominierten Kulturen stehen die mit dem Status von Männern verbunden Privilegien und das Rütteln an diesen Privilegien im Zentrum ehelicher Auseinandersetzungen. Wenn die Ressourcenverteilung asymmetrisch ist, liegt die Kontrolle des Beziehungsgefüges in der Hand der mächtigeren Seite. Weil sich beide Partner dessen bewusst sind, lassen sich Drohungen und Versprechungen strategisch nutzen. Konflikte über die Finanzen, wegen Vernachlässigung und Gleichgültigkeit, wegen außerehelicher Beziehungen, körperlichem Missbrauch, über Kindererziehung und das Verhältnis zur Verwandtschaft berühren samt und sonders auch die Themen Status und Identität.

Es geht beim Dominanzkampf nicht nur um Ressourcen und Entscheidungen, vielmehr auch um die Frage, wer von beiden das Recht hat, die Realität zu definieren. Der Kampf um die Definitionsmacht ist eine Quelle schwerer Konflikte. Oft trifft ein Partner mehr Entscheidungen, ist dominanter, muss öfter Recht haben als der andere und wird ärgerlich, wenn er auf Widerstand stößt. Dazu kommt, dass für viele Paare nicht nur wichtig ist, wie sich die Partner gegenseitig sehen, vielmehr auch, wie das eigene Verhalten und das des Partners im Identitäts-Dominanzbereich von anderen Leuten gesehen werden. In den meisten Gesellschaften wird Status durch Respektbezeugung, ja sogar durch Ehrerbietung bestätigt – was bedeutet, dass nicht nur der Respekt vor sich selbst zu erhalten ist, vielmehr auch der kulturelle Aspekt eine Rolle spielt (d. h. die Frage, wie man sich den Respekt der Familie oder des Freundeskreises erhält). Bei manchen Paaren und in manchen Kulturen hat das Ziel, von der Gesellschaft respektiert zu werden und sich vom Partner respektiert zu fühlen den allerhöchsten Stellenwert. Was als Respekt gilt, ist vom jeweiligen Ehemodell einer Kultur abhängig. In westlichen Kulturen, unter dem Einfluss der feministischen Ära, ist manchen Paaren besonders wichtig, wie die Frau gesehen wird. Oft ist einer Seite oder beiden Seiten sehr daran gelegen, dass ihre Beziehung in den Augen der Mitmenschen als gleichberechtigt gilt. Das kann bei vielen Paaren sogar so weit gehen, dass sie in dieser Frage dem Schein den gleichen Stellenwert einräumen wie dem Sein.

Im Gegensatz zu den im Westen üblichen individualistischen Identitäten wird von asiatischen Paaren angenommen, dass sie ein eher „kontextorientiertes“ Selbst haben, eine Form persönlicher Identität, in der sich das Selbst als Teil eines kollektiven Ganzen empfindet, eines Ganzen, das ihre Ehe, alle Angehörigen und die Gemeinschaft umfasst. Sie fühlen sich mehr als Mitglied eines Kollektivs, nicht so sehr als Individuum. Soll der Paartherapeut seine KlientInnen aus diesen Kulturen verstehen, muss er die Identität der Partner im Kontext ihrer erweiterten Familie und / oder ihrer Gemeinschaft verstehen. Ein wichtiger Teil der Identität eines Ehepartners ist der richtige Platz in einem größeren Ganzen. Das Selbst ist zwar individuell, zugleich aber auch eine Ergänzung des Ehepartners. Dieses organische Gefühl einer „Wir-Identität“ steht im Gegensatz zu der im westlichen Kulturkreis herrschenden Auffassungen vom Selbst und von der Ehe, nämlich, dass zwei separate Persönlichkeiten eine Verbindung eingehen. Für Paare aus Südasien bedeutet die „Wir“- oder „Uns-Identität“ eine enge Anbindung an die Verwandtschaft, die sie als wichtigen Aspekt ihrer Ehe betrachten (Ahmed 2006). Romantische Liebe gilt als eher flüchtige Emotion, die nicht geeignet ist, eine Ehe zusammenzuhalten. Viel wichtiger ist ihnen das Gefühl des „Beisammenseins“, das Gefühl, Teil der Welt des Partners zu sein und gemeinsame Ziele anzustreben. Asiatische Paare wollen sich einander anpassen, nicht so sehr ihre Beziehung aushandeln, sie wollen Ergänzung erreichen, nicht Gleichberechtigung. Anpassung bedeutet, ein Gleichgewicht zu erreichen und eine Einheit zu werden, indem man sich einfügt und einander durch wechselseitiges „Annehmen“ akzeptiert. Versuche, den anderen zu verändern, unterbleiben. Im westlichen Kulturkreis werden Identitäten gefördert, die eher Unabhängigkeit betonen, in asiatischen Kulturen Identitäten, die Gemeinsamkeit betonen. Wir müssen uns also klarmachen, dass Identität ein hoch kompliziertes Konstrukt ist, der Oberbegriff für verschiedene Grade der Unabhängigkeit und Selbstwirksamkeit.

Identität und Gegenseitigkeit

In allen Paarbeziehungen, ungeachtet ihrer kulturellen Prägung, entwickeln sich recht schnell Spannungen zwischen Behauptung der eigenen Identität und Anerkennung der Identität des Partners. Wer versucht, in einer Beziehung die eigene Identität erfolgreich zu etablieren, muss wissen, dass auch der andere ein „Subjekt“ ist, wie man selbst eines ist. Neuere Erkenntnisse über zwischenmenschliche Beziehungen (Benjamin 1988, 1990) belegen, dass die Identität des Selbst zwar Validation braucht, jedoch die Tatsache, in dieser Hinsicht voneinander abhängig zu sein, Spannungen auslöst. Daraus folgt dann oft, dass man (um die gegenseitige Abhängigkeit zu durchbrechen) den anderen nicht mehr als Subjekt betrachtet, das dem eigenen Selbst gleicht und eine unabhängige Existenz anstrebt, sondern dass man den Partner als Objekt behandelt, als Un-Person. Dies in der Annahme, dass der andere zur eigenen Identitätsbestätigung umso weniger benötigt wird, je stärker er zum Objekt gemacht wird. Das Paradox solcher Leben lautet dann: „Wenn ich deine Bestätigung brauche, um mich meiner Existenz als Person zu versichern, hängt meine Existenz von deiner Bestätigung ab. Weil jedoch diese Abhängigkeit mit so viel Unsicherheiten verbunden ist, höre ich auf, dich als eine Person zu sehen.“ Wenn sich eine Beziehung nach ein paar köstlichen Flitterwochen langsam etabliert und die romantische Leidenschaft verebbt, tritt der Wunsch beider Partner nach Befriedigung der eigenen Bedürfnisse wieder stärker hervor, was manchmal mit dem Bedürfnis nach Anerkennung und Validation durch die andere Seite kollidiert.

Deshalb müssen die Partner recht schnell lernen, klare Grenzen zu setzen und einander den eigenen Willen zuzugestehen. Sie müssen ein Gleichgewicht finden zwischen Bestätigung der eigenen Identität und Anerkennung der Identität der anderen Seite. Gelingt ihnen dies nicht, wird über die Jahre eine Person dominieren und wechselseitige Anerkennung nicht erreicht. Verbundenheit wird sich nur einstellen, wenn das Paar kontinuierlich und ganz bewusst die Spannung zwischen Anerkennung des anderen und Selbstbestätigung aushält; das wäre die ideale Lösung der Aufgabe, Gegenseitigkeit herzustellen (Benjamin 1988). Das Herzstück der Entwicklung intersubjektiver Paarverbundenheit besteht also darin, Gemeinsamkeiten zu erkennen und zugleich Unterschiede zu würdigen. Gemeinsamkeiten und Ähnlichkeiten erkennen kann ich aber nur, wenn ich weiß, dass mein Partner eine eigenständige, andere Persönlichkeit ist, und ich in der Lage bin, meine Gefühle, Werte und inneren Einstellungen zu teilen. Das setzt Empathie und Mitgefühl voraus. Ist beides vorhanden, erlebt das Paar *sharing*, d. h. die Partner teilen einander ihre inneren Erfahrungen mit, sind bereit, sich dem anderen zu zeigen und den anderen anzunehmen, wodurch sich das Band festigt. Kritisch wird es, wenn sich das Paar nach einiger Zeit den Unterschieden stellt und merkt: „Du und ich wollen [oder fühlen] nicht das Gleiche.“ Wie das Paar auf diese Erkenntnis reagiert, entscheidet dann darüber, wie es in der Beziehung mit Kontrolle umgeht. Entweder akzeptieren beide Seiten vorhandene Unterschiede und respektieren sich oder es kommt zum Zusammenbruch gegenseitiger Anerkennung.

Einer der beiden wird sich auf die Position stellen: „Ich bestehe auf meine Meinung; ich verweigere dir die Anerkennung; ich werde versuchen, dich zu zwingen, und deinen Widerstand empfinde ich als Zwang." Zur Lösung dieses Konfliktes muss die Fähigkeit zur gegenseitigen Anerkennung so ausgeprägt sein, dass sie die von Unterschiedlichkeit ausgelöste Spannung lindert. Das wiederum geht nicht ohne Empathie und Mitgefühl. Kommt es nicht zur Einigung, ist die Beziehung nicht durch wechselseitige Anerkennung ausgewogen, worauf ein Streit über Kontrolle entbrennt.

In gesunden Beziehungen erwachsener Menschen wird die eigene Identität bestätigt und das Selbst vom Gegenüber anerkannt. Ist dies nicht der Fall, wird die Selbstbehauptung verstärkt. Selbstbehauptung gerät in den Bereich des Ungesunden, wenn sie, um der Validation willen, überwiegend in Versuchen besteht, den anderen zu dominieren oder zu kontrollieren. Nur wenn die Partner die eigene Subjektivität und die der anderen Seite anerkennen, können sie einander aus freien Stücken anerkennen und bestätigen. Vollständige gegenseitige Anerkennung ist jedoch sehr schwer zu erreichen; dieser Zustand ist eher ein Ideal. PaartherapeutInnen müssen wissen, dass Auseinandersetzungen und Verhandlungen auf das Streben der Partner nach gegenseitiger Anerkennung zurückzuführen ist. Ferner sollten wir uns stets bewusst sein, dass es unmöglich ist, völlige Anerkennung und Validation der jeweiligen Bedürfnisse zu erreichen, ohne jedoch dieses Ideal aus den Augen zu verlieren. Paare müssen verstehen, dass der Weg hin zu diesem Ideal voller Hindernisse und Stolpersteine ist. Wir müssen wissen, dass es schwierig ist, volle gegenseitige Verbundenheit zu erreichen, ohne dabei zu vergessen, dass es Menschen gelegentlich tatsächlich gelingt, sich einander vollumfänglich anzuerkennen und dabei Unterschiede zu respektieren.

Es ist eine Tatsache, dass es vielen Paaren im Alltag nicht gelingt, sich selbst und dem anderen Anerkennung entgegenzubringen; viele versuchen, einander zu zwingen oder einander wie Subjekt und Objekt zu behandeln. Brüche dieser Art sind in Beziehungen überhaupt keine Seltenheit – was zählt ist die Fähigkeit, die gegenseitige Anerkennung wiederherzustellen oder zu verbessern. Mit Unterschieden konfrontiert, müssen die Menschen miteinander kommunizieren; Druck ist dabei nicht angebracht. Das Bezogensein von Paaren äußert sich nicht in permanenter Harmonie, vielmehr in permanenten Brüchen und Heilungen. Es geht in intimen Beziehungen also stets um das Bemühen, Unterschiede zu würdigen und Ähnlichkeiten zu erkennen. Die Schwierigkeit besteht darin, Unterschiede zu assimilieren, ohne Ähnlichkeiten zurückzuweisen. Es fällt nicht schwer, den Partner als anders zu akzeptieren und ihn als „nicht wie ich" zurückzuweisen. Was dagegen schwer fällt, ist, Unterschiede anzuerkennen und sich als anders zu begreifen, ohne das Gefühl aufzugeben, eng miteinander verbunden zu sein. Wichtig ist die Erkenntnis, dass Unterschiede und Anderssein die Beziehung auffrischen und ihr etwas Geheimnisvolles verleihen, was die Beziehung interessant und das sexuelle Erleben spannend macht. Natürlich müssen Unterschiede von Ähnlichkeiten aufgewogen werden, die Sicherheit bieten und das Gefühl von Zugehörigkeit auslösen.

Wer jedoch eine Ehe eingeht in der Hoffnung, voll und ganz verstanden und beantwortet zu werden, wird Unterschiede als Desillusionierung wahrnehmen. Der perfekte Partner wird als Mensch fantasiert, der will, was man selbst will und tut, was man von ihm will. Dieser Wunschtraum muss enttäuscht werden. Wenn sich Unterschiede bemerkbar machen, müssen sich die Partner auch von der Fantasie verabschieden, dass sie perfekt sein und der anderen Seite eine perfekte Welt bieten können. Das Paar muss die Fähigkeit entwickeln, Bedürfnisfrustration und Kontrollverlust zu tolerieren – als einen Schritt auf dem Weg zur Anerkennung des Partners als Subjekt, wie man selbst eines ist. Die Partner müssen in vollem Umfang verstehen, dass jeder ein eigenständiger Mensch ist, mit eigenen Gefühlen und Wünschen. Dieser Prozess verändert die innere Einstellung, weshalb aus der Konfrontation mit der Gefühls- und Wunschwelt des Partners größere Wertschätzung der einzigartigen Subjektivität des anderen erwachsen kann.

Ein Problem, das häufig die Bildung einer differenzierten eigenen Identität innerhalb der Paarbeziehung verhindert, besteht darin, dass, wenn der eine oder der andere Partner dominiert oder sich unterordnet, sich beide Teile nicht mehr wirklich als getrennte Individuen wahrnehmen. Anstatt sich zu unterscheiden und authentisch zu werden, werden die Partner einander zu Objekten. Das Ergebnis ist ein Beziehungszyklus, in dem einer „tut“, dem anderen „getan wird“. Es entsteht ein Muster, bei dem es kein echtes anderes Subjekt gibt und kein echtes Gefühl für den anderen.

Stellen wir uns beispielsweise eine Frau vor, die sich ihrem Mann beugt, seine Identität und Realitätsdefinition nie in Frage stellt und ihre eigenen Bedürfnisse nie selbstsicher durchsetzt. Der Ehemann hat das Gefühl, dass es ihm gelungen ist, seine Frau zu kontrollieren, was bedeutet: „Jetzt ist sie meine Traumfrau.“ Nach und nach verliert er den Kontakt zur realen Frau, und die fantasierte Traumfrau füllt den ganzen Platz aus. Der Mann ist nun nicht mehr in der Lage, sein Gefühl für sich selbst und seine Fähigkeit, sich selbst zu beruhigen, zu entwickeln. Im Gegenteil: Er meint, seine Frau habe ihm stets zur Verfügung zu stehen, um ihn beruhigen und seine emotionalen Bedürfnisse befriedigen zu können. Steht sie ihm einmal nicht zur Verfügung, empfindet er seine Angst und Wut wie eine Reaktion auf eine reale, von außen kommende Gefahr. Wenn sie ihn dagegen anfangs abweist, dann aber seinem Drängen nachgibt und ihn zufriedenstellt, hat der Mann den Eindruck, dass er sie kontrollieren konnte, wobei er allerdings immer noch nicht gelernt hat, sich selbst zu beruhigen (um sein Gefühl der Selbstwirksamkeit zu stärken) und nicht gelernt hat, Verantwortung für seine Affektregulierung zu übernehmen.

Martin Buber (1958) zufolge entsteht die wahre Ehe, wenn sich das „Ich" dem „Du" offenbart; und das ist es, was den Partnern gestattet, ihre Subjektivität zu schätzen und Konflikte und Brüche zu tolerieren, ohne das Gefühl von Gegenseitigkeit infrage zu stellen. Das ist die gesunde Alternative zu Dominanz, Bestrafung oder Rückzug, um des Gefühls willen, den Partner kontrollieren zu können. Levinas (1998) geht noch weiter als Buber, wenn er betont, dass das Selbst nur möglich ist, wenn es vom „anderen" anerkannt wird – und diese Anerkennung alles umfasst, was anders ist und unweigerlich anders bleibt. Für Levinas ist die persönliche Begegnung mit dem anderen ein privilegiertes Phänomen, bei dem Nähe zueinander und Distanz voneinander sehr stark empfunden werden. Der Blick ins Gesicht des anderen rührt nicht nur an frühere Erfahrungen, sondern ist auch der Anstoß zu fürsorglichem Verhalten. Levinas legt den Schwerpunkt auf eine Beziehung, die von Respekt und Verantwortung für den anderen getragen wird, weniger von Gegenseitigkeit und Dialog, wie Buber sie sich vorstellt. Dies hat erhebliche Implikationen für Beziehungen, weil hier die Vorstellung gilt, dass das Bedürfnis, für den anderen zu sorgen, ausgelöst wird, wenn man die Menschlichkeit des anderen wahrnimmt.

Der Prozess wechselseitiger Offenbarung, das Zuhören und die Verhandlung von Konflikten, um eine gemeinsame Realität, ein „Wir-Gefühl" herzustellen, bei dem beide Partner das Gefühl haben, etwas bewirken und erreichen zu können, fördert die Identitätsbildung und bringt Menschen dazu, mehr Verantwortung für sich zu übernehmen. Eheliche Zufriedenheit korreliert offenbar mit dem „Wir-Gefühl" des Paares (Fergus/Reid 2001; Reid et al. 2006). Teilt sich das Paar jedoch auf in eine aktive Seite, die von einer passiven Seite ergänzt wird, beweist dies, dass es die notwendigen Widersprüche der Differenzierung – wenn sich beide Seiten gegenseitig anerkennen und zugleich selbst behaupten – nicht erträgt.

Das Bedürfnis nach und die Entwicklung von Bindung

Dass Primaten und Menschen Bindungen eingehen, Kontakt aufnehmen und von anderen Trost und Zuwendung erfahren wollen, ist längst wissenschaftlich belegt (Bowlby 1962, Harlow 1958). Von Kindheit an, als Jugendliche, als Erwachsene und im Alter brauchen wir Menschen Verbundenheit, um überleben und gedeihen zu können. Harry Harlow hat nachgewiesen, dass Menschenaffen eine weiche, nicht fütternde Mutterattrappe einer harten, fütternden vorziehen, weil sie primär Kontakt und

Trost suchen. John Bowlby hat während des Zweiten Weltkrieges damit begonnen, Kinder zu beobachten, die von ihren Eltern getrennt wurden. Er hielt die emotionalen Reaktionen der Kinder auf diese Trennungen fest: Anfangs protestierten sie lautstark, dann wurden sie traurig, am Ende apathisch und verzweifelt. Diese Beobachtungen bildeten die Basis für die Bindungstheorie (Bowlby 1969, 1973), welche betont, dass enge Bindungen zwischen zwei Menschen stets emotionaler Natur sind.

Bowlby (1973) unterschied vier verschiedene Arten des *Bindungsverhaltens*: Nähe erhalten, sicherer Hafen, Trennungsängste und sichere Basis (*proximity maintenance*, *safe haven*, *separation distress* and *secure base*). Anfangs konzentrierte er sich ausschließlich auf die enge und anhaltende Bindung zwischen Kleinkindern und ihren Bezugspersonen. Das Bindungssystem galt als Überlebenstechnik, weil es Säuglinge eng mit ihren Betreuungspersonen verbindet. Demnach suchen Kinder, wenn sie bedroht sind, die Nähe ihrer Betreuungsperson, worauf deren emotionale Reaktionen die Kinder beruhigen und trösten. Kindliches Bindungsverhalten, wie das Suchen oder Rufen nach der Mutter, tritt primär dann auf, wenn sich das Kind innerlich nicht wohl fühlt oder Hunger spürt (Bowlby 1969; Cassidy 1999). Ist das Kind nur moderat beeinträchtigt, wird es sich mit beruhigenden Lauten der Mutter begnügen. Bei stärkerer Beunruhigung wird vermutlich ein längerer tröstender Körperkontakt nötig sein, um den kindlichen Kummer zu lindern. Der Säugling sucht mindestens drei wesentliche, zum Überleben benötigte Aspekte: die Nähe, Verfügbarkeit und emotionale Reaktion der Bezugs- oder Betreuungsperson. Ziel des Bindungssystems ist die physische und psychische Nähe zu einer Betreuungsperson. Spürt das Kind die Nähe und Reaktionsbereitschaft einer Bindungsfigur, fühlt es sich sicher, geschützt und behütet; es spielt, geht auf Entdeckungsreise und ist gesellig. Spürt das Kind jedoch eine Bedrohung der Beziehung oder des Selbst (z. B. Krankheit, Angst, Trennung), wird es ängstlich oder furchtsam und sucht die Aufmerksamkeit und Unterstützung der primären Bezugsperson. Das Bindungsverhalten endet, wenn die Umstände Sicherheit, Trost und Schutz versprechen – etwa durch wiedererlangte Nähe zur Betreuungsperson.

Es liegen zahlreiche Forschungsarbeiten vor, die belegen, dass Tiere, etwa Menschenaffen, die ohne Mütter aufwachsen, äußerst problematische Beziehungen zu anderen Tieren unterhalten (Harlow 1958). Diese Studien bestätigen die Annahme, dass sich genetisch vererbte Bindungsprogramme und mütterliches Verhalten im Laufe der menschlichen Evolution entwickelt haben und Komponenten erfahrungsbasierter Beziehungsbildung sind. In jüngerer Zeit gibt es wissenschaftliche Erkenntnisse über die wichtige Rolle der chemischen Botenstoffe Oxytozin (OXY) und Vasopressin (VP) bei der Förderung von Bindungsverhalten bei Wühlmäusen. OXY hat bei Säugetieren (insbesondere bei weiblichen) offenbar mit Versorgung/

Fürsorge zu tun, VP mit Schutz bietendem Verhalten von Säugetieren (insbesondere männlicher). So sind beispielsweise einige Wühlmausspezies monogam – die Paarbildung erfolgt auf Lebenszeit – und pflegen ein intensives Familienleben, während andere unabhängige Einzelgänger sind. Die monogamen Wühlmäuse unterschieden sich von den ungebundenen männlichen Exemplaren durch die Höhe ihrer VP-Spiegel (bei männlichen Tieren) und der Höhe der OXY-Spiegel (bei weiblichen Tieren). Die Injektion des VP-Rezeptor-Gens in den Bereich des Mäusegehirns, das einer Studie zufolge beim Menschen durch den Anblick der geliebten Person aktiviert wird, veranlasste die bislang ausschweifend, zügellos und krass individualistisch lebenden männlichen Tiere, sich wie monogame Väter zu verhalten. Andere Studien haben die Wichtigkeit von OXY für das Sorgeverhalten belegt – und diese Verbindung zwischen chemischen Botenstoffen und Vertrauen beim Menschen ist wirklich sehr bemerkenswert und potenziell bedeutsam.

Bowlby (1969) postulierte ferner, dass frühe emotionale Beziehungen die Basis späterer Beziehungen sind. Wer als Kind Sicherheit erfahren hat, so Bowlby, wird als erwachsener Mensch zu sicheren Bindungen fähig sein. Wer dagegen früh Trennungserlebnisse hatte, verlassen oder enttäuscht wurde, wird sich später als erwachsener Mensch bei der Herstellung vertrauensvoller Beziehungen erheblich schwerer tun. Demnach erschwert das Fehlen einer kontinuierlichen nährenden Beziehung in den ersten drei Lebensjahren, was Bowlby „Mutterentbehrung“ nannte, vertrauensvolle intime Bindungen im Erwachsenenalter, wenn sie nicht gar unmöglich werden. Bowlbys Bindungstheorie zufolge entwickeln Kinder im Laufe mehrerer Intervalle ein bestimmtes Wissen über die emotionale Reaktionsfähigkeit ihrer Bezugsperson und über ihre eigene Liebenswürdigkeit, also „innere Arbeitsmodelle“. Diese Modelle sind es, die in späteren Situationen und Beziehungen die Gefühle, Gedanken und Verhaltensweisen bestimmen.

Hazan und Shaver (1987) haben die ursprünglich Kindern geltende Bindungstheorie auf die Liebesbeziehungen Erwachsener ausgedehnt und festgestellt, dass diese romantische Bindungen eingehen, die der Bindung zwischen Säugling und Betreuungsperson in manchen Teilen gleichen. Sie führen die emotionale und verhaltensbezogene Dynamik kindlicher Beziehungsmuster und die Liebesbeziehungen Erwachsener auf das gleiche biologische System zurück (Hazan/Shaver 1987, 1990; Shaver/Hazan 1988). Die Tendenz des Kindes, sich stets der Nähe, Verfügbarkeit und emotionalen Reaktionsbereitschaft ihrer Bezugsperson zu versichern, ist auch in den intimen Zweierbeziehungen Erwachsener vorhanden. Wir leiden, wenn die geliebte Person weggeht oder eine gewisse Zeit nicht erreichbar ist. Für einen Menschen, der sich belastet, krank oder bedroht fühlt, wird der Partner zur Quelle von Sicherheit, Trost und Schutz. Berührung, Kontakt und Trost regulieren die körperlichen Vorgänge, und Verlust löst

Protest, Angst, Rückzug und Depression aus. Paare haben die gleichen grundlegenden Bedürfnisse nach Affektregulierung, wie wir sie von Säuglingen kennen: (a) das Bedürfnis nach Nähe („Bist du da, wenn ich dich brauche?“), (b) das Bedürfnis nach Verfügbarkeit („Bekomme ich von dir, was ich brauche, etwa Unterstützung und Fürsorge?“) und (c) das Bedürfnis nach emotionaler Reaktionsfähigkeit („Reagierst du, wenn ich dich brauche?“). All dies hilft Erwachsenen, ihre Affekte zu regulieren und sich sicher zu fühlen. Das Kleinkind löst diese Reaktionen meist automatisch aus, Erwachsene dagegen können ihre Zuwendungsbedürfnisse und -wünsche artikulieren (allerdings nicht immer). Das Bindungsbedürfnis ist ein gesundes, erwachsenes, keineswegs infantiles Bedürfnis, das nur dann ungesund wird, wenn die Person Bedürfnisfrustrationen nicht zu ertragen vermag und auf Verlust, Trennung, Distanz oder emotionalen Abstand mit einem Wutanfall reagiert oder in eine Depression verfällt. Die für Liebesbeziehungen Erwachsener charakteristischen Emotionen und Verhaltensweisen werden demzufolge von den gleichen Umständen aktiviert und deaktiviert und weisen offenbar die gleiche latente Dynamik auf wie Eltern-Kind-Beziehungen (Shaver et al. 1988).

Die Bindungsstile Erwachsener unterscheiden sich offenbar nicht von denen kleiner Kinder. Ursprünglich wurden drei erwachsene Bindungsmuster postuliert, ein sicheres und zwei unsichere Muster, denen später ein viertes hinzugefügt wurde. Man unterscheidet sichere, unsicher-ambivalente, unsicher-vermeidende und abweisend-vermeidende Beziehungen. Anhand der verschiedenen Bindungsstile lässt sich klären, welche Motive der zwischenmenschlichen Beziehung einer Person zugrunde liegen: Will die Person Nähe oder zieht sie Distanz vor? Hat sie das Gefühl, die Beziehung unter Kontrolle zu haben, oder fühlt sie sich hilflos verletzt, wenn sie abgelehnt oder verlassen wird? Es gibt Menschen, die Nähe gewohnheitsmäßig vermeiden, um sich vor Zurückweisungen zu schützen. Menschen, die einen vermeidenden Stil pflegen, fühlen sich nicht wohl, wenn sie ihrem Partner nahe sind. Sie können ihm nur schwer rückhaltlos vertrauen und sind sehr auf Unabhängigkeit bedacht. Sie werden nervös, wenn ihnen der Partner zu nahe kommt und haben oft das Gefühl, dass er eine intimere Beziehung haben möchte, als ihnen selbst zuträglich ist. Menschen mit unsicherem Bindungsstil stellen fest, dass sich der Partner ihrem Wunsch nach größerer Nähe widersetzt. Oft fragen sie sich besorgt, ob sie wirklich geliebt werden oder ob der Partner dauerhaft an ihrer Seite bleiben wird. Dann wollen sie ihrem Partner unbedingt ganz nahe sein, was den jedoch in die Flucht treiben kann. Menschen mit einem unsicher-vermeidenden Stil gehen Bindungen aus dem Weg, weil sie fürchten, verletzt oder zurückgewiesen zu werden. Abweisend-vermeidende Partner gehen Bindungen aus dem Weg und bleiben reserviert, um sich weiter selbstgenügsam und unabhängig fühlen zu können.

Allerdings ist inzwischen erwiesen, dass sich die individuellen Unterschiede intimer Bindungen am besten mit einem zweidimensionalen Bezugsrahmen ordnen lassen und die oben erwähnten vier Bindungsstile dafür weniger geeignet sind (Mikulincer / Goodman 2006). Eine Dimension, *Angst*, bezeichnet den Grad der Angst und Wachsamkeit im Hinblick auf Zurückweisung und Verlassenwerden. Die andere Dimension, *Vermeidung*, bezeichnet den Grad des Unbehagens bei Nähe und bezieht sich auf die Abhängigkeit von einer engen Beziehung oder auf die Weigerung, eine solche Beziehung einzugehen. Dieser These zufolge schätzen Menschen die Ereignisse stets auf deren Relevanz für ihre Bindungsziele ein, etwa auf die körperliche oder psychische Nähe, Verfügbarkeit und emotionale Reaktionsfähigkeit der Bindungsfigur – worauf sie ihr Bindungsverhalten entsprechend regulieren. Will beispielsweise eine Person ihre Bindungsangst regulieren, kann sie ihr Verhalten auf die Bindungsfigur hin orientieren oder sich zurückziehen und versuchen, mit der Bedrohung alleine fertig zu werden.

Bindung in intimen Beziehungen – eine überarbeitete Theorie

Nur allzu oft werden mit der Bindungstheorie sämtliche Aspekte von Beziehungen erklärt, was sie in unseren Augen überfordert. Sie gilt als allumfassende Theorie, die nicht nur die Suche nach Sicherheit und Trost, sondern auch noch die nach Liebe, Wärme, emotionaler Regulierung, ja sogar nach Selbstwirksamkeit, Exploration und Selbstachtung erklären soll. Zudem verschmelzen dabei Bindung und Fürsorge mit Validation, die wir als zwei getrennte Phänomene betrachten. Eine Person kann eng verbunden und fürsorglich, ohne zwangsläufig validierend zu sein; dies gilt es zu unterscheiden. Ein eng verbundener und fürsorglicher Partner, der Ratschläge erteilt, gerne kritisiert oder kontrolliert, kann auch in-validierend, d. h. schwächend sein. Dazu kommt, dass der Glaube, eine sichere Bindung würde die effiziente Bewältigung sämtlicher Lebensaufgaben garantieren, zu hinterfragen ist. Dass sie die Lebensbewältigung erleichtert, ist unbestritten, dennoch verfügt das Kleinkind, den Arbeiten Sterns (1985) zufolge, über die Fähigkeit zur Selbstorganisation, die bis zu einem gewissen Grad vom Bindungssystem unabhängig, allenfalls interdependent wirksam ist. Ferner gilt es zu beachten, dass bestimmte Bindungsstile vermutlich zwar früh im Leben erlernt werden, die Menschen zur Erklärung ihrer Gesamtentwicklung aber nicht immer in ihre früheste Kindheit zurückgehen müssen (Harris 1999). Dazu kommt, dass Bindungsstile oft multipel und dynamisch sind. Wir Menschen verfügen über mehr als einen Stil und können unsere Stile, je nach Kontext verändern und mit den Jahren transformieren.

Der Mensch ist zweifellos ein beziehungsorientiertes Wesen, dennoch sucht er in der Verbindung mit anderen nicht nur Sicherheit und Nähe, wie die Bindungstheorie behauptet. Das Bedürfnis nach Beziehung hat mehrere Aspekte, die es zu unterscheiden gilt. Für viele theoretisch und praktisch arbeitende Fachleute ist Bindung zum Hauptmotiv avanciert, das zur Erklärung fast des gesamten menschlichen Verhaltensspektrums, ja sogar der Liebe selbst, herangezogen und damit überstrapaziert wird. Erwachsene Liebe ist vermutlich mehr als Bindung, schließt sie jedoch mit ein. Wir sollten auch nicht annehmen, dass alle Liebes- oder Paarbeziehungen unweigerlich Bindungsbeziehungen sind. Bei langfristigen Beziehungen unter Erwachsenen sind zudem, anders als in einer Eltern-Kind-Beziehung, die Bindungs- und Betreuungsrollen austauschbar, was das erwachsene Attachement deutlich vom kindlichen unterscheidet. Erwachsene können sich auch selbst beruhigen oder müssen, falls sie dies nicht können, die Fähigkeit dazu entwickeln. Das Wichtige und Besondere an Bindungspersonen ist, dass wir deren Funktionen internalisieren und somit auch ohne ihre physische Anwesenheit deren beruhigende Wirkung spüren. Demnach werden Emotionen von der Erwartung ihrer beruhigenden Auswirkungen reguliert. Die Annahme, dass das Attachement Erwachsener dem Eltern-Kind-Bonding gleichzusetzen ist, geht mit Sicherheit zu weit, dies „Liebe" zu nennen ist ein weiteres Problem. Die Behauptung der Gleichartigkeit gerät bereits ins Wanken, wenn wir an die unterschiedlichen Entwicklungen dieser Bindungen denken. Es dauert mindestens sechs Monate, bis sich der Säugling voll und ganz an die primäre Bezugsperson bindet, wobei dies im Kontext fast vollständiger Abhängigkeit und eines fast konstanten Körperkontaktes geschieht. Erwachsene Bindungsbeziehungen haben ein deutlich anderes Entstehungsmuster. Dazu kommt, dass Säuglinge und Kleinkinder auch sekundäre Bindungspersonen haben, die sie zu beruhigen vermögen. Das ist bei Erwachsenen nicht anders. Dennoch wäre es unklug anzunehmen, dass Erwachsene in sekundäre Bindungspersonen, wie etwa Eltern, Freundinnen und Freunde oder Mentoren, auf die gleiche Art und Weise verliebt sind, wie in ihren Partner. Sex ist einer der großen Unterschiede in Beziehungen zu sekundären Bindungspersonen, aber auch der Grad nicht-sexueller körperlicher und emotionaler Intimität. Das traditionelle, für die Bindung Erwachsener geltende Erklärungsmodell muss verändert werden.

Bowlby und darüber hinaus: Emotionen im Bindungssystem Erwachsener

Die emotionsfokussierte Theorie weist dem emotionalen Schema oder dem emotionalen Skript bei der Strukturierung von Erfahrungen die Hauptrolle zu (Greenberg/Safran 1986; Oatley 1992; Tomkins 1963). Ein *emotionales Schema* ist, wie bereits erwähnt, eine integrierte Organisation von Emotionen, Motivationen, Kognitionen, Interaktionen, Verhaltensweisen und inneren Modellen, die auf der emotionalen Erfahrung gründet, für deren Organisation es benötigt wird (Greenberg 2002a). Der Verlust, etwa einer Bindungsfigur, ist der Verlust einer wichtigen, Freude und Trost spendenden Quelle positiver Affekte, einer Person, auf die das emotionale System sensibel reagiert; und deren Verlust stimuliert negative Emotionen, nämlich Trauer und Wut. Es fällt schwer, sich vorzustellen, dass ein rein kognitives Modell menschlicher Beziehungen ein so intensives Verlustgefühl auslösen und in einem Kind oder bei einem Erwachsenen so starke Affekte produzieren kann. Bei Erwachsenen sind Verlusterfahrungen hochemotionale Ereignisse.

Vielleicht fehlte Bowlby (1973) eine angemessene Theorie der positiven und negativen Emotionen, die in intimen Beziehungen vorhanden sind, und er ist deshalb von einem eher kognitiven Mechanismus ausgegangen: vom „Arbeitsmodell“ als Grundstruktur der Bindungskontinuität. Sein „inneres Arbeitsmodell“ ist eigentlich ein kognitives, auf das Verhalten anderer Menschen gerichtetes Erwartungsmodell. Die meisten Bindungsforscher waren, manchmal implizit, davon überzeugt, dass mentale Repräsentationen des Selbst in seiner Beziehung zu anderen (oder eben interne Arbeitsmodelle) die Erfahrung und Regulierung von Emotionen auslösen. Pietromonaco und Feldman Barrett (2000) haben allerdings darauf hingewiesen, dass das Arbeitsmodell nur dann Kontinuität vermitteln kann, wenn es sich selbst zu erhalten vermag und beständig ist, demnach Eigenschaften aufweist, die für einen affektiven Prozess sprechen. Wir sind der Meinung, dass es stimmiger und repräsentativer ist, biologisch-emotionale Bindungsvorgänge und ihre Kontinuität als Bindungsmuster zu erklären und zu beschreiben, als sie in ein auf Überzeugungen und Erwartungen basierendes Modell zu zwingen.

Es gibt Menschen, die geradezu süchtig geworden sind nach der positiven Stimulation, die sie von anderen bekommen, so dass sie Verlust oder Zurückweisung als hoch negativ aufgeladene Ereignisse erleben. In der Tat haben Panksepp, Siviy und Normansell (1985) die sozialen Merkmale von Bindungsabhängigkeit mit den Merkmalen von Opioidabhängigkeit verglichen. Die Verabreichung von Opioiden ist für Mensch und Tier intrinsisch angenehm, ihr Entzug wird stets als Belastung empfunden. Arbeitsmodelle sollten, unserer Ansicht nach, besser als Teil eines dynamischen Systems gelten, das durch die Erfahrung und Regulierung von Emotionen organisiert wird (Pietromonaco / Feldman Barrett 2000; Reis / Patrick 1996).

In unseren Augen spielt Bindung eine wichtige, über die Regulierung von Sicherheit hinausgehende Rolle – es dient der wechselseitigen Regulierung affektiver Signale, die die Grundlage vieler Entwicklungsvorgänge sind, einschließlich der Entwicklung von symbolischer Kommunikation und sozialer Verhandlung (Greenspan / Shanker 2004). Bindung hatte im Laufe der Evolution nicht nur Schutzfunktionen, sie begünstigte zudem die Transformation intensiver Grade der Affektäußerung in reguliertere und differenzierte Grade, wodurch Emotionen zu kommunikativen Signalen werden konnten und die Kommunikationsentwicklung förderten. Indem Pflegeperson und Kleinkind verschiedene Muster wechselseitiger Affektregulierung entwickelten, entwickelten sie zugleich eine differenzierte Kommunikationsfähigkeit, was dem Kleinkind die duale Kodifizierung von Objekten ermöglichte – als Wesen, das bestimme Gefühlszustände bewirkt. Entwicklungsgeschichtlich betrachtet hat Bindung zur Entwicklung affektiver Kommunikation beigetragen – und somit die Fähigkeit zur komplexen sozialen Verhandlung subtiler Affekte gesteigert, was dem Zusammenleben in Gruppen zugutekam und dem Überleben diente. Bindung dient demnach primär der Affektregulierung und ist der erste Bereich, in dem das Kleinkind lernt, affektiv zu kommunizieren.

Wenn wir davon ausgehen, dass Bindung (und die anderen Hauptbeziehungsmotive) grundsätzlich von Affektregulierung abhängig ist (anstatt Affektregulierung zu produzieren), können wir uns die Frage stellen, welche Emotionen in der Therapie aufzuspüren und zu regulieren oder zu transformieren sind, um Bindung herzustellen oder andere Ziele zu erreichen. Ein Affektregulierungsmodell ist zudem prozessorientierter als ein strukturelles Modell von Beziehungsgeschehen und ein von Bindungsstilen ausgehendes Modell. Die Bindung zwischen zwei erwachsenen Menschen kann subtil, komplex und dynamisch sein, was weit über das hinausgeht, was mit sicheren, unsicheren und abwertenden Bindungsstilen erfasst wird. Wir vertreten die Auffassung, dass es die Arbeit mit Bindung erleichtert, wenn wir diese als einen Prozess betrachten, der von Angst und Vermeidung bestimmt wird, nicht als etwas, das vorhanden ist oder nicht. Beruhigung und Entspannung geschieht in kleinen Einheiten, in Schritten, die zusammengenommen das Gefühl (*felt sense*) von Sicherheit hervorbringen. Forscher und Therapeuten müssen herausfinden, aus welchen Komponenten und Schritten dieser emotionale Prozess besteht.

Die Individual- und Paartherapie kann von einer differenzierteren, dynamischen Betrachtungsweise des Affektregulierungsprozesses im Hinblick auf Bindungserleben und Bezogenheit nur profitieren. Haben wir uns einmal entschieden, Bindung als Affektregulierung zu betrachten, werden *emotionale Reaktivität* (der Grad von Bedrohung, den Menschen spüren und der das Bedürfnis nach Sicherheit aktiviert) sowie *Emotionsregulierung* (das gezeigte Beziehungsverhalten zum Erhalt oder zur Wiederherstellung von Sicherheit) zu den Kernanliegen von Bindung. Sie ist das Ergebnis der von ihr produzierten Emotionen, weit mehr als das Ergebnis irgendwelcher bewusster Erwartungen oder eines implizit kognitiven Beziehungsmodells. Emotionen sind Kräfte, welche die Arbeitsmodelle organisieren, keineswegs deren Ergebnisse, und Emotionsregulierungsstrategien prägen die Entwicklung und den Erhalt sämtlicher möglicherweise existierenden internen Modelle. Welche Rolle Emotionen im Bindungsprozess genau spielen, bedarf allerdings noch der Klärung.

Für uns sind nicht so sehr die Bindungsmuster ausschlaggebend, wir betonen vielmehr Emotionen und Emotionsregulierung als wichtigstes Organisationsprinzip von Bindung. Emotionale Reaktivität ist der Prozess, der das Gefühl aktiviert, Sicherheit zu brauchen *(felt security)*, während Emotionsregulierungsstrategien die Prozesse sind, die das Gefühl von Sicherheit erhalten oder wiederherstellen. Sicherheit ist die Fähigkeit, Affekte zu regulieren. Reaktivität und Regulierung sind die beiden affektbasierten Prozesse, die dem Wirken des Bindungssystems zugrunde liegen. In unseren Augen sind emotionale Reaktivität und emotionale Regulierung die Verursacher unserer bindungsbezogenen Wahrnehmungen, Motivationen und Verhaltensweisen, nicht die inneren Arbeitsmodelle oder die Attachementstile. Deshalb konzentrieren wir uns auf die Frage, wie Wut, Trauer, Angst, Scham, Mitgefühl und Liebe, aber auch andere Emotionen aktiviert und reguliert werden sowie auf die Frage, wie in der Therapie mit diesen Prozessen gearbeitet wird.

Die prototypische Bindungsemotion ist ein Gefühl verlässlicher Sicherheit in Anwesenheit des Bindungspartners. Diese Präsenz setzt das emotionale Skript in Gang: Das Kind fühlt sich wohl in Gegenwart der Betreuungsperson, ist entspannt und hat den Mut, von dieser sicheren Basis aus die Welt zu erkunden. Ist die Bezugsperson abwesend oder im Begriff zu gehen, löst dies Angstgefühle intensivster Art aus, worauf das Vertrauen schwindet. Beim Verlust einer Bezugsperson oder, bei Erwachsenen, eines Bindungspartners (etwa der Ehefrau oder des Ehemannes) liefern die Trauerprozesse Skripte für das Trauern und für die Loslösung des Selbst vom verlorenen Gefährten. Wütender Protest, Trauer und Kummer sind Bestandteile dieses Prozesses. Viele der intensivsten menschlichen Emotionen sind mit Herstellung, Erhalt, Bruch oder Erneuerung von Attachementbeziehungen verknüpft.

Bowlby (1973) geht davon aus, dass Bindung im Wesentlichen „unter die allgemeine Rubrik Angstverhalten“ einzuordnen ist (siehe Kapitel 2, Emotionen). Deshalb bekommen wir ein Problem, wenn wir Bindung lediglich als Basis für eine Theorie der Intimität und Liebe verwenden, weil dann die positiven, in engen Beziehungen vorhandenen Emotionen nicht analysiert werden. Romantische Liebe ist ein Zusammenspiel von Bindung mit Fürsorge und Sex – so die überwiegende Meinung in der Bindungstheorie. Obwohl romantische Liebe teilweise ein Bindungsphänomen ist, wissen wir alle, dass Liebe noch weitere Verhaltenssysteme umfasst, zumindest Fürsorge und ein Sexualsystem, weshalb es in der Paartherapie hilft, diese vom Bedürfnis nach Sicherheit zu trennen. Wie Fisher (2004) nachgewiesen hat, umfasst die Liebe, neben Bindung offenbar auch romantische Leidenschaft und Begehren. Wir behaupten, dass Bindung, die mehr mit Sicherheit und Angst zu tun hat, keine Liebe ist, wenngleich ein Aspekt von Liebe.

Das System und seine Parameter in intimen Beziehungen Erwachsener

Das Konzept eines „Bindungsbandes" ist dennoch hilfreich, wenn das Verhalten erwachsener Menschen in Beziehungen erklärt werden soll. Wenn wir davon sprechen, dass jemand eine Liebesbeziehung hat, meinen wir, dass sich die Person beim Partner sicher fühlt und ihm vertraut und dass er sie in Zeiten von Stress zu beruhigen vermag. Menschen haben aber nicht nur ein Bedürfnis nach Verbundenheit; die Evolution hat uns überdies mit der Fähigkeit ausgestattet, Pflegeverhalten auszulösen und selbst zu pflegen. Wenn Menschen erwachsen geworden sind, haben sie die Fähigkeit erworben, potenziell hochkompetente Betreuungspersonen zu sein. Wir haben die psychischen Voraussetzungen für Pflege, Sorge, Sympathie und Mitgefühl entwickelt. Obwohl manche Theoretiker vom grundsätzlichen Egoismus des Menschen ausgehen und obschon der Wunsch, für andere zu sorgen, alle möglichen nicht-altruistischen Gründe haben kann, ist es dennoch eine Tatsache, dass der Mensch dazu veranlagt ist, Mitgefühl zu spüren und von Mitgefühl motiviert wird, für andere zu sorgen. Wir neigen dazu, anderen in Not zu helfen und uns um leidende Mitmenschen zu kümmern. Das ist eine äußerst wichtige Komponente des in intimen Beziehungen Erwachsener vorhandenen Bandes.

Wenn wir betonen, wie wichtig Bindung ist, plädieren wir keineswegs für Verschmelzung, Verstrickung, fehlende Unabhängigkeit, für ein Schwelgen in Emotionen oder für die Entwicklung von Abhängigkeit. Manche warnen davor, sich allzu sehr auf Bindung zu konzentrieren, weil dieser Fokus Ehen nicht rettet – und dem Sex schadet (Schnarch 1991, 1997). Wir sind anderer Meinung. Nähe und Unterstützung anderer zu brauchen und zu bekommen, das ist die Essenz unseres Menschseins. Unsere wettbewerbsorientierte westliche Gesellschaft hat Individualität, Differenzierung und Selbstwertgefühl in den Mittelpunkt gerückt, zum Schaden gegenseitiger Fürsorge und Unterstützung. Es ist nicht sehr sinnvoll, in der Therapie ausschließlich an der Stärkung von Identität, Differenzierung und Unabhängigkeit zu arbeiten, wenn der Sinn einer Zweierbeziehung einzig und allein in Gegenseitigkeit und Interdependenz liegt. Beziehungsprobleme entstehen, wenn eine Seite auf ein als drängend empfundenes Bedürfnis der anderen Seite nicht reagiert. Wichtig ist auch, dass der Partner reaktionsfähig ist, wenn sich der andere an ihn wendet, und dass der bedürftige Teil sein Bedürfnis äußern kann, ohne sich dafür zu schämen – sich aber auch selbst zu regulieren vermag, wenn der Partner emotional nicht zur Verfügung steht.

Die Partner müssen die Fähigkeit besitzen, ihre Bedürfnisse nach Zuwendung und Unterstützung auszudrücken, doch nur allzu viele können ihre unbefriedigten erwachsenen Bedürfnisse nicht zeigen, weil sie sich vor Abhängigkeit fürchten, sie fürchten, keine Reaktion zu erhalten oder schämen sich ihrer Schwäche. Andererseits trifft es auch zu, dass das Verschmelzen von Identitäten die Intimität zerstören und die Bindung negativ beeinflussen kann. Es gilt, Unterschiede anzuerkennen, weil damit die Spannung erhöht und das sexuelle und emotionale Band gestärkt wird. Ebenso wichtig ist es, sich selbst wieder beruhigen und entspannen zu können, wenn der Gefährte nicht erreichbar ist. Es kommt also auf das Gleichgewicht zwischen Selbst- und Fremdunterstützung an.

Die Bindung erwachsener Menschen soll nicht nur in Stresszeiten Trost und Halt bieten, inzwischen meint man mit diesem Band auch Zuneigung und sogar Liebe. Damit wird jedoch ein wichtiger Unterschied verwischt. Wir müssen zwischen den Sicherheitsaspekten von Bindung einerseits und den Wärme spendenden und zuneigungsorientierten Aspekten andererseits klar unterscheiden (MacDonald 1992). Wie wir im nächsten Abschnitt erläutern werden, hängen fürsorgliche Empfindungen, Wärme und weitere Bindungsaspekte nicht mit dem Sicherheitsbedürfnis zusammen. Panksepp (1998), der sich mit dem Bindungsthema eingehend beschäftigt hat, unterscheidet deutlich zwischen Nestbindung und Bindung an die Bezugsperson: Er weist darauf hin, dass sich Rattenjunge in ihrem Nest sicher fühlen, selbst wenn sich die Mutter nicht im Nest befindet. Sie werden aber dem Nest gegenüber wohl keine Zuneigung empfinden. Dieser Befund legt den Schluss nahe, dass Bindung und Zuneigung getrennt sind und in Beziehungen unterschiedliche Funktionen erfüllen. Wir widmen uns nun dem System von Anziehung und Zuneigung.

Zuneigung, Liebe, Wärme, Mitgefühl und Anziehung

MacDonald hat überzeugend argumentiert, dass bei menschlichen Beziehungen „Systeme, die Wärme und Intimität ermöglichen, von Systemen zu unterscheiden sind, die für die Neigung verantwortlich sind, auf Abwesenheit des Attachementobjekts mit Angst zu reagieren“ (MacDonald 1992, 754). Auf der gleichen Linie liegen auch Fox und Davidson (1987), die nachgewiesen haben, dass Kleinkinder Freude zeigen und mit Aktivierung der linken Kortex reagieren, wenn sich die Mutter mit offenen Armen nähert, wohingegen sie Angst zeigen und mit Aktivierung der rechten Kortex reagieren, wenn sich eine fremde Person nähert – das beweist, dass Freude die Angst nicht zu lindern vermag.

Trennungsangst hat vor allem den Zweck, Schutz und Sicherheit zu gewährleisten. Sie hat in den vielen Millionen Jahren der Entwicklung der Säugetiere den Nachwuchs vor räuberischen Übergriffen und Aggressionen anderer Mitglieder der eigenen Spezies geschützt. Inzwischen schützt Trennungsangst das Kind vor sämtlichen potenziell angsteinflößenden Umständen. Das Bedürfnis, durch Bindung Schutz zu erlangen, wird überwiegend von der Trennungsangst organisiert, weshalb Furcht und Angst die primären, bindungsmotivierenden Emotionen sind. Auf dem Bedürfnis nach Sicherheit und Schutz basierte Bindung ist nicht Liebe, und sie erklärt letztlich nicht Zuneigung, Wärme, Anziehung, Sympathie und Intimität. Zuneigung, Wärme und Sympathie scheinen weitere wichtige, jedoch eigenständige Aspekte des Bonding- oder Affiliationssystems zu sein (MacDonald 1992).Bindung hat die Funktion, das negative Gefühl von Angst aufzulösen. Zuneigung hat die Funktion, von der anderen Person angezogen zu werden und Sympathie zu verspüren.

Studien über Bindung in anderen Kulturen haben ergeben, dass es zulässig ist, das auf Wärme und Zuneigung ausgerichtet System vom Angstsystem, das auf Bindungssicherheit ausgerichtet ist, zu trennen. So hat beispielsweise Mary Ainsworth (1967) Mütter und ihre Kleinkinder in Uganda studiert und festgestellt, dass sicher gebundene Kinder von Müttern versorgt wurden, die sensibel und einfühlsam waren, ohne Wärme und Zuneigung zu zeigen. Das Bindungsverhalten dieser Babys war dem der amerikanischen Vergleichsgruppe deutlich überlegen, obwohl die afrikanischen Kinder weniger mütterliche Zuneigung erfuhren. Der Mehrzahl der beobachteten Kinder konnte eine sichere Bindung attestiert werden. Gleiches haben auch LeVine und LeVine von den Grusi in Kenia berichtet: „Selten sieht man eine Mutter, die ihr Kind küsst, innig umarmt, mit ihm schmust oder ihm liebevolle Worte zuflüstert“ (LeVine / LeVine 1967, 126). Ferner wurde berichtet, dass Mütter ihre Kinder „mechanisch stillen, ohne sie anzuschauen und ohne Zärtlichkeiten“ (LeVine / LeVine 1967, 122). Demnach kann das durch soziale Stimulierung gedeihende Wärme- und Zuneigungssystem vom Phänomen der sicheren Bindung unterschieden werden. Ferner hat sich im Laufe mehrerer faktorenanalytischer Studien von elterlichem Pflegeverhalten herausgestellt, dass Eltern-Kind-Wärme ein eigener, von Bindung unabhängiger Faktor ist (MacDonald 1992). Folglich sind mütterliche Zuneigung und sichere Bindung keine Synonyme.

Bindung lässt sich bei vielen Menschenaffen und anderen Säugetieren nachweisen, auch Vögel verfügen über ein vergleichbares System; es hat die Funktion, das Tier nah bei der Mutter zu halten, insbesondere in bedrohlichen Situationen. Bei der großen Mehrzahl dieser Arten gibt es jedoch keine Wärme und keinen Grund anzunehmen, dass sich eine Liebesbeziehung oder Zuneigung entwickelt hat. Ein System, das sich herausgebildet hat, um den Nachwuchs zu schützen, muss nicht unbedingt zugleich emotionales Bonding und Intimität produzieren (MacDonald 1992). Daraus folgt, dass die Konzeptualisierung der biologischen Verankerung des menschlichen Affektsystems zu erweitern ist, indem man es nicht lediglich als Mittel zum Schutz vor Gefahr betrachtet, vielmehr das Wesen des Austausches positiver Affekte und das Wesen von Paarbindung positiver konzeptualisiert.

Ein weiterer Grund, zwischen Bindung einerseits und Wärme und Gefallen andererseits zu unterscheiden, ist, dass Bindung offenbar mit fehlender Wärme, ja sogar mit schlechter Behandlung vereinbar ist. Rajecki, Lamb und Obsmacher (1978) haben die Daten mehrerer Spezies studiert und Hinweise gefunden, dass Bindung selbst dann eintritt, wenn die Eltern strafen und misshandeln. Ungeachtet recht rauer Behandlung setzten die Jungen ihre Versuche fort, sich an die Mutter zu klammern (Seay et al. 1964). Ursprünglich war Schutz tatsächlich der Zweck von Bindung, und das Tier verlangt offenbar auch unter negativen Voraussetzungen nach dem Bindungsobjekt. Dieses Verhalten wurde auch bei Menschenkindern beobachtet, die ihren misshandelnden Bezugspersonen gegenüber ein ausgeprägtes Bindungsverhalten zeigen (Benjamin 1988).

Es gibt aber einen weiteren Grund, zwischen Sicherheit bei drohender Gefahr und Wärme sowie Zuneigung zu unterscheiden: Sicherheit ist in der Kindheit von wirklich entscheidender Bedeutung, in einer Liebesbeziehung Erwachsener ist sie nachrangig. Menschen gehen eine Paarbeziehung ein, weil sie einander mögen und sie sich voneinander angezogen fühlen. Reziproke soziale Interaktionen haben einen außerordentlich hohen Stellenwert. Die Rollen der verschiedenen Emotionen im Bondingprozess Erwachsener, wie sie zur Aufrechterhaltung der intimen Beziehung wichtig sind, bedürfen also der genaueren Klärung. Lieben, aneinander Gefallen finden und Spannung sind nicht das Gleiche wie Angstlinderung. Demnach unterscheidet sich ein affekt- und affiliationsorientiertes System von einem Bindungssystem. Fisher (2004) schlägt vor, sinnliche Begierde und romantische Liebe von partnerschaftlicher Bindung zu unterscheiden und als unabhängige neurochemische Systeme zu betrachten – alle zusammen aber als Komponenten von Liebe zu sehen.

Weil die Entwicklung eines sicheren Bandes abhängig davon ist, ob man positive Emotionen – Wärme, Sympathie und Liebe, aber auch das Gefühl von Sicherheit und Bestätigung – erfährt und vermittelt, müssen Menschen die Fähigkeit entwickeln und einsetzen, dem „Anderssein" des anderen wertschätzend zu begegnen. Das folgende, Iris Murdoch zugeschriebene Zitat drückt aus, dass Liebe bedeutet, den anderen als anders anzuerkennen: „Liebe ist die äußerst schwierige Erkenntnis, dass außer der eigenen Realität noch etwas anderes real ist." Was wir Liebe und Zuneigung nennen, besteht aus der Fähigkeit, den anderen als eine Person zu sehen, die zwar „anders“ ist, aber genau wie ich glücklich sein will und die möchte, dass dieses „Andere“ auf Wärme und Sympathie trifft – und das unterscheidet sich vom Gefühl, sicher gebunden zu sein, weil der andere emotional verfügbar und reaktionsfähig ist. Liebe vermittelt dem geliebten Menschen nicht nur ein Sicherheitsgefühl, vielmehr auch das Gefühl zärtlicher Wertschätzung. Das Affektsystem, mit den Bedürfnissen nach Intimität, nach dem Gefühl von Wärme und Liebe, unterscheidet sich offensichtlich von den Bindungsbedürfnissen nach Sicherheit und Schutz und unterscheidet sich zudem von den Identitätsbedürfnissen nach Anerkennung, Meisterung, Validation und Selbstachtung. Zuneigung und Liebe bedeuten, etwas für den anderen zu empfinden und zu erleben, dass diese Gefühle auf Gegenseitigkeit beruhen. Dieses System fördert die Entwicklung positiver Gefühle in der Ehe. Die meisten Probleme bei Paaren entstehen aus ungelösten Konflikten in Zusammenhang mit den erwachsenen Bedürfnissen nach Sicherheit und Identität, die sich zuspitzen, wenn es an Zuneigung, Wärme und gutem Willen fehlt.

MacDonald (1992) schreibt die evolutionäre Entwicklung des Spieltriebs der Säugetiere – eine Entwicklung von großer Tragweite – dem affektiven System zu. Anders als beim Menschen haben die Spiele von Säugetieren den Charakter von Gerangel und Rauferei. Sie drücken Zuneigung aus, dienen aber zugleich der Selbstbehauptung. Beim Menschen kommt hinzu, dass aus dem, was Winnicott (1965) den „Raum zwischen Mutter und Kind“ nannte, die Entdeckung von Objekten und Aktivitäten von gemeinsamem Interesse erwachsen. Das affektbasierte Spiel ist ein Versuchslabor zur Erprobung der Fertigkeiten, der mentalen Ressourcen und der Kreativität des menschlichen Gesellschaftssystems. Wie Frederickson (1998) nachgewiesen hat, trägt das positive Emotionssystem zur Erweiterung und zum Aufbau von Fertigkeiten bei, die die Überlebenschancen verbessern. In Paarbeziehungen sind Lachen und Sinn für Humor wichtig, weil sie Zuneigung und Sympathie fördern. Eine Quelle positiver Gefühle erschließt sich, wenn man über die Scherze des Partners lachen und an seinen Eigenheiten und Idiosynkrasien Spaß haben kann. Es ist erwiesen, dass Lachen geeignet ist, die Pulsfrequenz zu reduzieren und Konflikte zu entschärfen (Levinson 1992).

Das Gefühl von Nähe und Zugehörigkeit ist ein Glücksgefühl – man spürt Freude an anderen und Zuneigung und Wärme für andere –, was jedoch nicht das Gleiche ist wie die durch Attachement vermittelte Ruhe und Sicherheit. Wer glücklich ist, wird, dem Skript folgend, mit seinem Tun fortfahren, seine Anteilnahme erweitern und Ressourcen aufbauen (Fredrickson 1998). Glücklichsein ist ein Gefühl der Kooperation, und das ist am wichtigsten. Das intensivste Affiliationsgefühl ist Liebe, ein Skript, das mit dem Gefühl einhergeht, mit der anderen Person vereint zu sein und sich deren Angelegenheiten zu eigen zu machen. Die mit fehlender

Zuneigung verbundenen Emotionen sind Kälte und Geringschätzung. Zuneigung variiert also und reicht von kalter Verachtung und Unglücklichsein bis zu Wärme, Vergnügen und Glücksgefühlen. Bindung variiert zwischen Furcht und Angst einerseits, Sicherheit und Ruhe andererseits. Positive Empfindungen von Zuneigung und Wärme sind auf ein anderes biologisches System zurückzuführen als negative Empfindungen wie Furcht, Kummer und Angst, die in der Bindungsforschung eine zentrale Rolle spielen. Interessant ist dabei auch der bereits erwähnte Befund, dass Freude, ausgelöst von der Mutter, die sich dem Kleinkind nähert und die Arme nach ihm ausstreckt, den linken Frontallappen aktiviert, was am EEG abzulesen ist (Fox/Davidson 1987). Trennungsprotest dagegen geht mit der Aktivierung des rechten Frontallappens einher, was beweist, dass Freude die Angst nicht lindert und dass Wärme und Bindung zwei verschiedene Systeme sind.

Unsere menschlichen Vorfahren haben anscheinend vor Jahrmillionen Sex und Zuneigung zu dem kombiniert, was wir inzwischen als Liebe oder Bonding bezeichnen. Wir alle haben von unseren Ahnen die Neigung geerbt, mit einem anderen Menschen über einen langen Zeitraum hinweg eine mehr oder weniger exklusive sexuelle Bindung einzugehen. Daraus ist ein Aspekt des Menschseins entstanden, der höchste Wertschätzung genießt: die Liebesfähigkeit. Diese Erkenntnisse legen nahe, dass wir in der Therapie mit Wärme und Zuneigung arbeiten müssen, und zwar als Emotionen, die von Ruhe und Sicherheit vermittelnder Bindung unabhängig sind, und dass die Exploration der Beziehungen zwischen diesen beiden Phänomengruppen unsere therapeutische Aufgabe ist. Deshalb schlagen wir vor, das menschliche Affektsystem grundsätzlich als evolutionäre Weiterentwicklung eines Belohnungssystems zu konzeptualisieren (Porges 1995, 1996). Die dieses System aktivierenden Stimuli sind natürliche Hinweise auf angenehme affektive Reaktionen. Das ist der Grund, weshalb intime Beziehungen für alle Beteiligten erfreulich sind und aktiv gesucht werden. Ihre Beendigung löst Enttäuschung und Kummer aus, während die Wiedervereinigung mit einem geliebten Menschen ersehnt wird.

Fazit

Wir haben in diesem Kapitel betont, wie entscheidend wichtig die drei Affekte motivierenden Systeme sind – und damit der Diskussion über den therapeutischen Umgang mit diesen Systemen den Boden bereitet. Beziehungen sind das natürliche Feld, auf dem die grundlegenden menschlichen Bedürfnisse nach Verbundenheit und Identität befriedigt werden können; sie sind auch eine Quelle von Intimität und positiven Empfindungen, die mit dem Geben und Empfangen von Liebe und Wertschätzung einhergeht.

Wir sind der Ansicht, dass emotionale Verbundenheit und Identitätsbestätigung universelle, in allen Paarsystemen wirksame Faktoren sind.

Ferner wurde hier ausgeführt, dass die Dualität der menschlichen Natur – das grundlegende Bedürfnis nach Verbundenheit und das Bedürfnis nach Identität und Selbstwirksamkeit – den optimalen Bezugsrahmen zum Verständnis von Paaren und Konflikten liefert und dass Wärme und Zuneigung Systeme sind, die erfreuliche und angenehme Gefühle produzieren. Wir sind der Überzeugung, dass Konflikte in Zweierbeziehungen im Grunde von unbefriedigt gebliebenen erwachsenen Bedürfnissen nach Bindung und Identität ausgelöst werden, nicht etwa von infantilen oder pathologischen Bedürfnissen, und dass emotionale Verfügbarkeit und Reaktionsfähigkeit, Empathie, Validation und Respekt als konfliktverhindernde Gegengifte zu betrachten sind.

5 Interaktion

> Symptome sind Antworten, die der Organismus auf ganz bestimmte Fragen gibt, und Lösungsversuche auf Probleme, die zum einen aus der Umwelt heraus erwachsen, zum anderen durch die Untersuchungsmethode mit konstituiert werden.
>
> *Kurt Goldstein (1995, 35)*

Als Therapeuten, die an der Lösung von Paarkonflikten arbeiten, müssen wir uns nun mit Interaktionen befassen und sie mit Emotionen, Motivation und Kognition verknüpfen, um das Verhalten des Paares in vollem Umfang erfassen zu können. Interaktionen stellt man sich am besten als zwei rechtwinklige Achsen vor, die Affiliation (Nähe / Zugehörigkeit) und Einfluss darstellen (Leary 1957). Alle mit Liebe und Macht verbundenen, die Paarinteraktionen dominierenden Themen spielen sich entlang dieser Dimensionen ab. In Konfliktfällen eskalieren die Interaktionen in den genannten Dimensionen, bis sie zu rigiden negativen Interaktionszyklen erstarren. Wir behaupten, dass Interaktionen emotionale Zustände beeinflussen und umgekehrt. Menschen reagieren auf Interaktionskonflikte mit dem Versuch, zwei der fundamentalen Bedrohungen unseres Überlebens zu bewältigen und abzuwehren – Bedrohungen der Bindung und Bedrohungen der Identität. Die Amygdala nimmt diese Bedrohungen sehr schnell wahr, verarbeitet sie und stellt grundlegende Handlungstendenzen bereit – bei Gefahr oder Verlust beispielsweise den angemessenen Impuls, Schutz zu suchen. Die emotionsbasierten Handlungstendenzen bereiten uns auf die wichtigsten Überlebensstrategien vor: Kampf, Flucht, Aufschrei oder Rückzug. Werden diese Tendenzen dann kognitiv weiterverarbeitet, bekommen sie persönliche Bedeutungen, werden zu willentlichem Verhalten und schließlich zu Interaktionen zur Förderung von Affiliation oder Einfluss. Auf der Basis des primären, vom Affekt ausgelösten Verarbeitungsmodus wird dann oft der Partner für die empfundene Bedrohung oder den gefühlten Kummer verantwortlich gemacht – oder als deren Verursacher gesehen. Nachdem Kognition ins Spiel gekommen ist, wird das Bewusstsein zunehmend von Gedanken getrübt, was dann wiederum Gefühle und Interaktionen beeinflusst. Emotionen, Motivation, Kognition und Interaktionen sind also innig miteinander verwoben. Konfliktlösungen sind letztlich nur möglich, wenn wir es verstehen, mit dem ganzen Bündel an Faktoren zu arbeiten.

Die erlebensorientiert-systemische Synthese: Affekt und Interaktion integrieren

Wie bereits gesagt, entstehen Emotionen an der Schnittstelle von Organismus und Umgebung, und zwar in Form von Handlungsbereitschaft, wodurch sie das Gegenüber beeinflussen. Daher können TherapeutInnen, die mit der Emotionsfokussierten Paartherapie (EFT-P) arbeiten, ihren KlientInnen helfen, negative Interaktionen zu verändern, indem sie ihnen beibringen, adaptive bindungsorientierte Emotionen und Bedürfnisse sowie identitätsstärkende Emotionen und Bedürfnisse wahrzunehmen und auszudrücken. Interaktionen lassen sich auch verändern, indem dysregulierte Emotionen reguliert und maladaptive Emotionen in adaptivere transformiert werden. In der EFT-P wird nicht davon ausgegangen, dass die Handlungen einer Seite die Reaktion der anderen Seite auslöst; vielmehr gilt das Paar als Einheit, das sich wechselseitig reguliert und die Erfahrungen und Reaktionen beider Seiten durch ihre Handlungen aufrecht erhält. In unseren Augen handelt es sich hier um eine zirkuläre gegenseitige Regulierung. Dazu ein Beispiel:

> Wenn bei einem Paar in der Krise ein Partner Nähe einfordert, betrachten wir dies als Beitrag zur Erzeugung und zum Erhalt von Angst und Rückzug bei der anderen Seite, nicht jedoch als Auslöser ihres Verhaltens. Rückzug dagegen gilt als Mittel, das Gefühl von Verlassenwerden und Beanspruchung zu erzeugen und zu erhalten, nicht jedoch als Auslöser. Das Gleiche gilt für Dominanz: Ist ein Partner dominant, erzeugt und erhält er beim anderen das Gefühl von Inkompetenz und Unterordnung, Unterordnung wiederum erzeugt und erhält das Gefühl von Kompetenz und Dominanz.

Die Reaktionen beider Seiten beeinflussen einander, woraus ein Interaktionszyklus entsteht. Erleben und Verhalten sind demnach abhängig vom Selbst, aber auch vom Kontext. In unseren Augen liegt das Problem bei der Organisation des Selbst *und* bei der Organisation des Systems, also keineswegs ausschließlich beim Erleben, beim Verhalten, bei den Persönlichkeiten der Partner oder ausschließlich bei ihrer Interaktion. Um das Verhalten einer Seite verstehen zu können, muss der Therapeut/die Therapeutin das Paarverhalten stets im Kontext des intrapsychischen Erlebens und des Verhaltens der anderen Seite betrachten.

Paarbeziehungen werden demnach charakterisiert von der Präsenz regelmäßiger, sich wiederholender Interaktionszyklen, die durch Affektregulierung und -dysregulierung immer wieder hergestellt und aufrechterhalten werden. Je negativer, enger und rigider diese Zyklen, desto mehr Affekte sind dysreguliert und desto wahrscheinlicher die Konflikte; vice versa, je mehr Affekte dysreguliert sind, desto enger und rigider die Interaktionszyklen. Wenn Bindung oder Identität als bedroht empfunden werden, fühlen sich die Partner nicht mehr sicher, die Affekte entgleisen, die Bedeutungszuschreibungen werden vom Affekt, nicht mehr von der Situation bestimmt, das Verhalten verändert sich und Konflikt, Misstrauen oder Distanz sind die Folge. Gelingt es dem Therapeuten / der Therapeutin, das Bedrohungsgefühl zu erkennen und den Fokus auf der automatisch aktivierten, zugrunde liegenden sicherheitsorientierten Emotion zu halten, anstatt den Konfliktinhalt in den Fokus zu nehmen, wird sich die Interaktion verändern.

Von diesem Standpunkt aus betrachtet, ist das gesamte Verhaltensrepertoire einer Person eine Kommunikation, die die Selbstorganisation ihres Partners beeinflusst. Auch wer sich abwendet und überhaupt nichts sagt, kommuniziert und verändert in der Folge das Erleben und die Selbstorganisation des anderen. Dazu kommt, dass das, was gesagt und wie es gesagt wird – insbesondere der affektive Ton – die Rolle der sprechenden und die Rolle der zuhörenden Person definiert. Anders gesagt, jede Kommunikation ist ein Angebot, das die Interaktionsposition und eine Rollenbeziehung betrifft, und jede Antwort ist ein Gegenangebot, mit dem das erste Angebot akzeptiert oder zurückgewiesen wird (Sluzki 1983). Wenn ein Mann seine Frau in vorwurfsvollem Ton fragt, warum sie so spät nach Hause gekommen ist oder warum sie nicht mit ihm schlafen wollte, übernimmt er die Rolle des Anklägers und bietet seiner Frau die Rolle der Beklagten an. Wenn sie antwortet und Gründe anführt, akzeptiert sie sein Rollenverteilungsangebot. Die Aufgabe der TherapeutInnen besteht darin, dergleichen negative Interaktionszyklen zu unterbrechen, indem sie den Menschen beibringen, sich (was ihre intimen Gefühle und innersten Anliegen betreffen) selbst zu organisieren und dadurch ihre Interaktionspositionen zu verändern – damit sich neue, hilfreichere Muster herausbilden und sich andere Umgangsformen entwickeln können.

Obwohl wir von der Prozesshaftigkeit menschlichen Erlebens ausgehen, wissen wir sehr wohl, dass jeder der beiden Partner dauerhaftere, grundlegendere Vulnerabilitäten hat und dass auf dieser tiefen Ebene beide, das Paar und das Selbst, dynamische, sich selbst organisierende Systeme sind. Gewisse Empfindlichkeiten und maladaptive emotionale Reaktionen, die auf frühere Verletzungen zurückzuführen sind und den Ich-Zustand prägen, üben einen starken Sog auf den Selbstorganisationsprozess aus, worauf recht schnell bestimmte Zyklen entstehen, die zu repetitiven oder konsistenten Reaktionsweisen werden (Whelton / Greenberg 2004). Eine Emotion, gleich welcher Art, kann so überhandnehmen, dass sie schließlich das gesamte affektive Leben einer Person dominiert und monopolisiert. Beziehungsmuster sind größtenteils Ergebnisse der Reaktionen der Partner auf ihre jeweils vorherrschenden Emotionen. Manche Menschen scheinen von einem bestimmten Gefühl beherrscht zu sein: z.B. stets verärgert sein und sich dauernd beklagen (Wut) oder mit Mimik und Stimme Trauer signalisieren, egal bei welcher Interaktion. Viele der destruktiveren Paarkonflikte lassen sich mit ungesunden emotionalen Zuständen der Beteiligten erklären, die oft auf einer traumatischen Lerngeschichte basieren und beim geringsten Anlass und Hinweis auf Verlassenwerden oder Beleidigung ko-aktiviert werden. Die Veränderung dieser repetitiven, schmerzhaften Formen der Selbstorganisation wird in späteren Phasen einer Paartherapie oft zum Hauptfokus, insbesondere bei Langzeitbehandlungen. In diesem Kapitel konzentrieren wir uns auf das Wesen von Interaktion im Kontext von Emotionen, Motivation und Kognition. In Kapitel 8, „Therapeutische Aufgaben: Interaktionszyklen im Fokus", greifen wir dieses Thema noch einmal auf, um interaktionsverändernde Interventionen zu entwickeln.

Interaktionen, Emotionen, Motivation und Kognition

Wir glauben, dass Interaktionskonflikte am ehesten verständlich werden, wenn wir Interaktionen in ihre emotionalen, motivationalen und kognitiven Kernprozesse herunterbrechen. Bei jeder Interaktion bestimmen Emotionen – und die damit verbundenen Bedürfnisse oder Ziele – der einen Seite (Partner A) deren wahrnehmbares Handeln, was wiederum äußerlich nicht wahrnehmbare, verborgene Prozesse bei der anderen Seite (Partner B) auslöst. Diese Prozesse umfassen emotionale Reaktionen, Wahrnehmungen, Zuschreibungen, Erklärungen, Bedürfnisbefriedigung und Bedürfnisfrustration, Intentionen und andere subjektive Ereignisse, und diese beeinflussen dann die wahrnehmbaren Reaktionen von Partner B. Weil es sich dabei um einen komplexen und subjektiven Prozess handelt, reagiert das Paar oft emotional, jede Seite aufgrund eigener unbefriedigter Bedürfnisse, und die Partner nehmen das Verhalten der Gegenseite nicht so wahr, wie es vom anderen gemeint und beabsichtigt war – oder sie finden abweichende Erklärungen dafür. So kommt es, dass in einer Beziehung die Intentionen und Aktionen eines Partners, die Reaktionen auf diese Intentionen und Aktionen und deren Wahrnehmung durch den anderen erheblich voneinander abweichen können. Hierzu ein Beispiel:

> Ein Ehemann wünscht sich von seiner Frau Unterstützung und will ihr das kommunizieren; sie dagegen fühlt sich vielleicht eher bedrängt oder kritisiert, sie merkt vielleicht nicht, dass er Unterstützung braucht – oder aber sie erkennt sein Bedürfnis und versucht, ihm zu entsprechen. Der Mann jedoch empfindet ihre Reaktion als unzureichend oder beschwichtigend; vielleicht nimmt er die Reaktion seiner Frau überhaupt nicht als Unterstützung wahr.

> Entspricht die Antwort der Frau nicht dem Bedürfnis, dem Ziel oder dem Anliegen des Mannes, wird er sich frustriert fühlen. War das Anliegen für das Wohlbefinden des Mannes sehr wichtig, wird er ein negatives Gefühl empfinden, und diese negative Emotion signalisiert, dass ein Bedürfnis nicht befriedigt wurde.

Leichtere Paarkonflikte sind oft das Ergebnis solcher Kommunikationspannen und Fehlinterpretationen von Intentionen bzw. von Bedürfnissen oder Reaktionen darauf. Dann besteht die angemessene Behandlung darin, die Kommunikation von Intentionen, Gedanken, Gefühlen und Bedürfnissen zu verbessern. Eine Ehefrau beispielsweise sehnt sich nach Mitgefühl, ihr Mann jedoch erteilt ihr gute Ratschläge. Frauen, die zeigen, dass sie traurig oder verletzt sind, bekommen von ihren hilfsbereiten, an einer Schnellreparatur interessierten Männern häufig einen Lösungsvorschlag unterbreitet oder den unerwünschten Rat, die Sache von der positiven Seite zu sehen; eine empathische Reaktion auf ihre Trauer bleibt dagegen aus. Dann hilft es tatsächlich, die Partner so weit zu bringen, dass sie klar sagen, was sie brauchen – und dann auch verstanden werden. Es kann aber auch sein, dass, wenn einer sagt: „Du bist jetzt sicher sehr traurig", diese Äußerung als mitfühlende Unterstützung oder aber als gönnerhafte Herablassung aufgefasst wird, je nachdem, wie der andere die Äußerung wahrnimmt und auslegt. So kommt es, dass die genau gleiche Botschaft ganz verschieden interpretiert werden kann, je nachdem, wer sie hört. Eine so empathische Bemerkung wie: „Sicher fühlst du dich deshalb sehr einsam" kann unterstützend wirken auf eine Person, die Verbindung sucht, kritisierend dagegen auf eine, die Status sucht. Es gibt also reichlich Gelegenheiten zu Fehlkommunikation, Fehlinterpretationen und Missverständnissen.

Wir sind jedoch der Ansicht, dass Beziehungskrisen nicht primär auf ungenügende Kommunikation, mangelhafte Gesprächstechniken oder Fehlinterpretationen zurückzuführen sind. Oft haben die Partner nach einigen Ehejahren ihre Empfindungen und Bedürfnisse nur allzu deutlich kommuniziert. Sie verstehen, was der andere mitteilt. Das Problem ist, dass sie nicht in der Lage oder nicht bereit sind, einander das zu geben, was sie so sehr zu brauchen meinen oder so verzweifelt voneinander wollen. Dann werden die Menschen immer frustrierter, gehen zum Angriff über oder treten den Rückzug an, anstatt einander ihre Kernemotionen zu offenbaren, die mit ihren unbefriedigten erwachsenen Bindungs- und Identitätsbedürfnissen zu tun haben; daraufhin werden ihre maladaptiven Kernemotionen aktiviert – diejenigen, die mit ihren intimsten Anliegen zu tun haben, also mit Dingen, bei denen sie sich am verletzlichsten fühlen. Wenn tiefer liegende Unsicherheiten oder Gefühle von Unzulänglichkeit aktiviert werden, sind die Partner oft außerstande, diese Gefühle zu regulieren. Daraufhin schlittern sie in diese dysregulierten Zustände hinein, in denen sie Dinge sagen und tun, die sie später bereuen – und von denen sie später behaupten, dass sie nicht dem entsprechen, was sie dem Partner gegenüber tatsächlich empfinden. Diese dysregulierten Affekte sind die Ursache für sehr viel ernstere Paarprobleme und -konflikte.

Interaktionsdimensionen

Das empirische Studium von Interaktionen hat erbracht, dass sich zwischenmenschliches Verhalten am besten anhand zweier rechtwinkliger Achsen darstellen lässt, welche die Hauptmotivationsdimensionen repräsentieren (Leary 1957). Diese beiden Achsen tragen viele verschiedene Bezeichnungen, wobei eine Achse stets mit Bindung – oder dem, was Bakan (1966) „Kommunion" nannte – zu tun hat. Diese Dimension fußt auf den bekannten Gegensätzen von *Nähe* und *Distanz* oder *Liebe* und *Hass*. Zur Beschreibung der anderen Achse wurde der übergeordnete Begriff *Wirksamkeit (agency)* verwendet (Bakan 1966; Horowitz 2004). Die Bezeichnung dieser Achse war schwieriger; sie hat mit Identität, Differenzierung, Kontrolle oder Einfluss zu tun und basiert auf den bekannten Gegensätzen von *Dominanz* und *Unterordnung* oder *Freiheit* und *Kontrolle*.

Forscher, die zirkumplexe Interaktionsmodelle entwickelt haben (Benjamin 1993; Leary 1957; Wiggins 1973), haben die bindungsorientierte *x*-Achse *Verbundenheit* genannt, aber auch *Zugehörigkeit, Liebe, Wärme* und *Fürsorge*; die identitätsorientierte *y*-Achse heißt *Interdependenz, Einfluss, Kontrolle oder Dominanz*. Demnach könnte die horizontale Dimension von Kommunion als *verbunden, liebend oder nahe* bis hin zu *unverbunden, gleichgültig, hassend oder distanziert* bezeichnet werden. Wir nennen diese Achse die *Affiliationsachse*. Die Bedeutung von Wirksamkeit, der vertikalen Dimension, reicht von „differenzierend, beeinflussend, kontrollierend oder dominierend" bis hin zu „verstrickend, gewährend, die Kontrolle abtretend oder unterordnend". Wir nennen diese Achse *Einflussachse*. Alle zwischenmenschlichen Interaktionen lassen sich als eine Kombination dieser beiden Achsen beschreiben. Von allen zirkumplexen Modellen halten wir L. S. Benjamins (1993, 1996) strukturelle Analyse des Sozialverhaltens für am hilfreichsten, wenn es gilt, die in der Therapie stattfindenden Interaktionen zu codieren. Sie bedient sich eines Modells zwischenmenschlichen Verhaltens mit den zwei tiefer liegenden Dimensionen, die von *Hass* bis zu *Liebe* reichen (im Hinblick auf Bindung und Zuneigung) und von *Verstrickung* bis zu *Differenzierung* (im Hinblick auf Identität). Sämtliche Interaktionen eines Paares, die verbalen und nonverbalen, lassen sich anhand dieser Achsen beschreiben. Dabei muss bedacht werden, dass zirkumplexe Modelle generell von der Reziprozität zwischenmenschlichen

Verhaltens ausgehen, also jede Handlung als Auslöser einer bestimmten Reaktion seitens des Partners betrachtet werden muss. Wenn, diesem System zufolge, beispielsweise eine Person die andere beschuldigt, fokussiert sie diese Person auf eine Art, die feindselige und kontrollierende Anteile hat. Die andere Seite wird sich vermutlich ausgenutzt fühlen, auf eine Art reagieren, die feindselige und unterordnende Anteile hat. Demnach erzeugt Angriff Verteidigung oder einen Gegenangriff, je nachdem, ob es sich um eine komplementäre oder um eine symmetrische Reaktion handelt –, wohingegen Liebe mit Liebe erwidert wird und das Gegenüber veranlasst, sich zu öffnen. In den allermeisten Fällen wird ein komplementäres Verhalten ausgelöst (Kieser 1996; Leary 1957), von dem anzunehmen ist, dass es den Zielen und Motiven der Person entspricht oder ihre Wünsche erfüllt.

Lorna Smith Benjamin gibt zu bedenken, dass affiliative und beeinflussende Interaktionsdimensionen bislang zwar als gleich wichtig betrachtet wurden und in ein zirkumplexes (von einem Kreis repräsentiertes) Modell münden; dies ist jedoch a priori kein Grund, im interpersonellen Diskurs die affiliative Dimension oder die Liebe-Hass-Dimension einerseits und die Einflussdimension andererseits gleich stark zu gewichten. Sie behauptet, dass im zwischenmenschlichen Bereich ein Verhalten, das mit Bindung und Zuneigung zu tun hat, womöglich wichtiger ist als Differenzierung, Kontrolle oder Dominanz (siehe Benjamin et al. 2006). Wir sollten uns Interaktionen also besser als Oval vorstellen, wie in Abbildung 5.1 dargestellt, nicht als Kreis, und damit der Affiliationsdimension einen stärkeren Einfluss auf Interaktion zuschreiben, insbesondere auf die Interaktionen in Paarbeziehungen.

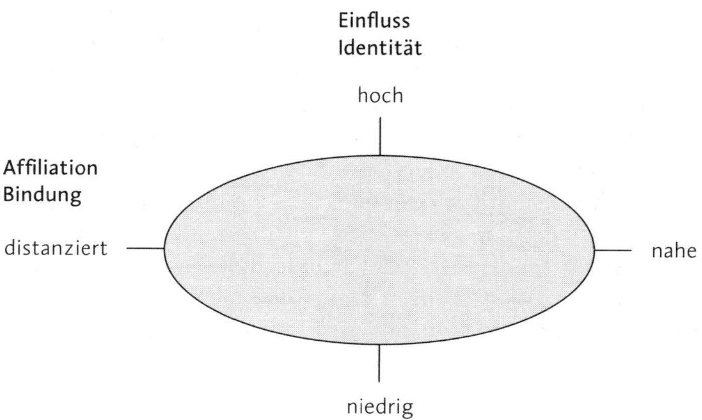

Abb. 5.1: Zweidimensionales ovales Interaktionsmodell
Die horizontale Affiliationsdimension ist schwerer gewichtet als die vertikale Einflussdimension, weshalb der Interaktionsraum die Form eines Ovals aufweist.

In Lorna Smith Benjamins Augen ist es nur vernünftig, der bindungsorientierten Affiliationsachse eine überragende Bedeutung zuzuschreiben, weil der Mensch ein Herdentier ist (Benjamin et al. 2006). Dazu kommt, wie bereits im vorigen Kapitel erläutert, dass der Affiliationsdimension zwei Motive zugrunde liegen, nämlich das Streben nach Sicherheit und das Streben nach Zuneigung – während der Einflussdimension nur ein Motiv zugrunde liegt: das Streben nach Identität. Wir haben gesehen, dass Bindungsverhalten die Bindung zur Pflegeperson sicherstellt und dies dem Überleben dient, Zuneigung dagegen zur Paarbildung führt. Deshalb ist in Zweierbeziehungen die affiliative-interaktionsorientierte Dimension oft wichtiger. Auf den Schutz von Identität und Status ausgerichtetes Verhalten, wie von der vertikalen Einflussachse repräsentiert, ist zwar auch für das Überleben wichtig, in Liebesbeziehungen aber wohl weniger wichtig als Bindung und Zuneigung. Dazu kommt, dass Validation erst stattfinden kann, wenn Nähe vorhanden ist, und dies allein weist Bindung die Vorrangstellung zu. Obschon sich die interpersonelle Interaktion anhand zweier Dimensionen beschreiben lässt, wiegt in Liebesbeziehungen die affiliative Dimension vermutlich schwerer als die Einflussdimension. Dennoch befassen wir uns in diesem und in späteren Kapiteln stärker mit Affiliation, nicht weil wir sie als wichtiger erachten, sondern weil wir die bislang geleistete Arbeit über Bindung fortführen wollen, um zu einer umfassenderen Beschreibung von Paarkonflikten zu gelangen.

Dabei gilt es zu beachten, dass in Lorna Smith Benjamins Interaktionsmodell (1993) Feindseligkeit – eine zentrale Komponente in Beziehungsproblemen – auf der horizontalen Achse liegt und mit unerfüllten Wünschen nach Liebe oder Sicherheit zu tun hat, keineswegs mit Einfluss. Feindseliges Verhalten löst zwar oft die Feindseligkeit der anderen Seite aus, ist jedoch eher ein Hinweis darauf, dass ein zentrales Motiv frustriert oder ein Affiliationsziel nicht erreicht wurde; es ist weniger dem Wunsch geschuldet, zu zerstören oder eine feindselige Gegenreaktion auszulösen. Ferner sei darauf hingewiesen, dass manche Forscher das negative Ende der Nähedimension mit Distanz oder Desinteresse markieren, nicht mit Feindseligkeit. Manchmal sind Rückzug oder Gleichgültigkeit das Gegenteil von Liebe. Von diesem Modell ausgehend, wird auch klar, dass die Einflussdimension nicht mit Liebe, Hass oder Feindseligkeit zu tun hat, vielmehr wohl eher mit dem Wunsch nach Kontrolle, mit dem Gefühl von Machtlosigkeit oder Bestätigung bzw. mit der Freiheit, das eigene Selbst zu leben.

Liebe und Macht

Oft gelten die Konzepte von „Liebe“ und „Macht“ als die wichtigsten Kräfte in intimen Beziehungen und Ehen, als Schlüsseldimensionen zum Verständnis von Interaktionen. Liebe ist, wie bereits gesagt, eine komplexe Emotion, ihre interaktionsorientierten Elemente liegen jedoch klar auf der Hand. Sie rücken Menschen, die einander lieben, näher zusammen. Liebe bedeutet für verschiedene Menschen viele verschiedene Dinge, umfasst jedoch stets alle menschlichen Möglichkeiten, vereint, verbunden, zusammengeschlossen und füreinander offen zu sein. Was Liebe wirklich ist, weiß dennoch niemand, weder Wissenschaftler noch Laien. Unsere KlientInnen berichten, dass sie sich geliebt fühlen, wenn sich jemand für sie interessiert, sie begehrt, respektiert, als Mensch wertschätzt und ihr Wesen oder ihr Tun bewundert; sie wünschen sich, für jeden einzelnen ihrer Aspekte geliebt zu werden und zwar für immer. Für manche Theoretiker ist Liebe ein Gemisch anderer Emotionen, nämlich eine Mischung aus Vergnügen, Mitgefühl, Interesse und Freude. Gelegentlich unterscheiden sie verschiedene Arten von Liebe, etwa: mitfühlende Liebe, romantische Liebe, Kindesliebe (Singer 1984), oder sie brechen die Liebe auf unterschiedliche physiologische und/oder biologische Systemreaktionen herunter (Fisher 2004). Historisch gesehen wurde Liebe oft mit sexuellem Begehren in Verbindung gebracht; im alten Ägypten galt Liebe als Krankheit, die sich nur mit einer Dosis des geliebten Wesens heilen lässt. Liebe schließt auch die Möglichkeit ein, zu leiden, sich exponiert und verletzbar zu fühlen oder im intimsten Bereich Fehler zu machen. Menschen können den geliebten Menschen hassen und den fürchten, dem sie vertrauen.

Liebe geht aber selbstverständlich auch mit positiven Emotionen einher. Positive Emotionen – Freude, Spannung und das Gefühl, geschätzt und bewundert zu werden, was in Zweierbeziehungen größtenteils auf Anziehung und Liebe zurückzuführen ist – tragen zur Entstehung positiver Interaktionen bei. Gottman (1999) geht davon aus, dass fünf positive Interaktionen auf eine negative kommen müssen, damit eine Ehe glücklich bleibt; wohingegen Frederickson und Losada (2005) meinen, dass, allgemeiner betrachtet, vermutlich ein Verhältnis von drei positiven zu einer negativen Interaktion nötig ist, damit Menschen und Systeme blühen und gedeihen. Liebe, was immer das sein mag, und positive Emotionen von Anziehung und Sympathie sind ganz offensichtlich phänomenologische Erlebnisse – also Gefühle – Erlebnisse, die liebende Menschen einander näher bringen. Wenn wir versuchen, Liebe zu verstehen, sollten wir uns folgenden, Geoffrey Chaucer zugeschriebenen Satz in Erinnerung rufen: „Das Leben kurz, die Kunst so lang zu lernen.“

Macht und Einfluss sind jedoch nicht so sehr Emotionen als komplexe Beziehungskonzepte. *Macht* an sich ist noch kein Gefühl. Wir fühlen Macht nicht auf die gleiche Art wie wir Wut, Trauer oder Liebe fühlen. Macht ist ein Interaktionsbegriff, der zwischenmenschliche Beziehungen beschreibt, keineswegs eine Emotion oder auch nur eine Motivation. Man kann zwar behaupten, sich mächtig oder machtlos zu fühlen oder das Bedürfnis nach Macht zu haben, trotzdem ist Macht ein hochgradig interaktionsorientiertes Konzept. Selbst das Gefühl von Machtlosigkeit, das eher eine tatsächliche Erfahrung zu sein scheint, ist die Beschreibung einer Interaktionsposition. Das Gefühl von Macht oder Machtlosigkeit basiert auf grundlegenderen Empfindungen, wie Stolz, Spannung, Scham, Angst und Hilflosigkeit.

Macht wird am besten interaktionsorientiert beschrieben, nämlich als die Fähigkeit, andere zu beeinflussen. Macht kann bestimmen, wer seine Interessen durchsetzt, wer gewissermaßen mehr von der Beziehung profitiert. Egalitäre Beziehungen sind Beziehungen, in denen beide Seiten gleich viel Verantwortung tragen, Entscheidungen treffen und Aufmerksamkeit bekommen. Was die Macht angeht, so sind manche Beziehungen moderat bis extrem unausgeglichen. Macht wird ausgeübt, um den eigenen Willen durchzusetzen und zu bekommen, was man will. Was Menschen am meisten wollen, ist, dass ihre Identität bestätigt, ihre Position erhalten und ihr Status anerkannt wird. Macht zeigt sich am offensichtlichsten, wenn diese drei Dinge bedroht sind.

Demnach ist Liebe zuerst und vor allem eine intrapsychische, emotionale Erfahrung, Macht dagegen ein grundsätzlich beziehungsorientiertes Konzept. Ein theoretisches Problem entsteht, wenn wir intrapsychische und interpersonelle Bezugsrahmen vermischen und versuchen, Konzepte wie „Liebe“ und „Macht“ in diesen unterschiedlichen Bezugsrahmen zu vergleichen. Phänomenologisch erlebte und als Interaktionen beobachtete Phänomene treten auf unterschiedlichen Analyseebenen auf. Bei der Arbeit mit Paaren müssen wir jedoch beide Ebenen bedenken und die Bedeutung des inneren Erlebens sowie des beobachteten Interaktionseinflusses verstehen. In der Domäne von Identität und Einfluss, in der sich Macht, Dominanz und Kontrolle manifestieren, ist die Fähigkeit, interaktionsorientiert und gleichzeitig phänomenologisch denken zu können, sehr gefragt. Wir sind letztlich zu der Erkenntnis gelangt, dass Macht oder Kontrolle keine Bedürfnisse sind – vielmehr Strategien für die Bewältigung einer Situation und Lösungsversuche. Es ist also nicht so, wie manche Theoretiker / Theoretikerinnen behauptet haben, dass der Mensch grundsätzlich das Bedürfnis hat, andere zu kontrollieren oder Macht auszuüben. Mit den Begriffen *Dominanz* und *Kontrolle* beschreibt der Beobachter / die Beobachterin eine Interaktionsposition oder eine Einflussstrategie; es handelt sich nicht um Bedürfnisse. Wer dominante und kontrollierende Personen fragt, ob sie versuchen zu dominieren oder zu kontrollieren, wird meist ein „Nein“ zu hören bekommen; nicht weil sich diese Menschen etwas vormachen, sondern weil es sich hier weder um eine bewusste Absicht noch um ein Bedürfnis handelt. Sie versuchen lediglich, zu bekommen, was sie glauben, für ihr Wohlbefinden haben zu müssen. Das Bedürfnis ist der Erhalt von Identität, Kohärenz, Selbstachtung und/oder des Gefühls von Selbstwirksamkeit. Demnach verhalten sich Menschen dominierend oder kontrollierend, damit sie bekommen, was ihnen notwendig erscheint, um ihre Identität und ihre damit verbundene Position innerhalb einer Hierarchie erhalten und schützen zu können.

Macht und Dominanz

Macht und Dominanz sind allerdings nicht das Gleiche. Obwohl Macht und Dominanz oft synonym verwendet werden, ist es besser, von *Dominanz* zu sprechen, wenn die tatsächlich stattfindenden Kontrollversuche eines Partners innerhalb einer Interaktion gemeint sind. Macht existiert in allen engen Beziehungen. Wenn zu entscheiden ist, wer das Geld ausgibt, Sex initiiert, den Müll wegbringt, das Abendessen kocht, welche Freizeitaktivitäten unternommen werden etc., ist stets Macht im Spiel. Auch wenn es um die Konstruktion von Realität geht, um die Frage, wessen Sicht der Dinge richtig und wessen Sicht falsch ist und wer das Recht hat, die Regeln des Umgangs festzulegen, geht es um Macht.

Macht leitet sich oft von heimlichen, unausgesprochenen, ja selbst von gesellschaftlich festgelegten Regeln ab, auf die sich die Partner vorher nicht notwendigerweise offen verständigt haben. So kommt es, dass Machtpositionen oft allein durch die vom weniger mächtigen Partner selbst genährte Angst oder von gesellschaftlichen Normen aufrechterhalten werden und nicht von offen geäußerten Handlungsanweisungen. Im Gegensatz zu Macht ist Dominanz offensichtlich, ob verbal oder nonverbal vermittelt. Wer dominantes Verhalten an den Tag legt, ist allerdings nicht unbedingt auch mächtig. Oft zeigen sich Menschen, die weniger Macht haben, dominant, weil sie sich damit Macht verschaffen wollen. Mächtige Menschen dagegen zeigen sich vielleicht kaum dominant, weil sie bereits mächtig sind (Burgoon/Dunbar 2000, 2005).

Um Dominanz definieren zu können (die sich oft nicht in offenem Kontrollverhalten, vielmehr in subtileren Formen zeigt) schauen wir uns nun an, wie Dominanz gemessen wurde. Zuerst gilt, dass die Form der Botschaft als dominanz- und kontrollausübend *(one-up message)*, als unterordnend *(one-down message)* oder als neutral *(one-across message)* codierbar ist (Rogers-Millar/Millar 1979). Transaktionen, bei denen beide Beteiligten simultan one-up oder one-down Äußerungen machen, heißen *symmetrische Transaktionen*. Dominanz anstrebende Strategien wurden in indirekte und direkte Strategien eingeteilt. Die indirekten Strategien setzen negative Affekte ein und sind z.B. mit Schmollen oder Andeutungen verbunden, die direkten mit offeneren Kommunikationsformen wie Debatten oder Verhandlungen (Falbo/Peplau 1980). Frauen neigen zum Einsatz unilateraler oder indirekter Strategien, Männer dagegen zu direkteren bilateralen Strategien, obschon die relative Macht, keineswegs das Geschlecht den Ausschlag gibt und bestimmt, welche Dominanzstrategie eine Person einsetzt (Cowan et al. 1984). So kann eine Dominanzstrategie beispielsweise darin bestehen, öfter und länger zu reden – und damit andere am Reden zu hindern. Dominanz wird auch durch die Wahl des Gesprächsthemas ausgeübt sowie durch Bestimmung der Interaktionsrichtung, nämlich, indem Gesprächseinleitungen mit entsprechenden Reaktionen quittiert werden. Die Bestimmung der Gesprächsinhalte ist für den Machterhalt oft entscheidend wichtig.

Jacobson und Whisman (1990) haben festgestellt, dass Dominanz durch Sprechen und Dominanz durch Zuhören im umgekehrten Verhältnis zur ehelichen Zufriedenheit stehen. Das letztgenannte Muster wird von der zuhörenden Person geprägt, weniger von der sprechenden, indem sie die Konversation durch mangelndes Interesse an dem, was der Ehepartner sagt, dominiert – und gleichzeitig Informationen zurückhält. Bei dieser Interaktionsform klinkt sich der dominante Partner aus dem Gespräch aus, fragt nicht nach, antwortet nicht oder beantwortet Fragen kurz angebunden.

Dominanz äußert sich aber auch durch räumliche Ansprüche, Körperbewegungen, die Einleitung von Berührung sowie geringe Interaktionsdistanz. Auch bestimmte Mienen, etwa deutliches Stirnrunzeln oder höhnisches Grinsen, gelten als hochgradig dominant (Leach 1972; Schwartz et al. 1982; Spiegel/Machotka 1974). Ferner wurde nachgewiesen, dass nicht nur räumliche Präsenz, vielmehr auch eine erhöhte Position mit Dominanz zu tun hat. Lächeln dagegen wurde mit Unterordnung in Verbindung gebracht (Guerrero et al. 2001). Schließlich ist auch Blickkontakt eine extrem wirkungsvolle Strategie und ein Gradmesser für Dominanz. Menschen, die während des Sprechens intensiven, beim Zuhören jedoch kaum Blickkontakt halten, sind meist äußerst dominant (Guerrero et al. 2001).

Felmlee (1994) behauptet, Rückzug sei eine Art, Dominanz zu demonstrieren. Wenn das Thema für die Frau wichtig war und es darum ging, dass der Mann Nähe mied oder die Hausarbeit vernachlässigte, war in den meisten Fällen ein Muster zu beobachten, bei dem die Ehefrau forderte, der Ehemann sich zurückzog (Christensen/Heavey 1990). In solchen Situationen war für die Ehemänner aus einer Diskussion dieser Probleme nichts zu gewinnen, weshalb sie die Diskussion auf ein Minimum beschränkten und damit den Status quo und ihre dominante Position nicht aufgaben. Wer die Kommunikation minimiert, löst beim Partner Verfolgungstendenzen aus, etwa die Frage: „Was ist los?“ oder „Wir sollten darüber sprechen!“ Felmlees Untersuchungen zeigen, dass der emotional weniger engagierte Partner (meistens der Mann) als mächtiger wahrgenommen wird.

In Liebesbeziehungen können Macht und Dominanz zum Problem werden, wenn sie so exzessiv ausgeübt werden, dass es eine sich unterordnende Seite gibt, deren Interessen, Bedürfnisse und Wünsche übergangen werden – und wenn die Kontrollversuche auf Akzeptanz stoßen. Machtungleichgewichte dieser Art führen nachweislich zum Unglücklichsein, zur Depression und sinkender ehelicher Zufriedenheit (Halloran 1998; Jacobson / Whisman 1990). Dominanzverhalten reduziert das Vertrauen und das ausgewogene Sprechen und verstärkt die Konflikte. Stets und Burke (1994) haben sich mit der Frage befasst, inwieweit das selbst eingeschätzte Kontrollausmaß einer Person, verglichen mit ihrer idealen Kontrollidentität (dem subjektiv empfundenen Grad der Kontrolle über andere), offen dominantes Verhalten dem Partner gegenüber auslöste. Die Identitätstheorie postuliert, so ihre Auffassung, dass Menschen „persönliche Identitäten" haben, d.h. Kontrollsysteme, die aktiv werden, um die Kongruenz zwischen ihren Identitätsidealen und den Wahrnehmungen identitätsrelevanter Informationen zu erhalten. Identitätsgerichtetes Verhalten wird also an den Tag gelegt, um die Identitätswahrnehmung einer Person mit ihren Identitätsstandards in Einklang zu bringen (Stets / Burke 1994). Dadurch entstehen kontrollierende Persönlichkeiten.

Die langjährige klinische Arbeit mit Paaren hat uns sehr klar vor Augen geführt, wie wichtig es ist, neben der Affiliationsdimension, die Einflussdimension von Interaktionen besonders hervorzuheben. Häufig geraten Paare, die sich einer Therapie unterziehen, in eine Sackgasse, die anscheinend mehr mit ihrer Identität und den daraus resultierenden Macht- und Kontrollthemen zu tun hat, weniger mit Bindung und Nähe. Oft streitet das Paar die ganze Sitzung lang über die Frage, wer im Recht ist, wer wem Unrecht getan hat, wessen Bedürfnisse Vorrang haben und wessen Version der Realität die korrekte ist. Jede Seite versucht das Bild, das die andere von ihr zeichnet, zu korrigieren. Dann reagieren die Partner defensiv: „So habe ich das nicht gesagt", „Du willst also damit sagen, dass es meine Schuld ist", „Lass mich jetzt reden", „Du hörst mir gar nicht zu" oder „Du hast damit angefangen". Obwohl sich diese Auseinandersetzungen auch auf unbefriedigte Bedürfnisse nach Nähe zurückführen lassen, geht es oft um das Gefühl, nicht ausreichend geschätzt, wahrgenommen oder bestätigt zu werden. Das eigentliche, den Konflikt immer wieder anheizende Problem ist die Frage, wie sich die Partner gegenseitig sehen, ob sie einander wertschätzen oder eher das Gefühl haben, dass die eigenen Wünsche dem anderen egal sind. Es geht bei diesem Konflikt um einen Angriff auf ihr Selbstwertgefühl und um ihre Identität – die beide höchst bedroht sind, wenn ihre Bedürfnisse, Anliegen und Wünsche nicht befriedigt werden.

In solchen Situationen entzündet sich oft ein Streit, wenn eine Seite dem, wie sie von der anderen Seite dargestellt oder gesehen wird, widerspricht.

Ist das Selbstwertgefühl der Partner stark genug und / oder ihr Selbst ausreichend entwickelt, werden sie die Frustration natürlich tolerieren oder die Kritik abwehren und ihr Selbstwertgefühl intakt halten können. Meist reagieren sie auf Beschädigung jedoch mit Protest und wehren sich gegen das negative Bild, das der andere im Kopf hat. Wir können die positive Sicht auf uns selbst nicht lange aufrechterhalten, wenn wir von unserem Partner angezweifelt werden. Deshalb mobilisiert der Mensch all seine Ressourcen, sobald seine Identität bedroht wird, um sie zu schützen – glaubt er doch, sein psychisches Überleben sei davon abhängig, und er wehrt sich vehement, wenn er das Gefühl hat, dass seine Realität bezweifelt und er selbst in irgendeiner Weise abgewertet wird.

Mit Dominanz verbundene Gefühle

Bei der Arbeit mit Dominanzproblemen haben wir festgestellt, dass die Basismethode der EFT-P zwar zur Konfliktlösung beitrug, dabei jedoch Gefühle aktiviert wurden, die sich von den bei Bindungskonflikten wahrgenommenen Gefühlen unterschieden. Wir merkten, dass wir dem dominanten Partner bewusst machen mussten, dass er sich einer Herabsetzung schämt und vor Kontrollverlust fürchtet. Dem sich unterordnenden Partner mussten wir dagegen bewusst machen, dass er sich seiner Unzulänglichkeit schämt und fürchtet, missbraucht zu werden. Diese Gefühle gingen über die bei Bindungskonflikten relevanten Emotionen hinaus, also über die Einsamkeit beim Verfolger oder die Angst vor Nähe und vor dem Verschlungenwerden beim Distanzierer. Wir haben zudem erkannt, dass sich scham- und angstbesetzte Einflusszyklen oft schwerer aufspüren ließen als die mit dem Bedürfnis nach mehr Nähe verbundene Angst und Trauer. Der für die Lösung von Dominanzkonflikten notwendige Prozess bestand häufig darin, dem dominanten Teil des Paares zu helfen, seine so sehr gefürchteten Affekte von Scham und Angst zu tolerieren und zu regulieren. Dominante Menschen nehmen anscheinend zu sekundären und instrumentellen emotionalen Äußerungen Zuflucht, um andere zu kontrollieren – und damit ihre eigene Angst vor Kontrollverlust, ihre durch Gesichtsverlust ausgelöste Scham oder ihre Machtlosigkeit zu regulieren. Dominanzkämpfe sind offenbar häufig nicht auf eine Bedrohung der Verbindung, vielmehr auf eine Bedrohung der Identität zurückzuführen, wobei Dominanzkämpfe ganz klar die Verbindung beschädigen. Es gibt wohl zwei verschiedene Systeme: ein „Attacksystem“, das bei Identitätsbedrohung und ein „Attachsystem“, das bei Bedrohung der Nähe aktiviert wird, und das hat verschiedene Implikationen für die Intervention. Das Attacksystem diente ursprünglich dem Schutz vor Grenzverletzungen und des Territoriums, mit Verbindung hatte es weniger zu tun. Deshalb geht es bei Paarkonflikten manchmal mehr darum, wer recht oder Rechte hat als um die Frage, wer nahe und wer distanziert ist. Attacke / Angriff und Kontrolle haben daher oft mehr mit Bedrohung von Identität, Status und Selbstwert zu tun als mit Bindung und Verlassenwerden. Für diesen Bereich sind Interventionen geeignet, die dem dominanten Partner helfen, den Fokus mehr auf sich zu richten und die eigene Angst und Scham zu regulieren, anstatt zu verlangen, dass die andere Seite auf ihn eingeht, ihn beruhigt, und damit den Konflikt löst.

Bei einer in jüngerer Zeit durchgeführten Taskanalyse über die Auflösung von Dominanzinteraktionen in Paartherapien waren alle dominanten Partner der erfolgreich abgeschlossenen Fälle in der Lage, ihr Dominanzverhalten zu reflektieren und emotionsfokussiert zu untersuchen; bei den nicht erfolgreich abgeschlossenen Fällen war dies keinem gelungen. Die dominanten Personen brachten ihre dominanzorientierte Interaktionshaltung in kritischen Situationen mit den Kindheitserfahrungen in ihrer Ursprungsfamilie in Verbindung, erkannten, dass diese Haltung ihre Beziehung belastet und, wichtiger noch, verspürten sowie akzeptierten die primären, mit ihrem Identitätsgefühl verbundenen Emotionen von Angst oder Scham (Sharma 2007).

Die dominanten Personen mussten also ihre wahren Gefühle unmittelbar erleben, zum Ausdruck bringen und erkennen, worauf ihre Interaktionshaltung zurückzuführen ist; sie konnten ihren Selbstschutz aufgeben und authentisch sein mit sich, dem Partner und dem Therapeuten, was der anderen Personengruppe nicht möglich war. Sie ließen die Angst, die ihr destruktives zwischenmenschliches Verhalten auslöst, zu, und zeigten damit ein Stückchen ihrer „weichen“ Seite, worauf ihr Partner eher verstand, was sie motiviert, Stärke zu zeigen und die Beziehung zu kontrollieren. Der sich unterordnende Partner, der jetzt einen Blick hinter die Fassade von Dominanz werfen und sehen konnte, was sich dahinter verbirgt und was der Partner tatsächlich empfindet, war nun eher in der Lage, auf dessen Angst- und Schamgefühle einzugehen. Der Grund, warum der dominante Partner aber zudem lernen muss, sich selbst zu beruhigen und zu regulieren, ist, dass der sich unterordnende Partner (mag er auch noch so einfühlsam reagieren) die dem Selbstwertgefühl der dominanten Seite in der Vergangenheit zugefügte Wunde nicht zu heilen vermag. Ein Teil der Regulierung seiner Angst, im Unrecht oder fehlerhaft zu sein, und ein Teil der Regulierung seiner davon ausgelösten Scham sind vom dominanten Partner selbst zu leisten.

Dominanzkonflikte sind weder auf das Gefühl zurückzuführen, im Stich gelassen oder alleine zu sein noch auf die in bindungsbezogenen Konflikten so wichtigen Verlust- oder Trennungsängste. Dominanzkonflikte drehen sich vielmehr um die Frage, wessen Bedürfnisse befriedigt werden, wer die Realität definiert und wer „das Recht“ hat, dies zu tun.

So mag beispielsweise ein Ehemann seine Frau bei der Lösung von Alltagsproblemen als zu empfindlich kritisieren. Wenn sie zusammen ein Projekt angehen, etwa ihre Möbel umstellen wollen, und dabei irgendeine Schwierigkeit auftaucht, analysiert der Mann, was schief gelaufen ist und diese Situation herbeigeführt hat, um dann ihr die Schuld zuzuschreiben. Die Frau fühlt sich durch seine Analyse gedemütigt, reagiert entsprechend, sagt, das helfe ihnen nicht bei der Lösung des Problems und fängt an zu erklären, warum sie beide die Sache genauso angepackt haben. Dann beginnt der Streit darüber, wessen Herangehensweise die bessere ist.

Es kann aber auch sein, dass der Mann Vorschläge macht oder Empfehlungen ausspricht, während die Frau seine Vorschläge annimmt oder verwirft. Wenn sie diese Position einnimmt, sagt er womöglich: „Immer willst du mich zu etwas zwingen", worauf sie erwidert: „Immer kritisierst du mich." Darauf er: „Du verträgst einfach keine Kritik. Du bist eben viel zu empfindlich." Dann wird darüber gestritten, wer von den beiden zu kontrollierend und wer zu empfindlich ist. Er behauptet, er müsse das Recht haben, sie zu kritisieren und das Problem bestünde darin, dass sie ihn immer auf seine Fehler hinweise oder seine Vorschläge kritisiere – ohne jemals selbst Verantwortung zu übernehmen oder die Initiative zu ergreifen und einen eigenen Vorschlag einzubringen (etwa andere Stellmöglichkeiten für die Möbel aufzuzeigen).

In solchen Konfliktsituationen wirft ihr dann der Mann manchmal vor, sie vertraue ihm nicht oder respektiere ihn nicht, denn andernfalls würde sie ihm einfach gestatten, zu tun, was er tun möchte. Sie sagt dann, das sei nicht wahr, sie wären eben manchmal nicht ganz einer Meinung – und das sei auch nicht weiter schlimm. Dann dreht sich der Streit darum, ob es tatsächlich nicht so schlimm ist, nicht einer Meinung zu sein.

Dies sind typische Konflikte: wenn geklärt werden soll, wer recht hat, wer zu kontrollierend und wer zu empfindlich ist oder wer respektiert wird bzw. die Initiative ergreift. Im Kern geht es in solchen Situationen um die Regulierung von Selbstwert, um die Validation von Identität und um die Bestätigung identitätsrelevanter Affekte. Dabei darf nicht übersehen werden, dass die Partner verbal darum kämpfen, sich wohlfühlen zu können, d. h. ihre Affekte zu regulieren. Sie fühlen sich aber nur wohl, wenn sie das Gefühl haben, im Recht zu sein und vom anderen anerkannt, validiert und respektiert zu werden. Wenn schließlich Kämpfe wie diese, bei denen es im Grunde um Identität und Selbstachtung geht, überhandnehmen, wird bald die Intimität Schaden nehmen. Oft gibt dann eine Seite nach – in diesem Fall die Frau, die, um dem Streit keine neue Nahrung zu geben, ihrem Mann zustimmt, sich aber trotzdem über ihn ärgert und sich im Laufe der Zeit zurückzieht. Vielleicht lenkt aber auch keine Seite ein, worauf die

Diskussion abgebrochen und der Wand, die sie voneinander trennt, ein weiterer Baustein hinzugefügt wird.

Es gibt eine Intervention, mit der sich der hohe Stellenwert von Identität oft verdeutlichen lässt: die Identifikation der, mit einer Beziehungsverbesserung verbundenen Gefahren (Fisch et al. 1984). Wenn ein Paar tief in einen Konflikt verstrickt ist oder in einer Sackgasse steckt, soll der Therapeut/die Therapeutin dem Paar helfen, die mit einer Verbesserung oder einer Veränderung verbundenen Gefahren zu identifizieren, d.h. die mit einer anderen Position im Interaktionszyklus verbundenen Gefahren; das führt oft dazu, dass beide Partner ihre Angst vor Identitätsverlust artikulieren. Manche Menschen fürchten vielleicht, dass sie ihre Ängste nicht mehr ertragen oder regulieren können, sobald sie aufhören, den anderen zu beschuldigen oder zu verfolgen; andere fürchten, vom Partner vernichtet zu werden, sobald sie ihren Rückzug beenden. Wieder andere haben das Gefühl, wertlos zu sein, sobald sie einen Fehler zugeben – oder aber zu versagen, wenn sie versuchen, sich zu wehren und sich zu behaupten. Die Partner fürchten sich vor einer Veränderung, weil jede Veränderung die Identität bedroht, mit der sie am besten vertraut sind. Alle Versuche, ihre Differenzen zu überwinden, welche die negativen Interaktionen auslösen, gelten im Grunde dem Schutz ihrer Identitäten und der Vermeidung einer Gefahr, die ihnen schlimmer erscheint als die Lösung des Problems. Die Gefahr besteht häufig in irgendeiner Bedrohung des Selbst und der Identität. Wir Menschen streben nach Identitätsbestätigung, weil Abwertung das Gefühl vermittelt, nicht akzeptiert, geschätzt und letztlich nicht geliebt zu werden, denn: „Wenn ich nicht wirklich spüre, dass du mich siehst und auf meine Bedürfnisse reagierst, kannst du mich nicht lieben, weil du mich nicht siehst und nicht wichtig nimmst."

Der Dominanzprozess

Machtkämpfe treten auf, wenn die Partner langsam den Eindruck bekommen, dass ihre Bemühungen um Befriedigung ihrer Bedürfnisse vereitelt werden, wenn sie ihr Ziel nicht erreichen und ihre Identität bedroht ist. Dann verlegen sie sich oft darauf, Einfluss zu gewinnen und versuchen, den anderen zu kontrollieren oder zu dominieren, um das Gewünschte zu bekommen – anstatt sich auf ihre eigenen Empfindungen zu konzentrieren. Wenn die Partner nicht wahrhaben wollen, dass sich in ihrem Inneren gelegentlich das Gefühl regt, herabgesetzt zu werden oder bedürftig zu sein, eliminieren sie damit nicht nur das ungute Gefühl, die Bedrohung oder die Vulnerabilität. Sie fangen an, ihre Aufmerksamkeit nach außen zu richten, finden dort etwas, worauf sie den Fokus legen, machen dort die Ursache für ihre Unzufriedenheit aus und transformieren dadurch ihre innere Erfahrung in eine Wahrnehmung oder Realitätskonstruktion. Dominante Personen, deren Identität Stärke verlangt und die sich vor Empfindungen von Schwäche fürchten, richten ihren Fokus nach außen, anstatt nach innen, sobald sie sich auch nur ein wenig verletzbar fühlen oder meinen, nicht alles kontrollieren zu können. Dann schieben sie die Schuld dem Partner zu oder projizieren die eigene Schwäche in andere. Wenn sie dann beim Partner Schwäche wahrnehmen oder fördern, reagieren sie entweder mit Verachtung oder mit Schutz ihrer projizierten Schwäche. Menschen, die eine dominante Position einnehmen, neigen demnach dazu, die eigene Vulnerabilität und Machtlosigkeit abzuspalten, den Partner zu beschuldigen oder diese Gefühle auf den Partner zu projizieren, um so ihre Identität zu schützen und ihr Gefühl zu erhalten, die Dinge unter Kontrolle zu haben.

Der erste Schritt in diesem Prozess ist die Verleugnung ihrer innersten Empfindungen von Angst oder Scham. Im zweiten Schritt fokussieren sie nach außen, suchen einen Schuldigen oder sie projizieren. Oft gelingt es ihnen, diese abgespaltenen Gefühle von Schwäche im Gegenüber zu produzieren, und das ist der dritte Schritt. Der Wunsch des sich unterordnenden Partners, sich zurückzunehmen oder beschützen zu lassen, ist eine Ergänzung des Wunsches der dominanten Seite, die andere Seite möge schwach sein, über sich bestimmen und sich kontrollieren lassen. Wer sich unterordnet, gibt oft die eigene Stärke auf und sucht sie beim Partner.

Soll sich etwas verändern, besteht die Aufgabe des dominanten Partners darin, die eigene Vulnerabilität und Machtlosigkeit zu spüren und anzuerkennen, anstatt sich in Kontrollgebaren zu flüchten. Die Aufgabe des sich unterordnenden Partners besteht darin, sich zu achten, sich durchzusetzen und sich zu behaupten. Beide Seiten müssen zudem fähig sein, ihre Stärken, aber auch ihre als Schwäche empfundenen Seiten anzunehmen. Es bedarf einiger Stärke, sich Schwäche einzugestehen. Wichtig ist, darauf zu achten, ob eine Person, die ihre Verletzbarkeit offen zugibt, dies mit ruhiger Selbstgewissheit tut oder dabei Schwäche signalisiert, ihren Partner anfleht – und damit etwas einfordert. Schwach sein bedeutet nicht, ohne Ressourcen zu sein. Die Menschen müssen lernen, dass man schwach und zugleich stark, verletzbar und zugleich selbstsicher sein kann. Es ist die Fähigkeit, Stärken und Schwächen zu integrieren, die den gefürchteten Gefühlen von Machtlosigkeit wirksam begegnet. Die eigenen schmerzhaften Empfindungen bewusst zu spüren, dennoch präsent zu bleiben und die Verbindung zu den eigenen Ressourcen zu erhalten, das erfordert Stärke.

Wer seine Schwäche auf hilflose Art offenbart, ohne eine gewisse Selbstsicherheit, befindet sich in einem Modus der Unterordnung und der Delegation von Macht an andere. Eine Präsentation, die ausschließlich Schwäche signalisiert, ist in den meisten Fällen instrumentell: Das Individuum versucht, dem anderen die Verantwortung für das eigene Wohlbefinden aufzubürden. Als Therapeuten müssen wir deshalb unterscheiden zwischen dem gesunden Bedürfnis nach Unterstützung durch den Partner und dem manipulativen Anspruch an den anderen, er möge die schmerzhaften Gefühle lindern. Wer leidet, fühlt sich alleingelassen und hat Angst, weshalb alle Menschen einen schützenden Halt brauchen, eine Umgebung, in der sie ihre Vulnerabilität offen zeigen können. Die Unterstützung, die andere geben können, besteht darin, dem Betroffenen zu helfen, das Gefühl von Schwäche auszuhalten, bei ihm auszuharren, ihn dabei nicht alleinzulassen und ihn zu ermuntern, zur eigenen Stärke zu finden. Partner oder TherapeutIn müssen dieser Person vermitteln „Ich weiß, dass du dich machtlos fühlst, aber ich vertraue in deine Fähigkeit und stehe dir zur Seite." Das bedeutet nicht, die Kontrolle zu übernehmen oder die Person zu retten, sondern ein Unterstützungsangebot zu unterbreiten, damit sie sich ihren Zweifeln und schmerzhaften Empfindungen stellen kann.

Wir Paartherapeuten haben also die Aufgabe, unsere KlientInnen dabei zu unterstützen, ihre Schwäche wahrzunehmen und anzunehmen, wir müssen sie als Coach begleiten, damit sie den Mut finden, einander ihre Schwäche einzugestehen und zur Stärke zu finden. Wir müssen sie anleiten, ihre Machtlosigkeit zum Ausdruck zu bringen und Dominanzversuche zu unterlassen. Das geschieht, indem wir erkennen, dass sich ein Partner so sehr um Dominanz bemüht, weil es ihn schmerzt, sich machtlos oder ausgeliefert zu fühlen; dann müssen wir bemerken: „Es tut weh, sich so erniedrigt zu fühlen. Verständlich, dass Sie das Bedürfnis haben, sich durchzusetzen oder die Lage zu definieren, um ihre Position zu verteidigen." Mit dieser Formulierung wird das Bemühen um fortgesetzte Kontrolle validiert, allerdings umformuliert – als Schutz gegen schmerzhafte, schwer erträgliche Gefühle. Wenn wir unser Klientel ermutigen, Gefühle der Machtlosigkeit und Scham anzunehmen und auszudrücken, müssen wir sehr darauf achten, die Menschen nicht ausschließlich mit diesen Botschaften zu konfrontieren; zusammen mit ihren Schwächen müssen auch ihre Stärken ins Spiel kommen. Das bestätigt ihren Selbstsinn. Dennoch kann eine Person nur anfangen zu unterscheiden, was sie tatsächlich braucht oder tun muss, wenn sie zuvor ihre Vulnerabilität offen akzeptiert hat. Erst nachdem ihr ihre Schwäche bewusst geworden ist, kann sie ihre Vulnerabilitäten auf frühere und aktuelle Auslöser hin betrachten.

TherapeutInnen sollten ihr Klientel auch darauf hinweisen, dass ein Teil der menschlichen Vulnerabilität auch biologisch und existenziell bedingt ist: Alle Menschen sind sterblich und verletzbar und alle erfahren die biologische Schwäche von Krankheit oder Verlust; wir sind in einer großen Welt letztlich alle allein und klein. Wichtig ist ferner die Erkenntnis, dass Vulnerabilitäten meist auf frühere Erlebnisse zurückzuführen sind, denn schließlich sind wir alle irgendwann einmal verwundet oder unterworfen worden – als Kinder zu Hause und in der Schule und / oder als Erwachsene von unseren Freunden, Chefs und Partnern.

Primäre und sekundäre Emotionen und Interaktionen

Wenn in einer Paarbeziehung affiliative und identitätsbezogene Bedürfnisse nicht befriedigt werden, entwickeln sich die Interaktionen sehr bald zu organisierten negativen Zyklen, die in Kapitel 8, „Therapeutische Aufgaben: Interaktionszyklen im Fokus" detailliert beschrieben werden. An dieser Stelle möchten wir die Wichtigkeit primärer und sekundärer Emotionen für das Entstehen dieser Zyklen hervorheben. Wenn z.B. primäre, bindungsorientierte Emotionen – etwa Ängste vor dem Verlassenwerden – aufkommen, dann aber nicht toleriert werden können, findet oft die Transformation in sekundäre Emotionen statt, etwa in Wut. Wenn primäre, identitätsorientierte Emotionen – etwa Schamgefühle – aufkommen, dann aber nicht toleriert werden können, werden sie oft in sekundäre Emotionen transformiert, etwa in Verachtung.

Weil die Partner nicht imstande sind, ihre primären Emotionen zu tolerieren, wehren sie diese Empfindungen ab und wollen sie nicht wahrnehmen. Sie greifen stattdessen auf sekundäre Emotionen zurück und drücken diese aus, etwa indem sie Schuldzuweisungen vornehmen oder Groll, Überlegenheit, Verachtung und Gleichgültigkeit an den Tag legen. Diese sekundären Emotionen halten negative Interaktionszyklen in Schwung und bestimmen die Kommunikationen des Paares. Von sekundären Emotionen bestimmte Kommunikation zieht in den allermeisten Fällen negative Zuschreibungen nach sich, worauf der Partner beschuldigt und abgewertet wird. Der andere verteidigt sich mit sekundären Emotionen, worauf beide einander beschuldigen und abwerten, was wiederum den Zyklus intensiviert. Dazu ein Beispiel:

> Partner A fühlt sich einsam und verlassen, wenn seine Frau, Partner B, bis spät in den Abend hinein arbeitet. Weil er jedoch diese primären Gefühle nicht zu tolerieren vermag, wird Partner A eher wütend, meint, Partner B vernachlässige ihn und setzt ihn dann mit folgenden Worten herab: „Du solltest mit deiner Arbeit rechtzeitig fertig werden und sie dann im Büro lassen." Partner B fühlt sich verletzt und herabgesetzt, meint, in den Augen von Partner A unzulänglich zu sein, schützt sich gegen dieses Gefühl mit den Worten: „Na und? Du hockst eh den ganzen Abend vor dem Fernseher" – und setzt damit Partner A herab.

Abbildung 5.2 stellt den eskalierenden negativen Prozess als Feedback zwischen sekundären emotionalen Äußerungen und Abwertung dar.

Dieser Zyklus führt zu hoher emotionaler Reaktivität und ausgeprägt reaktivem Verhalten; beide Beteiligten geraten emotional außer Kontrolle und werten einander noch stärker ab. In der Therapie gilt es, diesen Zyklus umzukehren, indem die primären emotionalen Erfahrungen ins Bewusst-

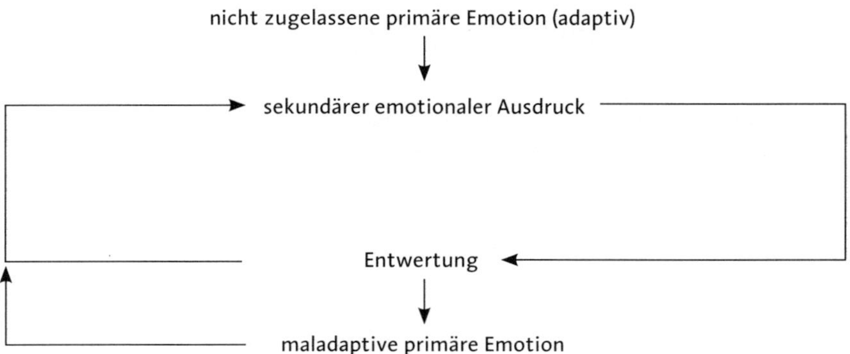

Abb. 5.2: Eskalierende Entwertungszyklen
Nicht zugelassene primäre Emotionen führen dazu, dass sekundäre Emotionen zum Ausdruck gebracht und der Partner entwertet wird, was sekundäre Emotionen bei ihm auslöst und einen Zyklus in Gang setzt. Entwertung kann zudem maladaptive Emotionen aktivieren, wodurch der Zyklus intensiviert wird.

sein befördert und zum Ausdruck gebracht werden. Dies wiederum wird Schuldzuweisungen und Abwertungen reduzieren, zu bedingungsloser Akzeptanz der eigenen Person und des Partners führen sowie den emotionalen Erregungszustand dämpfen. Das ebnet den Weg für Validation, Nähe, Intimität, Empathie und gegenseitiges Mitgefühl – das heißt auch den Weg für positive Interaktionszyklen.

Negative, bzw. positive Interaktionszyklen werden offenbar hauptsächlich von Abwertung bzw. Bestätigung *(invalidation and validation)* generiert. Eine qualitative Analyse von Veränderungsprozessen im Rahmen einer EFT-P, die sich auf die rückblickenden Äußerungen von Paaren stützte, hat wertungsfreie Akzeptanz oder eine Reduzierung von Kritik oder Schuldzuweisungen als veränderungsauslösende paartherapeutische Kernfaktoren ermittelt (Greenberg et al. 1988; Wile 1993). Bei jedem Paarkonflikt besteht die Hauptaufgabe darin, Kritik, Schuldzuweisungen und Abwertung zu reduzieren. Paarkonflikte lassen sich demnach entschärfen, indem überwiegend genau das getan wird: Kritik, Schuldzuweisungen und Abwertung reduzieren.

Wie die Abbildung 5.2 zeigt, gehen sekundäre Emotionen mit Abwertungen und Beschuldigungen einher, was maladaptive Emotionen aktiviert; daraufhin eskaliert der Prozess, der Zyklus wird rigider und destruktiv und die Gefühle beider Partner geraten außer Kontrolle. Werden Einsamkeit und begangene Fehler nicht mit Empathie, vielmehr mit Abwertung quittiert, können maladaptive Emotionen wie Angst oder Scham entstehen, die dann noch intensiveres Leiden und noch negativere Interaktionen nach sich ziehen. Am folgenden Beispiel lassen sich einige negative, an der Herstellung eines negativen Bindungszyklus beteiligte Prozesse erkennen.

> Den Anfang macht eine automatisch aktivierte primäre Emotion, etwa Einsamkeit, worauf die Person nach Anzeichen von drohendem Verlassenwerden sucht und, anstatt die primäre Emotion wahrzunehmen, automatisch eine Abwehrhaltung einnimmt: Sie unterstellt dem anderen Lieblosigkeit, wird wütend und beginnt zu kritisieren. Das mag den Partner beschämen, worauf er nach Anzeichen für Demütigung sucht und denkt, er sei in den Augen des anderen unzulänglich; daraufhin versucht er sein Selbst mit Dominanz zu schützen, was wiederum beim Partner Scham oder Angst auslöst. Bei einem anderen Paar spürt ein Partner vielleicht Angst, worauf er nach Anzeichen von Gefahr sucht und denkt: „Ich kann ohne diesen Menschen nicht leben …"; er wird sich fürchten und distanziert fühlen. Diese Distanz kann dann beim Partner die maladaptive Angst vor dem Verlassenwerden auslösen.

Greenberg und Mateu-Marques (1997) haben für therapeutische Zwecke eine acht Punkte umfassende Skala entwickelt, um das Ausmaß der Validation und Invalidation eines Paares zu identifizieren. Exhibit 5.1 stellt sie vor, beschreibt die damit verbundenen Prozesse und liefert mögliche exemplarische Aussagen eines Partners. Die Skala ist zwar bislang noch keiner umfassenden Bewertung unterzogen worden, hat jedoch auf der Basis eines Samples von 55 Zwei-Aussagen-Interaktionen während paartherapeutischer Sitzungen bereits eine gewisse Reliabilität gezeigt.

Fazit

Interaktionen stellt man sich am besten als zweidimensionale Phänomene vor, wobei eine Dimension Affiliation, die andere Einfluss repräsentiert. Liebe und Macht, die beiden wichtigsten Beziehungsthemen, äußern sich in Interaktionen, die sich im Rahmen dieser beiden Dimensionen abspielen. Paarkonflikte drehen sich meist um den Wunsch nach Nähe, um das Gefühl von Einsamkeit und um das Verlassenwerden sowie um Identität und um das Gefühl, abgewertet, kontrolliert oder herabgesetzt zu werden. In solchen Situationen brauchen und wünschen sich die Menschen vom Partner Unterstützung, emotionale Reaktionsfähigkeit und Verfügbarkeit, aber auch Validation, Verständnis und Akzeptanz. Interaktionen können als beziehungsorientierte Verhaltensmuster betrachtet werden, die Individuen beim Versuch an den Tag legen, ihre Gefühle von Sicherheit, Selbstachtung und Intimität zu erhalten oder wiederherzustellen. Wenn bestimmte, tiefer liegende Emotionen und Bedürfnisse zum Ausdruck gebracht werden, verändern sich die Wahrnehmungen beider Partner voneinander – und dann auch ihre Interaktionen.

Paare dabei zu unterstützen, ihre Differenzen beizulegen und mit ihren Unterschieden und Schwierigkeiten in den Bereichen von Liebe und Macht besser zurechtzukommen, das ist das Herzstück einer jeden Paartherapie. Um richtig intervenieren und den negativen Interaktionszyklus verändern zu können, müssen wir ermitteln, wo die Interaktionen auf den beiden Dimensionen von Affiliation und Einfluss angesiedelt sind und welche Emotionen der Interaktionsposition eines jeden Partners zugrunde liegen. In Kapitel 8 werden einige der wichtigsten Zyklen und die Arbeit mit diesen Zyklen genau beschrieben.

Exkurs: Validationssystem für Paare: 8-Punkte-Skala

Validation teilt der anderen Person mit, dass ihre Erfahrung oder ihre Reaktion sinnvoll und verständlich ist. Dies geschieht, indem ihrer Erfahrung, d.h. der Wahrnehmung ihrer aktuellen oder früheren Situation oder ihres Lebenszusammenhanges, ein Sinn zugeschrieben wird. Validieren heißt, die andere Person akzeptieren und respektieren, ihr das auch kommunizieren und damit echte Wertschätzung zum Ausdruck bringen.

Invalidieren / Entwerten

1. *Ignorieren:* Der Partner ignoriert die innere Erfahrung der anderen Seite. Er hört nicht, was ihm erzählt wird oder erkennt nicht, dass diese Person gerade etwas empfindet und erlebt. Auf die Äußerung: „Ich bin wirklich müde“ antwortet er beispielsweise: „Komm, wir gehen ein Eis essen.“
2. *Kritisieren:* Der Partner kritisiert die innere Erfahrung, die Handlungen oder die Identität der anderen Seite und zeigt einen Mangel an Akzeptanz. Art und/oder Inhalt seiner Äußerungen sind verächtlich, kritisch oder herabsetzend. Beispiele für kritisierende Äußerungen: „Du irrst“, „Du bist blöd“, „Du redest dummes Zeug.“
3. *Dominantes Definieren:* Der Partner definiert die Realität der anderen Seite und drängt ihr seine Definition auf, wobei er deren Erfahrung oder deren Verhalten auf negative oder kontrollierende Art erklärt – und zwar auf eine Weise, die die Sicht der anderen Person nicht anerkennt und die nicht zu deren Erfahrung passt. Das disqualifiziert die Person und vermittelt ihr, aus einer autoritären oder paternalistischen Haltung heraus, sie solle diese Erfahrung besser nicht machen – oder dass ihr Partner besser weiß, was in ihrem Inneren vorgeht. Der Partner sagt zum Beispiel: „Du hast keinen Grund zu weinen. Das ist doch kindisch.“

4. *Missverstehen:* Der Partner vermittelt der anderen Seite, dass ihre Äußerungen nicht richtig verstanden wurden; oder nur deren offensichtlichste Aspekte verstanden, in weiten Teilen jedoch missverstanden wurden. Die Bedeutung der inneren Erfahrung der anderen Person bleibt dem Sprecher verschlossen, was ihm vielleicht überhaupt nicht bewusst ist. Beispiel: Der Partner macht eine falsche oder beschwichtigende Bemerkung, die an der inneren Erfahrung des anderen vorbei geht.

Validieren

5. *Verstehen:* Der Partner vermittelt dem Sprecher auf verbale und nonverbale Art, dass er verstanden wurde. Er gibt zu erkennen, dass er zuhört und versteht, indem er zumindest minimal reagiert. Kritik unterbleibt. Es unterbleibt der Versuch, die innere Erfahrung der anderen Seite zu verändern, zu interpretieren oder zu kritisieren. Ihre Äußerungen werden zum größten Teil richtig verstanden, und einige der wichtigen Aspekte ihrer inneren Erfahrung werden erfasst, worauf sich die Person verstanden fühlt. Der Partner nickt beispielsweise, blickt den Sprecher an und sagt: „Ich höre, dass du traurig bist."
6. *Bestätigen:* Der Partner vermittelt der anderen Seite, dass er ihre innere Erfahrung akzeptiert und kommuniziert, dass ihre Gefühle berechtigt und ihre Bedürfnisse sowie ihr Verhalten sinnvoll sind. Dies geschieht verbal und emotional, durch Mimik, Blick und Stimme. Der Partner versteht die Gefühle der anderen Seite, und zwar im aktuellen oder im historischen Kontext, und äußert dies verbal. Die Realität der inneren Erfahrungen des anderen wird bekräftigt und validiert, was zur Stärkung seines Identitätsgefühls beiträgt. Ein Partner sagt vielleicht: „Ich höre, dass du sehr traurig warst, weil ich nicht angerufen habe. Du hattest das Gefühl, ich hätte dich vergessen." (aktueller Kontext) oder „Ich höre, dass du sehr traurig warst, weil ich nicht angerufen habe. Das hat dich an deinen Vater erinnert, der sich nie gemeldet hat." (historischer Kontext).
7. *Respekt:* Der Partner äußert sich respektvoll und wertschätzend über die inneren Erfahrungen des anderen, hat großes Interesse an dessen Wohlbefinden und ist entsprechend besorgt. Er zeigt, dass ihn die Äußerungen der anderen Seite tatsächlich berühren, verhält sich liebevoll fürsorglich und warmherzig. Er sagt beispielsweise: „Deine Bedürfnisse sind mir wirklich wichtig. Bitte sag es mir, wenn du das Gefühl hast, ich vernachlässige dich. Wenn ich im Stress bin, achte ich vielleicht nicht auf deine Gefühle, und dann bin ich sehr froh für einen Hinweis, weil ich wirklich gern für dich da sein möchte."
8. *Einstimmung:* Der Partner bestätigt die emotionalen Erfahrungen der anderen Seite, indem er nonverbal hochgradig eingestimmt ist und

dessen Erfahrungen einfühlsam Schritt für Schritt nachvollzieht. Der Partner zeigt volles und gründliches Verständnis, fügt dem, was der andere gesagt hat, vielleicht noch etwas hinzu oder führt den Gedanken weiter, wodurch er sein Verständnis vertieft. Er achtet auf Gelegenheiten für Kontakt und Intimität, die den Äußerungen indirekt zu entnehmen sind, noch bevor sie direkt ausgesprochen werden, und nimmt diesen Faden auf. Wenn beispielsweise Rhythmus und Tempo der beiden Partner übereinstimmen, geht eine Seite in die Tiefe und vermittelt Wertschätzung. Dann sagt sie vielleicht: „Ich höre, dass du sehr traurig warst, weil ich nicht angerufen habe, und dass du das Gefühl gehabt hast, ich hätte dich vergessen." (aktueller Kontext) oder „Ich höre, dass du sehr traurig warst, weil ich nicht angerufen habe. Das hat dich nämlich an deinen Vater erinnert, der sich nie gemeldet hat." (historischer Kontext); und weiter: „Ich weiß, wie schlimm es ist, sich so übergangen oder verlassen zu fühlen, und das bedaure ich wirklich." Dann kann der Partner vielleicht noch hinzufügen: „Ich merke, dass du dich deshalb zurückgezogen hast und verstummt bist. Das hat vermutlich bedeutet: ‚Ich fühle mich unsicher und kann keinen Kontakt aufnehmen, wenn du mir nicht vermittelst, dass ich dir wirklich wichtig bin'. Du bist mir sehr wichtig, das kann ich dir versichern."

6 Kultur und Gender

Eine Kultur, die exklusiv sein will, kann nicht leben.
Mahatma Gandhi

Gender

Genderfragen sind ein weiterer, im Zusammenhang mit EFT-P wichtiger Bereich. Gewisse Emotionen sind eng mit Geschlecht und Gender verknüpft und deshalb möglicherweise schwerer zu bearbeiten. Viele Männer haben das Gefühl, den maskulinen Stereotypen, den gesellschaftlichen Erwartungen an ihr Geschlecht, nicht zu genügen. Egal, ob es sich dabei um internalisierte Ansprüche an Härte, Wettbewerbsorientierung oder sexuelle Potenz handelt, stets ist die Kluft zwischen idealtypischer Männlichkeit und dem realen männlichen Selbst ein mächtiger potenzieller Schamauslöser. Männer suchen von sich aus nur sehr ungern Hilfe und kommen oft nur auf Drängen ihrer Partnerin in Therapie, weil sie fürchten, sich mit ihren Defiziten und Schamgefühlen auseinandersetzen zu müssen. Das ist ihnen oft gar nicht bewusst. Männer gehen davon aus, dass sie ihre Schwächen nicht zeigen dürfen, weil sie sonst herabgesetzt, gedemütigt oder übervorteilt werden, und das ist auch der Grund, warum sich Männer ihren Partnerinnen gegenüber nur ungern öffnen.

Die traditionelle männliche Subkultur hält Männer davon ab, Schamerfahrungen durch Gespräche und Kontakte zu normalisieren und zu entgiften. Sie neigt vielmehr dazu, Tatkraft, aber auch Suchtverhalten, Alkoholkonsum, Streitlust und dergleichen zu belohnen und zu fördern. Verleugnete Scham führt oft zu Problemen wie Drogensucht, Wutanfällen und sexuellen Ausschweifungen. Im Gegensatz zu normalen, die Identität nicht bedrohenden Schamgefühlen kann internalisierte Scham – aufgrund von Missbrauchs- oder Machtlosigkeitserlebnissen – manchen Männern so sehr schaden, dass sie gegen ihre Partnerin gewalttätig werden; Männer mit machtorientierten männlichen Sozialisierungsmustern sind dafür besonders anfällig. Dennoch ist Wut eine von Scham ausgelöste Abwehrhandlung, und Drogenmissbrauch ist in solchen Fällen eine maladaptive Form der Schambewältigung.

So ist es nicht weiter verwunderlich, dass viele Männer, aufgrund des entwicklungsbedingten und gesellschaftlichen Drucks auch noch als Erwachsene auf Schamerfahrungen extrem sensibel reagieren. Jungen fühlen sich äußerst beschämt, wenn sie erleben, dass sie vom Vater abgelehnt, körperlich und verbal missbraucht werden und keine Wärme bekommen; aber auch die Ablehnung durch die Mutter kann sie zutiefst beschämen.

Dutton stellt fest, dass „ein kalter, abwesender Vater, der das Kind periodisch missbraucht und beschämt, einen Jungen mit schwach ausgeprägtem Identitätsgefühl hervorbringt. Dieses Klima ist offenbar seelenzerstörend, es ist ein Klima, dessen zentrale Botschaft lautet: Dein Selbst ist wertlos." (Dutton 1995, 84).

Da Männer Schamgefühle schlecht ertragen, reagieren sie oft mit Vermeidung, Kompensationsverhalten, primitiven Kampf-Fluchtreaktionen und Wutausbrüchen (Bierman 1997). Wenn unser Selbst angegriffen wird, wenn wir beschämt werden, reagieren wir mit Wut. Ein Mann, der beschämt wird oder eine mögliche Beschämung fürchtet, empfindet dies als Herausforderung seiner Selbstsicherheit. Das hat zur Folge, dass Schamempfindungen nicht integriert werden und die Integrität des männlichen Selbst bedrohen. Verletzbarkeit und Bedürftigkeit signalisierende Gefühle werden heruntergespielt und nicht zugelassen, vielmehr hinter einer lässigen Haltung verborgen. Es gibt aber auch extremere Reaktionen auf die Reaktivierung von Scham in Konfliktsituationen, wenn Scham nicht toleriert werden kann: nämlich Wutanfälle, manchmal verbunden mit sekundärem gewalttätigem, missbrauchendem Verhalten. Verachtung für das Gegenüber (die Projektion von Scham auf den anderen), aber auch der Zyklus aus Scham-Wut-Schuldgefühlen sind von Männern bevorzugte Externalisierungsstrategien.

Männern ist, wie vielfach nachgewiesen, eine starke Tendenz eigen, ihre Emotionen zu externalisieren und zu objektifizieren (Cicchetti/Toth 1991). Beide Strategien dienen dem Schutz des verwundbaren Selbst: Der Fokus wird vom Selbst weggenommen und entweder auf dessen Leistungen oder auf die objektifizierte oder externalisierte äußere Erscheinung gerichtet. Lewis (19971) hat den umgangenen Schamaffekt als erster identifiziert. *Umgangen* bedeutet hier, dass der Affekt isoliert und abgespalten wird, um die Schamerfahrung zu verarbeiten. Aus der emotionsfokussierten Perspektive betrachtet, bedeutet *umgangen*, dass der primären Scham, zugunsten einer sekundären Emotion (etwa von Wut) ausgewichen wird. In dem Fall ist die affektive Komponente von Scham auf einen kleinen Stich reduziert, die kognitive Komponente dagegen verstärkt präsent. Das Selbst wird objektifiziert und mit den Augen des anderen gesehen; die Person ist extrem gehemmt und befangen und fragt sich ständig: „Bin ich wirklich gut?" oder „Wie sehe ich aus?" Wer seine Scham auf diese Weise umgeht, schützt sein Selbst davor, von Schamgefühlen überwältigt zu werden. Im westlichen Kulturkreis erleben Männer seltener als Frauen Schamgefühle und berichten seltener offen darüber, sind jedoch eher als Frauen bereit, sich zum Objekt zu machen und ihre ungeliebten Eigenschaften auf das Gegenüber zu projizieren (Krugman 1995).

Mehrere Faktoren gelten als Ursache für die Schwierigkeit von Männern, Scham zu integrieren und zu tolerieren. Im westlichen Kulturkreis wird von männlichen Kindern erwartet, dass sie sich bereits sehr früh – womöglich allzu früh – von der angenehmen Nähe und Identifikation mit der nährenden Mutter lossagen und möglichst schnell autonom und körperlich unabhängig werden. Dies legt den Schluss nahe, dass Jungen bereits als Kleinkinder beschämt werden, wenn sie „weiche" Gefühle zeigen – etwa Trauer, Angst, Vulnerabilität – und deshalb getröstet werden wollen. So kommt es heute noch vor, dass ein Junge, der sich wehgetan hat, daran gehindert wird, „zu Mama zu rennen" und zu hören bekommt: „Sei ein Mann!" Die maskuline Ideologie unserer Kultur betont die Autonomie, was auf Kosten von Bezogenheit und Verbundenheit geht (Krugman 1995).

Real (1997) hat die Zahlen aus Populationsstudien über Kindesmisshandlung und Alkoholismus in Familien hochgerechnet und schätzt, dass bis zu 20 Prozent der Jungen in Familien aufgewachsen sind, in denen es körperliche Gewalt, sexuellen Missbrauch oder Alkoholismus gibt. Ein Junge, der in einer Familie lebt, in der die Bezugspersonen eine Quelle für Scham sind – durch körperlichen oder sexuellen Missbrauch, durch Vernachlässigung oder Geringschätzung –, wird sich emotional zurückziehen und lernen, sich zu schützen, indem er sich echte Gefühle nicht gestattet.

Konflikte zwischen den Eltern haben schwerwiegende Folgen für die Entwicklung des Jungen und seine auf Scham basierende Identität. Wird beispielsweise die Mutter vom Vater gedemütigt, fühlt sich der Junge häufig verwirrt und verunsichert, weil er nicht weiß, mit wem er sich identifizieren soll. Mancher identifiziert sich dann bewusst mit der gedemütigten Mutter und schwingt sich in der Fantasie zu ihrem heroischen Beschützer auf, während er sich seiner realen Hilflosigkeit schämt. Andere identifizieren sich mit dem Vater, mit dem Aggressor, während sie sich schämen, weil sie die Mutter im Stich lassen. Dazu kommt, dass Problemfamilien, die den Umgang mit primären Emotionen nicht beherrschen, oft andere beschämen, anstatt ihre Konflikte zu lösen; und dann greifen sie auf sekundäre Wut, und manchmal auf Gewalt zurück, um unangenehme und schmerzliche Gefühle tolerieren zu können.

Auch der Verlust des Vaters durch Tod, Scheidung oder emotionale Abwesenheit scheint Jungen mit einem verletzbareren Selbstsinn hervorzubringen, die deshalb zu einer scham-basierten Identität neigen. Das Fehlen eines positiven männlichen Identifikationsobjektes verstärkt seine Bindung an die Mutter und behindert die Entwicklung eines gesunden Männlichkeitsgefühls. Die Identifikation mit einem schlechten oder schwachen Vater kann dazu führen, dass sich der Junge für den Vater und für sich selbst schämt. Wenn im Falle einer Scheidung der Ex-Ehemann geschmäht wird, und sich der Junge mit dem abgewerteten Ex-Ehemann identifiziert, wird das Kind seine Verletztheit in Aggressivität gegen Frauen ummünzen.

In einem normierenden Umfeld sind Väter manchmal bereit, ihre Söhne zu beschämen, um ihnen „Männlichkeit“ beizubringen. Wir alle kennen die Situation, wenn sich ein kleiner Junge wehgetan hat und bei den Eltern Trost sucht: Der Vater spielt die Verletzung herab, die Mutter nimmt ihn liebevoll in den Arm. Diese Dynamik kann dazu führen, dass sich der Junge klein und beschämt fühlt, weil er so bedürftig ist, aber auch kindisch – insbesondere vor dem Vater –, weil ihn die Mutter versteht und so akzeptiert.

Von Männern wird typischerweise erwartet, dass sie auf die Möglichkeit aggressiver Begegnungen eingestellt sind – was bedeutet, dass Furcht und Angst nicht symbolisiert werden, das würde Vulnerabilität voraussetzen. Deshalb ersetzt sekundäre Scham diese Emotionen. Frauen dagegen, mit ihrem Bedürfnis nach Verbundenheit und Zugehörigkeit, benötigen eine flexiblere, tolerantere Haltung in Bezug auf Schamerfahrungen im Alltag, weshalb sie Verletzungsgefühle leichter symbolisieren und dann in ihr Selbst integrieren können.

Die Angst der Jungen vor Selbstenthüllung und ihre heimlichen, beschämenden Minderwertigkeitsgefühle, Zweifel, Unsicherheiten und Ängste erzeugen soziale und emotionale Isolation. Normative Zweifel werden zu schmerzlichen Geheimnissen. Typische Männer sind Macher und Problemlöser, keine Redner. Frauen, als das geselligere und kontaktfreudigere Geschlecht, sind eher bereit, Gefühle in Worte zu fassen – und deshalb eher in der Lage, Schamgefühle zu integrieren. Männern fällt es schwer, über ihre Vulnerabilitäten und Schamgefühle zu reden – es fehlt ihnen die Übung –, weshalb sie kaum Wege finden, Scham auslösende Erfahrungen zu integrieren, außer in ihren Beziehungen mit Frauen, die dann zu Eingeweihten werden. Was manche Männer wiederum als Bedrohung ihres Wohlbefindens empfinden.

Männer sind demnach häufig um ihre Identität besorgt und oft damit beschäftigt, Interaktionen so zu beeinflussen, dass sie ihre Identität bestätigen. Sie geraten in Wut und werden dominant, anstatt ihre schmerzhafteren Scham- und Angstgefühle zu offenbaren. Weil sie vermutlich mehr um ihren Status besorgt und mit Angstreduzierung beschäftigt sind sowie Kontrollverlust fürchten, registrieren sie jede Bedrohung ihrer Identität sehr genau. Im Kontext der Interaktionszyklen werden Männer in der Einflussdimension deshalb wohl meist die dominante Rolle spielen. Weil sie aber auch Abhängigkeit fürchten, werden sie in der Affiliationsdimension wohl eher in der Rolle der sich distanzierenden Person sein.

Homosexuelle Beziehungen

Die typischen Probleme schwuler Männer und lesbischer Frauen betreffen, neben anderen, meist folgende Themen: Trennung versus Bindung, Machtgleichgewicht versus gegenseitige Ergänzung, dauerhafte versus temporäre Beziehungen (Okun 1996). In den folgenden Abschnitten geht es um diese Fragen, aber auch um Emotionen, wobei wir der Leserschaft empfehlen, die zunehmend reichlicher vorhandene Fachliteratur über die therapeutische Arbeit mit lesbischen und schwulen Paaren zu konsultieren.

Bindung und Macht

Auch bei homosexuellen Paaren tauchen Probleme auf, die mit Intimität und Macht zu tun haben; das unterscheidet sie nicht von heterosexuellen Paaren. Allerdings müssen diese Probleme im Kontext von Homophobie und Heterosexismus verstanden werden (Okun 1996). TherapeutInnen, die gleichgeschlechtliche Paare behandeln, sind vermutlich gut beraten, sich mit dem Modell der Entwicklungsphasen homosexueller Beziehungen zu befassen (Green/Clunis 1986; Okun 1996), damit sie verstehen, dass sich ihr Problemkontext vom Kontext heterosexueller Paare unterscheidet. Weil Schwule, Lesben und Heterosexuelle in der gleichen „heterosexuellen Kultur" sozialisiert worden sind, laufen alle Gefahr, geschlechtsspezifische Rollenstereotypen auf gleichgeschlechtliche Paare zu übertragen. Heterosexistische Annahmen sind unzutreffend und potenziell schädlich, wenn sie gleichgeschlechtliche Paare betreffen. Es gibt schwule Männer mit einem eher maskulinen Selbstkonzept, andere identifizieren sich eher mit Weiblichkeit, wieder andere sind eher androgyn. Auch unter lesbischen Frauen gibt es feminin und maskulin identifizierte Personen. Manche homosexuelle Menschen sind flexibel, verhalten sich überhaupt nicht gender-spezifisch und leben beide Skripte.

Ein häufig erwähntes Merkmal lesbischer Beziehungen ist deren große Nähe und Verbundenheit, insbesondere am Anfang der Beziehung. Der weibliche Entwicklungsverlauf gilt als stärker beziehungsorientiert als der männliche Entwicklungsverlauf und als Verlauf mit durchlässigeren Ich-Grenzen (Gilligan 1982; Miller 1976). Die emotionale Intensität lesbischer Beziehungen scheint stärker zu sein als die schwuler (Okun 1996) und manchmal stärker als die emotionale Intensität heterosexueller Beziehungen. Dies wird oft mit der Eingestimmtheit und der emotionalen Verbundenheit von Frauenbeziehungen erklärt. Lesbische Paare sind tendenziell schneller bereit, zusammenzuziehen. Sie machen den Umzug möglicherweise zu einem gesellschaftlichen Ereignis, das ihre Zweierbeziehung festigt. Das Ganze wird oft durch eine intensive, energiegeladene romantische Liebe befördert, die beide Seiten völlig in Anspruch nimmt.

An diesem Punkt angelangt, wird das Paar wohl kaum therapeutische Hilfe suchen. In der theoretischen Psychologie allerdings werden Verschmelzungsbeziehungen, wenn Menschen ganz ineinander aufgehen, pathologisiert. In Übereinstimmung mit der EFT-P Perspektive, deren Ziel es ist, sichere Bindungen herzustellen und zu bewahren, weil sie Konflikten und Problemen entgegenwirken, sollte diese spezielle Art von Nähe nicht pathologisiert, sondern verstanden werden. Jede Beziehung ist am Anfang verschmelzend, ob schwul, lesbisch oder heterosexuell. Dann ist es typisch, die andere Seite zu idealisieren, Auseinandersetzungen zu vermeiden und zu trauern, wenn man nicht beisammen sein kann.

Problematisch kann der Verschmelzungszustand werden, wenn sich das frisch verliebte schwule oder lesbische Paar von der Familie und vom Freundeskreis isoliert. Später, wenn sich beide wieder mehr als Individuen verstehen, wird dem Paar das soziale Unterstützungssystem fehlen – insbesondere dann, wenn kein erweitertes Familiensystem oder keine „Community" da ist oder dieses Netz große Lücken aufweist. Generell gilt, dass Verschmelzungsbeziehungen gefährdet sind, wenn sich das Bedürfnis nach Unabhängigkeit und Autonomie meldet. Kann die Beziehung nicht flexibel genug darauf reagieren, kommt es zu Konflikten. Dann besteht die therapeutische Hauptaufgabe darin, die Entstehung und Entwicklung des Verschmelzungsarrangements zu explorieren, zu fragen, ob es nach wie vor gewünscht wird oder ob es inzwischen zum Bestandteil rigider Bindungs- oder Identitätsbedürfnisse geworden ist. Anschließend wird mit dem Paar über Beziehungsmodelle diskutiert, die Interdependenz und Individuation einschließen. Das bedeutet, ein gesundes Gleichgewicht zu finden zwischen Getrenntheit und Gemeinsamkeit, mit dem sich beide Seiten wohlfühlen und in dem es möglich ist, grundlegende Bedürfnisse mitzuteilen, ohne dafür bestraft zu werden. Vielleicht braucht die Person oder das Paar die Versicherung, dass Getrenntheit keineswegs bedeutet, dass die Beziehung brüchig wird oder gar scheitert. Vielleicht muss die Angst vor dem Alleinsein und vor Isolation bearbeitet werden, die sich im Zustand der Getrenntheit einstellt. Vielleicht muss einer Person oder dem Paar beigebracht werden, wie Self-soothing funktioniert, wenn der geliebte Mensch abwesend ist und man sich alleine und verlassen fühlt.

In gleichgeschlechtlichen Beziehungen sind auch Validation und Wertschätzung der eigenen Identität entscheidende Punkte. Angesichts der Tatsache, dass sich die Partner oft von der Gesellschaft allgemein, oft aber auch von ihren Angehörigen, ja sogar von ihren Freundinnen und Freunden abgewertet fühlen, ist Validation durch den geliebten Menschen entscheidend wichtig. Aber auch die Validation der eigenen Identität, als „Butch" oder „Femme" oder als der eher männliche oder eher weibliche

Teil des Paares ist wichtig, weil auch dies ein wesentlicher Identitätsaspekt ist – unabhängig vom Geschlecht. Wer lange gegen den Druck der Familie und der Gesellschaft angekämpft hat, um eine Gender-Identität entwickeln zu können, reagiert auf Abwertung seiner Identität äußerst sensibel. Deshalb kann beispielsweise ein Geburtstagsgeschenk nicht nur ein Symbol der Liebe sein, sondern auch die Identität der beschenkten Person bestätigen.

In lesbischen Beziehungen wird großen Wert auf Gleichberechtigung und Ebenbürtigkeit gelegt, insbesondere was Hausarbeit, Finanzen und Entscheidungsfindung betrifft (Searight 1997); das mag teilweise erklären, weshalb lesbische Frauen bei der Frage nach ihrer Beziehungszufriedenheit tendenziell höhere Werte erreichen als schwule Männer. In unserer Gesellschaft wird von Männern Aggressivität, Unabhängigkeit und Sachlichkeit erwartet. Das kann schwulen Männern die Zweierbeziehung erschweren, weil emotionale Intimität der Kitt ist, der beide zusammenhält. Meist sind Frauen diejenigen, die Beziehungen pflegen. Für Männer ist es möglicherweise mühsamer, ihre Rollenstereotypen zu überwinden und emotionale Kommunikationsfertigkeiten zu entwickeln. Sich verletzbar zu zeigen, Schwäche zu akzeptieren oder sich Bedürftigkeit einzugestehen, ist für sie vermutlich eine besondere Herausforderung.

Bei schwulen Paaren spielen sich möglicherweise im sexuellen Bereich ihrer Beziehung gewisse Machtkämpfe ab. Männer sind generell eher bereit, beim Sex eine aktivere und bestimmendere Rolle einzunehmen. Oft haben sie hohe Erwartungen an die eigene Leistungsfähigkeit und die ihres Partners, was Minderwertigkeitsgefühle verursachen kann, wenn sexuelles Begehren oder sexuelle Potenz nicht den eigenen Standards entsprechen. Dies wiederum mag sie in ihrer Männlichkeit zutiefst verunsichern und dann heftige Machtkämpfe auslösen (George / Behrendt 1987). Solche Konflikte sind sogar geeignet, Identitätskämpfe zu überlagern. Emotionsfokussierte PaartherapeutInnen werden die primären Gefühle von Scham und Unzulänglichkeit in den Fokus nehmen, die womöglich aus früheren Beziehungen herrühren, und mit den Klienten an der Heilung ihrer tiefer liegenden Wunden arbeiten.

Emotionen in lesbischen und schwulen Beziehungen

Eifersucht und Neid sind in lesbischen und schwulen Beziehungen nicht selten; sie weisen auf Probleme im Bereich der Distanzregulierung hin (Okun 1996). Eine Seite fühlt sich vielleicht von den früheren oder aktuellen Beziehungen der anderen Seite bedroht. Auch heterosexuelle Beziehungen können Eifersucht auslösen, was ein Indiz sein kann für internalisierte Homophobie und Gefühle von Unzulänglichkeit, im Sinne des

Nichtdazugehörens. In solchen Fällen werden emotionsfokussierte PaartherapeutInnen Betroffenen helfen, ihre Eifersucht in die richtige Relation zu setzen und sie als normales Gefühl zu verstehen. TherapeutInnen können die Partner auffordern, ihre Eifersucht nicht in Form von Kontrollverhalten auszuleben. Bei manchen Menschen gehen Eifersucht und Neid auf frühere Verlassenserfahrungen und / oder auf eine vereinnahmende Beziehung mit einer nahestehenden Person zurück. Der Therapeut / die Therapeutin wird dem eifersüchtigen Teil des Paares Möglichkeiten aufzeigen, sich angesichts einer Bedrohung selbst zu beruhigen und dem anderen Teil zeigen, wie er (bei Bedarf) zur Entspannung beitragen kann.

In lesbischen und schwulen Beziehungen können Identitätsvalidation und Schamgefühle einen breiteren Raum einnehmen, besonders dann, wenn die Menschen gelernt haben, sich ihrer Identität zu schämen. Das mag der gesellschaftlichen und familiären Missbilligung geschuldet sein und schließlich dazu führen, dass deren Homophobie internalisiert wird. Was immer die Ursache ist: In homosexuellen Beziehungen werden Schamgefühle recht schnell aktiviert und dann zum Fokus der Therapie.

Dauerhaftigkeit versus zeitliche Begrenztheit

Ein weiteres typisches Thema homosexueller Beziehungen betrifft die Übernahme von Verantwortung füreinander. Berzon (1988) behauptet sogar, die Nationalhymne schwuler und lesbischer Beziehungen laute: „Warum trennen wir uns nicht einfach?“ Nur allzu oft halten schwule Männer und lesbische Frauen die Auflösung der Verbindung für die Lösung ihrer Beziehungsprobleme. Dies ist der heterosexistischen Sozialisation, der internalisierten Homophobie (Okun 1996) sowie der mangelhaften Unterstützung durch die Gesellschaft allgemein zuzuschreiben. Jeder Therapeut / jede Therapeutin muss sich dieser Fakten bewusst sein und das Paar ermuntern, heterosexistische Annahmen zu hinterfragen, beispielsweise die implizite Erwartung, dass eine gleichgeschlechtliche Beziehung scheitert. Das Paar muss verstehen, dass es andere Möglichkeiten gibt, Meinungsverschiedenheiten zu lösen und dass es nicht gleich auseinandergehen muss. Man kann wütend sein und streiten und dabei verbunden bleiben (Okun 1996).

Angesichts der Isolation und Einsamkeit, die schwule Männer und lesbische Frauen durch ihre Marginalisierung vermutlich erlebt haben, liegt der Gedanke nahe, dass sie unter der Auflösung einer Bindung besonders heftig leiden. Weil sie vermutlich aber auch erlebt haben, dass sie von gewissen Teilen der Gesellschaft aufgrund ihrer Identität abgewertet werden, reagieren sie auf Bedrohungen ihrer Identität noch wesentlich sensibler.

Fazit

Paarbindungen kommen in den verschiedenen Kulturen auf verschiedene Weise zustande. Wie Emotionen erlebt und ausgedrückt werden, das ist vom jeweiligen Kulturkreis abhängig. Das muss der emotionsfokussierte Paartherapeut/Therapeutin bei seiner Arbeit berücksichtigen; in verschiedenen Kulturen und in verschiedenen Ehen ist es mehr oder weniger gefährlich, seiner Wut, Trauer, Angst oder Scham Ausdruck zu verleihen oder sich öffentlich Zeichen der Zuneigung zu geben. Bei nicht-westlichen Menschen aus ländlichem Umfeld haben Status, Macht und Identitätsfragen im Konfliktfall möglicherweise einen höheren Stellenwert als Bindung. Weil Identitätsfragen in interkulturellen Beziehungen eine Quelle für Konflikte sein können, sind sie in der Therapie eigens zu berücksichtigen. Die Einflussdimension der Interaktion ist in nicht-westlichen Beziehungen möglicherweise wichtiger als in westlichen Beziehungen und braucht deshalb besondere Beachtung. Der emotionsfokussierte Paartherapeut wird in seinem Beruf vermutlich erfolgreicher sein, wenn er Bescheid weiß über die unterschiedliche Signifikanz bestimmter Bindungs- und Identitätsprobleme, die möglicherweise im Laufe der Therapie auftauchen. Er muss für die unterschiedlichen Problemlagen unterschiedlicher kultureller Gruppen sensibilisiert und bereit sein, sie zu berücksichtigen. TherapeutInnen haben es mit Emotionen zu tun und rühren deshalb an den tiefsten, oftmals verschwiegenen und kulturell am stärksten geprägten Aspekt des menschlichen Innenlebens. Sie müssen deshalb auf die unterschiedlichen kulturellen Regeln äußerst feinfühlig eingehen und sich stets der Bedeutungen bewusst sein, die unterschiedlichen Emotionen und deren Ausdruck zugeschrieben werden. Homosexuellen Paaren ist auch geholfen, wenn sie mit therapeutischer Unterstützung ihre bindungsrelevanten Annahmen expliziter machen, ihre Probleme besser identifizieren und dann verstehen können, wie diese Annahmen ihre Beziehung beeinflussen. Inzwischen ist die Gesellschaft nämlich langsam bereit, gewisse Aspekte ihres Andersseins zu assimilieren, andere dagegen nicht.

Teil II

Paartherapie: eine emotionsfokussierte Perspektive

7 Der Interventionsrahmen

Und von den Gefühlen: Rein sind alle Gefühle, die Sie zusammenfassen und aufheben; unrein ist das Gefühl, das nur *eine* Seite Ihres Wesens erfaßt und Sie so verzerrt.

Rainer Maria Rilke

Die Emotionsfokussierte Paartherapie (EFT-P) befasst sich mit Problemen des emotionalen Bandes zwischen Menschen in einer Zweierbeziehung. Dieses Band besteht aus den emotionalen Erfahrungen beider Beteiligten, den entspannten bzw. mit Trauer oder Angst verknüpften Bindungssehnsüchten und -bedürfnissen, der Wertschätzung beider Identitäten oder der Scham und Angst bei fehlender Identitätsvalidation sowie aus der Freude und Zuneigung, die gegenseitige Anziehung erzeugen. Die EFT-P möchte aufdecken, wie jede Seite emotional auf negative Interaktionsmuster erzeugende Beziehungsereignisse reagiert. Negative Muster entstehen, wenn die Partner sekundäre Emotionen ausdrücken, z.B. Wut, die ihre primären, oft schmerzhafteren Emotionen und Bedürfnisse verdecken: etwa ihre grundlegenden Bindungsängste und -bedürfnisse oder ihre Scham, wegen einer Abwertung und Entwertung oder ihre Angst davor. Das gerissene emotionale Band wird wieder zusammengefügt, wenn es gelingt, negative, die Paarinteraktion dominierende Interaktionszyklen zu transformieren, indem die tiefer liegenden primären bindungs- und identitätsorientierten Emotionen ausgedrückt werden. Das eigentliche Ziel der EFT-P besteht demnach darin, neue gesunde Interaktionsmuster herzustellen und die Restrukturierung von Interaktionen mithilfe von Emotionen zu bewerkstelligen. Es folgen nun die neun therapeutischen Schritte zur Förderung des Veränderungsprozesses in der Originalfassung von Greenberg und Johnson (1986b, 1988).

Die neun Behandlungsschritte

1. Die vom Paar präsentierten Probleme skizzieren und feststellen, inwiefern diese Themen die Kernkonflikte in den Bereichen Getrenntheit-Verbundenheit und Abhängigkeit-Unabhängigkeit spiegeln.
2. Negative Interaktionszyklen identifizieren.
3. Die nicht zugelassenen, den Interaktionspositionen zugrunde liegenden Gefühle aufspüren.
4. Das Problem oder die Probleme im Hinblick auf die tiefer liegenden Gefühle neu definieren.
5. Die Identifikation abgespaltener Bedürfnisse und Persönlichkeitsaspekte fördern.

6. Die wechselseitige Akzeptanz der inneren Erfahrung des Partners fördern.
7. Die KlientInnen dabei unterstützen, Bedürfnisse und Wünsche auszudrücken, um die Interaktion zu restrukturieren.
8. Das Auffinden neuer Lösungen etablieren.
9. Neue Positionen konsolidieren.

Diese Schritte wurden bereits ausführlich erläutert (Johnson 1996; Johnson et al. 2005; Johnson/Greenberg 1988). Später wurden sie von Johnson (1996) in drei Stadien unterteilt: Deeskalation, Restrukturierung der negativen Interaktion, Konsolidierung und Integration. Wir präsentieren hier einen erweiterten Bezugsrahmen mit fünf Stufen und 14 Schritten, die den Prozess im Detail verdeutlichen. Die erweiterte Fassung enthält mehr auf Selbstprozesse fokussierte Schritte als der ursprüngliche Bezugsrahmen. Diese zusätzlichen Schritte dienen der Integration intensiverer Arbeit am emotionalen Prozess eines jeden Individuums, um durch Interaktionsveränderung, die in der Originalversion stärker im Fokus stand, Selbstveränderung zu fördern. Die fünf Stufen sind: Validation und Allianzbildung, Deeskalation negativer Zyklen, grundlegende Gefühle aufspüren, Restrukturierung negativer Interaktionen, Konsolidierung und Integration.

Der fünfstufige Bezugsrahmen

Zwar werden die einzelnen Stufen hier so beschrieben als folge eine auf die andere, dennoch empfehlen wir, sich die Stufen als sich überschneidende Stadien vorzustellen. Dazu kommt, dass sich auch die Therapie zwischen den Stufen hin und her bewegt und einige, etwa Validation und Allianzbildung, den ganzen Therapiezeitraum über relevant sind.

Stufe 1: Validation und Allianzbildung

Im ersten Stadium geht es hauptsächlich um die Herstellung von Sicherheit und um die Entwicklung einer kollaborativen Allianz. Es umfasst folgende Schritte:

1. Sich in die Position und den grundlegenden Schmerz jedes einzelnen Partners empathisch einfühlen und beides validieren.
2. Die Konfliktthemen skizzieren. Feststellen, inwiefern sie Kernprobleme in den Bereichen Bezogenheit und Identität widerspiegeln.

Stufe 2: Deeskalation negativer Zyklen

Im zweiten Stadium steht die Reduzierung der emotionalen Reaktivität zwischen den Partnern im Mittelpunkt. Es umfasst folgende Schritte:

3. Den negativen Interaktionszyklus und die Position, die jeder Partner darin einnimmt, identifizieren und das Problem als bestimmten Zyklus externalisieren.
4. Die nicht zugelassenen bindungs- und/oder identitätsorientierten, den Interaktionspositionen zugrunde liegenden Emotionen identifizieren.
5. Zum besseren Verständnis des negativen Interaktionszyklus die empfindlichsten Anliegen und Vulnerabilitäten der Partner und deren Ursprungsgeschichte identifizieren.
6. Das Problem mit den tiefer liegenden, schmerzhafteren, von unbefriedigten Bindungs- und Identitätsbedürfnissen ausgelösten Gefühlen verknüpfen und umformulieren.

Stufe 3: Grundlegende Gefühle aufspüren

In diesem Stadium liegt der Schwerpunkt auf dem tatsächlichen Verspüren und Aufdecken der grundlegenden Emotionen. Folgende Schritte sind das Herzstück emotionsfokussierter Arbeit:

7. Die nicht zugelassenen Gefühle und Bedürfnisse, die den Interaktionspositionen zugrunde liegen, aufspüren, wahrnehmen und dem Partner offenbaren:
   - Der Beschuldiger drückt Angst, Trauer oder Einsamkeit aus.
   - Der Distanzierer drückt Angst oder Wut aus.
   - Der Dominierer drückt Scham, Angst oder Wut aus.
   - Der sich Unterordnende drückt Wut oder Angst aus oder setzt Grenzen.
8. Intrapsychische Blockaden, die der Wahrnehmung und Offenbarung von Emotionen entgegenstehen, identifizieren und überwinden.
9. Die Identifikation mit abgespaltenen Bedürfnissen oder Aspekten des Selbst fördern und diese in die Beziehungsinteraktionen integrieren.

Stufe 4: Restrukturierung negativer Interaktionen

In diesem Stadium geht es um die Einübung neuer Formen des Umgangs und des Zusammenseins, wobei die Schritte 10 und 11 den Kern der interaktionsfokussierten Arbeit bilden, Schritt 12 noch einmal das Selbst betont:

10. Die Akzeptanz der inneren Erfahrungen und der Persönlichkeitsaspekte des Partners fördern.
11. Die KlientInnen dabei unterstützen, ihre Gefühle und Bedürfnisse auszudrücken, um echtes emotionales Engagement herzustellen und die Interaktion zu restrukturieren. Voraussetzung ist, dass die
    - beschuldigende Seite versöhnlicher wird,
    - die sich distanzierende Seite näher rückt,
    - die dominierende Seite milder (de-eskalierender) wird und
    - die sich unterordnende Seite selbstbewusst handelt.
12. Bei beiden Beteiligten Self-soothing und die Transformation maladaptiver emotionaler Schemata fördern, um Selbstveränderung und eine nachhaltige Beziehungsveränderung zu ermöglichen.

Stufe 5: Konsolidierung und Integration

Im letzten Stadium werden die KlientInnen dabei unterstützt, Interaktionsveränderungen und zugleich neue Narrativen zuwege zu bringen. Die folgenden Schritte beinhalten die auf Verhalten und Narrative fokussierte Arbeit:

13. Das Entstehen neuer Interaktionen und Lösungen für problematische Interaktionen und / oder Themen unterstützen.
14. Neue Positionen und neue Narrativen konsolidieren.

Die neuen Schritte

Diese 14 Schritte umfassende Therapieanleitung erweitert die Originalversion und fügt dem ursprünglichen Bezugsrahmen einige wesentliche, auf das Selbst fokussierte Prozesse hinzu – dort stand das Selbst nur bei Schritt 5 im Mittelpunkt: Die Identifikation abgespaltener Bedürfnisse und Persönlichkeitsaspekte fördern.

Schritt 5, im neuen Bezugsrahmen, richtet den Fokus explizit auf die Identifikation der empfindlichsten und schmerzhaftesten Anliegen der Partner, um Verständnis für bestimmte, auf die Herkunftsfamilie oder auf psychogene Faktoren zurückzuführende Determinanten der Bindungs- und Identitätsthematik des Klienten zu entwickeln – also für Determinanten, die verantwortlich sind, dass die Person auf gewisse Interaktionstrigger besonders sensibel reagiert.

Die Schritte 4 und 7, bei denen es einmal um Identifikation und einmal um das Aufspüren nicht wahrgenommener Gefühle und Bedürfnisse geht, betonen nun den Unterschied zwischen verbaler Identifikation des grundlegenden Gefühls (Schritt 4) und einer tatsächlich viszeral verspürten und in der Sitzung mimisch geäußerten lebendigen Emotion (Schritt 7).

Schritt 8 konzentriert sich nun auf die Art und Weise, wie die Partner ihre emotionalen Erfahrungen und Mitteilungen unterbrechen, vermeiden oder abwehren und auf die Überwindung dieser Blockaden. Schritt 12 fügt einen Fokus auf Selbstveränderung, in Form emotionaler Selbstregulierung und -transformation hinzu. Dieser Schritt bezieht sich insbesondere auf individuelle emotionale Veränderungsprozesse (Greenberg 2002a, 2002b). Er ist eine wichtige, den neuen Selbstveränderungsprozess berücksichtigende Weiterentwicklung – die Transformation von Emotionen mithilfe von Emotionen –, der mittlerweile zu einem Schlüsselkonzept der am Individuum orientierten emotionsfokussierten Therapie geworden ist (Greenberg 2002a). Dieser Schritt hebt hervor, dass es entscheidend darauf ankommt, den Menschen zu vermitteln, wie sie sich selbst beruhigen und entspannen können, wenn der Partner nicht in der Lage ist, beruhigend zu reagieren.

In den folgenden Abschnitten werden die einzelnen Stadien erläutert und einige der hinzugefügten Schritte anhand von Beispielen illustriert.

Stufe 1

Hauptziel des ersten Stadiums ist die Herstellung von Sicherheit und einer kollaborativen therapeutischen Allianz. In diesem Stadium muss der Therapeut/die Therapeutin authentische Empathie und Sympathie für jeden einzelnen Partner entwickeln und eine Verbindung zu ihm herstellen, ohne dabei die andere Seite zu befremden. Nur dann fühlen sich die KlientInnen später sicher genug und können ihre Vulnerabilitäten und ihre Position im Interaktionszyklus offenlegen. Das erfordert affektive Einstimmung auf die inneren Erfahrungen der KlientInnen und die Validation ihrer Erfahrungen. Die Validation der Gefühle und Bedürfnisse durch den Therapeuten trägt dazu bei, die Ängste der KlientInnen zu lindern; das empathische Verständnis des Therapeuten für die eigene emotionale Qual heilt bis zu einem gewissen Grad den Schmerz, der entsteht, wenn man vom Partner nicht gehört wird. Wenn der Therapeut die Wunden validiert, die beide Seiten verspüren, werden die Partner langsam Vertrauen fassen und sich ihre Verwundungen auch gegenseitig offenbaren. Ist der Therapeut in der Lage, auf den Schmerz der Person einzugehen, sich mit dem Schmerz zu verbünden und empathisch auf ihn einzuschwingen, hilft er ihr letztlich, sich zu öffnen.

Aufgabe des Therapeuten/der Therapeutin ist es, in Gegenwart des Partners empathisch zu spiegeln und auszudrücken, was jede Seite tatsächlich, tief im Inneren fühlt; die Menschen wollen, dass ihr Partner hört, wie sie sich fühlen, auch wenn sie diesen Wunsch lieber verbergen. Das trägt zur Überwindung von Vermeidungen bei. Menschen, die sich verstanden fühlen, werden ihre abwehrende Haltung aufgeben. Wenn es schwierig ist, eine Allianz herzustellen, kann sich der Therapeut mit jedem Partner einzeln treffen und so den Prozess erleichtern. Auch an jedem anderen Punkt der Therapie können, wenn der Prozess stagniert, Fortschritt fördernde Einzelsitzungen angezeigt sein. Während die Allianz gebildet und der Schmerz beider Seiten in den Fokus genommen wird, achtet der Therapeut zugleich auf den negativen Interaktionszyklus sowie auf die tiefer liegenden, den negativen Zyklus auslösenden Emotionen.

Stufe 2

Im zweiten Stadium beschreibt der Therapeut/die Therapeutin den negativen Zyklus, unterstützt das Paar bei der Identifikation verborgener bindungs- und identitätsorientierter Gefühle und setzt das vom Paar vorgetragene Problem mit dem Interaktionszyklus in Beziehung. Dies fördert die Externalisierung des Problems, worauf der negative Interaktionszyklus zum Veränderungsziel wird. In dieser Phase bringt der Therapeut die vorgetragenen Paarprobleme mit dem entsprechenden Zyklus in Verbindung und legt dann den Fokus auf Unterstützung der Partner bei der Benennung ihrer tiefer liegenden Emotionen. Um an den Zyklus heranzukommen, hilft es oft, das Paar nach einem typischen Moment im Laufe eines Streits zu fragen. Eine weitere hilfreiche Intervention zur Identifikation des Zyklus besteht darin, den Konflikt im Raum inszenieren und nachspielen zu lassen. Beide Interventionen liefern konkretere Bilder, die Schlüsse auf den Zyklus und die Identifikation der zugrunde liegenden Gefühle erlauben.

Die Identifikation schmerzlicher Anliegen und Vulnerabilitäten und das Herausfinden, wie sie zusammenwirken und den negativen Interaktionszyklus produzieren, wurde der Stufe 2 als eigener Schritt hinzugefügt, um diese Intervention klarer herauszustellen. Ist der Zyklus schließlich erkannt, kommt es vor allen Dingen darauf an, die grundlegenden, im Zyklus aktivierten Kernemotionen zu identifizieren und zu ergründen. TherapeutInnen müssen sich für beide Partner folgende Schlüsselfragen stellen: „Welches sind die Hauptverletzungen dieser Person?“ und „Worin besteht ihr Hauptschmerz?“ Der Therapeut forscht zudem nach möglichen psychogenetischen Ursachen für die Verwundung. Um die interagierenden Schwierigkeiten oder Vulnerabilitäten identifizieren zu können, muss er ein Gefühl für die Herkunftsfamilien der Partner bekommen. Sind die Schwierigkeiten nicht auf die Herkunftsfamilie zurückzuführen, rühren sie womöglich aus früheren Beziehungen oder Lebensereignissen. Diese

Schwierigkeiten werden nicht als pathologisch, vielmehr als verständliche Schmerzpunkte betrachtet und gelten als bislang unbefriedigte erwachsene Bedürfnisse. Hat sich der Therapeut schließlich vom Zyklus und von den auslösenden Grundgefühlen ein Bild gemacht, wird er das Problem mit diesen grundlegenden Schmerzpunkten in Verbindung setzen. Dazu ein Beispiel:

Ich habe den Eindruck, dass Sie [*die Ehefrau*] ängstlich und misstrauisch werden, wenn Sie glauben, er [*der Ehemann*] entziehe sich. Dann fragen Sie sich besorgt, was er vor Ihnen verbirgt. In solchen Fällen haben Sie das Gefühl, unbedingt herausfinden zu müssen, was tatsächlich dahintersteckt, um ihm die Wahrheit vor Augen zu halten. Sie versuchen verzweifelt, ihm Informationen zu entlocken. Hab ich das richtig verstanden? …

Wenn sie sich so verhält, fragen Sie [*der Ehemann*] sich vermutlich besorgt, was nun folgt und gehen ihr aus dem Weg, um sich zu schützen. Das geschieht ganz automatisch. Richtig? Wie ist das dann für Sie [*die Ehefrau*]? Schließlich ist Ihnen doch sehr daran gelegen die Wahrheit herauszufinden, und er scheint ihren diesbezüglichen Bemühungen auszuweichen.

Ist der Zyklus einmal identifiziert, exploriert der Therapeut / die Therapeutin die Vulnerabilitäten der Partner. In diesem Fall weiß er, dass die Frau vom Vater sexuell missbraucht worden ist und schließt daraus, dass sie verständlicherweise sehr schnell ängstlich wird und sich abgewertet fühlt, weil ihre Mutter, als sie ihr den Missbrauch eröffnet hat, abwertend reagiert hat. Die Kernemotion der Frau – stets die Wahrheit kennen zu müssen und ihre Angst vor Entwertung – wird dann mit den Schmerzpunkten des Mannes in Verbindung gebracht, indem der Therapeut sagt:

Kein Wunder, dass sich der Zyklus fortsetzt und Sie diese Gefühle hegen, ihre [*zur Ehefrau gewandt*] Neigung, sich entwertet zu fühlen, die aus ihrer Geschichte herrührt und sehr verständlich ist, interagiert mit Ihrer [*zum Ehemann gewandt*] Neigung, sich in die Enge getrieben zu fühlen, weil Sie früher von Ihrer Mutter bedrängt worden sind. Wenn nun Ihre Frau versucht, Sie [*den Ehemann*] dazu zu bringen, zu erzählen, was los ist, sind Sie auf der Hut, weil Sie davon ausgehen, dass Ihre Gedanken oder Handlungen kritisiert oder zurückgewiesen werden. Stimmt das? Ich denke, dass Sie sich dann in eine Art Sicherheitszone zurückziehen und die Dinge abschwächen, damit Sie sich am Ende nicht noch einmal so fühlen wie damals, als Ihre Mutter versucht hat, Sie zu kontrollieren oder Ihnen Vorschriften zu machen.

Wir Menschen betrachten die Welt durch die Brille unserer Vulnerabilitäten oder unserer Problempunkte. Sie sind ein Auslegungssystem oder ein grundlegender Verarbeitungsmodus, der durch Aktivierung eines Kernemotionsschemas in Gang gesetzt wird, um dann Dinge zu prüfen, wie: „Ist die Sache sicher oder unsicher?", „Wirst du mich verlassen?" und „Werde ich abgewertet?" TherapeutInnen müssen deshalb herausfinden, an welchem Punkt die Person am verletzbarsten ist, d. h. durch welche Brille sie die Welt betrachtet, weil diese letztlich bestimmt, wie eine Bedrohung empfunden wird. Die Vulnerabilitäten sind von vielen verschiedenen und komplexen anderen Themen überlagert. Das Paar wird von vielschichtigen und facettenreichen Themen beeinflusst, z. B. von Genderfragen, feministischen, kulturellen und gesellschaftlichen Fragen oder Faktoren. Doch letztendlich bestimmt das Kernemotionsschema den Blick der Partner auf die Welt und die Konstruktion ihrer Welt – und das ist es, worauf wir abzielen. Wir wollen direkt ins Schwarze treffen, also zum Kernemotionsschema vordringen, es enthüllen und darüber nachdenken, um es schließlich –, sofern es problematisch ist und auf Bedürfnissen basiert, die in der Kindheit unbefriedigt geblieben sind – zu transformieren.

Die Arbeit mit Paaren ist inhaltlich so vielseitig und komplex, dass man sich am besten an folgenden Grundsatz hält: Ist der Zyklus einmal identifiziert, exploriere die interagierenden Problempunkte und konzentriere dich auf sie. Dies geschieht, indem der Therapeut / die Therapeutin zu einer Seite sagt: „Bitte erzählen Sie mir mehr über dieses Gefühl von Angst und Unsicherheit." Dann zur anderen Seite: „Erzählen Sie mir über das Gefühl des Alleinseins." Fragen stellen zu den Gefühlen ist eine Möglichkeit, noch besser aber, der Therapeut übernimmt die Verbalisierung und fasst die Gefühle in Worte, besonders dann, wenn die Personen nicht in der Lage oder nicht gewohnt sind, dies zu tun. Dann werden die Schwierigkeiten mit ihren psychogenetischen Wurzeln verknüpft, sofern diese erkennbar sind. Dazu ein Beispiel:

Ihr Vater war alkoholkrank, weshalb die Welt für Sie ein unsicherer Ort gewesen ist; nie wussten Sie, was demnächst passieren würde. Kein Wunder, dass Sie sich sehr unsicher fühlen und genau darauf achten, ob Ihr Mann bereit ist, Ihnen Sicherheit zu bieten – und dass Sie genau darauf achten, stets gut informiert zu sein.

Dann sagt der Therapeut zur anderen Seite:

Und was Sie angeht, so waren Sie das sechste von acht Kindern der Familie. Ihre Mutter war nie wirklich für Sie da. Kein Wunder, dass Sie immer einen Gesprächspartner haben wollen, dem Sie von Ihrer inneren Welt erzählen können und der Ihnen zuhört. Wenn Ihre Frau dafür nicht zur Verfügung steht, haben Sie den Eindruck, sie interessiere sich nicht für Sie, worauf Sie sich zurückziehen, sich wieder auf Ihre gewohnte Bewältigungsstrategie besinnen und sich sagen: „Dann muss ich eben alleine zurechtkommen."

Der Therapeut / die Therapeutin möchte erreichen, dass die Partner ihre Vulnerabilitäten gefühlsmäßig erforschen, benennen und in den Kontext ihrer Lebensgeschichte oder ihrer Selbsterzählungen stellen sowie mit einer Narrative erklären können, wie ihre Vulnerabilitäten zur Interaktion passen.

Die Exploration der historischen Gründe für bestimmte Schwierigkeiten der Partner mit einer Kernemotion findet meist im Laufe der ersten Sitzungen statt, was sowohl dem Therapeuten als auch dem Paar ein Gefühl für Ausmaß und Ursachen ihrer spezifischen Probleme oder Vulnerabilitäten vermittelt. Das erleichtert die Kontextualisierung und Normalisierung des Problems, damit das Paar schließlich sagen kann: „Angesichts unserer Lebensgeschichten ist es ja wohl kein Wunder, dass ich so reagiere oder mein Partner so reagiert." Die Partner können dann bald von Schuldzuweisungen und Selbstbeschuldigungen ablassen und beginnen, ihren Anteil an der Fortsetzung des Zyklus zu erkennen und zu explorieren.

Bitte beachten Sie, dass der Therapeut / die Therapeutin an diesem Punkt der Sitzung den Fokus auf den Interaktionen belässt und nicht auf intrapsychische Faktoren wechselt, um mit der Bearbeitung unbefriedigter Kindheitsbedürfnisse zu beginnen. Er geht nicht den psychogenetischen Ursachen des Problems auf den Grund, er konzentriert sich lediglich auf den Zugang zur schmerzhaften Emotion und auf die Frage, inwiefern diese die Rollen und das Engagement der Partner im negativen Zyklus beeinflusst. Schließlich möchte der Therapeut erreichen, dass die Partner einander von ihren Vulnerabilitäten erzählen und dass sie offen ausgesprochen werden, ohne Schuldzuweisung oder Bewertung. Das kann mit etwa folgenden Äußerungen geschehen: „Ich fühle mich sehr einsam" und „Ich fühle mich sehr unsicher." Falls psychogenetische Informationen fehlen, sagt der Therapeut lediglich: „Sie haben ein Problem, das mit Sicherheit zu tun hat. Warum und weshalb wissen wir nicht, aber aus irgendeinem Grund ist es so. Möchten Sie darüber sprechen?" Bei Paaren in einer Kurztherapie werden die Problempunkte identifiziert, um sie als Instrumente gegen Schuldzuweisungen einzusetzen. Die Suche nach den Wurzeln von Problemen und Schwierigkeiten geschieht nicht um des Einblicks willen, vielmehr dient sie auf sehr viel tiefer gehende Weise der Kontextualisierung des schmerzlichen Themas. Am besten ist es, wenn der Therapeut schließlich sagen kann: „Dieses Problem haben Sie bereits vor der Ehe gehabt", weil die Person dann nicht länger glaubt, der Partner verursache seine Empfindungen. Die Identifikation der Problemquelle geht auch mit weiteren Gefühlsregungen einher und dringt zu den Kernemotionsschemata vor. Die Partner können auch bald nach Beginn des Prozesses in Einzelsitzungen ihre Position in der Beziehung und / oder die in ihrer Herkunftsfamilie begründeten Probleme explorieren.

Wenn der Eindruck entsteht, dass größere individuelle Schwierigkeiten vorliegen (etwa Missbrauch, ausgeprägte Vermeidungshaltung, Unfähigkeit,

Emotionen zu symbolisieren oder zu regulieren, hohe emotionale Reaktivität, extreme Selbstkritik, unerledigte Themen oder eine Depressions- oder Angstsymptomatik vorliegt, die mit der Beziehung nichts zu tun hat), ist es hilfreich, in einigen Einzelsitzungen mit der betroffenen Person alleine zu arbeiten. Einzel- und Paarsitzungen können sich auch, je nach Bedarf abwechseln. In der Einzelsitzung kann der Therapeut/die Therapeutin dann individuelle Probleme und unbefriedigte Kindheitsbedürfnisse in den Fokus stellen, mit dem Ziel, die Veränderung zu bewirken, die notwendig ist, um die ins Stocken geratene Paartherapie wieder flottzumachen. Die Arbeit mit einem stark blockierten Mann beispielsweise vermag ihm so einen besseren Zugang zu seinen Gefühlen zu verschaffen, und eine sehr aufbrausende Frau kann in Einzelsitzungen besser lernen, sich selbst zu beruhigen. Um den KlientInnen dabei zu helfen, Gefühle zuzulassen und zu regulieren, mögen Zwei-Stuhl-Arbeit oder Leere-Stuhl-Arbeit und andere Techniken erforderlich sein (Elliott et al. 2004; Greenberg et al. 1993).

Wir versuchen ferner, die Sitzung nicht einfach damit enden zu lassen, dass der Zyklus und die Schwierigkeiten erkannt wurden; das wäre ein noch zu konzeptuelles Vorgehen. Die Partner sollen einen ersten Schritt aufeinander zugehen und einander während der Sitzung ihre Empfindlichkeiten und schmerzhaften Gefühle offenbaren. Das kann etwa so geschehen: „Ich habe den Eindruck, dass Sie sich sehr oft unsicher fühlen. Können Sie ihm etwas über diese Unsicherheit erzählen?" Unsere KlientInnen sollen einen Vorgeschmack davon bekommen, wie es ist, sich auf diese Weise zu öffnen, und sie sollen nicht sich selbst überlassen bleiben. Anschließend besteht die Aufgabe darin, diese Art des Sich-Öffnens zu wiederholen. Die Vulnerabilität wird stets wieder mit dem Zyklus in Verbindung gesetzt. Der Therapeut/die Therapeutin kann z.B. sagen:

> Wenn Sie unsicher sind, schieben Sie am Ende ihm die Schuld zu. Wir werden also daran arbeiten, dass Sie Ihren Mann an Ihrer Unsicherheit teilhaben lassen, dass Sie sie verspüren und auf sie hören, um nicht mehr bei Beschuldigungen oder Verteidigungen zu landen.

Diesen Prozess durchlaufen beide Partner. Das folgende Beispiel zeigt, wie der Therapeut in der dritten Sitzung den historischen Wurzeln der Schwierigkeiten nachgeht, die jede Seite in den Zyklus einbringt.

Therapeut: Sie waren also das zweitjüngste Kind? Ihre Frau hat aber etwas geäußert, dass Sie von Ihrer Mutter nicht bekommen haben, was Sie sich gewünscht haben und dass Sie nicht ausreichend beachtet worden sind. Das ist zumindest ihre Interpretation …

Ehemann: Hm, hm.

Therapeut: Nun, vielleicht haben Sie das Gefühl von ... Sie wollen einfach sichergehen, dass Sie bekommen, was Sie brauchen. Sie haben das in ihrer Familie wohl nicht bekommen. Liege ich da richtig? In der letzten Stunde haben wir am Schluss darüber geredet, dass Sie so was wie ein braver Junge gewesen sind; oder getan haben, was die Eltern von Ihnen wollten, dass Sie verärgert waren, aber auch insgeheim irgendwie schwierig. Könnte es sein, dass Sie das Gefühl hatten, in Ihrer Familie nicht ausreichend beachtet zu werden? Stimmt meine Vermutung?

Ehemann: Sie führen diese Probleme also auf meine Kindheit zurück?

Therapeut: Nun, ich glaube, dass das, was wir heute sind, mit dem verbunden ist, was wir unser Leben lang gewesen sind und dass wir sehr genau registrieren, ob der Partner unsere Bedürfnisse erfüllt oder nicht ...

Ehemann: Hm, hm.

Therapeut: Unsere Bedürfnisse sind aber außerhalb dieser Beziehung entstanden, das trifft vermutlich auf Sie beide zu. Ist Ihnen das schon einmal in den Sinn gekommen?

Ehemann: Ja, ich habe darüber nachgedacht.

Therapeut: Oh, und was haben Sie sich gedacht? Es gibt hier ja ziemlich viel Stoff; Sie sind jetzt wirklich wütend auf Ihre Frau, aber das sagen Sie nicht laut. Nun, vielleicht stimmen Sie mir zu, vielleicht auch nicht, wenn ich sage ...

Ehemann: Ja?

Therapeut: ... Sie wirken aber so verärgert! Dabei versuchen Sie, nicht ärgerlich zu sein, aber das ändert nichts an der Sache: Sie ärgern sich über ihre intime und sexuelle Zurückhaltung und das nährt Ihre Wut; verstehen Sie, ich glaube, dass jeder von Ihnen etwas in die Beziehung einbringt, ein Problem oder eine empfindliche Stelle und diese Punkte im Laufe der Zeit aktiviert werden. Egal, wer da als Ihre Frau auf dem Stuhl säße, dieses Gefühl würde sich im Laufe der Zeit einstellen ...

Ehemann: Hm, hm.

Therapeut: ... und [*zur Ehefrau gewandt*] das wäre bei Ihnen nicht anders, auch Sie hätten im Laufe der Zeit dieses Gefühl ...

Ehefrau: Hm, hm.

Therapeut: ... und [*zum Ehemann gewandt*] Sie wären ärgerlich, weil sie Sie irgendwie enttäuscht ...

Ehemann: Hm, hm.

Therapeut: ... dass Sie Ihre Erwartungen nicht erfüllt, indem Sie Ihnen nicht das Gewünschte gibt, worauf Sie sich am Ende benutzt und ausgebeutet fühlen ...

Ehemann: Hm, hm.

Therapeut: … und immer so weiter, nicht wahr? Hat das vielleicht etwas mit Ihrer Kindheit zu tun? Was ist Ihr schmerzlichster Punkt? Wo sind Sie am verletzbarsten?

Ehemann: [*räuspert sich*] Nun ja, meine Mutter hat mich übergangen, ich war eben der Zweitjüngste, na ja, da hat halt niemand auf mich geachtet, ist es das, was Sie meinen?

Therapeut: Ja, wirklich, stimmt das? Haben Sie dieses Gefühl gehabt?

Ehemann: Klar, vermutlich, manchmal schon. Manchmal aber auch nicht …

Therapeut: Klar, sicher.

Ehemann: Wenn ich unsere Familie heute mit damals vergleiche …, wir haben nur ein Kind, das jede Menge Aufmerksamkeit bekommt …

Therapeut: Richtig.

Ehemann: … okay, ich war das fünfte von sechs Kindern, deshalb hab ich viel weniger Aufmerksamkeit bekommen als unser Sohn.

Therapeut: Gut, und was war ihr schmerzhaftestes Erlebnis als Kind oder Jugendlicher? Hat Sie das geprägt?

Ehemann: Okay.

Therapeut: Vielleicht schmerzt es Sie deshalb heute besonders, wenn Sie nicht beachtet werden?

Ehemann: Ja, vielleicht war es das; ich würde das allerdings nicht als schmerzhaft bezeichnen; ich habe nie etwas traumatisch Schmerzliches erlebt. Ich habe mich immer geliebt gefühlt …

Therapeut: Ja, ja.

Ehemann: Als Kind hatte ich stets den Eindruck, unter Druck zu stehen. Ich sollte unbedingt gute Leistungen bringen und mich besonders hervortun …

Therapeut: Und von wem ist der Druck ausgegangen?

Ehemann: Von meinem Vater, der wollte, dass ich besser bin als andere, und so, selbst wenn ich jetzt mit ihm telefoniere, bei jedem Anruf, höre ist so etwas wie: „Was machst du jetzt beruflich?“ Im Grunde meint er mich gar nicht; bei der Arbeit gibt es keine größeren Erfolge, na ja … vielleicht ist es anders, wenn man studiert, vielleicht ist es dann anders.

Therapeut: Verstehe. Und dann erstatten Sie ihm Bericht?

Ehemann: Ja, genau! Ich erstatte Bericht …

Therapeut: So, so.

Ehemann: … „Und was machst du jetzt?“ …

Therapeut: Ja, ja.

Ehemann: … „Ich mache dies oder jenes“, verstehen Sie? Das ist doch kein richtiges Gespräch …

Therapeut: Hm, hm.

Ehemann: … nur Konversation, stimmt's?

Therapeut: Ja, okay.

Ehemann: Ja, das ist heute noch so, und, ah, als Kind will man eben beachtet werden; vermutlich hatte ich aber nicht immer Lust, mich anzustrengen und besonders gut zu sein.

Stufe 3

Im dritten Stadium sollen die KlientInnen lernen, ihre grundlegenden schmerzhaften Emotionen zu verspüren und auszudrücken, wobei der Therapeut/die Therapeutin in intensiver Arbeit versucht, die bindungs- und identitätsorientierten Gefühle und Bedürfnisse beider Seiten aufzudecken. Das versetzt sie in die Lage, über ihre Vulnerabilitäten und Selbstzweifel zu sprechen, bis sie schließlich bereit sind, den Partner um die Erfüllung ihrer Wünsche zu bitten und sich von ihm trösten und bestätigen lassen können. Dieses Sich-Öffnen verändert die Interaktionshaltung der KlientInnen und lässt sie dem Partner gegenüber zugänglicher, emotional expressiver und kommunikativer werden.

Erst nachdem eine therapeutische Beziehung hergestellt, der Zyklus beschrieben und verstanden worden ist und der Therapeut den Eindruck hat, dass das Paar für einen weiteren therapeutischen Schritt bereit ist, wird er sich auf das Wahrnehmen der nicht zugelassenen, dem Zyklus zugrunde liegenden Gefühle konzentrieren sowie das Problem mit den lebhaft verspürten Gefühlen in Verbindung bringen und umformulieren. Weil wir uns oft mit den Augen des Partners sehen und uns an seiner Mimik orientieren, wirkt sich sein Gesichtsausdruck entscheidend darauf aus, wie wir uns fühlen und selbst sehen. Wenn Menschen das Gefühl haben, dass Mienenspiel, affektive Stimmlage oder Körperhaltung feindselig oder kritisierend und gegen ihr Selbst gerichtet sind, dauert es nicht lange, bis ihre negativen Skripte (z.B. „Ich bin nicht liebenswert“, „Ich bin nichts wert.“) aktiviert werden. Wenn sie jedoch die nicht-beschuldigenden Schmerzäußerungen des Partners sehen, werden ihre fürsorglichen Skripte aktiviert. Deshalb muss der Therapeut/die Therapeutin unbedingt darauf achten, dass die Partner das „Gesicht“ der tiefer liegenden Emotion zu sehen bekommen.

Empathisches Explorieren und empathisches Deuten sind Schlüsselinterventionen, die den Zugang zu Gefühlen erleichtern (Elliott et al. 2004). Bei diesen Interventionen kommt es vor allen Dingen auf aufmerksames Zuhören an, wobei die Worte der Partner gehört und mit ihren nonverbalen Signalen verbunden werden, um den entscheidenden Punkt präzise zu erfassen. Sind die Gefühle dann wahrgenommen, wird klar, dass ihre Angst- und Schamgefühle bearbeitet werden müssen – und nicht etwa Wut oder Rückzug die zentralen Themen sind. Beim siebten Schritt sind die verschiedenen grundlegenden, mit den verschiedenen Positionen verbundenen

Emotionen identifiziert worden, um zu verdeutlichen, worauf der Therapeut besonders achten muss. Auf diese Emotionen wird in den Kapiteln 10 bis 14, die der Arbeit mit spezifischen Emotionen gewidmet sind, näher eingegangen. Die Wahrnehmung dieser Gefühle erleichtert die Restrukturierung von Interaktionszyklen.

Der Therapeut/die Therapeutin setzt die evozierten Emotionen auch stets in den Kontext des negativen Interaktionszyklus. Er wird beispielsweise zuerst beschreiben, wie der Mann als wütender herrisch und/oder beschuldigend agierender Verfolger seine Frau veranlasst, zu beschwichtigen und abzublocken, was aber den Zyklus nur beschleunigt. Dieser Zyklus wird dann mit den grundlegenden Emotionen in Verbindung gesetzt und umformuliert (dass sich der Ehemann einsam und ungeliebt fühlt, die Ehefrau Angst hat und sich wertlos fühlt). Jetzt kann sich der Therapeut mit den grundlegenden Emotionen befassen. Die Wut des Mannes wird abgelöst durch die Mitteilung seines schmerzhaften Gefühls von Alleinsein und seiner Angst vor dem Verlassenwerden; der Rückzug der Frau wird abgelöst durch die Mitteilung ihrer Gefühle von Wertlosigkeit und Selbstunsicherheit. Ist der Zyklus schließlich umformuliert, kann der Therapeut die den Primäremotionen der Partner entsprechenden Bindungs- und Identitätsbedürfnisse ins Spiel bringen und dem Paar präsentieren – in diesem Fall sein Bedürfnis nach Nähe und ihr Bedürfnis nach Bestätigung.

Emotionsfokussiert arbeitende PaartherapeutInnen müssen, um ihre KlientInnen bei der Wahrnehmung grundlegender Emotionen unterstützen zu können, die Fertigkeit erwerben, Gefühlsblockaden zu identifizieren und Unterbrechungen der grundlegenden Gefühle zu erkennen; sie müssen auch imstande sein, ihren KlientInnen bei der Überwindung solcher Hindernisse zur Seite zu stehen. Sollen die Menschen jemals das Stadium des Sprechens über Gefühle hinter sich lassen und das Stadium echter Enthüllung erreichen, müssen sie sich mit dem Partner, aber auch mit dem Therapeuten sicher fühlen, weil sie nur unter dieser Voraussetzung die gewohnte Vermeidung ihrer Kernemotionen und ihre Angst, diese zu offenbaren, überwinden können. Eine der wichtigsten Methoden des Umgangs mit Unterbrechungen und Vermeidungen ist es, sie als notwendige Schutzmaßnahmen zu behandeln und ihre Schutzfunktion zu verstehen.

Wenn es gilt, Blockaden zu überwinden, die der Enthüllung von Kernemotionen entgegenstehen (insbesondere nachdem eine Verletzung oder ein Verrat stattgefunden hat, wenn einer der Partner starkes Misstrauen hegt oder sehr empfindlich ist), sind folgende therapeutische Operationen hilfreich: einschreiten und für den Klienten sprechen, dessen Angst vor dem Sich-Öffnen in den Fokus nehmen und schließlich restrukturieren. Hat sich eine Seite zurückgezogen, weil sie sich verletzt fühlt, baut sie oft eine Schutzwand auf. Ein Therapeut, der empathisch deutend einschreitet, die Angst benennt, die dem Mangel an Vertrauen zugrunde liegt sowie Attachement- und Identitätsgefühle und -bedürfnisse identifiziert (die mitzuteilen die Person noch nicht bereit ist, weil sie sich vor einer weiteren Verletzung fürchtet), ebnet „weicheren" Emotionen den Weg. An diesem Punkt muss der Therapeut verdeutlichen, was in dem Moment geschützt und verschwiegen wird – und dies stellvertretend für den Klienten tun. Gut möglich, dass die Person nicht laut verkündet, dass es ihr schwerfällt, sich zu öffnen oder zu vertrauen; die Interaktion jedoch lässt dies erkennen. Der Therapeut muss das Paar dazu bewegen, nach innen zu schauen und die grundlegende Vulnerabilität ans Licht zu befördern (das erinnert an die von Virginia Satyr entwickelte Methode, bestimmte Dinge anhand von „Skulpturen" zu verdeutlichen. Sie bat jemanden, den verletzten kindlichen Anteil der Person zu verkörpern, den sie dann zwischen deren Beinen hervorzog). Hier besteht die therapeutische Aufgabe darin, anstelle des Klienten das Misstrauen und die Verletzungsgefühle oder die Blockade zu benennen, zu bestätigen und auszudrücken. Das klingt dann vielleicht so:

Ich verstehe, wie sehr sich ein Teil Ihres Selbst danach sehnt, getröstet zu werden, Sie wollen Nähe und Verbundenheit spüren, müssen sich aber auch schützen. Der andere Teil Ihres Selbst, vielleicht der im Moment stärkere Teil, fürchtet sich aber davor, sich zu öffnen und hat schreckliche Angst vor einer Verletzung. Dieser Teil sagt: „Halt dich zurück und schütze dich."

Es kommt sehr darauf an, das Wesen der Angst, die den Schutz organisiert, zu identifizieren. Der Therapeut/die Therapeutin muss die Angst des Klienten, die Tür zu seinem Inneren zu öffnen und den anderen einzulassen, in den Fokus nehmen. Vielleicht fürchtet sich das Selbst vor dem, was der andere sagen oder tun könnte (z.B. zurückweisen, kritisieren), vielleicht fühlt es sich wertlos oder beschämt oder hat Angst, nicht liebenswert zu sein. Worin immer die Angst bestehen mag, gut möglich, dass der Therapeut das nicht in Worte gefasste in Worte fassen und stellvertretend für den Klienten aussprechen muss. Fällt es einem Partner besonders schwer, sich zu öffnen und verletzbar zu zeigen, muss ihn der Therapeut möglicherweise dazu bewegen, dies der anderen Seite mitzuteilen. Er kann beispielsweise sagen: „Ich fühle mich verletzbar und muss mich schützen. Ich kann dich im Moment nicht an mich heranlassen. Ich habe Angst." Der letzte rekonstruierende Schritt, der Ziel des folgenden Stadiums ist, besteht in der Anweisung des Therapeuten: „Bitte sagen Sie dies Ihrem Partner." Nachdem er eingeschritten ist und die schützende Wand benannt und validiert hat und der Klient dazu bereit ist (nachdem der Therapeut das Gefühl des verletzten Kindes ins Bewusstsein befördert und der Klient bestätigt hat, dass genau das sein Gefühl war), soll der Therapeut fragen: „Können Sie ihm / ihr das mit eigenen Worten sagen?" und die Äußerung dann unterstützen und validieren.

Auf diese Weise werden die Vermeidungs- oder Abwehrstrategien des Partners als Schutzmaßnahmen validiert und ihre Notwendigkeit wird hervorgehoben und exploriert, und zwar so lange, bis sich Anzeichen von Veränderungsbereitschaft einstellen. Damit wird eine Blockade validiert und das Bedürfnis, sich zu schützen, gewürdigt – bis sich langsam das davon verursachte Gefühl von Isolation und der Wunsch, die Blockade zu lockern, bemerkbar machen. Haben schließlich beide Partner ihre grundlegenden Gefühle und Bedürfnisse wahrgenommen, werden sie im neunten Schritt ermuntert, sich die bislang verleugneten Gefühle und Bedürfnisse immer wieder anzueignen. An diesem Punkt können Hausaufgaben angezeigt sein, die dazu dienen, Angst- oder Schamgefühle zu erkennen: Die KlientInnen sollen die Woche über aufschreiben, wann sie sich gefürchtet oder geschämt und was sie daraufhin getan haben. Haben sie während der Sitzung bereits erkennen lassen, dass sie ihren grundlegenden Vulnerabilitäten bis zu einem gewissen Grad mit Empathie und Akzeptanz begegnen, kann man sie zudem bitten, diese schmerzlichen Kernemotionen in der kommenden Woche dem Partner mindestens dreimal zu zeigen. Einer der beiden sagt dann vielleicht: „Ich fühle mich hässlich und fett. Ich brauche die Zusicherung, dass du mich trotzdem liebst" oder „Ich möchte nicht, dass du mich für unfähig hältst. Dieser Gedanke macht mir Angst und bereitet mir Sorgen."

In der allgemeineren Arbeit mit charakteristischen Emotionsblockaden bei hochgradig abwehrenden oder vermeidenden Partnern (wenn beispielsweise eine Seite superrational ist oder immer wieder ablenkt) muss der Therapeut jeden einzelnen Klienten erst dabei unterstützen, sich bewusst zu machen, dass er Emotionen vermeidet. Dies geschieht, indem er die Person darauf hinweist, wie sie das bewerkstelligt: indem sie das Thema wechselt, Witze reißt oder die Muskeln anspannt. Erst wenn die Menschen ihre Blockaden bemerken und anfangen, diesen Prozess anzunehmen, kann ihnen der Therapeut beim Aufspüren und Aufdecken dessen, was sie tatsächlich fühlen, behilflich sein. Die emotionsfokussierte Arbeit mit dem Prozess der Selbstunterbrechung wird an späterer Stelle dieses Kapitels erläutert (nämlich im Abschnitt über die Überwindung von Selbstunterbrechungen) und ist in Büchern über emotionsfokussierte Einzeltherapie noch ausführlicher dargestellt (Greenberg 2002a; Greenberg / Paivio 1997a; Greenberg / Watson 2006).

Stufe 4

Bei der Restrukturierung der Interaktion ist vor allen anderen Dingen wichtig, dass der Partner die zum Ausdruck gebrachten schmerzhaften grundlegenden Gefühle akzeptiert; das ist es nämlich, was eine neue Interaktion in Gang setzt. Hat eine Seite auf nicht beschuldigende Art eine identitätsbezogene, schmerzhafte Kernemotion oder eine Bindungsunsicherheit offengelegt, die hörende Seite aber nicht fähig ist, validierend oder fürsorglich zu reagieren, muss man sich der Frage widmen, was den hörenden Partner an einer Nähe herstellenden und validierenderen Reaktion hindert. Meist stößt man auf eine Schutzmauer bzw. auf Misstrauen, wie im vorigen Schritt erwähnt, oder auf maladaptive Wut- oder Angstreaktionen, die von einer negativen Lerngeschichte verursacht sind und eine emotionale Reaktionsfähigkeit behindern. Dann muss die maladaptive, nicht-akzeptierende emotionale Reaktion in den Fokus genommen und verwandelt werden.

> Ein Ehemann beispielsweise, der sich von den Tränen seiner Frau (die sie ihrer Einsamkeit wegen vergoss) nicht anrühren ließ, vielmehr mit Erstarrung reagierte, erzählte auf Exploration hin, dass den Tränen seiner Mutter stets ein Wutanfall folgte, wobei sie ihn einmal sogar bis aufs Blut gekratzt hatte. Beim Anblick der Tränen seiner Frau erstarrte er zu Eis, um die erwartete Explosion zu vermeiden. Nachdem seine Angst in der Therapie fokussiert wurde – und er gelernt hatte, tief durchzuatmen – und nachdem er Vergangenheit und Gegenwart besser auseinanderhalten konnte, vermochte er den echten Schmerz und das echte Bedürfnis seiner Frau wahrzunehmen und mit bislang nie gespürtem Mitgefühl zu reagieren.

Die genaue Kenntnis der Akzeptanz und der die emotionale Reaktionsfähigkeit blockierenden Faktoren stärkt den Zusammenhalt des Paares und unterstützt die eine Seite, während der Therapeut / die Therapeutin mit der anderen Seite exploriert, was sie daran hindert, auf den vom Partner gezeigten Schmerz akzeptierender und mitfühlender zu reagieren. Die Akzeptanz und die emotionale Reaktionsfähigkeit behindernden Blockaden müssen als Problem benannt werden, damit sich die Person, die sich geöffnet hat, nicht wieder zurückzieht und dadurch jeden therapeutischen Fortschritt zunichtemacht. Versteht das Paar die Akzeptanzblockaden, bekommt es auch einen kognitiven Bezugsrahmen und kann das Problem einordnen. Sobald es erkennt, was die emotionale Reaktionsfähigkeit des Partners begrenzt, fällt es ihm leichter, sich für die künftige therapeutische Arbeit Ziele zu setzen.

Ist schließlich Akzeptanz erreicht, werden die Partner dabei unterstützt, ihren innersten Bedürfnissen Ausdruck zu verleihen und darauf entsprechend zu reagieren. Dies geschieht häufig durch eine Art Rollenspiel, bei dem sich die KlientInnen einander zuwenden, dem Gegenüber ihre Gefühle und Bedürfnisse anvertrauen und auf diese Mitteilungen reagieren. Das löst eine Interaktionsveränderung aus. In diesem Stadium sind auch folgende Prozesse wichtig: Der verfolgende Partner soll dazu bewegt werden, seine Kritik und seine Beschuldigungen abzuschwächen, während der sich distanzierende Partner ermuntert wird, wieder mehr Nähe zu suchen; der dominierende Partner soll den anderen weniger verachten und / oder kontrollieren, während der sich unterordnende Partner ermuntert wird, wieder selbstbewusster aufzutreten. Dann wird der Schuldzuweiser nicht länger angreifen, sich vielmehr weicher zeigen und sich dem anderen öffnen; der sich zurückziehende Partner rückt wieder näher, beteiligt sich emotional wieder stärker und bringt seine Gefühle und Bedürfnisse zum Ausdruck. Dominierer treten einen Schritt zurück, anstatt auf ihrer gewohnten überlegenen Position zu verharren, sich unterordnende Partner richten sich auf und sprechen über ihre Gefühle und Bedürfnisse, anstatt sich anzupassen oder zu gehorchen. Dieser Schritt ist eine Erweiterung des vorhergehenden Schrittes (dabei ging es um das Aufspüren tiefer liegender Gefühle sowie darum, sich die innersten Bedürfnisse anzueignen) und überschneidet sich eindeutig mit ihm. Ziel des Rollenspiels ist in dem Fall eine selbstgelenkte Interaktion, die eine erfolgreiche Problemlösung ermöglicht, sichere Bindung und gegenseitige Identitätsvalidation fördert sowie Abwehrhaltungen, Starrsinn, Rückzug, Wut und Streitigkeiten reduziert. Wenn die Therapie gut verläuft, finden Paare, die sich auf Rollenspiele einlassen, meist auch zu Lösungen, die auf ihre speziellen Bedürfnisse, d. h. auf ihre Werte, Überzeugungen und Beziehungsstile zugeschnitten und sämtlichen Verhaltensvorschlägen seitens des Therapeuten überlegen sind. Allerdings müssen Rollenspiele sorgfältig überwacht werden, damit sie an den zentralen Beziehungsthemen orientiert bleiben und um sicherzustellen, dass es nicht zu explosiven oder destruktiven Interaktionen kommt.

Wir haben gegen Ende dieses Stadiums einen weiteren Schritt zum Selfsoothing hinzugefügt. Um die Veränderung langfristig abzusichern, müssen, wenn das Paar schließlich emotional zugänglicher und reaktionsfähiger geworden ist und sich die Interaktionen verändert haben, beide Seiten womöglich die Fähigkeit entwickeln, sich selbst zu beruhigen und ihre maladaptiven emotionalen Reaktionen zu transformieren (die ja häufig Reaktionen auf unerfüllt gebliebene Kindheitsbedürfnisse oder frühere Traumen sind); beide dürfen sich keineswegs auf die mangelhafte emotionale Reaktionsfähigkeit des Partners zurückführen lassen. Die Fähigkeit zum Self-soothing ist besonders dann wichtig, wenn der Partner emotional nicht zur Verfügung steht oder gerade nicht reagieren kann. Während bei geringfügigeren Paarkonflikten zur Restrukturierung der Interaktion zuerst die individuelle emotionale Reaktionsfähigkeit entwickelt werden muss, setzt die Restrukturierungsarbeit bei erheblich dysregulierten Paaren oft voraus, dass die Partner zuvor mit therapeutischer Unterstützung lernen, sich selbst zu beruhigen, wenn die andere Seite nicht reagiert oder emotional nicht zugänglich ist; sie sollen lernen, ihre Reaktionen auf der Basis unbefriedigter Bedürfnisse in der Kindheit zu transformieren. Die Arbeit mit dysregulierten Partnern erfordert oft, sich auf die Frage zu konzentrieren, wie sie wieder zur Ruhe finden und ihre eigenen affektiven Reaktionen verwandeln können, um schließlich fähig zu sein, anders zu interagieren. Deshalb ist bei Menschen, die zu Wutausbrüchen neigen, die Selbstregulierung emotionaler Wirbelstürme oft ein notwendiger erster Schritt. Das trifft auch auf Personen zu, die extreme Verhaltensweisen an den Tag legen, etwa den Kopf gegen die Wand schlagen, sich im Schrank verstecken oder mit der Faust Löcher in Wände schlagen, wenn sie frustriert oder verletzt worden sind – oder sich sonst wie selbst verletzen. Wenn TherapeutInnen den Fokus auf emotionale Selbstregulierung richten (als ein früher Schritt bei extremeren Verhaltensweisen oder als ein späterer Schritt zur Konsolidierung der Veränderung durch Transformation der Reaktionen, die von unbefriedigten Kindheitsbedürfnissen ausgelöst werden), müssen sie den KlientInnen beibringen, ihre schmerzlichen Gefühle zu tolerieren, sich selbst zu beruhigen, ihren Emotionen einen Sinn zu geben und sie für konstruktive Aktionen und Interaktionen einzusetzen.

Oft ist es der Therapeut, der als Erster beruhigend einwirkt und durch seine empathischen Reaktionen die grundlegende Vulnerabilität lindert. Damit stützt und hält er das Individuum und zugleich das Paar und bietet sich als Modell für beruhigendes und empathisches Reagieren an. Individuum und Paar müssen diese Empathie im Laufe der Zeit internalisieren und zum Self-soothing einsetzen. An diesem Punkt exploriert der Therapeut auch Schwierigkeiten mit dem Gedanken (oder Einwände dagegen), sich selbst zu beruhigen. Manche Menschen halten nichts davon, sich selbst zu beruhigen, weil das ihren Beziehungserwartungen widerspricht. Sie glauben, es sei Aufgabe ihres Partners, sie zu beruhigen. Dann wird darüber gesprochen, ob es möglich ist, sich liebevoll sich selbst zuzuwenden *(self-nurture)*; und dass es beispielsweise hilfreich ist, einen sicheren Ort herzustellen, an den man sich bei Bedarf zurückziehen kann. Auch die Überzeugung, der andere kümmere sich nicht oder würde einem emotional nie wieder zur Verfügung stehen, wird exploriert und hinterfragt.

Wenn schließlich die grundlegenden Vulnerabilitäten des Partners klar als maladaptive Reaktionen auf unbefriedigte Kindheitsbedürfnisse oder auf frühere Traumen verstanden werden (etwa internalisierte Gefühle von Scham oder Wertlosigkeit oder die Unfähigkeit, auch nur das geringste Anzeichen von Verlassenwerden zu tolerieren), ist eine mehr auf das Individuum gerichtete Arbeit nötig, um solche Zustände durch Aktivierung adaptiverer innerer Ressourcen zu transformieren. Dies kann in den Paarsitzungen oder in einigen Einzelsitzungen mit jedem Partner alleine geschehen. An dieser Stelle ist das grundlegende Prinzip der Veränderung von Emotionen mithilfe von Emotionen am hilfreichsten. Emotionale Kernschemata, die mit Angst oder Scham zu tun haben, werden ins Bewusstsein befördert und transformiert, indem man die inneren Ressourcen des Klienten aufspürt – was häufig bedeutet, adaptive Trauer über einen Verlust und Wut über eine Grenzverletzung zu aktivieren (Greenberg 2002a, 2002b). Wenn die automatischen Reaktionen der Person nicht länger von Angst- und Schamgefühlen bestimmt, vielmehr adaptivere Reaktionen zur Gewohnheit werden, geht ihr Selbst gestärkt daraus hervor.

Am Ende der interaktionsrestrukturierenden Phase, wenn die grundlegenden Emotionen wahrgenommen und akzeptiert sowie die Bedürfnisse ausgedrückt worden sind, ist das Paar emotional engagierter, die Partner sind sich näher gekommen, fühlen sich verbundener und spürbar validierter. Weil beide Seiten die Fähigkeit zum Self-soothing entwickelt haben, sind sie mitteilsamer und reaktionsfreudiger und können nun Trennungsängste leichter tolerieren – ohne den Drang, das Band auf der Stelle wieder reparieren zu müssen. Die Partner sind aber nicht nur wieder stärker aneinander interessiert und fühlen sich nicht nur näher und verbundener, sie arbeiten darüber hinaus vielleicht kontinuierlich an sich selbst und versuchen, ihre maladaptiven unerwünschten Gefühle durch neue, adaptivere zu ersetzen. Sie haben ihr Selbstwertgefühl so weit gestärkt, dass sie nicht mehr so schnell mit Verlassenheitsängsten und Schamgefühlen reagieren.

Stufe 5

In der Endphase einer Paartherapie werden neue Interaktionspositionen konsolidiert und positive, unterstützende und validierende Interaktionszyklen gestärkt. Ferner wird darüber diskutiert, wie sie sich in den Beziehungsalltag integrieren lassen. Die Partner werden aufgefordert, darüber nachzudenken, was anders geworden ist und festzustellen, was jeder tun müsste, um den negativen Zyklus wieder in Gang zu setzen und ihre Beziehung wieder zu gefährden. Das vermittelt den KlientInnen ein Gefühl für die eigene Rolle bei ihren Interaktionen sowie das Gefühl, dass sie für ihre Interaktionen verantwortlich sind und diese kontrollieren können. Auch ihre neu erworbene Fähigkeit, mehr sich selbst als den anderen in den Fokus zu nehmen, wird betont und geübt. Obschon die Umwandlung maladaptiver Zustände am Ende der Paartherapie möglicherweise nicht komplett vollzogen ist, sind die Partner nun besser gerüstet, können die eigenen Vulnerabilitäten und die des anderen eher verstehen und ihre eigenen emotionalen Zustände leichter beruhigen und transformieren; sie wissen, was sie vermeiden müssen, um den Partner nicht zu reizen und wie zu reagieren ist, wenn sie beim anderen tatsächlich einen maladaptiven Zustand ausgelöst haben. Der Therapeut unterstützt die Konsolidierung und Integration der Veränderung, indem er Rückschau hält und sagt, was sich bei jedem Partner verändert und was den Übergang vom negativen zum positiven Zyklus ermöglicht hat. Er fördert zudem die Artikulation einer neuen Narrative ihrer Beziehung und ihrer selbst, indem er Beispiele für ihr individuelles Wachstum und das Wachstum der Beziehung anführt.

Emotionen trainieren

Die emotionsfokussierte Paartherapie unterscheidet sich von den meisten anderen Therapieansätzen durch ihren Umgang mit Gefühlen. In der EFT-P werden die Gefühle direkt angesprochen, anstatt Gefühlsmanagement zu lehren – etwa den richtigen Umgang mit Wut. Der Therapeut wird dabei als Vermittler (engl.: *emotion coach*, deutsch: Trainer) betrachtet, der die KlientInnen zu Gefühlen hinführt, die implizit vorhanden, jedoch nicht explizit bemerkt werden. Beim Einüben von Emotionen begleitet der Trainer die Partner an den Punkt, an dem sie sich aktuell befinden, indem er ihnen spiegelt, wie er ihre inneren Erfahrungen wahrnimmt, um sie dann weiterzuführen, zu ihren tieferen Gefühlsschichten; dabei lenkt er ihren aktuellen Verarbeitungsmodus und leitet ihn an. Der Trainer sieht seine Aufgabe darin, die Partner zur fortlaufenden Exploration ihrer tieferen, grundlegenden Emotionen zu ermuntern. „Coaching" bedeutet, von der Annahme auszugehen, dass Menschen alle Ressourcen, die sie zum Wachstum und zur Entfaltung ihrer Möglichkeiten benötigen, in sich tragen und dass emotionales Training die Quelle zum Sprudeln bringt. Ein Trainer konzentriert sich auf die Stärken, Möglichkeiten und Ressourcen seines Klientels und drückt dies mit Anerkennung und Wertschätzung signalisierenden Worten aus; dadurch sollen die emotionalen Kräfte des Klienten aktiviert werden, wodurch er innerlich zu wachsen vermag. Trainer ermöglichen inneres Wachstum, indem sie die Aufmerksamkeit der Menschen zuerst auf ihr positives emotionales Potenzial lenken und sie dann bei der Mobilisierung ihrer inneren Ressourcen unterstützen.

Arbeitet der emotionsfokussierte Paartherapeut beispielsweise mit der sekundären Wut einer Person, wird er die Wut mit den dieser Wut zugrunde liegenden Vulnerabilitäten in Zusammenhang bringen, dann ihre Aufmerksamkeit auf das viszeral empfundene Gefühl von Verletztsein lenken und sie ermuntern, den primären Schmerz wahrzunehmen und auszudrücken. Der Therapeut wird die Person dann anleiten, ihre neu wahrgenommenen, schmerzlicheren und grundlegenden Gefühle dem Partner mitzuteilen und dadurch die Interaktion zu verändern. Er spürt in jedem Moment, was der Klient fühlt, er lenkt den nächsten Schritt seines Verarbeitungsprozesses und hilft ihm, die innere Erfahrung auszudrücken. Durch veränderungsfokussierte Rollenspiele während der Sitzung, die sich auf bislang unausgedrückte Verletzungen und Bedürfnisse konzentrieren, unterstützt der Trainer das Paar beim Erwerb neuer Verhaltensweisen und ermuntert es, diese über die Sitzung hinaus beizubehalten und auf den Ehealltag zu übertragen. Dieser verhaltensbezogene, veränderungsorientierte Fokus erlaubt es den Paaren, ihre negativen Interaktionszyklen zu restrukturieren, die in der Vergangenheit unstete und wutgeladene Kommunikationszyklen verursacht haben. Aus Erfahrung wissen wir, dass die beste Behandlung von Paarkonflikten darin besteht, die Menschen bei der Entwicklung folgender Fähigkeiten zu unterstützen: (a) ihre emotionale Wachsamkeit zu erhöhen, damit sie ihre Gefühle ausdrücken, regulieren, reflektieren und transformieren können und (b) ihr Verhalten zu verändern, um einander empathisch und fürsorglich begegnen zu können.

Hausaufgaben

Eine Form des Coaching besteht darin, den KlientInnen Hausaufgaben zu geben. Es gibt zwei Hauptübungsbereiche: Gefühle wahrnehmen und Gefühle ausdrücken. Dabei geht es hauptsächlich um zwei Schritte, nämlich um die Identifikation von Blockaden und die Identifikation unerwünschter Bedürfnisse und Selbstanteile. Hausaufgaben sind markergeleitet und müssen im richtigen Moment gegeben werden. Sie sollen den Lernprozess durch Einübung einer Veränderung (die bereits während der Sitzung stattgefunden hat) fördern und sind keineswegs das wichtigste Feld des Veränderungsprozesses. So kann der Therapeut/die Therapeutin dem Paar beim Einstieg in die Behandlung beispielsweise häusliche Wahrnehmungsübungen auftragen. Der Ehemann soll darauf achten, was er fühlt, wenn er kritisiert wird und versuchen, die richtigen Worte dafür zu finden. Die Ehefrau soll darauf achten, was in ihrem Inneren geschieht, wenn sie sich entwertet fühlt. In der folgenden Woche berichtet der Mann, dass er sich herabgesetzt und herabgewürdigt gefühlt hat, die Frau, dass sie sich ob ihres Gefühls der Wertlosigkeit geschämt und Angst gehabt hatte, er würde ihr nicht glauben. Die Empfindungen der Frau waren auf Wunden aus der Kindheit zurückzuführen (als sie missbraucht worden war und ihre Eltern den Schmerz nicht validiert hatten), die des Mannes dagegen auf eine überkritische und allzu kontrollierende Mutter.

Markergeleitete Interventionen

Der fünfstufige therapeutische Bezugsrahmen wird zwar als Set einzelner aufeinanderfolgender Schritte präsentiert, der Therapeut hält sich jedoch nicht an einen festen Plan; er orientiert sich vielmehr an der Bereitschaft seiner KlientInnen, sich auf bestimmte Experimente einzulassen oder die Implikationen bestimmter Vorschläge zu explorieren und ergreift jede sich bietende Gelegenheit, dies zu tun. Um die Bereitschaft der Menschen nutzen zu können, müssen Emotionstrainer Bereitschaft signalisierende Anzeichen erkennen; man spricht dann von *Prozessdiagnose*. Dabei achtet der Therapeut auf Marker therapeutisch relevanter Zustände, die ihm Interventionsgelegenheiten bieten (Greenberg et al. 1993). Die Therapie ist also nicht linear strukturiert, sondern prozess-sensibel und markergeleitet (siehe folgenden Abschnitt). Dazu ein Beispiel:

> Wenn der Therapeut die Ehefrau dazu bewegen konnte, ihre Einsamkeitsgefühle zuzulassen und sie ihr Bedürfnis nach Nähe ausgedrückt hat, der Mann jedoch offenbar nicht auf ihre Gefühlsäußerung eingeht, muss der Therapeut an diesem Punkt intervenieren. Schließlich hat die Frau schmerzhafte primäre Emotionen zum Ausdruck gebracht und ist damit ein sehr reales persönliches Risiko eingegangen. Reagiert ihr Mann nicht mit einer Validation ihrer Gefühle, sinkt die Wahrscheinlichkeit, dass sich die Frau noch einmal dem gleichen Risiko aussetzt.

Offen gezeigte Vulnerabilität – an sich bereits ein Marker, nämlich die Bitte an den Partner um eine Antwort –, die mit emotionaler Reaktionsunfähigkeit oder mangelnder Empathie quittiert wird, ist ein deutlicher Marker für eine spezifische Intervention, eine Intervention mit dem Ziel, die emotionale Reaktionsbereitschaft zu fördern oder die Reaktionsblockade zu explorieren. Wir können therapeutische Interventionen demnach als markergeleitet betrachten und als auf die Förderung der einzelnen Schritte innerhalb des hier geschilderten Bezugsrahmens fokussiert.

Es empfiehlt sich, alle Schritte des Bezugsrahmens – angefangen von Allianzbildung, über das Aufspüren von Kernemotionen, bis hin zur Konsolidierung neuer Positionen und Narrativen – als Definition markergeleiteter therapeutischer Aufgaben zu sehen. Jeder Einzelschritt verkörpert eine bestimmte therapeutische Aufgabe, sei es die Identifikation negativer Interaktionszyklen, das Aufspüren verborgener Vulnerabilitäten, das Erlernen von Self-soothing, die Identifikation von Blockaden oder die Unterstützung bei der Aneignung von Verletzungsgefühlen und beim Mitteilen von Bedürfnissen. Eine erledigte Aufgabe ist dann der Marker für die nächste Aufgabe, die darin besteht, Mitgefühl zu ermöglichen und Wertschätzung auszudrücken. Fühlen sich die Partner beispielsweise dann validiert, hat der

Therapeut/die Therapeutin die Aufgabe, ihnen nahezubringen, dass der Zyklus das Problem ist. Wird dann der Zyklus als das Problem verstanden und akzeptiert, ist dies der Marker für die Identifikation der Grundemotionen, die den Zyklus antreiben. Sind die zugrunde liegenden Emotionen einmal identifiziert und ihre Wurzeln exploriert, ist dies der Marker für die Wahrnehmung der Grundemotion. Man sollte nicht voranpreschen und diese Gefühle wahrnehmen lassen, bevor Sicherheit hergestellt wurde oder bevor der Zyklus identifiziert und mit den grundlegenden Gefühlen in Verbindung gebracht worden ist. Es wäre auch nicht gut, die Menschen zu bitten, den Fokus auf sich selbst zu richten (indem man sie fragt, wie sie sich selbst beruhigen können), bevor sie nicht den Fokus auf den Partner gerichtet und gelernt haben, emotional angemessen zu reagieren und dessen tiefer liegende Vulnerabilitäten zu validieren. Ein weiterer wichtiger Prozess, der an späterer Stelle dieses Kapitels erläutert wird (nämlich im Abschnitt über die Akzeptanz von Unterschieden), besteht darin, dem Paar, wenn es an einem bestimmten kritischen Punkt angelangt ist, eine bestimmte Aufgabe zu geben. Deshalb sind die einzelnen Schritte und Prozesse als Marker für bestimmte Aufgaben zu betrachten sowie für Interventionen und spezifische Lösungswege, die jeweils am besten passen.

Bei allen Interventionen innerhalb des allgemeinen Therapierahmens muss stets bedacht werden, dass Affekte das Herzstück der Kommunikation des Paares bilden und jede Intervention letztlich den Affekten gilt. Was zwischen den Partnern abläuft, lässt sich deshalb am besten der affektiven Färbung nonverbaler Äußerungen entnehmen. Sie ist hier der wichtigste Marker. Interventionen sind also nicht lediglich ein Set therapeutischer Maßnahmen, die aufgrund der Interaktionsinhalte geeignet sind, die notwendigen Schritte zu befördern; vielmehr ist der Therapeut/die Therapeutin gefordert, die feinen affektiven Schwingungen wahrzunehmen, die den Umgang der Partner miteinander prägen, um die wahren Bedeutungen ihrer Interaktionen zu erfassen – und dann, auf der Grundlage dieses Wissens, angemessen zu intervenieren. Die affektive Färbung der Kommunikation äußert sich durch Blicke, Stimmlage und Wortwahl. Menschen in intimen Zweierbeziehungen sind hochgradig sensibilisiert auf den affektiven Ton der Äußerungen ihrer Partner, weil die emotionale Färbung den Inhalt der Mitteilung näher bestimmt. Sie bemerken sofort jedes Wort oder eine Geste, die ihnen etwas Negatives über sie vermitteln könnte. Weil affektive Reaktionen meist automatisch erfolgen, vermitteln sie oft ungewollt oder unbewusst, was Menschen fühlen. Wütende Personen beispielsweise versuchen, ihre Wut durch geschickte Wortwahl zu verbergen, etwa indem sie sagen, sie seien enttäuscht, nicht ärgerlich; doch der verärgerte Unterton ihrer weicheren Worte lässt sich nur schwer verheimlichen. Deshalb ist es vermutlich müßig, eine Person zu bitten, sich auf ihren tiefen

Schmerz zu konzentrieren, solange die Kommunikation in harschem Ton verläuft. Die Intervention wird erfolgreicher sein, wenn Stimme oder Mimik schließlich Schmerz signalisieren.

In Zweierbeziehungen ist die Kommunikation keinesfalls auf die gesprochenen Worte begrenzt – der Ton macht die Musik. Die affektive Färbung der Äußerungen des Partners vermittelt die Bedeutung einer Interaktion und definiert die jeweiligen Interaktionspositionen. Weil Interaktionen so stark von der affektiven Kommunikation bestimmt werden, muss sie im Zentrum therapeutischer Aufmerksamkeit und therapeutischer Interventionen stehen. TherapeutInnen müssen, um geeignete Interventionen zu finden, mehr auf das Wie der Äußerungen achten als auf das Was.

Assessment der Emotionen: der Schmerz weist den Weg

Im Rahmen des fünf Stufen umfassenden Therapieprozesses sind zwei Hauptaufgaben zu bewältigen: sekundäre und primäre Emotionen identifizieren und Grundemotionen aufspüren. Häufig wird gefragt: „Wie erkennt der Therapeut grundlegende, primäre Emotionen, und wie spürt er sie auf?“ Dies geschieht ganz besonders am Anfang, indem er dem primären Schmerz eines jeden Menschen nachgeht. Er stellt sich selbst immer wieder die Frage: „Was ist die Grundemotion dieser Person? Fühlt sie sich einsam, traurig, nicht liebenswert, wertlos, unzulänglich oder wütend?“ Er wird sich diese Fragen innerlich beantworten und sich dann auf das, was die Person vermutlich fühlt, empathisch einstimmen.

Wenn ein Paar in der ersten Sitzung gefragt wird, warum es therapeutische Hilfe sucht, wird der Therapeut / die Therapeutin vermutlich mit einer schier überwältigenden Informationsfülle überschüttet. Die Partner ergehen sich in Berichten über kürzlich stattgefundene Streitigkeiten und legen ihre oft verhärteten und defensiven Positionen dar. Der Therapeut muss sich durch einen Wust an Material kämpfen, das oft in Form sekundärer instrumenteller Emotionen präsentiert wird, die mit den grundlegenden primären, schmerzhafteren Emotionen wenig zu tun haben. Wie bereits erwähnt, wird der Therapeut zuerst versuchen, den negativen emotionalen Interaktionszyklus des Paares herauszuhören, zu validieren und zu verstehen. Indem er die Erzählungen des Paares entwirrt und die Kernkonflikte rekonstruiert, verschafft er sich Erkenntnisse über die Bindungs- und Identitätszyklen. Dann geht der Therapeut über die ursprüngliche Präsentation hinaus und stellt aktiv, aber dennoch empathisch, Mutmaßungen über den grundlegenden Schmerz an. Er tut dies, indem er sehr genau hinhört und auf Veränderungen der Stimmlage bzw. auf Äußerungen achtet, die mit intensiverer emotionaler Energie vorgetragen werden, weil diese ein Fenster zum grundlegenden, den Kernzyklus antreibenden Schmerz beider Partner aufstoßen. Der Therapeut stellt fortlaufend empathische Vermutungen an, die im Grunde informierte Annahmen über die schmerzlichen Primäremotionen und primären Bedeutungen der Partner sind. Die KlientInnen ihrerseits werden seine Vermutungen bestätigen oder auch nicht; der Therapeut wird durch diesen Prozess etwas über die Natur der wichtigsten Interaktionszyklen des Paares erfahren und die Zyklen schließlich verstehen. Trifft er mit seiner Vermutung ins Schwarze, fühlen sich die KlientInnen endlich verstanden und oft richtiggehend erleichtert, worauf sie anfangen, mehr über das Wesen des Zyklus zu berichten. Der Therapeut / die Therapeutin muss den tief liegenden Schmerz der Partner fortlaufend affirmieren. Gut möglich, dass es den KlientInnen anfangs widerstrebt, ihren inneren Schmerz zu offenbaren, weil sie einen Angriff des Partners fürchten oder Angst haben, keine Reaktion auszulösen. Dann kann ihnen der Therapeut, indem er den Schmerz benennt, eine Ausgangsbasis zur Verfügung stellen, die es ihnen erleichtert, ihren Schmerz zu zeigen, weil sie vom Therapeuten Unterstützung, Verständnis und Zuwendung bekommen. Dieses Vorgehen kann jeder einzelnen Person sowie dem Paar Erleichterung verschaffen und einen umfassenden Halt geben. Lässt sich der Therapeut vom Schmerz den Weg weisen, wird er schneller zu den Emotionen vorstoßen, die dem negativen Interaktionszyklus zugrunde liegen.

Der Therapeut / die Therapeutin muss ferner ermitteln, ob die Partner eher auf sich selbst oder auf den anderen fokussiert sind und sich folgende Fragen stellen: Ist eine Seite oder sind beide Seiten sehr auf Eigenständigkeit und Unabhängigkeit bedacht? Sind sie es nicht gewohnt, auf den Partner einzugehen oder ihn um Unterstützung zu bitten? Oder sind sie, im Gegenteil, sehr darauf fokussiert, dem anderen eine Reaktion zu entlocken? Versuchen sie verzweifelt, den anderen dazu zu bringen, sich zu verändern, ohne sich bei Bedarf selbst beruhigen und entspannen zu können?

Indem das EFT-P-Modell mit den präsentierten Emotionen arbeitet und die grundlegenden schmerzlichen und unerwünschten Emotionen aktiviert, folgt es den Grundsätzen der emotionsfokussierten Individualtherapie (Elliot et al. 2004; Greenberg 2002a) – insbesondere was das Aufspüren der aktuellen emotionalen Erfahrung, die empathische Exploration und die empathischen Vermutungen hinsichtlich primärer Emotionen angeht. Das sind die empathischen Kernaufgaben in der Individual- sowie in der Paartherapie. Obschon die ersten Stadien – dabei wird die Interaktion strukturiert und der negative Zyklus abgeschwächt – spezifisch paartherapeutische Interventionen erfordern, übernimmt der Therapeut viele der empathischen Reaktionsformen, die sich bereits in der Individualtherapie bewährt haben.

Die Arbeit mit Emotionen in der EFT-P unterscheidet sich allerdings von der Arbeit mit Emotionen in der Individualtherapie insofern fundamental, als der Therapeut/die Therapeutin bei Ersterer auf beide Personen im Raum reagieren und eine neue Form der Interaktion ermöglichen muss. Wichtig ist vor allem, dass in der Paartherapie die Emotionen in der Gegenwart auftreten, direkt im Raum und als Reaktion auf den Partner, und diese Emotionen erheblich flüchtiger sind. Die Partner kommunizieren ihre Emotionen in Sekundenbruchteilen durch Mimik, Körperhaltung, Stimmlage usw. Sie werfen einander Bemerkungen zu, die schnelle Reaktionen auslösen, was teilweise damit zu erklären ist, dass sie einander gut kennen. Der Therapeut muss stets auf diese Interaktionen eingestimmt sein und feststellen, was beide Seiten fühlen sowie sehr darauf achten, dass niemand auf der Strecke bleibt. Das erfordert eine Art der Bearbeitung und Exploration, die sich erheblich von der für das Einzelpersonenmodell typischen Exploration unterscheidet. Emotionen verändern sich, sobald sich beim Partner Veränderungen zeigen, weshalb der Therapeut stets damit beschäftigt ist, den Veränderungen zu folgen und auf der Spur zu bleiben, ohne sich allzu lange bei Emotionen aufzuhalten, die bereits vorbei sind.

In der Paartherapie werden auch sehr viel öfter empathische Vermutungen angestellt. Zwar muss es der Einzelperson gestattet sein, ihre inneren Erfahrungen zu explorieren und zu symbolisieren, am wichtigsten ist es jedoch, die KlientInnen aus dem schmerzhaften negativen Zyklus zu befreien, der sie überhaupt veranlasst hat, sich in Therapie zu begeben. Dies geschieht in der Hauptsache durch empathische Vermutungen über die primären, dem negativen Interaktionszyklus zugrunde liegenden Emotionen – sie sind das machtvollste Instrument. Dabei ist zu beachten, dass empathische Vermutungen im paartherapeutischen Kontext weniger fehleranfällig sind. Die Menschen können sie nämlich mit ihrer eigenen aktuellen Erfahrung vergleichen und feststellen, ob die Vermutung des Therapeuten dem, was sie tatsächlich fühlen, entspricht. Das reduziert die Gefahr, dem Klienten Meinungen oder Gefühle aufzudrängen und ihn damit unzulässig zu beeinflussen. In der Paartherapie dringen die Menschen oft schneller zu ihren körperlich verspürten Erfahrungen vor, weil ihnen der Partner direkt gegenübersitzt und die Interaktionen zwischen den beiden in reichlichem Maß emotionale Reaktionen stimulieren. Dazu kommt, dass der therapeutische Fokus auf die Beziehung zwischen den Partnern gerichtet ist, nicht auf die Beziehung zum Therapeuten, weshalb die Vermutungen und Anweisungen des Therapeuten weniger der Definition des Individuums gelten als der Definition dessen, was sich im Moment in der Beziehung tut – und das ist für die Einzelperson oft weniger bedrohlich.

Eine der wichtigsten Fertigkeiten eines EFT-P-Therapeuten/einer Therapeutin besteht darin, beiden Partnern gleichzeitig emotionalen Halt bieten zu können. Der Therapeut muss sichergehen, dass die tiefere Exploration der inneren Erfahrung einer Seite bei der anderen Seite kein Gefühl der Abwertung auslöst. Er muss sich deshalb fortlaufend bei der einen Person rückversichern, und sei es auch nur mit einem kurzen Blick, während er die grundlegenden Emotionen der anderen Person exploriert. Dieses Vorgehen erfüllt mehrere Funktionen: Es kommuniziert, dass die inneren Erfahrungen beider Seiten gleich wichtig sind, dass beide Verantwortung tragen und eine Rolle übernehmen, dass die Emotionen des einen Partners die des anderen beeinflussen und dass Veränderungen der emotionalen Reaktionen des einen Partners logischerweise den anderen verändern. Dieses Vorgehen erlaubt dem Therapeuten, sich ganz einem Partner zuzuwenden, ohne die Beziehung zum anderen zu beeinträchtigen oder abzubrechen.

In der EFT-P werden Konfrontationen häufiger eingesetzt als in der Individualtherapie. Dies geschieht manchmal durch Bemerkungen wie: „Ich glaube, dass Ihre Angst Sie davon abhält, mehr Nähe zuzulassen“ oder „Es wäre gut, wenn Sie auf das Bedürfnis Ihrer Frau jetzt sofort reagieren könnten.“ Meistens überlässt es der Therapeut den beiden Partnern, sich gegenseitig zu konfrontieren. Er kann aber auch das System aus dem Gleichgewicht bringen, indem er an irgendeinem Punkt einen Partner gegen den anderen unterstützt. So wird der Therapeut einen ängstlichen oder einsamen Menschen dabei unterstützen, sich direkt an den anderen zu wenden und ihm ohne Angst vor Vergeltungsmaßnahmen und Schamgefühlen zu sagen, was er braucht. Indem der Therapeut bestätigt, dass Bedürfnisse wichtig sind, ermutigt er beide Seiten, ihre Bedürfnisse zu äußern. Einen sich unterordnenden Partner wird der Therapeut ermuntern, dem anderen Grenzen zu setzen, sich durchzusetzen und sich damit in die Interaktion einzubringen. So wird am Ende eine gesündere Interaktion zwischen den Partnern ermöglicht.

Was müssen TherapeutInnen tun, damit Paare ihre Interaktionen verändern?

TherapeutInnen müssen folgende Prozesse fördern: die grundlegenden Vulnerabilitäten enthüllen, die Vulnerabilitäten annehmen, sich selbst in den Fokus nehmen, sich selbst und den anderen beruhigen. Sie müssen ferner Selbstunterbrechungen und Blockaden, die der emotionalen Reaktionsfähigkeit entgegenstehen, identifizieren und ihre KlientInnen dabei unterstützen, Mitgefühl zu empfinden und auszudrücken, Unterschiede zu akzeptieren und schließlich ermuntern, dem anderen Anerkennung entgegenzubringen und ihm positive Gefühle zu zeigen. Im folgenden Absatz wird erläutert, wie der Therapeut diese Prozesse fördern kann.

Vulnerabilitäten enthüllen

Das Beste, was ein Therapeut/eine Therapeutin zur Veränderung von Interaktionen beitragen kann, ist, die Partner dabei zu unterstützen, ihre primären adaptiven Gefühle und Bedürfnisse so offen und ehrlich wie möglich auszudrücken – und zwar so, dass die Wahrscheinlichkeit steigt, tatsächlich gehört und wahrgenommen zu werden. Wir haben festgestellt, dass sich die Partner normalerweise nachsichtiger begegnen, wenn sie einander ihre schmerzlichen, mit Bindung und Identität verbundenen Gefühle und Bedürfnisse mitteilen und die Tränen des anderen zu sehen bekommen (Greenberg et al. 1993; Greenberg et al. 1988; Johnson/Greenberg 1985a, 1985b). Wenn Menschen „Ich-Aussagen" machen und ihre Bedürfnisse nach Nähe oder Identitätsvalidation auf authentische Art äußern, ohne Beschuldigungen vorzunehmen, werden sich ihre Partner entspannen und ihnen zuhören. Wenn sich dann beide Seiten gehört und gesehen fühlen, sind sie viel eher in der Lage, sich auf einen versöhnlicheren Umgang einzulassen.

Hier erscheint der Hinweis wichtig, dass es bei der Organisation von Interaktionen vor allen Dingen darauf ankommt, Emotionen zu zeigen. Wer das Gesicht des Partners sieht, spürt etwas. Wir werden von den Gesichtern anderer Menschen beeinflusst, und wir fühlen, was andere uns gegenüber empfinden, wenn wir in ihre Gesichter sehen. Was wir fühlen und tun, ist auch entscheidend davon abhängig, welchen Eindruck wir von den Gesichtern anderer Menschen haben. Dennoch dürfen wir nicht vergessen, dass Mimik nicht eindeutig, vielmehr interpretierbar ist. Deshalb hängen unsere Reaktionen auf andere auch von unseren Interpretationen der Mitmenschen ab. Das ist der Grund, weshalb es so wichtig ist, Gesichtsausdruck und nonverbale Reaktionen in Worte zu fassen und dadurch unmissverständlich zu klären. Aus dem gleichen Grund sollen sich die Partner beim Sprechen gegenüber sitzen und anschauen, während wir sie auffordern, im Gesicht des anderen zu lesen und zu berichten, was sie tatsächlich sehen. Damit wird sichergestellt, dass die Partner wirklich in dem Augenblick aufeinander reagieren – und nicht auf eine imaginäre oder zurückliegende Reaktion ihres Gefährten. Wir möchten in der Therapie erreichen, dass sich die Person mimisch und verbal so ausdrückt, dass Fehlinterpretationen ausgeschlossen und keine Zweifel darüber möglich sind, was sie tatsächlich fühlt.

Die Tabelle 7.1 ist ein Arbeitsblatt, das sich während der Sitzung und (was meistens geschieht) als Hausaufgabe einsetzen lässt, um einen Prozess, der bereits in der Sitzung angestoßen wurde, zu beschleunigen und den KlientInnen zu helfen, ihre primären Gefühle und Bedürfnisse wahrzunehmen. Sie notieren auf dem Arbeitsblatt die frustrierende Situation, ihre sekundäre Emotion und ihr davon ausgelöstes Verhalten. Dann sollen

Tab. 7.1: Emotionen und Bedürfnisse

	Situation	Emotionale Reaktion	Verhaltens-reaktion	Tieferes Gefühl	Zugrunde liegendes Bedürfnis	
Kategorie	A. Frustrierende Muster	B. Sekundäre Gefühle	C. Reaktive Muster	D. Primäre Emotion (Angst, Scham, Trauer, Wut[a])	E. Bedürfnisse: allgemein	spezifisch
allgemein	Wenn du …	fühle ich …	Dann reagiere ich mit …	Die Kritik verbirgt meine …	Was ich wirklich möchte, ist …	
spezifisch	so spät kommst.	mich wütend.	Kritik.	Angst und mein Gefühl der Zurückweisung.	das Gefühl, dass ich dir wichtig bin.	dass du mich anrufst.

Anmerkung: Dieses Arbeitsblatt hilft dem Klienten bei der Identifizierung seiner primären Emotionen und Bedürfnisse. Er soll zuerst die Stimulussituation und seine daraufhin eintretende emotionale Reaktion beschreiben. Dann soll er seine Verhaltensreaktion beschreiben und schließlich die Grundemotion und das Grundbedürfnis.

[a] Wut verdeckt oft eine Verletzung, und mit jeder Verletzung geht eine ungestillte Sehnsucht oder ein unbefriedigtes Bedürfnis einher.

die Partner nachforschen, was sie auf tieferer Ebene, neben der sekundären Reaktion sonst noch spüren und dies niederschreiben. Wenn sie dann ein primäreres Gefühl identifiziert haben, sollen sie überlegen, was sie brauchen, wenn sie sich in diesem Gefühlszustand befinden – anfangs ganz allgemein, dann sehr viel spezifischer.

Sich selbst in den Fokus nehmen

TherapeutInnen müssen die Partner dabei unterstützen, den Fokus auf sich zu richten und die eigenen Emotionen zu regulieren, damit sie in der Lage sind, dem anderen ihre subjektiven Erfahrungen anzuvertrauen und auf Schuldzuweisungen oder Kontrolle zu verzichten. Dies wird etwas zum Vorschein bringen, was geeignet ist, beim anderen liebevolle Fürsorge und Empathie auszulösen.

Wenn die Partner Selbstreflexion üben und sich fragen können: „Was muss ich verändern oder verstehen, damit sich die Dinge verbessern?“, wird die Therapie bald eine positive Wendung nehmen. Hochgradig problematisch ist es dagegen, wenn beide die Haltung einnehmen: „Ich werde auf meinen Partner anders reagieren, sobald er seine Reaktionen auf mich verändert.“ Eine solche auf Leistung und Gegenleistung fixierte Mentalität führt nicht zu Intimität. Die Ehe ist kein Handel, vielmehr ein emotionales Band. Die Partner müssen imstande sein, über sich selbst, aber auch über die andere Seite zu reflektieren, eigene Emotionen zu regulieren, auf den anderen emotional zu reagieren und sich empathisch einzufühlen. Sie müssen also sowohl die Gefühle und Bedürfnisse des Partners als auch ihre eigenen affektiven Reaktionen auf aktuelle Unterbrechungen der Verbindung oder auf Identitätsverletzungen besser erkennen, um auf den Gefährten eingehen zu können, wenn er sich einsam fühlt, wenn er Nähe braucht, oder sich herabgesetzt fühlt und bestätigt werden möchte. Dazu ein Beispiel:

> Eine Frau geht eines Abends aus, ohne sich vorher mit ihrem Ehemann abzustimmen. Er findet, dass sie sich wirklich rücksichtslos verhält und kritisiert sie deshalb mit scharfen Worten. Sie fühlt sich beschuldigt, reagiert defensiv und zieht sich schmollend zurück. Wenn es dem Ehemann an diesem Punkt gelingt, sein Verhalten nicht zu rechtfertigen und seine Frau nicht bei der nächsten Gelegenheit dafür zu schelten, dass sie so kindisch reagiert hat und weggelaufen ist, wenn es ihm vielmehr gelingt, sich selbst in den Fokus zu nehmen und seiner primären Gefühle und Wünsche nach Nähe gewahr zu werden, wenn er zudem seine Angst – und das Gefühl, abgelehnt zu werden – regulieren kann, sind die Dinge auf dem Wege der Besserung. Ist er in der Lage, den Fokus auf sich zu richten und Möglichkeiten zu finden, seine Einsamkeit und seinen vereitelten Wunsch

nach Nähe zu tolerieren und zu regulieren (sich also weder zu ärgern noch von ihr zu erwarten, dass sie sich ändert), trägt er seinen Teil dazu bei, den Ausbruch eines negativen Zyklus zu verhindern. Er kann dies durch tiefes, ruhiges Atmen tun, durch Beruhigung seiner Angst und indem er sich die dauerhafte und verlässliche Natur der Bindung zu seiner Frau bewusst macht – oder sich in Erinnerung ruft, dass er sich sehr wohl gut alleine beschäftigen kann. Nur dann wird es ihm gelingen, seine Angst und Einsamkeit zu regulieren. Wenn er auf Schuldzuweisungen verzichtet, seiner Frau stattdessen gesteht: „Ich fühle mich einsam und vermisse dich, gleichzeitig weiß ich, dass du ausgehen musst", verändert er, zusammen mit seiner Selbstorganisation auch die Interaktion; zum einen weil er sich öffnet, zum anderen weil er sie validiert.

Im Gegenzug muss sie auf sein Geständnis reagieren, ihm versichern, dass er geliebt wird und ihm zeigen, dass sie seine Gefühle berücksichtigt. Auch sie braucht, um einfühlsam reagieren zu können, das Gefühl, dass sie ihre von den offenen Worten ihres Mannes möglicherweise ausgelösten Angst- oder Schamgefühle zu regulieren vermag – ohne sich ausgenutzt, angeklagt oder schuldig zu fühlen.

Selbstreflexion ist also notwendig, um einen gesunden Umgang zu fördern und die Paarinteraktionen zu verändern. Dies geschieht am besten, indem die Partner ihre primären Emotionen oder ihre Kernemotionen der Verletzung, nicht ihre sekundären oder defensiven Emotionen, zum Ausdruck bringen. Das erfordert emotionale Intelligenz. Das erfordert die Fähigkeit, selbst für sich zu sorgen, seine Gefühle benennen und die Auslöser der Emotionen richtig identifizieren zu können – und seine Erregung zu regulieren. Das erfordert die Fähigkeit, die Emotion an der richtigen Stelle, zur richtigen Zeit und auf konstruktive Weise auszudrücken. Die beste Art, emotional zu reagieren, ist, sich empathisch auf den anderen zu fokussieren (anstatt selbstschützend und defensiv zu reagieren) und dem Partner zuzuhören, der, wie man selbst, ein Mensch ist, der leidet und glücklich sein will.

Sich die eigene Vulnerabilität und Schwäche aneignen

Menschen in intimen Zweierbeziehungen fehlt oft das Bewusstsein für die eigene Vulnerabilität, Schwäche und Machtlosigkeit. Wenn die Partner Schwäche nicht wahrhaben können, gleiten sie oftmals in Muster, die von Dominanz und Unterordnung geprägt sind. Angesichts der Machtlosigkeit von Menschen, die in einer Beziehung leben – schließlich sind sie darauf angewiesen, dass der Partner viele ihrer Bedürfnisse erfüllt –, haben alle Grund, sich verletzbar und machtlos zu fühlen. Im Kontext zwischenmenschlicher Konflikte ist es jedoch schwierig, mit der eigenen

Vulnerabilität angemessen umzugehen. Die Partner brauchen Unterstützung, damit sie sich ihrer schmerzlicheren Gefühle annehmen können, und zwar so, dass sie diese Gefühle in ihre Identität assimilieren, ohne dabei dominant zu werden.

Wie sieht nun die therapeutische Unterstützung in diesem Bereich aus? Sie besteht darin, den Fokus auf die Bewusstwerdung der inneren Erfahrung zu richten und in der Ermutigung, eigene Schwächen und die des Partners zu akzeptieren. Das Gewahrwerden gefühlter Vulnerabilität muss kultiviert werden. Das geschieht, indem der Therapeut/die Therapeutin den Menschen hilft, das Tempo ihrer inneren Erfahrungen zu verlangsamen und ihrer inneren Welt größere Aufmerksamkeit zu schenken; dadurch werden sie sich ihrer menschlichen Schwäche bewusst und legen die Scheu ab, diese den anderen zu kommunizieren.

Sich selbst beruhigen und für sich selbst Mitgefühl empfinden

Immer, wenn ein Paar einen schwierigen Konflikt austrägt, ist vermutlich mindestens eine Seite in einen maladaptiven Kernzustand von ängstlicher Bindung oder beschämter Unzulänglichkeit geraten. Vermutlich ist das der Grund, weshalb die Interaktion zu einem Streit eskaliert ist. Ein Teil des Paares hat von seinem inneren Ort der Vulnerabilität aus reagiert, hat die Perspektive verloren und plötzlich das Gefühl bekommen, dass dieser Punkt sofort geklärt werden muss, dass sofort wieder Nähe hergestellt werden und Validation erfolgen muss – oder dass er schnellstens in Ruhe gelassen werden muss, weil sonst die Beziehung unweigerlich in die Brüche geht (oder das eigene Überleben auf dem Spiel steht). Menschen, die in schmerzhafte Zustände geraten, weil ihre Sicherheit oder ihre Identität bedroht ist, haben das Gefühl, dass der andere unbedingt sofort reagieren und auf sie hören muss, weil sie sich andernfalls ewig von ihm verlassen, abgewertet oder überwältigt fühlen. Keiner der beiden muss das unbedingt tatsächlich glauben, dennoch wird ein ängstlicher oder beschämter Teil ihres Selbst anfangen, seinen Part in einem aufs Ganze gehenden Zyklus zu spielen und sich verzweifelt bemühen, etwas zu schützen. Unglücklicherweise wird dann der Lösungsversuch – sich schützen, indem man den anderen auf bestimmte Dinge hinweist, ihn überzeugen will, beschuldigt, angreift oder sich zurückzieht – selbst zum Problem. Hier wird die Fähigkeit gebraucht, sich selbst beruhigen zu können, indem man sich Bilder aus der Vergangenheit vorstellt, die das Gefühl von Sicherheit und liebevoller Fürsorge vermitteln; oder sich daran zu erinnern, dass der Partner in der Vergangenheit wertschätzend und validierend gewesen ist – und sich dabei wohlzufühlen. Die Partner müssen sich ihrer eigenen Angst und Scham zuwenden und lernen, sich durch ruhiges Atmen zu entspannen. Sie sollen sich bewusst machen, dass „auch das wieder vorbeigehen wird“, sich frühere Erfahrungen ins Gedächtnis rufen und wissen, dass sie sich verändert haben. TherapeutInnen sollen ihren KlientInnen beibringen, sich selbst zu beruhigen – in Momenten, wenn der Partner nicht einfühlsam reagieren kann. Letztendlich sollen sie ihnen helfen, maladaptive Zustände, die Intimität im Wege stehen, zu regulieren und zu transformieren, damit sie künftig anders reagieren.

Die Fähigkeit, die mangelnde emotionale Reaktionsfähigkeit des Partners zu tolerieren, wird erheblich gestärkt, wenn sich der Klient / die Klientin mit unserer Unterstützung daran erinnern kann, dass der Partner in der Vergangenheit für ihn da gewesen oder einfühlsam gewesen ist und dass er auch künftig wieder für ihn da sein wird. Der Glaube an die grundsätzliche emotionale Verfügbarkeit des Partners erlaubt es, sich vom momentan nicht-reagierenden Partner zu entfernen, sich liebevoll sich selbst zuzuwenden und dort inneren Halt zu finden. Wenn man dann später wieder in der Lage ist, sich dem Partner zuzuwenden – und zwar ohne Ressentiments, aber voller Humor und mit der Fähigkeit, über sich selbst zu lachen und die Unvermeidlichkeit dieses Konflikts „philosophisch" zu akzeptieren –, wird die Bindung gefestigt.

Es gibt Zeiten, besonders wenn die Partner nicht auf die Bedürfnisse der anderen Seite eingehen oder einander nicht beruhigen können, in denen beide zur Selbsthilfe greifen und fähig sein sollten, sich selbst zu beruhigen und zu entspannen. Um den Partnern beim Umgang mit den eigenen maladaptiven Verletzungsgefühlen, die bei einem Streit evoziert werden, zur Seite zu stehen, müssen TherapeutInnen als EmotionstrainerInnen fungieren, die ihre KlientInnen Self-soothing lehren. Als Therapeuten wissen wir, dass Vulnerabilitäten oft auf die Entwicklungsgeschichte der Person zurückzuführen sind, auf frühere Traumen oder Verletzungen im Beziehungsbereich, die tief greifende Verlassenheitsängste auslösen, das Gefühl, gespalten zu sein oder ausgelöscht zu werden, oder schambesetzte Gefühle von Wertlosigkeit oder Herabwürdigung erzeugen. Wenn wir also Menschen begleiten, die dazu neigen, sich ungeliebt zu fühlen – oder deren Bedürfnisse nach emotionaler oder körperlicher Nähe nicht erfüllt werden –, müssen wir ihnen andere Wege aufzeigen. Sie sollen mit unserer Unterstützung lernen, sich selbst zu beruhigen und lernen, sich selbst voller Mitgefühl zu akzeptieren, damit sie nicht wütend werden und den Partner angreifen. Zum Rückzug neigende Menschen, die sich schnell überwältigt und bedrängt fühlen oder mehr Distanz brauchen, um ihr inneres Gleichgewicht bewahren und Einmischungen abwehren zu können, müssen (sofern sie in einer Beziehung leben wollen) Mittel und Wege der Selbstberuhigung finden, wenn sie glauben, einen Übergriff erlitten zu haben. Sie müssen ihre inneren Ressourcen aufspüren und mit diesen in Kontakt treten. Dominante Menschen, mit tiefer liegenden narzisstischen Vulnerabilitäten, müssen lernen, ihre Schamgefühle zu tolerieren und zu beruhigen, vom hohen Ross zu steigen oder sich zu entschuldigen; während Menschen, die sich gerne unterordnen lernen müssen, ihre Angst zu überwinden und sich zu behaupten. Um anhaltende Veränderungen zu bewirken, sollten sich die Partner schließlich selbst auf die Transformation ihrer schmerzhaften Gefühle konzentrieren, indem sie lernen, andere emotionsbasierte Ressourcen wahrzunehmen, die ihnen helfen, ihre maladaptiven Kernzustände umzuwandeln (Greenberg 2002a; Greenberg / Watson 2006).

Manche Menschen sind nicht in der Lage, sich selbst zu beruhigen, sich zu entspannen und / oder sich zu trösten bzw. gut für sich zu sorgen, weil ihnen die dafür erforderlichen inneren emotionalen Strukturen oder Prozesse fehlen. Vielleicht sind sie als Kinder in diesem Bereich zu kurz gekommen und konnten keine innere, die Eltern ersetzende Betreuungsfigur aufbauen. Wenn ihre Beziehung plötzlich aus den Fugen gerät, verzweifeln sie und schaffen es nicht, das von der gelebten Geschichte ihrer aktuellen Beziehung generierte Sicherheitsgefühl aufrechtzuerhalten. Es fällt ihnen schwer, auch nur geringfügige Störungen aufzufangen und sich eine sichere Zukunft für ihre Beziehung vorzustellen. Sie fühlen sich extrem bedroht, fast wie am Boden zerstört, als bedeute die momentane Distanz oder der leichte Bruch, dass die Beziehung am Ende ist und sie fortan verlassen und allein oder ungeliebt bleiben.

Wenn Menschen in diesen äußerst schmerzhaften Gefühlszustand geraten und die Methode des Self-soothing nicht beherrschen, müssen sie zuerst Zwerchfellatmung lernen; dann lernen, an die Stelle ihres Körpers zu atmen, wo dieses schreckliche Gefühl sitzt und anfangen, es mit Worten zu symbolisieren. Indem sie den tiefen Schmerz benennen (etwa sagen: „Ich habe das Gefühl, nicht überleben zu können“, „Ich habe das Gefühl, in Stücke zu brechen, das Gefühl, mich aufzulösen“ oder „Ich bin verachtenswert, eklig und habe keine Lebensberechtigung“), werden ihre Gefühle greifbarer. Ist der gefürchtete Zustand einmal benannt, gewinnt man ein klein wenig Abstand. Jetzt gilt es, eine Perspektive zu gewinnen. An dem Punkt ist bewusstes Self-soothing angezeigt, um die Stimmung zu verändern und Beziehungsbrüche zu bewältigen: Man kann sich seiner Lieblingsbeschäftigung widmen, Musik hören, Entspannungsübungen machen, ein warmes Bad nehmen, spazieren gehen oder einen befreundeten Menschen anrufen und sich dort Unterstützung holen.

Unsere KlientInnen müssen ein stärkeres Gefühl für die Konstanz ihrer Beziehung oder ihrer Identität entwickeln, indem sie lernen, an dem festzuhalten, was tatsächlich vorhanden ist – auch wenn es sich im Moment nicht zeigt. Menschen, die angesichts eines aktuellen Bruchs in der Beziehung schreckliche Angst davor haben, verlassen zu werden, müssen in der Lage sein, Beziehungskonstanz zu entwickeln, indem sie sich auf die Tatsache besinnen, dass die Beziehung vor dem trennenden Ereignis gut gewesen ist und künftig wieder gut sein wird. Sie müssen sich beruhigen können, indem sie sich tröstende, liebevolle Bilder vorstellen, die ihnen in der gegenwärtigen Lage Sicherheit verleihen und helfen, die tiefen, vom Bruch ausgelösten Ängste zu lindern. Menschen, die sich nach einer Kritik oder Kränkung zutiefst fehlerhaft oder mangelhaft fühlen, müssen sich daran erinnern, dass sie sich vor der Abwertung wertvoll gefühlt und Selbstachtung besessen haben – und daran glauben, dass sich dieses Gefühl auch wieder einstellen wird. Sie müssen sich vorstellen, geschätzt und bestätigt zu werden und sich auf ihre inneren Stärken besinnen. Partner, die sich schnell abgewertet fühlen und glauben, nur von einer Stelle validiert werden zu können, müssen ihre eingeschränkte Sicht erweitern. Sie müssen in der imaginären und realen Welt Kontakt mit anderen, Unterstützung bietenden Quellen aufnehmen. Das lindert ihre Verzweiflung. Schließlich müssen sie sich, und das ist am wichtigsten, mit ihren inneren Ressourcen in Verbindung setzen und sich tatsächlich selbst beruhigen können, indem sie sich vorstellen, mitfühlende und validierende Menschen zu sein, die sich um ihre verletzlichen Seiten kümmern. Der Therapeut / die Therapeutin sollte an dieser Stelle Interventionen zum Self-soothing und zur bildhaften Restrukturierung einsetzen (Greenberg 2002a). Er kann die Person bitten, sich als erwachsenen Menschen zu imaginieren, der das verletzte Selbst in der vorhergegangenen traumatischen oder schmerzlichen Situation – oft haben sie in der Kindheit stattgefunden – mitfühlend beruhigt, es bestätigt oder die unbefriedigten Bedürfnisse des Selbst erfüllt. Manchmal ist es noch wirksamer, sich an eine Person zu erinnern, die früher liebevoll für einen gesorgt hat und sich vorzustellen, wie sie den verletzten Selbstanteil beruhigt. Wenn der Partner Zeuge dieses Vorgangs wird, fühlt er sich weniger beschuldigt und empfindet mehr Mitgefühl.

Eine spezifische Methode, Self-soothing zu fördern (die sich als äußerst hilfreich erwiesen hat), besteht darin, die Person zu einem psychodramatischen Zwiegespräch mit einer imaginierten anderen Person einzuladen. Diese Methode wird am besten dann eingesetzt, wenn entsprechende Marker auf Dysregulierung schließen lassen – etwa wenn Partner in Reaktion auf zurückweisende oder kritische Bemerkungen des anderen starke Angst-, Scham- oder Wutgefühle verspüren oder den Rückzug antreten (Greenberg 2002a). Bei dieser Intervention fordert der Therapeut in seiner Funktion als Emotionstrainer den dysregulierten Partner auf, sich ein Kind vorzustellen, das sich ebenso ängstlich oder beschämt fühlt wie er; sich vorzustellen, dass es ihm gegenüber sitzt, einem Kind, das all das erlitten hat, was ihm selbst im Leben widerfahren ist. Um die Notlage des Kindes zu verdeutlichen, beschreibt der Therapeut / die Therapeutin dann die bittersten Details aus der Lebensgeschichte der Person und fragt: „Was würden Sie zu dem Kind sagen, das solche Gefühle hat? Was empfinden Sie dem Kind gegenüber, und was würden Sie dem Kind sagen?" Dies wird höchstwahrscheinlich eine mitfühlende Reaktion auslösen, die Person wird sich in das Kind und seine Umstände einfühlen und erkennen, was das Kind braucht.

Der Therapeut sagt beispielsweise zu einer Klientin: „Stellen Sie sich ein achtjähriges Mädchen auf diesem Stuhl hier vor", wobei er den Arm mit geöffneter Hand zur Seite ausstreckt, um ihren Blick auf ein imaginiertes Kind zu fokussieren. Dann er fährt fort: „Ihre Mutter schaut sie kaum an und redet eigentlich nie mit ihr. Ihr Vater ist emotional ganz auf sie bezogen und holt sich von ihr die Liebe, die er von seiner Frau nicht bekommt. Wenn er sie aber nicht braucht, weist er sie zurück. Sie fühlt sich so missbraucht. Was meinen Sie, wie ist das wohl für dieses Mädchen?" Der Therapeut könnte ferner fragen: „Was würden Sie zu diesem Kind sagen, wenn es Ihres wäre?" Die Klientin antwortet: „Bestimmt fühlt sich dieses Mädchen sehr einsam, so ohne Selbstbestimmung, ohne einen Menschen, dem sie vertrauen kann." Darauf könnte der Therapeut erwidern: „Was braucht sie? Könnten Sie ihr etwas von dem geben, was sie braucht?" Erkennt die Person dann das Bedürfnis des Kindes und wirkt daraufhin beruhigend auf das Kind ein, bittet sie der Therapeut, auf ihr inneres Kind ebenso zu reagieren.

Bei dieser Intervention kommt es darauf an, mit einem universellen Kind zu beginnen, nicht etwa mit dem Selbstanteil der Person, die Beruhigung braucht oder mit ihrem inneren Kind. Wenn man mit dem Selbst beginnt, wird oft das ungelöste Gefühl der Selbstverachtung aktiviert. Obwohl die Menschen sehr wohl verstehen, was dahinter steckt, wenn sie gebeten werden, sich mit dem universellen Kind zu beschäftigen, fällt es ihnen offenbar leichter, irgendein Kind zu beruhigen als sich selbst. Empfindet die Person schließlich Mitgefühl für das Kind in Not, gelingt der Transfer dieses Gefühls auf das Selbst eher.

An diesem Punkt angelangt kann erfragt werden, wie die Person Mitgefühl für sich spüren könnte oder was ihr helfen würde, Mitgefühl zu empfinden. Der Therapeut/die Therapeutin könnte den Klienten fragen, was er brauchen würde, um sich unterstützt fühlen zu können, was er einem Menschen in seiner Obhut sagen oder für ihn tun würde bzw. was er sich von einem Menschen, der ihn betreut, wünschen würde. Ziel ist es, die Person dahin zu bringen, dass sie sich den unterstützenden Teil ihres Selbst vorstellt, Mitgefühl mit sich selbst entwickelt und schließlich das warme, empathische Gefühl des Verstandenwerdens und der Akzeptanz empfindet. Dadurch – sowie durch empathisches Soothing, das die affektive Einstimmung des Therapeuten vermittelt –, wird sich im Laufe der Zeit die Selbstberuhigungsfähigkeit der Person entwickeln.

Die Entwicklung der Fähigkeit, sich ganz bewusst selbst wieder zu beruhigen, im eigenen Innern die Ressourcen für mehr Sicherheit zu finden und die Partner aufzufordern, dies zu üben, sind wichtige Beiträge zur Lösung von Paarkonflikten außerhalb der Therapiesituation. Wenn die verborgenen Angst- und Schamgefühle ans Licht gebracht und exploriert werden, wenn der Therapeut/die Therapeutin bei der Sinnfindung Hilfestellung leistet und dadurch neue innere Erfahrungen (Greenberg/Watson 2006) und neue Erfahrungen mit dem Partner ermöglicht, entwickelt sich die Fähigkeit, Self-soothing später bewusster einzusetzen. Die Entwicklung impliziter Regulierung und Selbstberuhigung bedeutet, dass die Person im Konfliktfall oder bei einem kurzfristigen Bruch nicht mehr so intensiv reagiert, weil sie automatisch ihr Gefühl von Bedrohung, das nun auch längst nicht mehr so heftig ist, reguliert.

Selbstunterbrechungen überwinden

Ist ein Partner außerstande, seine grundlegenden Emotionen wahrzunehmen, muss vermutlich an den Selbstunterbrechungen gearbeitet werden (Greenberg et al. 1993; Greenberg/Watson 2006). Dieser Prozess hat drei Stufen und gleicht Schritt 8 (Blockaden überwinden). Im ersten Stadium soll die Person, mit therapeutischer Unterstützung merken, dass sie eine Emotion unterbricht oder unterdrückt. Wenn sie ihre emotionale Erfahrung unterbricht, ist oft die Frage hilfreich: „Was ist soeben geschehen?" Im zweiten Stadium, und darin besteht die Hauptarbeit, soll die Person merken, wie sie dies tut. Im dritten Stadium soll sie schließlich erkennen, was sie abblockt. Ist den Menschen einmal bewusst geworden, dass sie zu Unterbrechungen neigen, werden sie dabei unterstützt, ihre Rolle im Vermeidungsprozess wahrzunehmen. Das heißt, sie müssen verstehen, womit sie sich am Aufspüren ihrer grundlegenden Emotionen hindern. Die Blockade kann kognitiver Natur sein, etwa die Überzeugung, Weinen sei ein Zeichen von Schwäche, sie kann ein Gedanke (wie: „Wenn ich weine, wird mich meine Frau für eine Memme halten") oder ein tiefer liegender physiologischer Block (etwa die Kiefermuskeln verspannen oder den Atem anhalten), eine verhaltensbezogene Blockade (wie weggucken oder das Thema wechseln) oder eine affektive Blockade (sich lieber ängstlich und besorgt oder wütend fühlen, als die zugrunde liegende Trauer zu spüren) sein. Ist dann die Unterbrechung identifiziert, unterstützt der Therapeut die Klienten dabei, zu erkennen, was sie selbst zum Unterbrechungsprozess beitragen, indem er sie bittet, aktiv zu tun, was sie tun, wenn sie die emotionale Erfahrung unterbrechen. Sobald sie gemerkt haben, dass sie etwas tun und was sie tun, um die Emotionen abzublocken, kann man sich der blockierten Emotion zuwenden. Wird dann die zuvor abgeblockte Emotion wahrgenommen, soll sie gezeigt werden – meist zuerst dem Therapeuten, anschließend auch dem Partner.

In manchen Fällen empfiehlt es sich, Vorarbeit zu leisten, um Sackgassen zu verhindern oder zu überwinden, die auf die Unfähigkeit zurückzuführen sind, Kernemotionen wahrzunehmen. Der Therapeut/die Therapeutin könnte Einzelsitzungen anberaumen und den einen Partner dabei unterstützen, seine bislang unterdrückten schmerzhaften Grundgefühle wahrzunehmen, den anderen dabei unterstützen, auf die Offenlegung dieses Gefühls – falls dies tatsächlich geschieht – angemessen zu reagieren.

Mitfühlend sein

Die Partner können ermuntert werden, der anderen Seite Mitgefühl entgegenzubringen, indem man sie auf den Schmerz des Gefährten fokussiert; und indem man betont, dass sie vielleicht nicht die Absicht gehabt haben, den anderen zu verletzen, mit ihrem Handeln jedoch genau dies getan haben oder noch tun. TherapeutInnen müssen die Fähigkeit der Menschen fördern, sich und den anderen als Subjekt anzuerkennen – und nicht als Objekt zu betrachten. Gelingt dies, wird der Partner als Mitmensch wahrgenommen, wird Mitgefühl ausgelöst und der andere als jemand gesehen, der genau wie man selbst leidet und glücklich sein will. Die Fähigkeit, den anderen als Subjekt zu sehen, als Mensch wie ich, als handelnde Person, die emotionale Bedürfnisse und Intentionen hat, ist auch für Empathie unerlässlich.

Buddhisten meditieren und entwickeln mithilfe weiterer Übungen ihre Mitleidsfähigkeit; manche beten und senden dabei ihrem Partner liebevolle Gedanken, oder sie beten für seine Gesundheit und sein Wohlbefinden – und zwar ganz besonders dann, wenn sie sich über ihn ärgern. All dies sind Möglichkeiten, eine Emotion zu aktivieren, in dem Fall Mitgefühl, um andere Emotionen zu verändern, etwa Trauer oder Enttäuschung, Wut oder Groll. Solche Praktiken können, sofern sie ins Weltbild des Klienten passen, exploriert und unterstützt werden.

Unterschiede akzeptieren

Die meisten Paarkonflikte sind vermutlich auf Versuche zurückzuführen, den Partner zu ändern. Pläne, den Partner von Grund auf zu erneuern sind immer problematisch und selten erfolgreich. Akzeptanz ist die Lösung. Soll ein Paar harmonisch zusammenleben, ist Akzeptanz der Gefühle und Wünsche des anderen die Voraussetzung; andernfalls werden die Partner einander ständig bewerten und beurteilen. Nur wer nicht-wertende Akzeptanz erfährt, kann sich sicher fühlen. In der Paartherapie ist häufig von einer Seite der Satz zu hören: „Ich möchte einfach so akzeptiert werden, wie ich bin."

Wichtig ist ferner das Bewusstsein, dass der Blick des Partners auf die Realität und sein Blick auf die Beziehung Gültigkeit hat und die Ansichten beider Seiten Aufmerksamkeit und Respekt verdienen. Angesichts der Tatsache, dass eines der größten Probleme von Paaren in ihren Versuchen besteht, Unterschiede aufzulösen, löst Akzeptanz des Unterschieds das reaktive Problem. Unterschiedliche sexuelle Interessen, unterschiedliche Präferenzen im Hinblick auf Aktivitäten, ja sogar unterschiedliche Erziehungsgrundsätze lösen Versuche aus, den Partner zu verändern. Diese Bemühungen entwickeln sich zu Schuldzuweisung und Rückzug, Dominanz und Unterordnung, Angriff und Verteidigung – also zu reaktiven Mustern, die schließlich zum Problem werden. Reaktive Probleme dieser Art werden durch emotionale Akzeptanz der Unterschiede und durch Verhaltenskompromisse gelöst. Akzeptanz führt zu größerer emotionaler Offenheit, die Wünsche des anderen stoßen auf Großzügigkeit, und das Paar findet kreative Problemlösungen. Wenn es um Treuebruch oder Verrat geht, ist die Bereitschaft, zu verzeihen besonders wichtig und Voraussetzung für eine Versöhnung. Erfolgreiche Ehen basieren vermutlich auf der Fähigkeit, dem anderen sein Anderssein verzeihen zu können.

Wertschätzung äußern und seinen Groll mitteilen

Ein weiteres wichtiges Element, um miteinander auskommen zu können, besteht darin, den Partner zu schätzen und dies auch auszudrücken. Menschen sollen in der Lage sein, ihre positiven, aber auch ihre negativen Gefühle, die sie dem Partner gegenüber empfinden, zum Ausdruck zu bringen. Auch wenn es einleuchtet, dass es sinnvoll ist, mehr positive als negative Gefühle auszudrücken, gerät diese goldene Regel in Beziehungen leider recht bald in Vergessenheit (Gottman 1997). Manche Paare geraten in Schwierigkeiten, weil sie die positiven Seiten als selbstverständlich hinnehmen, bis schließlich nur noch die negativen zur Sprache kommen. Bei anderen Paaren wiederum herrscht das Gefühl vor, dass es ihnen nicht gestattet ist, negative Gefühle auszudrücken – worauf sie diese völlig vermeiden. Keine dieser Strategien ist jedoch konstruktiv. Der Therapeut / die Therapeutin soll deshalb die Partner dabei unterstützen, ihre Wertschätzung füreinander auszudrücken und „gebendes Verhalten“ zu zeigen; das vermittelt dem anderen das Gefühl, liebevoll und fürsorglich behandelt zu werden. Schon ein klein wenig positive Anerkennung kann sehr viel bewirken und dazu beitragen, dass das Paar eine gute Verbindung aufrechterhält.

Positive Emotionen erzeugen und ausdrücken

TherapeutInnen sollen den Partnern nicht nur vermitteln, dass sie einander wertschätzend begegnen müssen, sondern auch vermitteln, wie wichtig es in einer Beziehung ist, Fürsorge, Freude und Spannung auszudrücken sowie Respekt vor den Partner zu zeigen und Stolz auf ihn zu sein. Die Paare werden ermuntert, sich Verwöhntage zu gönnen, etwas Neues zu unternehmen, zusammen auszugehen und Ferien zu machen, weil all diese Dinge helfen, positivere Gefühle zu erzeugen. Man kann dem Paar auch noch weitere nützliche, strukturierende Verhaltensweisen vorschlagen: etwa ungestörte Gesprächszeiten festsetzen, sich häufiger berühren, beim Abschied und zur Begrüßung einen Kuss geben und einander mehr Komplimente machen. Komplimente nehmen in Beziehungen nur allzu bald ab, weil man sich so vertraut geworden ist und die Anwesenheit des anderen für selbstverständlich nimmt. Auch die sexuelle Beziehung, die nach vielen gemeinsamen Jahren vielleicht allzu bekannt oder vorhersehbar geworden ist, bekommt durch ein wenig Geheimnis und Überraschung wieder mehr Würze.

Die emotionalen Prozesse des Therapeuten

In der Emotionsfokussierten Paartherapie muss der Therapeut / die Therapeutin stets auf die im jeweiligen Augenblick stattfindenden emotionalen Prozesse des Paares eingestimmt bleiben; zum einen, um die therapeutische Allianz zu beiden Seiten aufrechtzuerhalten, zum anderen, um ihnen zu helfen, ihre emotionale Wahrnehmungsfähigkeit zu verbessern und ihre Emotionen zu regulieren. TherapeutInnen müssen dabei ihre persönlichen Wertvorstellungen hintanstellen und sorgfältig darauf achten, keine voreiligen Schlüsse zu ziehen. Emotionsfokussierte TherapeutInnen müssen über die ausgeprägte Fähigkeit verfügen, Ambiguität zu tolerieren. Sie bringen eine Reihe kognitiv-affektiver Fertigkeiten ein, die ihnen emotionale Einstimmung ermöglichen, wobei ihre Vorstellungskraft an erster Stelle steht (Greenberg / Rosenberg 2002; Rogers 1975). Indem sich der Therapeut die Erfahrungen seiner KlientInnen aktiv vorstellt, schließt er auf ihre Empfindungen und fragt sich, was sie ihm erzählen, was er an ihrer Stelle wohl empfinden würde. Dies ist die Grundlage für eine empathische Exploration der inneren Erfahrungen seiner KlientInnen; sie erlaubt es ihm, während des Prozesses zu unterscheiden, ob die Partner Kernemotionen oder andere, sekundäre und maladaptive Emotionen ausdrücken (Watson et al. 1998).

Um auf diese Art eingestimmt zu sein, müssen die TherapeutInnen völlig kongruent und wahrhaft präsent sein und jederzeit ihre eigene Gefühlslage erkennen, um sie beachten und produktiv einsetzen zu können. Emotionsfokussierte PaartherapeutInnen müssen sich ihrer eigenen Gefühle ausreichend bewusst sein, damit ihnen wichtige Aspekte der emotionalen Erfahrung ihrer KlientInnen nicht entgehen – und damit sie nicht von den eigenen Gefühlen überwältigt werden. Deshalb müssen sie sich von Zeit zu Zeit der persönlichen emotionsfokussierten Therapie widmen und Supervision oder Rat suchen, falls sie sich nicht in der Lage fühlen, in einer derartigen Beziehung vollkommen präsent und empathisch eingestimmt zu sein.

Fazit

Der Therapeut hilft Paaren, die fünf Stufen und 14 Schritte der EFT-P zu bewältigen und sich auf ihre Emotionen und Interaktionen zu fokussieren. Die Form der Interaktionen sowie die Partner selbst fungieren als Marker für differenziertere Interventionen. Er versucht ferner, bestimmte Zustände und Prozesse zu fördern, die Verbundenheit und Validation verbessern.

Paartherapie ist stets dann am erfolgreichsten, wenn beide Partner die Fähigkeit entwickeln, immer dann, wenn sie das Gefühl haben, dass sie ungerecht behandelt oder missverstanden wurden, ihre grundlegenden Emotionen offenzulegen – und dabei auf Schuldzuweisungen und Wertungen zu verzichten und empathisch sowie nicht wertend auf die Gefühle und Bedürfnisse der anderen Seite zu reagieren. Dafür müssen sie sich und den anderen in den Fokus nehmen können. Partner, die sich im Laufe der Zeit immer stärker auf die Frage konzentrieren, wie sie die eigenen Reaktionen verändern und regulieren können (anstatt sich dem Versuch zu widmen, dem anderen die Schuld zu geben oder ihn zu verändern), werden bald harmonischer zusammenleben als Paare, die sich in Schuldzuweisungen ergehen und versuchen, den anderen so weit zu bringen, dass er Dinge, die man als störend empfindet, verändert. Deshalb besteht das eine der beiden wichtigsten therapeutischen Konzepte darin, die Partner bei der Selbstreflexion zu unterstützen, damit sie ihre grundlegenden Gefühle enthüllen können und nicht den anderen beschuldigen; das andere Konzept besteht darin, ihre emotionale Reaktionsfähigkeit zu fördern, damit sie die Anliegen des Partners nicht mit Abwehr beantworten.

8 Therapeutische Aufgaben: Interaktionszyklen im Fokus

Alles wiederholt sich im ewigen Kreislauf, dies ist ein Gesetz der Natur.

Tacitus

In diesem Kapitel beschreiben wir die verschiedenen Interaktionszyklen und erläutern, auch anhand von Beispielen, wie damit gearbeitet wird. Wir beginnen mit einer Beschreibung der Zyklen in der Affiliationsdimension, wenn beide Partner hauptsächlich Schwierigkeiten im Bindungsbereich haben: Dann beschreiben wir Zyklen in der Einflussdimension, wenn Schwierigkeiten im Identitätsbereich im Vordergrund stehen. Darauf folgen Beschreibungen von Zyklen, bei denen die Probleme der Partner jeweils unterschiedliche Dimensionen betreffen, weshalb wir es dann mit Interaktionsüberschneidungen in den Affiliations- und Einflussdimensionen zu tun haben, die überdies mit drängenden Bindungs- und Identitätsthemen vermischt sind.

Die wichtigsten negativen Zyklen und Interaktionspositionen

Negative Zyklen in der Affiliationsdimension – man kann auch von verfolgen und sich distanzieren, angreifen und verteidigen, klammern und zurückweisen oder von fordern und sich zurückziehen sprechen – haben ausnahmslos mit der Frage zu tun, wie das Paar mit der Dynamik von Nähe umgeht. Negative Zyklen in der Einflussdimension – oft spricht man von dominieren und sich unterordnen, anführen und folgen, bestimmen und sich fügen, klagen und beschwichtigen, sich übermäßig betätigen und sich zu wenig betätigen – haben ausnahmslos mit der Dynamik von Einfluss zu tun. Je intensiver ein Partner seine Rolle im betreffenden Zyklus spielt, etwa mehr Nähe sucht, desto intensiver spielt der andere Partner die ergänzende Rolle, etwa in dem er sich distanziert, um sich vor der Verfolgung zu schützen. Je stärker sich ein Partner distanziert, desto stärker verfolgt ihn der andere, je mehr der eine kontrolliert, desto mehr Widerstand oder Unterordnung zeigt der andere; die Interaktion eskaliert, wird zu einem Teufelskreis und der Kampf um Bezogenheit und Validation beginnt. In einem der wichtigsten Zyklen verfolgt der Verfolger den Partner um der emotionalen Nähe willen, tut dies aber, indem er ihn beschuldigt und kritisiert, worauf der sich Zurückziehende den Rückzug antritt, um sich emotional zu schützen. Bei einem anderen wichtigen Zyklus dominiert und kontrolliert eine Person, betätigt sich zu sehr und trifft sämtliche Entscheidungen, weil sie sich dann sicherer fühlt, nur um am Ende den Eindruck zu haben, überlastet zu sein oder den anderen zu verachten. Der passive Partner, der sich unsicherer fühlt, schüchtern oder unterwürfig ist, betätigt sich kaum, fühlt sich am Ende aber unzulänglich oder übergangen.

Negative Interaktionszyklen gehen auf unbefriedigte Bindungs- und Identitätsbedürfnisse zurück sowie auf das Bedürfnis, Einsamkeit, die Angst vor dem Verlassenwerden, Schamgefühle und/oder Gefühle der Machtlosigkeit zu überwinden. Bei manchen Paaren treten die Zyklen überwiegend in einer Dimension auf, wobei es primär entweder um den Erhalt von Nähe oder um den Erhalt der Kontrolle geht. Obgleich manche Zyklen eher mit Affiliation zu tun haben, andere mehr mit Einfluss, haben doch viele sowohl einen Nähe- als auch einen Kontrollaspekt. Dazu ein Beispiel: Wenn sich die Streitigkeiten hauptsächlich um Nähe drehen, fühlt sich der verfolgende Partner möglicherweise vom sich zurückziehenden Partner kontrolliert, dieser dagegen möglicherweise von seinem nörgelnden Partner kontrolliert. In Zyklen, bei denen es um Nähe oder sexuelle Intimität geht, fühlt sich die aktivere verfolgende Seite oft machtloser als die eher distanzierte Seite, wobei davon auszugehen ist, dass die Person mit geringerem sexuellem Interesse oder geringeren Intimitätsbedürfnissen das Sexualleben und den Grad der ehelichen Intimität kontrolliert.

Bei Paaren, deren Interaktionszyklus von Bindungs- und Identitätsthemen beherrscht wird, sucht vielleicht jede Seite Nähe und Validation gleichzeitig. Eine Seite beispielsweise erteilt gute Ratschläge, die teils verbindend, teils kontrollierend sind. Die andere dagegen verlangt möglicherweise auf Nähe suchende und unterwürfige Art nach Führung, nur um den Rat anschließend in den Wind zu schlagen, um so die eigene Identität zu bestätigen.

Gemischte Zyklen treten auch dann auf, wenn sich die Partner in unterschiedlichen Dimensionen befinden. Einer Seite mag es beispielsweise um Bindung gehen, weshalb sie Nähe sucht, der anderen dagegen ist hauptsächlich am Schutz ihrer Identität gelegen, weshalb sie kontrolliert oder sich zurückzieht. Eine Ehefrau beispielsweise ist traurig, fühlt sich einsam und sucht Nähe, ihr Mann dagegen fürchtet sich vor Kontrollverlust und/oder fühlt sich unzulänglich, weicht aus oder blockiert, um seine Identität zu schützen. Das führt schließlich dazu, dass sie ärgerlich wird, nörgelt, kritisiert und fordert. Ihr Mann, der sich kritisiert und kontrolliert fühlt, hört eine Bestätigung seiner Unzulänglichkeit heraus, schämt sich oder fürchtet die Kontrolle zu verlieren, und stemmt sich noch mehr gegen ihren Einfluss. Seine Probleme haben nichts mit Nähe und Sicherheit zu tun, vielmehr mit Identität und Kontrolle. In diesem Zyklus wehren sich Abblocker oder sich Zurückziehende gegen Einfluss, weil ihre Identität bedroht ist. Dazu ein Beispiel:

> Bei einem Paar, das sich in einem dieser gemischten Zyklen befindet, sagt Abby, die Ehefrau, oft, sie fühle sich in der Beziehung einsam und ungeliebt, sie lebe wie in einer Wüste. Hier geht es ganz klar um das Bedürfnis nach mehr Nähe. Paul, ihr Ehemann, dessen Selbstbewusstsein nicht sehr stabil ist, sagt, er frage sich, ob er liebesfähig sei und meint, das Gefühl zu haben, ein Versager zu sein, weil er ihre Wünsche nicht erfüllen kann; er verstummt oft und zieht sich zurück. Dies erzeugt ein sekundäres Bindungsproblem und die Angst, dass „sie mich verlassen wird, wenn ich versage", wobei gesehen werden muss, dass das primäre Problem seine Angst ist, ein „Versager" zu sein, und dieses Problem zur Lösung ansteht.
>
> Diese Angst muss aufgedeckt und validiert werden; Paul muss aber auch lernen, sich selbst zu beruhigen und sich zu entspannen, wenn er sich unzulänglich fühlt, und seine eigenen Stärken zu finden. Sein Hauptproblem ist eindeutig ein Identitätsproblem, nicht etwa ein Bindungsproblem. Abbys typische Reaktion auf den Verlust von Verbundenheit besteht darin, zu kritisieren und wütend zu werden: „Nie gehst du auf mich ein. Ich kann mich nicht auf dich verlassen; ich bin dir gleichgültig. Du gibst mir nicht das Gefühl, geliebt zu werden." Pauls charakteristische innere Reaktion auf die Kontaktwünsche seiner Frau besteht darin, sich als Versager zu fühlen, weil er ihr nicht geben kann, was sie braucht. Seine typische äußere Reaktion dagegen besteht darin, sich zu verteidigen und sich dann zurückzuziehen, weil er sich davor fürchtet, in ihren Augen mangelhaft zu sein. Für seine Frau sieht das nach Gleichgültigkeit aus, nicht nach Selbstschutz, weshalb sie ihn kritisiert. Dies wiederum bestätigt sein Gefühl der Unzulänglichkeit, worauf er sich noch stärker zurückzieht, um sich zu schützen.

In einem anderen Zyklus befinden sich die Partner in unterschiedlichen Dimensionen, wenn einer kontrollierend ist (weil sein Hauptproblem mit Schamgefühlen und Selbstachtung zu tun hat), der andere dagegen ängstlich ist, ein Problem mit Nähe hat und sich unterordnet. Ein Ehemann beispielsweise fühlt sich in seiner Männlichkeit verunsichert und kontrolliert die Aktivitäten und das Auftreten seiner Frau; diese wiederum duldet dies aus Angst, ihn zu verlieren, falls sie sich ihm nicht fügt.

In diesen gemischten Streitereien interagieren die Bindungs- und Sicherheitsbedürfnisse der einen Seite mit den Identitäts- und Selbstachtungsbedürfnissen der anderen Seite. Solche Zyklen entwickeln sich dann oft folgendermaßen: Beim Partner A schwindet nach den Flitterwochen das Bedürfnis nach Nähe dahin und Fürsorge, ja sogar Verantwortung für den anderen lassen nach. Partner B vermittelt dieser Verlauf das Gefühl, seine Sicherheit sei bedroht. Fängt dieser ängstliche Partner nun an, Partner A abzuwerten, weil er sich nicht genug kümmere, wird Partner A das Gefühl vermittelt, seine Identität sei bedroht. Fühlt sich nun eine Person im Bindungsbereich bedroht, attackiert sie die andere oft im Identitätsbereich. Jetzt dreht sich der Konflikt um beides: um Sicherheit und Selbstachtung, was für beide einen Verlust an Sicherheit bedeutet. Bleibt der Konflikt ungelöst, versuchen die meisten Menschen im nächsten Schritt, ihre Identität zu schützen („Ich bin okay") und greifen die Identität des anderen an („Du bist nicht okay"), wobei sie sich voneinander entfernen, was wiederum die Bindung bedroht.

Das Verständnis des Unterschieds zwischen der Affiliations- und der Einflussdimension von Interaktionen in Konfliktlagen wird zusätzlich erschwert durch die Beobachtung, dass manchmal zumindest ein Partner das Ziel, seine Bindungsbedürfnisse zu befriedigen, mit Dominanz und Zwang zu erreichen versucht. Dominanz manifestiert sich möglicherweise nach einem Abbruch der Verbindung und ist dann oft der Versuch, wieder eine Verbindung herzustellen. In so einem Fall besteht der Konflikt in der Frage, wer Recht hat oder wer überhaupt das Recht hat, die für Nähe geltenden Regeln aufzustellen bzw. wer berechtigt ist, festzulegen, wie es um die Intimität bestellt ist oder bestellt sein sollte. Wir haben es also mit einer beeinflussenden Interaktion zu tun, die einen fundamentaleren Wunsch nach Nähe überlagert. Wir erläutern im Folgenden Zyklen der unterschiedlichen Dimensionen und führen Beispiele an.

Der Verfolgungs-Distanz-Zyklus

Beim häufigsten Zyklus der Affiliationsdimension interagiert eine Schuld zuweisende oder fordernde Person mit einer abwehrenden oder sich distanzierenden Person. Bei diesem Beziehungsmuster verfolgt eine Seite die andere, um größere Nähe zu erreichen – und zwar durch Bitten, Appelle und Handlungen, die fordernden Charakter annehmen können; oder durch Kritik, Beschuldigung oder Verurteilung des Partners. Der Partner bekommt seine Intimitätsdefizite vorgeworfen und wird als unaufmerksam, innerlich abwesend oder sonst wie fehlerhaft bezeichnet. Ist der sich distanzierende und / oder der verfolgenden Partner nicht in der Lage, seine Affekte zu regulieren, kann dies entscheidend zur Konflikteskalation beitragen. Der sich Zurückziehende vermeidet Nähe, um sein Selbst zu schützen und seine Affekte zu regulieren – und absentiert sich. Er fürchtet sich vor Intimität, weil er Nähe als Bedrohung seiner Affektregulierungsfähigkeit empfindet. Menschliche Nähe vermittelt ihm nicht Beruhigung oder Trost, sie löst vielmehr Ängste aus, entweder weil die Nähe derzeit enttäuschend oder verletzend ist oder es in der Vergangenheit gewesen ist. Für diese Menschen ist Nähe gefährlich, weil sie Grenzverletzungen nach sich zieht; sie fürchten sich vor dem Gefühl, verschlungen, ausgelöscht und am Ende im Stich gelassen zu werden: Die Vermeidung von Nähe wird zum Versuch, Angst zu verhindern oder zu regulieren; das bedeutet, sich abzuschotten, dem Partner nicht zuzuhören, ihn nicht anzuschauen und nicht auf ihn einzugehen. Dieser Reaktionsmodus löst beim Partner Ängste oder Groll aus. Er kann aber diese Gefühle nicht regulieren und reagiert mit verzweifelten Angriffen (z.B. „Du bist wirklich zu nichts zu gebrauchen") oder mit Drohungen („Wenn du nicht auf mich eingehst, gut, dann suche ich mir einen, der dazu bereit ist"). Das folgende Beispiel zeigt, wie der Therapeut ein Paar, Fran und Mike, dabei unterstützt, den Verfolgungs-Distanz-Zyklus in ihrer Beziehung zu erkennen.

Therapeut: Okay. Langsam verstehe ich – ich glaube, dass Sie [*an Fran*] inzwischen die Position der Verfolgerin eingenommen haben. Sie sind doch die Aktive, die irgendwie Nähe sucht, die berührt und so …

Fran: Stimmt.

Therapeut: … und …

Mike: [*räuspert sich*]

Therapeut: … wenn es Differenzen gibt, eine Unstimmigkeit oder so etwas in der Art, wenn Sie vielleicht anfangen, ärgerlich zu werden …, wir haben noch nicht ganz verstanden, worüber Sie sich eigentlich ärgern …

Mike: Hm, hm.

Therapeut: … Kann es sein, dass Sie sich zurückziehen, um nicht allzu wütend zu werden …?

Mike: Ja, richtig.

Therapeut: Wenn das passiert ist, wenn seine Wand hochgegangen ist, brauchen Sie trotzdem noch die Verbindung, und deshalb versuchen Sie hartnäckig, mit ihm Kontakt aufzunehmen, haben aber inzwischen doch ein bisschen gelernt …

Fran: Hm.

Therapeut: … ihm etwas Zeit zu lassen, aber die Wand bewirkt doch auch, dass sie Ihnen noch mehr nachläuft …

Mike: Hm, hm.

Therapeut: … je mehr Sie ihm aber nachlaufen, desto schwieriger wird es für ihn, seine Wand beiseite zu räumen …

Fran: Hm, hm.

Therapeut: … Sie sind irgendwie in der Falle …

Fran: Ja, der Kreis schließt sich.

Therapeut: … man dreht sich im Kreis, nicht wahr? Es geht um wichtige Dinge – ich kann mir denken, dass es bei den Streitigkeiten auch um Ihre Töchter geht.

Fran: Ja, klar, um alles.

Therapeut: Es gibt da ein Muster. Und dieses Muster ist ein Teil Ihrer Schwierigkeiten. Wenn er sich zurückzieht, das ist dann schon sehr deutlich. [*an Mike*] Ihre Frau hat gesagt: „Manchmal zieht er sich tagelang zurück", so hat sie es mir erzählt …

Mike: Hm, hm.

Therapeut: … und [*an Fran*] das ist sehr schmerzlich und schwierig für Sie. Sie müssen allerhand versuchen, um ihn hinter der Wand hervorzulocken, aber dann, wenn Sie das tun, …

Mike: [*räuspert sich*] Dann fühlt man sich irgendwie eingeengt, wo man doch mehr Raum braucht, deshalb bleibt die Wand stehen, und das hat schließlich dazu geführt, dass wir uns Hilfe holen müssen. Wir müssen mit den Unterschieden besser zurechtkommen, damit wir nicht in diesen Kreislauf geraten. [*Erkennt den Verfolgungs-Distanz-Zyklus und stellt eine Verbindung zum aktuellen Problem her*]

Fran: Richtig.

Therapeut: Weil der Kreislauf zum Problem wird.

Mike: Hm, hm.

Therapeut: Nun, er zieht sich zurück, Sie fühlen sich immer einsamer und verfolgen ihn, und dann werden Sie vielleicht irgendwann wütend …

Fran: Hm, hm.

Therapeut: … auf ihn, und Sie hämmern gegen die Wand, um sie zum Einsturz zu bringen, nicht wahr?

Fran: Tatsächlich?

Therapeut: Stimmt das? Tatsächlich? [*Identifiziert Verbindungen zwischen ihren primären und ihren sekundären Gefühlen.*]

Fran: [*lachend*] Das kann ich bestätigen.

Die Mehrzahl der anderen Interaktionsmuster in der Affiliationsdimension können als Varianten des Verfolgungs-Distanz-Musters gelten. Stets dreht es sich dabei um den Wunsch nach mehr Nähe und um die Angst davor. Im Grunde geht es bei anderen Zyklen, wie dem Angriff-Verteidigungs-Zyklus und dem Anklammern-Zurückweisen-Zyklus, um die Suche nach Nähe und Regulierung des Abstandes. Ein wichtiger Hinweis ist, dass in der Fachliteratur zwar oft betont wird, wie zerstörerisch Konflikte sind und wie negativ sie sich auf die eheliche Zufriedenheit auswirken; Roberts hat (2000) dagegen nachgewiesen, dass nicht der Konfliktlevel darüber entscheidet, ob die Beziehung als zufriedenstellend empfunden wird oder nicht, sondern das Ausmaß der Intimitätsvermeidung entscheidend ist – also die Frage, ob und wie stark der Partner mit Rückzug reagiert, nachdem ihm der andere Vertrauen entgegengebracht hat.

Wenn wir Paare bei der Identifikation ihrer negativen Interaktionszyklen unterstützen, sollten wir betonen, dass die jeweiligen Positionen im Zyklus nicht das Ergebnis einer persönlichen Fehlleistung, vielmehr Problemlösungsversuche sind, die mittlerweile selbst zum Hauptproblem geworden sind. Dies trägt dazu bei, die Interaktion als Problem zu internalisieren – weniger die Eigenschaften des Partners, die der andere als Mängel wahrnimmt.

Die Einflussdimension

Weil die Zyklen der Einflussdimension bislang weniger eingehend beschrieben wurden als die Zyklen der Affiliationsdimension, enthält dieses Kapitel mehr Details über den Einflusszyklus (für mehr Informationen über den Affiliationszyklus, siehe Greenberg/Johnson 1988; Johnson et al. 2005). Die Einflussdimension umfasst mehrere, ganz unterschiedliche Zyklen. Zwei der wichtigsten Zyklen, nämlich der Dominanz-Unterordnungs-Zyklus und der aus übermäßiger und zu geringer Betätigung erwachsende Zyklus, werden in den folgenden Abschnitten beschrieben und anhand von Beispielen verdeutlicht.

Der Dominanz-Unterordnungs-Zyklus

Der am häufigsten auftretende typische Zyklus betrifft Identität, Macht und Kontrolle; es geht darum, die eigene Identität, die eigenen Grenzen oder die eigene Position zu bestimmen oder zu schützen. In der klassischen Ausprägung dieses Musters gibt es eine dominierende, kontrollierende oder die Realität definierende Seite, während sich die andere Seite unterordnet oder sich fügt. Der dominante Partner trifft Entscheidungen, definiert die Realität und geht generell davon aus, dass er alles besser weiß. Der sich unterordnende Partner fügt sich, folgt nach und ersucht den anderen oft genug sogar um Anweisungen. Häufig wird die Position der dominanten Seite in gewisser Weise strukturell begünstigt, etwa indem sie ein höheres Einkommen bezieht, mehr erreicht hat oder gebildeter und informierter ist; die Positionen prägen im Laufe der Zeit die Alltagsinteraktionen des Paares. Wird die Position des dominanten Partners infrage gestellt, kommt es bei diesem Muster zum offenen Konflikt.

Dominante Menschen haben, wenn sie herausgefordert werden, oft Angst vor Kontrollverlust oder schämen sich wegen der Herabwürdigung; daraufhin üben sie Macht aus, um ihre eigenen negativen Affekte zu regulieren und halten, zum Schutz ihrer Position und ihrer Identität an der höheren Position fest. Um zu beweisen, dass sie im Recht sind, greifen sie dann meist zu rationalen Argumenten und äußern sich verächtlich oder verärgert. Sie würden einen Irrtum nie zugeben und sagen: „Es tut mir leid“ oder „Ich habe Unrecht“, denn das fühlt sich für sie an, wie: „Ich bin wertlos“, als verlören sie einen Kampf und wären unterlegen. Sie benötigen, um sich wohlfühlen zu können, die Gefolgschaft des anderen.

Sich unterordnenden Menschen dagegen fehlt es an Selbstvertrauen, sie zweifeln an ihren Fähigkeiten und fürchten sich vor Missbilligung. Häufig erwarten sie vom anderen, dass er ihnen Anweisungen gibt und ihr Selbst definiert, und sie sind stets gerne bereit, das Selbstwertgefühl ihres Partners zu bestätigen und zu stützen. Doch nicht alle verhalten sich passiv oder beschwichtigend. Manche nehmen nicht von vornherein eine sich unterordnende Haltung ein. Sie widersetzen sich und argumentieren, um sich am Ende doch zu fügen. Gut möglich, dass der dominante Partner ein „Kümmerer“ ist, der unter dem Vorwand der Hilfestellung versucht, die Dinge in Ordnung zu bringen. „Kümmerer“ wollen die Dinge wieder ins richtige Gleis bringen – auf das in ihren Augen richtige Gleis. Das unterminiert die Handlungsfähigkeit der anderen Seite und macht sie abhängiger. „Kümmerer“ werden vielleicht ursprünglich vom Bestreben motiviert, alles richtig zu machen, was jedoch oft in Kontrollverhalten mündet. Die Mehrzahl der Zyklen in der Einflussdomäne sind Varianten der Dominanz-Unterordnungs-Zyklen, bei denen sich alles um die Frage dreht, wessen Realitätsdefinition obsiegt.

„Ich fühle mich entwertet“

Im unten stehenden Beispiel hatte Helen das Gefühl, sich nicht auf Rick, ihren Ehemann, verlassen zu können. Dieser wiederum fühlte sich von seiner Ehefrau kontrolliert und schikaniert. Wir erfahren im nun folgenden Exzerpt der fünften Sitzung, wie die Therapeutin einen Einflusszyklus identifiziert und die sich unterordnende Person ermuntert, sich zu behaupten. Das Paar stritt sich, weil der Mann versäumt hatte, die Wäsche abzuhängen und deshalb von der Frau ausgeschimpft und belehrt worden war. An diesem Punkt tritt die Therapeutin einen Schritt zurück und berichtet dem Paar von einer Beobachtung, die Aufschluss gibt über die Gefühle beider Seiten.

Therapeutin: Das ist nicht leicht zu verstehen, aber ich versuche es mal – die Sache ist ziemlich kompliziert und vielschichtig, im Moment blicke ich auch noch nicht ganz durch. Ich meine jedoch, von Ihnen [*zu Rick*] zu hören, dass Sie das Gefühl haben, nicht äußern zu können, wie sie sich fühlen, weil Ihre Gefühle zurückgewiesen werden. Auch Sie, Helen, sind irgendwie verärgert, können das aber nicht äußern, weil Sie glauben, zurückgewiesen zu werden …

Helen: Genau.

Therapeutin: … ist das nicht interessant? Im Grunde haben Sie beide das gleiche Gefühl: „Wenn ich sage, wie ich mich fühle, werde ich mir eine Zurückweisung einhandeln."

Helen: Jawohl, eine Abwertung.

Therapeutin: … abgewertet zu werden.

Helen: Sie spüren das, und ich spüre das. [*Bitte beachten, dass die dominante Seite ihre Gefühle differenziert und klarstellt, dass es um Abwertung geht, nicht um Zurückweisung. Als dominante Seite ist ihr diese Unterscheidung wichtig.*]

Therapeutin: Dann, dann ist also …

Helen: … etwas im Argen [*lacht*].

Therapeutin: … dann hat es wohl etwas mit dem zu tun, was passiert, wenn Sie und er versuchen, negative Gefühle auszudrücken.

Helen: Na, ich mach das trotzdem [*lacht*] …

Therapeutin: Sie meinen, dass …

Helen: … ich mich nicht davon abhalten lasse.

Therapeutin: Nein, nein, aber wenn Sie oder er ein negatives Gefühl äußern, das sich gegen die andere Person richtet, …

Helen: Ja, genau.

Therapeutin: … Sie [*zu Rick*] fühlen sich dann zurückgewiesen und Sie [*an Helen*] fühlen sich abgewertet. Und das bedroht …

Helen: Das Selbst.

Therapeutin: … die Liebe füreinander, Ihr Selbstsein, es wertet die andere Person ab, man wird kleiner gemacht.

Etwa 15 Minuten nach dieser Sequenz definiert die Therapeutin den Zyklus.

Therapeutin: Demnach lautet die Frage: Ist es etwas, was Sie von sich aus tun oder ist es etwas, worauf Sie bereitwillig reagieren?

Rick: Richtig.

Therapeutin: Ich glaube nicht, dass das, was zwischen Ihnen schief läuft, etwas mit der einen oder mit der anderen Seite zu tun hat. Es geht um Ihre Interaktion. Es ist ein Zyklus … Wenn Sie sich so zurechtgewiesen fühlen …, wie soll ich sagen …, wir werden das heute wohl nicht klären können.

Rick: Stimmt.

Therapeutin: Wenn Sie Helen antworten – aus dem Gefühl heraus, unzulänglich zu sein oder wie das Wort, das wir gesucht haben, auch lauten mag –, löst ihre Verärgerung bei Ihnen Unbehagen aus. Es ist, als würde ein Kreislauf in Gang gesetzt, der automatisch abläuft und für beide ein Rätsel ist …

Helen: Genau.

Therapeutin: … nächste Woche würde ich gerne herausfinden, was den Zyklus in Gang bringt. Mal vom einen, mal vom anderen nehme ich an. Da gibt es so etwas wie ein Zusammenspiel … irgendetwas reizt sie daran, sich in diesen Zyklus zu begeben, …

Helen: Hm, hm.

Therapeutin: … wir müssen herausfinden, was beide davon haben. Wie die Sache zustande kommt …

Helen: Ja, ich höre.

Therapeutin: … da gibt es wohl irgendetwas, was diesen Zyklus auslöst, …

Helen: Okay.

Therapeutin: … und das ist es, was wir herausfinden müssen …

Helen: Richtig.

Therapeutin: … ich vermute, dass innere Erfahrungen der Auslöser sind, …

Helen: Verstehe.

Therapeutin: … das, was im Inneren vorgeht, die andere Person aber nicht sieht. Als hätten Sie Insiderinformationen. Diese Informationen sind aber für die andere Seite wichtig, damit die Sache nicht mehr so mysteriös ist …

Helen: Richtig.

Therapeutin: … und wenn das Mysterium mal aufgeklärt ist, können Sie vielleicht sagen: „Oh, sieh mal einer an, was wir machen" und dann sagen: „Wir sollten damit aufhören, wir machen es jetzt anders." Okay?

Rick: Ja, nur, als wir kürzlich über dieses Thema redeten, habe ich es tatsächlich anders gemacht. Ich habe sie dazu gebracht, zu sagen, sie habe das Gefühl, ich liebe sie nicht.

Therapeutin: Hm, hm.

Rick: Ich habe ihr nicht zugehört; war das vielleicht der Auslöser? Hat sie deshalb angefangen zu schimpfen?

Therapeutin: Sie haben da einen Knopf gedrückt, den „Du-hörst-mir-nicht-zu-Knopf" und den „Ich-fühle-mich-nicht-geliebt-Knopf".

Rick: Stimmt, sie hat gesagt, sie habe das Gefühl – hat sie nun „ungeliebt" gesagt? … nicht ungeliebt, nur einfach …

Helen: Ich habe mich abgewertet gefühlt. [*Spricht auch hier von einem Gefühl, das mit Identität, nicht mit Verbundenheit zu tun hat.*]

Rick: … abgewertet, richtig.

Helen: Als wärst du nicht Teil …

Rick: Stimmt.

Helen: … der ganzen Sache …

Rick: Stimmt.

Therapeutin: Hm, hm.

Rick: … und das gibt mir zu denken, weil ich finde, das ist ihr großes Thema.

Therapeutin: Wichtig ist, was in Ihrem Inneren vorgeht, Helen, wenn Sie sich abgewertet fühlen, verstehen Sie? Das ist Ihr Mysterium. Was kommt bei Ihnen in Gang, wenn er etwas tut, das Ihnen das Gefühl gibt, abgewertet zu werden? Sie werden sich das Ziel setzen müssen, sich in solchen Fällen an Rick zu wenden und ihm zu sagen: „Rick, ich fühle mich abgewertet. Ich habe das Gefühl, nicht beachtet zu werden, weil … ". Das setzt den Streitereien wegen der Wäsche ein Ende, weil die Wäsche unwichtig ist. Wichtig ist: „Ich fühle, was ich in dem Moment fühle, so möchte mich aber nicht fühlen" …

Helen: Hm.

Therapeutin: … und dann kann Rick reagieren und sagen: „Ich möchte auch nicht, dass du dich so fühlst. Ich liebe dich nämlich." Dann geht es nicht mehr um die Wäsche …

Rick: Genau.

Therapeutin: … dann geht es um Verbindung, um echte Verbundenheit, um gegenseitige Bestätigung, um ein befriedigtes Bedürfnis.

Rick: Und wie geht das? Wie macht man das?

Therapeutin: Nun …

Rick: Das sagt sich so leicht …

Therapeutin: Ja.

Rick: Wie macht man das?

Therapeutin: Ja, es ist …

Rick: … man muss einen Schritt machen, von „Warum hast du das gemacht?" zu [*lacht*] „Ich fühle mich abgewertet", das ist eher wie ein …

Therapeutin: Hm, hm.

Rick: Das ist der entscheidende Punkt.

Therapeutin: Ja, das ist es wohl. Ich muss das Gefühl der Abwertung selber kennen, um es bezeichnen zu können, das ist meine persönliche Erfahrung …

Richtig: Genau.

Therapeutin: … und ich muss spüren, wie es sich anfühlt, abgewertet zu werden, damit ich es bezeichnen kann, verstehen Sie?

Helen: Hm, hm.

Therapeutin: Wir versuchen, die Dinge im Rückblick zu verstehen. Vielleicht gibt es ein charakteristisches Gefühl, das mit dem Gefühl der Abwertung einhergeht, als drehe sich einem der Magen um …

Helen: Ich weiß nicht.

Therapeutin: … eine körperlich spürbare Empfindung …

Helen: Ja, genau.

Therapeutin: Erst wenn Sie wissen, was Sie fühlen, was Sie spüren, erst dann können Sie über das Gefühl sprechen, nicht mehr über die Wäsche. Ist das so verständlich?

Helen: Oh, ja. Ich fühle mich wie ausgelöscht; ein schreckliches Gefühl.

Therapeutin: Wir kommen der Sache immer näher [*formuliert vorsichtig*], und das war wirklich interessant. Heute ist wirklich etwas in Bewegung geraten, hier, in diesem Raum …

Helen: Okay.

Therapeutin: Richtig so? Und ich bin so etwas wie der Sand im Getriebe, im System. Ich komme daher, setze meinen Schraubenschlüssel an und schon fängt alles an zu rumpeln und zu ächzen, und wir fragen uns verblüfft: „Oh! Wie ist das denn passiert?“

Helen: Stimmt.

Auch in ungelösten Dominanzzyklen spielen Menschen, die sich dem Partner unterordnen eine wichtige Rolle, weil sie oft außerstande sind, sich durchzusetzen. Sie teilen möglicherweise mit, dass sie unter der Dominanz des anderen leiden, tun dies aber auf verzweifeltere und resigniertere Art und Weise als Menschen, denen es gelingt, die Rolle des sich unterordnenden Partners abzulegen. Anstatt ihrem Partner einfach offen zu sagen und sich selbst einzugestehen, was sie verletzt, lassen ihre Klagen mehr darauf schließen, dass sie sich wenig Hoffnungen auf Veränderung machen (Sharma 2007). Sie fühlen sich hoffnungslos oder machtlos, weil sie den Eindruck haben, in dieser Beziehung nichts bewirken zu können. Sie empfinden sich als passive Opfer der Dominanz ihres Partners, als Opfer, das die Interaktion in keiner Weise zu kontrollieren vermag. Dazu nun ein Beispiel:

Therapeut: Wie kommt es, dass Sie seine Sicht der Dinge dominieren lassen? Immerhin haben Sie soeben kluge Ansichten geäußert, doch dann dominiert wieder seine Einstellung, und schon fühlen Sie sich wieder unfähig, verkehrt und wertlos.

Beth: Na ja, ich bin nicht die ganze Zeit über so. In anderen Zusammenhängen verhalte ich mich jedenfalls ganz anders.

Therapeut: Sie haben aber gesagt, dass Sie sich ziemlich deprimiert fühlen, und wenn ich sehe, wie Sie sich in Ihrer Hauptbeziehung verhalten …

Beth: Nun, nach einer Weile kommt es eben so weit. Steter Tropfen höhlt den Stein … [*lacht*]

Therapeut: … genauso ist es. Und wenn Sie dem Mann an Ihrer Seite gestatten, Sie zu definieren, und er definiert Sie so negativ, dann heißt es: aufstehen und sich wehren – oder eben depressiv werden.

Beth: Ja, aber wogegen sollte ich denn aufstehen? Es ist alles irgendwie so schleichend, alles wird kritisch beäugt, es gibt nichts wirklich …

Therapeut: … Sie wissen aber doch ganz genau, was es ist.

Beth: Klar, aber [*kichert*] soll ich wirklich sagen: „Ich sehe mich nicht so. Hör du auf, mich so zu sehen"? Wenn er nichts Spezifisches tut oder sagt, wogegen sollte ich mich denn auflehnen?

Therapeut: Dann ist es also nur die stumme Kritik in seinen Augen, die Sie quält?

Beth: [*weint*] Ja, im Grunde genommen, ja.

Hier muss der Therapeut die Selbstbehauptungsfähigkeit der Klientin stärken und sie dabei unterstützen, den Rahmen ihrer Möglichkeiten zu erweitern. In der nun folgenden Sequenz mit dem gleichen Paar erleben wir, wie die Frau langsam anfängt, sich zu behaupten.

Beth: Ja, ich glaube aber nicht, dass er es tun kann, weil er das als Schwäche betrachtet. Wer ermuntert oder gelobt werden muss, um seine Aufgaben ordentlich erledigen zu können, ist ganz einfach … schwach. Das gefällt ihm nicht. [*lacht*] Er weiß genau, was jetzt kommt: Als unsere Kinder noch ganz klein waren, hat er alles daran gesetzt, dass sie nicht zu Daumenlutschern werden. Er meinte, sie sollen Trost in sich selbst finden …

Therapeut: Ach, wirklich? [*lacht*]

Beth: … da waren sie noch keine sechs Monate alt. Das ist doch verrückt! Babys trösten sich nicht aus sich selbst heraus …

Therapeut: Hm, hm.

Beth: … er denkt aber, das sollten alle Leute tun, um echte, starke und erfüllte Menschen zu sein. Ich kann aber nicht so sein. Ich bin eben *nicht* so …

Therapeut: Hm, hm. Sagen Sie ihm das.

Der Zyklus aus zu wenig Betätigung und übermäßiger Betätigung

Das Konzept von „zu wenig Betätigung und übermäßiger Betätigung" (Bowen 1978) erfasst oft einen wichtigen Aspekt des Einflusszyklus und ist eine Hilfe, wenn man mit Paaren über ihre Rollen spricht; es hat nämlich nicht diesen negativen Beiklang wie die Begriffe Dominanz und Unterordnung. Der sich übermäßig betätigende Partner sieht seine Kontrollposition bedroht und versucht deshalb, die Situation zu beherrschen; die sich zu wenig betätigende Person dagegen hat Angst zu versagen und will lieber keine Verantwortung übernehmen. Tut sie es dennoch, wird sie sich vermutlich bald korrigiert finden – oder die Sache wird ihr aus der

Hand genommen, weshalb sie ihre Versuche einstellt. Oft kommt dieser Zyklus in Gang, weil einer der beiden Partner körperlich behindert ist.

Im unten stehenden Beispiel leidet der Ehemann an Multipler Sklerose, die seine Handlungsfähigkeit einschränkt. In dieser Sitzung geht es um einen Streit, der erst vor wenigen Tagen stattgefunden hat. Der Konflikt des Paares wird schließlich als negativer Interaktionszyklus, der zusammen mit der Behinderung entstanden ist, umformuliert. Dianne, die Ehefrau, ist dabei die Anführerin; Bob, der Ehemann, lässt sich führen.

Bob:	Es gibt aber gewisse Dinge ... die Art, wie sie spricht ..., alles muss nach ihrem Kopf gehen, sie bestimmt über die Zeiten, einfach alles. Meistens macht mir das nichts aus, hin und wieder kommt aber der Punkt, an dem ich aufbegehre und sage: „Und ich? Ich bin auch noch da!“ Wenn jemand zu mir käme und sagte: „Bob, du solltest das hier mal lesen oder dich um diese Sache kümmern, weil du dich nach einem Job umsehen solltest“, würde ich antworten: „Stimmt, du hast Recht. Okay, gib her.“ Aber das ist nicht ihre Art. Meist höre ich nur: „Mach das mal. Und zwar sofort. Los jetzt.“
Therapeut:	Bob, ich möchte sicher sein, dass ich richtig verstehe. Sie haben das Gefühl, einen Befehl nach dem anderen erteilt zu bekommen und meistens nicken Sie dazu, aber manchmal zuckt etwas in Ihrem Innern und Sie sagen: „Es reicht.“ Stimmt das?
Bob:	Manchmal empfinde ich die Dinge eben so. Ich kann gewisse Sachen einfach nicht hinnehmen. Obwohl ich weiß, dass es besser wäre. Das ist ziemlich dumm von mir, zugegeben. Es gibt einfach bestimmte Dinge, die zu tun sind, was ich aber nicht akzeptieren kann. Es geht einfach nicht, obwohl ich es mir anders wünschen würde.
Dianne:	Was immer ich sage, er fasst es meist als Befehl auf.
Therapeut:	Okay. Für Dianne sieht es so aus: „Alles was ich sage, fasst er als Befehl auf“, und Sie, Bob, haben das Gefühl, herumkommandiert zu werden. Dann sagen Sie so etwas wie: „Genug ist genug.“ Richtig?
Bob:	Ja, manchmal fahre ich sie an. Ja, das passiert mir. Ich mache dumme Sachen. [*lacht*]
Therapeut:	Und dann eskaliert die Situation.
Bob:	Wir können einfach nicht sagen: „Halt, Pause. Jetzt erst mal bis zehn zählen. Beruhigen wir uns. Reden wir darüber.“ Ich glaube, das ist unser Problem.
Therapeut:	Die Sache gerät außer Kontrolle.
Bob:	Wir schaukeln uns gegenseitig hoch, wie besessen.

Therapeut: Irgendeine innere Stimme sagt Ihnen: „Das ist nicht die Art, wie du mit mir reden solltest“, deshalb reagieren Sie, und dann gehen Sie zum Gegenangriff über. Damit fängt der Streit an.

Bob und Dianne: Hm, hm.

Therapeut: Mir kommt eben der Gedanke, dass es bei den meisten Interaktionen zwei Positionen gibt, wie beim Tanzen. Beim Tanz gibt es immer eine Person, die führt und eine, die sich führen lässt.

Bob: Oh, ich verstehe.

Dianne: [*lacht*] Ich weiß, was Sie meinen. Sie sollten mal sehen, wie wir tatsächlich tanzen [*lacht*].

Bob: Wir streiten beim Tanzen. Wir treten uns gegenseitig auf die Füße.

Therapeut: Das ist also ein guter Vergleich. [*lacht*]

Dianne: Oh ja! [*lacht*]

Therapeut: Es gibt dabei eben bestimmte Positionen. Nicht wahr? Einer muss anführen und die Figuren einleiten. Beim Tanzen bestimmt der Anführer auch das Tempo. Nicht wahr? Ich habe den Eindruck, dass in Ihrer Beziehung Dianne immer etwas von einer Anführerin gehabt hat und Bob immer etwas von einem Geführten.

Bob: Hm, hm.

Therapeut: Damit haben sich beide ausgesprochen wohlgefühlt. Der Tanz war immer flexibel genug. Manchmal konnte eine Seite die Führung übernehmen, manchmal die andere. Sie, Dianne, waren aber stets ein wenig führungsstärker, weil das irgendwie zu Ihrer Persönlichkeit passt – und zu Ihrer Rolle innerhalb der Beziehung. Und Sie, Bob, haben gesagt, dass Sie es gern allen recht machen und sich anpassen wollen. Für Sie lag es also nahe, sich führen zu lassen.

Bob: Hm, hm.

Therapeut: Okay. Mir kommt der Gedanke, dass Bobs Krankheit und die zu erwartenden Langzeitfolgen, das alles, beide an ihre jeweiligen Positionen gefesselt hat. Im Moment ist der Tanz unflexibel geworden; das ist das Problem.

Dianne: Ein guter Vergleich.

Therapeut: Okay. Sie haben vermutlich das Gefühl, stets die Anführerin sein zu müssen. Alles lastet auf Ihren Schultern. Sie tragen die ganze Verantwortung für den Tanz. Sie dürfen sich keine Pause gönnen, dürfen Bob nicht die Führung überlassen und einfach geführt werden. Außerdem haben Sie das Gefühl, dass der Tanz immer Tempo haben muss, schnell, schnell, schnell, es gibt ja so viel zu tun.

Dianne: Ja, ich fürchte mich davor, überfordert zu sein. Es könnte bald soweit sein, und ich will mich darauf vorbereiten. Deshalb spüre ich wohl diesen inneren Zeitdruck. Weil ich immer daran denken muss, was alles zu erledigen ist, falls dies und falls jenes … Ehrlich gesagt, ich habe mich bereits telefonisch informiert.

Therapeut: Okay. Als Anführerin sind Sie dafür verantwortlich, den nächsten Schritt zu planen. Sie denken jetzt schon: „Was ist der nächste Schritt?“ Und Sie, Bob, haben inzwischen das Gefühl, in Ihrer Position des Geführten festzustecken. Liege ich damit richtig?

Bob: Hm, hm.

Therapeut: Wir haben über die körperlichen Auswirkungen von MS gesprochen, auch über die Gedächtnis- und Konzentrationsprobleme und dergleichen. Inzwischen ist es sehr viel schwieriger geworden, die Führung zu übernehmen.

Bob: Ja, viel schwieriger, und das finde ich richtig schlimm. Manchmal bin ich nämlich nicht mehr in der Lage, mich selbst zu versorgen.

Therapeut: Hm, hm.

Bob: Und das frustriert mich.

Therapeut: Genau. Inzwischen lassen Sie sich beim Tanzen führen, nicht weil es Ihrem Wunsch entspricht, eher gezwungenermaßen.

Bob: Jawohl.

Therapeut: Sie haben keine Wahl. Und das ist eine frustrierende Position.

Bob: Hm, hm. Ich habe mir überlegt, wie der Tanz außer Kontrolle geraten ist.

Dianne: So ist es. Sie haben den Nagel auf den Kopf getroffen. Früher waren wir wesentlich flexibler, jeder von uns hat mal die Zügel in der Hand gehabt. Das war bislang kein Problem; aber jetzt stecken wir in unseren Rollen fest.

Therapeut: Und das ist eine große Herausforderung. Wenn man in einer Position feststeckt, ist das wohl immer ein Problem. Man fühlt sich gefangen, wie in einem engen Käfig. Ich kann mir gut vorstellen, wie belastend es für Sie beide sein muss, wenn eine Seite immer anführen, die andere immer folgen muss. Man ist im Grunde kein richtiger Anführer mehr. Der Tanz selbst hat die Führung übernommen. Richtig? [Betont, dass der Zyklus das eigentliche Problem ist.]

Oft ist auf den ersten Blick nicht erkennbar, dass Dominanz entsteht, wenn einer der beiden Partner den anderen braucht, um sein Identitätsgefühl zu stützen, seine gefühlten persönlichen Defizite zu kompensieren oder um ihn für Verluste und Ängste aus der Vergangenheit zu entschädigen. Eskalierende Zwangsausübung muss deshalb häufig als Problemlösungsversuch gewertet werden, als Versuch, grundsätzliche Identitätsbedürfnisse zu befriedigen. Unsichere, dominante Personen brauchen stets das Gefühl der

Überlegenheit, betrachten ihre Beziehung als eine Art Wettbewerb, bei dem sie dem anderen immer um eine Nasenlänge voraus sind oder beweisen müssen, dass sie Recht haben. Am Anfang einer solchen Beziehung zeigt sich der dominante Partner oft von der hilfsbereiten Seite und ermutigt den Schwächeren. Hilfsangebote können zum Erhalt des eigenen, höheren Status beitragen, können allerdings recht bald in Kritik münden, wobei dem sich unterordnenden Partner auf mehr oder weniger subtile Weise Fehler aufgezeigt werden. Kritik kommt im Gewand von Hilfestellung einher. Verändert sich jedoch die unterlegene, zurückgesetzte Person und fängt an zu wachsen oder entwickelt sie eine unabhängige Identität und verteidigt diese (was in den 1970er Jahren im Zuge der Frauenbefreiungsbewegung bei Frauen häufig der Fall war), bricht der Wettstreit offen aus und fördert die Unsicherheit des dominanten Partners ans Licht. Wenn der Ritter in seiner schimmernden Rüstung keine Maid mehr in Reichweite hat, die seiner Rettung bedarf, hat er womöglich das Gefühl, zum Frosch zu mutieren!

Der dominante Partner muss, um die Dinge zu verändern, wohl zuerst seine bislang verleugneten Kernemotionen, seine Angst- und Schamgefühle zulassen. Dieser Prozess ermöglicht es, eine andere Interaktionshaltung einzunehmen und das Selbst in ein neues Terrain hineinzutragen. Der Partner öffnet sich der anderen Seite und eröffnet sich selbst die Möglichkeit, sich zu beruhigen und zu transformieren. Nachdem die tief im Inneren verborgenen, von einer Identitätsbedrohung ausgelösten Angst- oder Schamgefühle anerkannt worden sind, kann er seine unbefriedigt gebliebenen Identitätsbedürfnisse selbstbewusst äußern und dem Partner schließlich auch seine Vulnerabilität auf authentische Weise kommunizieren, was die Positionen beider Seiten „erweicht".

Dominante Menschen haben die Neigung, von schmerzhaften Gefühlen abzulenken, sie zu vermeiden oder sich von ihnen zu distanzieren. Sie wollen keinerlei Kernemotion körperlich verspüren und keine innere Erfahrung zulassen. Vielleicht ist das der Grund, weshalb sie gezwungen sind, auf ihrer Dominanzebene zu verharren. Wer keine Worte findet (oder wem die Bereitschaft dazu fehlt), die das eigene körperliche Empfinden in einer Situation akkurat beschreiben, steckt fest. Wer sich jedoch gestattet, sich auf sein Fühlen zu konzentrieren und körperlich verspürte Reaktionen in Worte zu fassen, kann seine Erfahrungen in neues Terrain „hineintragen" (Gendlin 1996). Dann ebnen Self-soothing und die Wahrnehmung anderer, adaptiverer Gefühle für den eigenen Wert weiteren Veränderungen den Weg. Letztlich sind es wohl die affiliativen Emotionen, nämlich die Zuneigung und Liebe zum Partner, die dominante Menschen veranlassen, sich zu ändern. Nur wenn es gelingt, diese Gefühle anzusprechen, können dominante Menschen die Bereitschaft entwickeln, sich mit ihrer Dominanzproblematik auseinanderzusetzen.

Reziproke Zyklen

Paare sind in komplementären Zyklen, wie sie bereits beschrieben wurden, manchmal aber auch in symmetrischen Zyklen gefangen. Diese sind oft das Ergebnis, wenn es misslingt, einen komplementären Zyklus herzustellen, der verlangt, dass einer der beiden Partner seine Position verändert, damit sie zur Position der anderen Seite passt.

Der Angriff-Angriff-Zyklus

Dieser Zyklus pflegt in Affiliationsdimension aufzutreten, wenn der sich distanzierende Partner anfängt, seine Position zu verändern, seinerseits zum Angriff übergeht und den Angriff des Verfolgers mit einem Gegenangriff pariert. Er kann in eine äußerst verletzende Beschimpfungsorgie eskalieren, die das Paar später bereut. Dann fallen Äußerungen, wie etwa: „Du bist ein Baby, so bedürftig und anspruchsvoll, werd endlich mal erwachsen." Worauf der Partner vielleicht erwidert: „Du bist so kalt, ein richtiger Eisklotz, du bist so verschlossen, mach endlich mal auf." In den allermeisten Fällen werden wir feststellen, dass ursprünglich ein komplementärer Zyklus da war – in diesem Fall ein Angriff-Verteidigungs-Zyklus, aus dem ein Angriff-Angriff-Zyklus wurde – als der Verteidiger seine Position veränderte und zum Gegenangriff überging. Angriff-Angriff-Interaktionen sind manchmal das Ergebnis von Dominanzkämpfen, wenn beide Seiten um Kontrolle wetteifern.

Der Rückzug-Rückzug-Zyklus

Bei diesem Muster verweigern beide Partner das emotionale Engagement und ziehen sich, sobald ein Konflikt auftaucht, noch weiter zurück. Dies mag zwar das Grundmuster des Paares sein, wahrscheinlicher ist allerdings, dass sich dahinter ein noch tiefer liegenderes Verfolgungs-Distanz-Muster oder ein Dominanz-Unterordnungs-Muster verbirgt. Der Rückzug-Rückzug-Zyklus stellt sich meist dann ein, wenn der verfolgende Partner seine Versuche, den anderen zu erreichen, eingestellt hat oder wenn der Kampf um die Kontrolle so intensiv ist, dass es zum „Kalten Krieg" kommt. Zyklen, bei denen beide Partner das Engagement verweigern, lassen sich kaum über längere Zeit hinweg aufrechterhalten. Dass Paare, die den Rückzug-Rückzug-Zyklus tatsächlich auf Dauer praktizieren, therapeutische Hilfe suchen, ist unwahrscheinlich.

Der Kontroll-Kontroll-Zyklus

Streitigkeiten, bei denen es um Kontrolle geht, sind oft am schwierigsten zu bearbeiten. Bei diesem Zyklus war der eine Partner vielleicht anfangs dominant, der andere hat sich untergeordnet; inzwischen jedoch müssen beide Recht haben und keine Seite ist bereit, sich unterzuordnen oder sich zu fügen. Beiden geht es primär darum, im Recht zu sein, zu gewinnen oder die eigene Realitätsdefinition durchzusetzen. Hier konkurrieren die Partner und kämpfen um den Erhalt ihrer Identität, weil sie sich vor dem Gefühl des Kontrollverlustes oder der Auslöschung fürchten. Bei allen Paaren gibt es Geplänkel um Kontrolle, bei manchen allerdings intensiviert sich der Zwist und wird hochgradig destruktiv. Der klassische Streit zwischen Richard Burton und Elizabeth Taylor in „Wer hat Angst vor Virginia Woolf“ (Nichols 1966) ist ein Beispiel für einen destruktiven Streit, bei dem der Sieg wichtiger ist als das Überleben. Interessant ist die Tatsache, dass man symmetrischer Unterordnung in der Paartherapie so gut wie nie begegnet. Dennoch gibt es Fälle, bei denen sich eine Seite als leidender oder schwächer oder deprimierter präsentiert als die andere und beide konstant mit einem Schritt in Richtung Unterordnung reagieren.

Zyklen mit vermischten Dimensionen

Wie bereits erwähnt, gibt es Paare, bei denen sich die Probleme der Partner auf jeweils unterschiedliche Dimensionen beziehen, wenn z.B. eine Seite Nähe sucht, die andere sich zum Schutz ihrer Identität zurückzieht. Interventionen in diesen Zyklen können kompliziert werden, weil die Bedrohungen und die damit einhergehenden Emotionen im Bereich des einen Partners oft Bedrohungen und Emotionen im anderen Bereich des anderen Partners aktivieren. Emotionsfokussierte paartherapeutische Interventionen, die ja stets dem Aufspüren grundlegender Emotionen dienen, werden durch diese Tatsache erschwert. Im Forderungs-Rückzug-Zyklus strebt der fordernde Partner oft mehr Nähe an, während der sich zurückziehende seine Identität zu schützen versucht.

Im folgenden Fall begegnen wir einem vermischten Zyklus, bei dem Lindas Bindungsbedürfnisse nicht befriedigt werden und sie sich verlassen und wertlos fühlt, was wiederum mit Brads Identitätsbedürfnissen interagiert, und Brad sich als Versager fühlt. Sie sprachen über einen Zwischenfall, der sich ereignete, als sie ins Theater gehen wollten und unter Zeitdruck kamen, weil er noch ein paar Sachen erledigen wollte. Die Ehefrau lechzt nach Nähe, beim Ehemann stehen andere Themen im Vordergrund. Er lechzt nach Akzeptanz, nach Bestätigung und nach dem Gefühl der Tauglichkeit und Wertschätzung, nicht so sehr nach Nähe. Angesichts des hohen Stellenwerts von Bindungsbedürfnissen und deren Interaktion mit Identitätsbedürfnissen sehnt er sich natürlich nach Akzeptanz und Validation durch den Menschen, dem er sich am nächsten fühlt.

Linda: Ich finde, dass ich nicht viel von dir verlange. Ich verlange nicht, dass du jeden Tag Zeit hast für mich, ich will im Grunde nicht viel von dir. Du widmest dich deiner Arbeit wie einer Geliebten. Du kommst zwar nach Hause, aber dann bin ich dir immer noch nicht wichtig.

Therapeut: Hm, hm. Dann fühlen Sie sich einsam und unwichtig.

Linda: Ja, er ist in seine Arbeit verliebt, nicht in mich. [*trauriger Blick*]

Therapeut: Erzählen Sie ihm, wie Sie sich fühlen. [*Betonung des Gefühls*]

Linda: Ich fühle mich dann ungeliebt, ich fühle mich einsam und wertlos, als sei ich nicht wichtig.

Therapeut: Etwa so: „Ich bin dir nicht viel wert."

Linda: Als wäre ich dir keine Vorrangstellung wert. Dieser Tag ist so wichtig. Endlich können wir etwas gemeinsam unternehmen, das ist für mich die Krönung des Tages und des Monats. Für dich bedeutet Ausgehen lediglich eine weitere Sache, die es zu erledigen gilt.

Therapeut: Hm, hm. „Ich bin so enttäuscht, weil mir das sehr wichtig ist." [*fokussiert das Gefühl*]

Linda: Ja, ich bin so enttäuscht, weil es dir nicht ebenso wichtig ist wie mir. [*weint*] Ich fühle mich einsam, als wäre ich dir egal. Deine Farbeimer sind dir wichtiger als ich.

Therapeut: Was passiert, wenn Ihre Frau das sagt? Verspannt sich etwas in Ihrem Innern? [*fokussiert seine Reaktion*]

Brad: Ich fühle mich schlecht, weil ich sie wieder im Stich lasse.

Therapeut: Irgendwie so: „Ich lasse sie im Stich." Für mich hört sich das an, als wäre es ein scheußliches Gefühl, immer wieder zu versagen. Das Gefühl, ein Versager zu sein, hindert Sie daran, auf Lindas Einsamkeit einzugehen. Können Sie ihr sagen, dass Sie hören, dass sie einsam ist und sich ungeliebt fühlt? [*Symbolisiert seine schambezogenen Versagergefühle und lenkt ihn zu einer unterstützenden Reaktion.*]

Brad: Ich verstehe, was du sagst, dass du das Gefühl hast, ich liebe dich nicht und einsam zu sein. Es tut mir leid, dass ich dir das zugemutet habe.

Therapeut: Sind Sie in der Lage, sich zu entschuldigen, ohne sich dafür zu verdammen oder sich als Versager zu fühlen? [*Lenkt den Fokus von Selbstanklage weg, richtet ihn auf eine Entschuldigung.*]

Brad: Ja, das geht.

Therapeut: Weil Sie auch primär denken könnten: „Oh Gott, ich bin wirklich zu blöd", was aber keine echte Antwort für Linda wäre. Sie

	will hier und jetzt gehört werden, sie braucht das von Ihnen. Sie braucht Sie wirklich, ich habe aber den Eindruck, dass Sie sich auf: „Ich bin ein Versager" konzentrieren.
Linda:	Er braucht sich nicht schuldig zu fühlen. Ich habe den Eindruck, dass Sie ihm keinen Charaktermangel unterstellen, vielmehr von einer Fehleinschätzung ausgehen.
Therapeut:	Was brauchen Sie von ihm? [*Fokussiert sie auf eine Bitte, um Schuldzuweisungen zu vermeiden.*]
Linda:	Ich brauche seine Einsicht, ich möchte von ihm hören: „Nächstes Mal fange ich es anders an. Das ist dann auch für mich leichter."
Brad:	Es tut mir wirklich leid. Ich habe die Sache wohl falsch eingeschätzt und sollte andere Prioritäten setzen. Es tut mir leid.
Linda:	Ja, gut.
Brad:	Ich merke, wie wichtig es ist, zusammen auszugehen, oder beisammen zu sein, wenn wir etwas unternehmen.
Linda:	Ich fühle mich bestätigt.

Bald danach, während der gleichen Sitzung:

Therapeut:	Klar ist, dass Linda Sie an ihrer Seite braucht. [*zu Linda*] Sie haben am Ende das Gefühl, dass ihm seine Farbeimer wichtiger sind als Sie. Doch was führt Sie, Brad, dazu, die Farbeimer so wichtig zu nehmen? Da steckt irgendeine wichtige Sache dahinter, dass die Farbeimer eine so große Bedeutung annehmen in Ihrem Leben. Was könnte das wohl sein? Ich glaube, das ist die Frage, der wir nachgehen müssen. Fühlt es sich vielleicht so an: „Mir ist nicht wohl, wenn ich die Sache nicht zu Ende bringe?"
Brad:	Ich weiß nicht recht. Ich habe schon das Gefühl, dass ich die Sache erledigen muss. Ich fühle mich richtig unter Druck. Die Sache muss zu Ende gebracht werden.
Therapeut:	Fühlen Sie sich vielleicht gezwungen und deshalb ärgerlich? Was passiert bei Ihnen, wenn die Farbeimer so wichtig werden? Gibt es da irgendein starkes Motiv? Lindas Bedürfnis ist klar, aber auch Sie brauchen etwas. Irgendeine Angst treibt Sie, die Sache zu erledigen. Aber es fällt nicht leicht, über die Angst zu sprechen, die Sie antreibt, was genau dahintersteckt. Wenn Sie die Farbeimer einfach stehen ließen, was geschähe dann? [*Fühlt sich empathisch in seine Empfindungen und Probleme ein.*]
Brad:	Die Pinsel würden austrocknen und das verteuert die Geschichte. Ich hätte ein andermal daran arbeiten können, schließlich ist es meine Angelegenheit. Für mich ist das einfach eine der vielen Sachen, der Job, der anliegt.

Therapeut: Klar, Aufgaben müssen erledigt werden. Erinnern Sie sich, wie das angefangen hat? Dieser Drang, alles um jeden Preis fertig machen zu müssen? [*Forscht nach den Gründen für seinen Drang zur Perfektion oder für den Drang, Dinge zu Ende zu bringen.*]

Brad: Ich weiß, dass meine Mutter auch so gearbeitet hat und zwar sehr erfolgreich, mein Vater dagegen stand stets unter Druck, hat seine Jobs aber nie zu Ende geführt. Ich habe mir geschworen, nie zu werden wie er. Wenn ich eine Arbeit anpacke, führe ich sie auch zu Ende.

Therapeut: Hat Ihre Mutter ihn dafür kritisiert? [*Exploriert den familiären Kontext.*]

Brad: Sie hat das Regiment geführt, sie hat die Arbeiten angewiesen.

Therapeut: Sie war also seine und Ihre Vorgesetzte. Wie war Ihre Reaktion? Haben Sie ihr gehorcht oder haben Sie aufbegehrt? [*Exploriert sein früheres Verhaltensmuster.*]

Brad: Ich habe versucht, möglichst lange zu schlafen, dann bin ich widerwillig an die Sache herangegangen, aber manchmal habe ich die Arbeit auch nur halb gemacht.

Therapeut: Und was ist dann passiert?

Brad: Meistens ist sie dann wütend geworden.

Therapeut: Wie war das für Sie?

Brad: Na, ich habe mich wohl unzulänglich gefühlt.

Therapeut: Das war sicher ziemlich schwierig. Sie mussten lernen, sich irgendwie zu schützen. [*Berührt einen wunden Punkt, seine aus der Kindheit herrührende Neigung, sich zu schämen und unzulänglich zu fühlen.*]

Brad: Ich vermute mal, dass alle Familien diesen Prozess durchlaufen, das lässt sich wohl nicht vermeiden.

Therapeut: Der Prozess hat Spuren hinterlassen. Für mich hört es sich an, als sei es ein schlimmes Gefühl gewesen, Sie haben sich vor Ihrer Wut gefürchtet … [*Identifiziert eine Vulnerabilität.*]

Brad: Mehr vor der Wut meines Vaters, er hat es mir dann gezeigt …

Therapeut: Wie war das? War es bedrohlich oder …

Brad: Meine Mutter war nicht allzu bedrohlich, nur wütend, wenn ich meinen Pflichten nicht nachkam. Mein Vater dagegen hat mich verbal und körperlich bestraft.

Einige Minuten später:

Therapeut: Sie haben vermutlich das Gefühl: Ich muss mich anstrengen, damit ich möglichst viele Dinge erledigen kann, dann erst kann ich mich entspannen. Erst wenn alle Arbeit getan ist, darf ich …

Brad: … mir das Gefühl erlauben, etwas geleistet zu haben.

Therapeut: Sie werden also von dem Gefühl angetrieben, etwas leisten zu müssen. Denken Sie dabei an eine Liste von Aufgaben, die sie nach und nach abarbeiten oder eher an einen Leistungswettbewerb?

Brad: Ich habe wohl eher eine Liste von Aufgaben vor Augen.

Therapeut: Sie tragen also einen Sack voller unerledigter Aufgaben mit sich herum. Wenn Sie nun den Sack ausleeren könnten …

Brad: Hm, hm.

Therapeut: … genau, dann würden Sie sich erleichtert fühlen [*lacht*]. [*Identifiziert sein Kernproblem.*]

Wir können feststellen, dass es Brad um Kompetenz und Leistung geht und dass er das ausgeprägte Bedürfnis hat, Dinge zu Ende zu bringen. Er fürchtet sich nicht vor Nähe, organisiert jedoch seine Welt sachbezogener. Linda hat ein ausgeprägteres Bedürfnis nach Nähe, fühlt sich ungeliebt und verfolgt ihn. Je intensiver er beschäftigt ist, desto einsamer fühlt sie sich und desto mehr verlangt sie von ihm, worauf er sich unzulänglich fühlt und sich zurückzieht. Er fühlt sich dann als Versager, der außerstande ist, ihr die Liebe zu geben, die sie so sehr braucht.

Weil bei ein und derselben Person sekundäre Emotionen im Identitätsbereich oft primärere Emotionen im Bindungsbereich verdecken, kann es eine weitere Komplikation geben. Wenn beispielsweise eine Ehefrau das Gefühl hat, dass sich ihr Mann emotional zu wenig engagiert, wird sie bindungsbezogene primäre Angst spüren, die mit Unsicherheit zu tun hat. Das Gefühl der Bindungsbedrohung kann ihr aber auch den Gedanken nahelegen, dass er sich emotional nicht engagiert, weil sie unzulänglich ist oder Fehler hat, worauf sie sich in gewisser Weise für sein reduziertes Engagement mit verantwortlich fühlt – ein primäres Schamgefühl im Identitätsbereich. Vielleicht kritisiert sie ihn dann auf defensive Weise und aktiviert sein Gefühl, ein mit Mängeln behafteter Mensch zu sein (ein primäres Schamgefühl im Identitätsbereich). Dann bekommt er womöglich Angst und fürchtet, sie könnte ihn nicht mehr an ihrer Seite haben wollen – ein sekundäres Gefühl im Bindungsbereich. Wir können also davon ausgehen, dass in vielen Konflikten Emotionen aus beiden Dimensionen in beiden Partnern aktiv sind.

Manchmal löst ein persönlicher Konflikt auch einen Paarkonflikt aus. So möchte beispielsweise eine Person einer anderen nahe sein, möchte aber gleichzeitig auch frei sein und ihre eigenen Interessen verfolgen; oder Nähe wünschen, sich gleichzeitig aber vor Nähe fürchten. Intrapsychische Konflikte dieser Art können Beziehungskrisen auslösen, wobei es in komplexen Interaktionsmustern stets um Annäherung und Abweisung geht. Letztlich wird in solchen Fällen neben der Paartherapie eine Individualtherapie erforderlich sein.

Positive Interaktionszyklen

Es gibt zweierlei positive Zyklen, einer hat mit Nähe zu tun, der andere mit Identität, wobei beide gern miteinander verschmelzen. Dennoch empfiehlt es sich, die beiden unterschiedlichen Komponenten positiver Zyklen zu identifizieren: liebevoll-fürsorgliche Zuwendung *(nurturing)* und Validation. Fürsorgliche Partner kümmern sich umeinander, bieten Unterstützung an und bemühen sich, den Nähe- und Sicherheitsbedürfnissen der anderen Seite Rechnung zu tragen. Die Reaktionsbereitschaft auf Bindungsbedürfnisse kann recht unterschiedliche Formen annehmen: Man kann sich dem Gefährten emotional zuwenden und ihn emotional beruhigen, hilfreiche und fürsorgliche Dinge tun, etwa den Partner bekochen oder seine Sachen reparieren. Wenn Partner einander validieren, tun sie etwas anderes – sie sehen und verstehen die andere Seite, nehmen ihre Identitätsbedürfnisse ernst und bestätigen ihre Identität. Sie schätzen und respektieren einander, beachten die Vorlieben des anderen und sehen seine positiven Eigenschaften. Demnach kann ein positiver Zyklus mehr liebevoll-fürsorgliche oder mehr validierende Komponenten aufweisen. Ein Zyklus mit Schwerpunkt Fürsorge vermittelt Sicherheit und Schutz, ein Zyklus mit dem Schwerpunkt Validation wirkt bestätigend und stärkend. In fürsorglichen Zyklen haben die Menschen das Gefühl, für den anderen zu sorgen und Fürsorge zu empfangen, in empathischen Zyklen dagegen haben sie das Gefühl, den anderen zu verstehen und vom anderen verstanden zu werden. Diese beiden positiven Gefühlszustände interagieren natürlich, weil sich Menschen meist fürsorglich behandelt fühlen, wenn sie merken, dass ihr Partner sie versteht und sich verstanden fühlen, wenn sie liebevoll und fürsorglich behandelt werden. Dennoch müssen wir beides auseinanderhalten, weil sich ein Mensch zwar von seiner Mutter oder von einer Pflegeperson gut versorgt oder betreut fühlen kann, allerdings nicht verstanden oder validiert und, andersherum, von einer Lehrkraft oder einem Angehörigen verstanden und validiert fühlen kann, allerdings nicht liebevoll versorgt oder betreut. Tatsächlich ist es gut möglich, und es kommt nicht selten vor, dass ein Mensch, der sich von den Eltern oder vom Ehepartner, die sein Sicherheitsbedürfnis befriedigen, zwar gut versorgt fühlt, dennoch das Gefühl hat, dass die Betreuungsperson kritisch ist, sich über ihn lustig macht oder nicht stolz ist auf ihn, weshalb er sich nicht validiert fühlt. Ein Paar fährt am besten, wenn die Partner fürsorglich und zugleich validierend miteinander umgehen. Ein Partner kann nämlich beides gleichzeitig anbieten, etwa, indem er sagt: „Es muss wirklich enttäuschend sein, diesen Auftrag zu verlieren. Du hast so intensiv dafür gearbeitet, und jetzt ist er dir weggeschnappt worden. Ich an deiner Stelle wäre jetzt traurig und wütend. Was kann ich für dich tun? Möchtest du eine Tasse Tee? Soll ich dich in den Arm nehmen?“

Problematische Emotionen im Rahmen eines Interaktionskonfliktes

Es kann überaus lehrreich sein, nach Anzeichen für eine bevorstehende Scheidung Ausschau zu halten, weil wir dabei erkennen, welchen zentralen Stellenwert Emotionen bei Paarkonflikten haben und lernen, die problematischsten Emotionen zu unterscheiden. Gottman, Coan und Swanson (1998) haben festgestellt, dass der Gesichtsausdruck der beste Indikator für eine bevorstehende Scheidung ist. Drückt die Miene der Ehefrau Verachtung und / oder Abscheu aus, die des Ehemanns Angst – oder zeichnet sich auf seinem und ihrem Gesicht ein unglückliches Lächeln ab, haben wir es mit den stärksten Scheidungsindikatoren zu tun. Partner, denen Verachtung und Angst ins Gesicht geschrieben stand, waren stets auch defensiver (z. B. hatten Ausflüchte, übernahmen keine Verantwortung). Die Frauen klagten und kritisierten mehr, während die Männer „mauerten" und häufiger widersprachen. Die Forschung geht davon aus, dass der prototypische, in eine Scheidung mündende Prozess einer ist, bei dem sich der Mann aus Angst oder Scham körperlich spürbar aufregt. Die Frau versucht erneut eine Annäherung, regt sich auf und zieht sich schließlich zurück. Nun fehlt das emotionale Engagement und die Partner leben nebeneinander her. Die mimischen Kommunikationen der Affekte scheinen den gesamten Prozess zu regulieren.

Unserer klinischen Erfahrung zufolge sind die schwierigsten Gefühlszustände die Äußerungen sekundärer Wut und Verachtung. Die problematischsten unterdrückten Emotionen sind nicht geäußerte primäre Wut- und Schamgefühle. Wie bereits bekannt, sind Paarkonflikte die Ergebnisse negativer Interaktionszyklen sowie die Ergebnisse zum Ausdruck gebrachter sekundärer Gefühlszustände. Es gibt Angriff-Verteidigungs-Zyklen, die überwiegend von sekundärer Wut ausgelöst werden und das Grundgefühl der Angst vor dem Verlassenwerden verdecken; und es gibt Dominanz-Unterordnungs-Zyklen, die überwiegend von sekundärer Wut und Verachtung genährt werden und Grundgefühle der Scham über eine Herabwürdigung oder der Angst vor Kontrollverlust verdecken. Von den unerwünschten, störenden Emotionen gibt es zwei Hauptkategorien: Erstens die beziehungszerstörenden, mit Angriff oder Schuldzuweisung verbunden Emotionen; zweitens die beziehungserodierenden Emotionen, die bei Rückzug, Abschottung oder Vermeidung auftreten.

Emotionen, die mit Angriff zu tun haben, äußern sich als Wut, Abscheu und Verachtung, einer absolut feindseligen Triade. Gesunde Wut kann allerdings auch adaptiv und beziehungsförderlich sein. Sie ist eine adaptive Antwort auf das Gefühl, man sei unfair behandelt worden, und sie hilft einem, Grenzen zu setzen. Sie ist zudem eine adaptive Emotion zur Verteidigung des eigenen Territoriums, zur Sicherung der Hierarchie und zum Schutz der eigenen Identität. Nur in ihren maladaptiven und sekundären Formen führt sie zum Angriff, löst Zerstörungsversuche aus und nimmt den anderen in den Fokus, anstatt dem Selbstschutz zu dienen. In solchen destruktiven Zuständen geben die Menschen „Du-Botschaften" von sich, um zu beschuldigen – etwa indem sie sagen: „Du bist böse, du irrst dich" [und dergleichen]. Mit Wut verwandt ist Abscheu. Abscheu kommt von Ekel, bei dem man Verdorbenes ausspuckt; und vom Ekel, den ein übler Geruch auslöst, bei dem man die Nase rümpft und sich abwendet (Tomkins 1963). In ihrer gesunden Form helfen uns diese Emotionen, schädliche Einflüsse abzuwehren oder uns davon fernzuhalten. In ihrer ungesunden Form werden sie zu Beleidigungen, Empörung und Verunglimpfung.

Die bei einem Konflikt auftretenden Rückzugsemotionen sind Angst und Scham. Angst, in ihrer gesunden Form, veranlasst den Menschen zu fliehen; Scham, in ihrer adaptiven Form, bedeutet, sich abwenden, wenn man angestarrt wird, um nicht aus der Gruppe ausgestoßen zu werden; Schamgefühle schützen die Gruppenzugehörigkeit, indem sie dafür sorgen, dass nonkonformes Verhalten unterbleibt. In ihrer non-adaptiven Form führt Angst zu Vermeidung, Scham zu Verstecken und beide zusammen zu Rückzug und Bindungsvermeidung. In Paarinteraktionen werden diese beiden Grundemotionen in der Regel von sekundären Vermeidungsreaktionen verdeckt. Diese sekundären Reaktionen sind oft mit bestimmten Verhaltensweisen verbunden, etwa mit Blockieren und Obstruieren (ein emotionaler Ausdruck von Angst), mit Dominieren und Kontrollieren, um Scham oder Angst zu regulieren, oder mit Unterordnung, ebenfalls mit dem Ziel, Scham und Angst in Grenzen zu halten. Traurigkeit, die Reaktion auf Verlust, kann eine Annäherungs- oder eine Rückzugsreaktion auslösen. Die erste Reaktion auf einen Verlust ist ein Schrei nach dem verlorenen Objekt, bleibt dieser Schrei jedoch unbeantwortet, erfolgt der Rückzug, um die Ressourcen zu schonen. So kommt es, dass Trauer uns Menschen veranlasst, zu verfolgen oder uns zurückzuziehen.

Ein weiteres Problem besteht darin, dass in manchen Fällen positive, beziehungsförderliche Emotionen entweder nicht empfunden oder nicht ausgedrückt werden oder einfach nicht vorhanden sind. Ein Paar mag eine sichere Basis entwickelt haben, die Partner mögen einander respektieren, haben aber aufgrund allzu großer Vertrautheit, Alltagsroutine, Erziehungsaufgaben oder Stress einfach keine rechte Freude mehr aneinander. Solche Ehen sind stabil, wirklich glücklich sind sie nicht. Hier besteht das Heilmittel nicht in der Auflösung eines konflikthaften Zyklus, vielmehr in der Förderung positiverer Emotionen durch neuartige Interaktionen und frische Erfahrungen. Was heißt, dass die Summe der positiven Emotionen zu erhöhen ist. Es gilt das Gefühl zu stimulieren, den anderen zu lieben und zu schätzen und geliebt und geschätzt zu werden.

Die Interaktionspositionen und ihre grundlegenden Emotionen

In der EFT-P ermöglichen wir den Zugang zu unerwünschten, nicht anerkannten Emotionen und fördern die Beruhigung und Regulierung dysregulierter Emotionen, damit die Partner einander ihre bislang nicht ausgedrückten, schmerzhaften Gefühle offenbaren können. Dadurch wird das Selbst und werden die Interaktionen verändert. Tabelle 8.1 zeigt die in Affiliations- und Einflusszyklen vorhandenen primären und sekundären Emotionen. In den folgenden Abschnitten werden diese Zyklen im Detail beschrieben.

Tab. 8.1: Emotionen, die den Interaktionspositionen in Zyklen zugrunde liegen

Position	Primäre Emotion	Sekundäre Emotion
Affiliationszyklen (Bindungszyklen)		
Verfolger	Angst vor dem Verlassenwerden Trauer über den Verlust	Wut Verachtung
Distanzierer	Angst oder Unzulänglichkeit	Emotionsvermeidung Missachtung Depression
Einflusszyklen (Identitätszyklen)		
dominanter Kontrollierer	Scham oder Angst Wut	Verachtung
sich Unterordnender	Angst oder Unzulänglichkeit	Fürsorge Beschwichtigen
Positive Zyklen		
Affiliation (beide Partner)	fürsorglich, liebenswürdig, wertschätzend Freude, Vergnügen	neutral, aufgabenorientiert keine Emotion
Einfluss (beide Partner)	Stolz, Sympathie, Respekt Spannung, Hochachtung, Neugier	sich für selbstverständlich nehmen Langeweile

Anmerkung: Angezeigt werden die primären und sekundären Emotionen in den Interaktionspositionen von Affiliationszyklen, Einflusszyklen und positiven Zyklen.

Der Affiliationszyklus

Ist die Bindungssicherheit gefährdet, löst dies zunächst Angst und Trauer aus, dann Wut und Protest. Diese emotionale Dynamik spielt in Konflikten eine überaus wichtige Rolle. Wer dem Gefährten verbunden ist, bringt ihm Wärme, Fürsorge und Mitgefühl entgegen. Dies ist eine natürliche Reaktion, wenn der Partner zeigt, dass er Angst hat oder traurig ist; allerdings ist es keine natürliche Reaktion auf Wut und Protest. Die veranlassen den Partner, sich zu verteidigen, sich zurückzuziehen oder zum Gegenschlag auszuholen. Wie in Tabelle 8.1 dargestellt, reagiert die verfolgende Person auf eine Bedrohung der Sicherheit im Affiliationszyklus mit Angst, die ausgedrückte sekundäre Emotion allerdings ist Wut. Der sich distanzierende Partner fürchtet sich primär vor Intimität, davor, überwältigt oder bedrängt zu werden, vielleicht ärgert er sich auch über eine Verletzung seiner Privatsphäre; was er jedoch zum Ausdruck bringt, sind seine sekundären Emotionen, komplexe emotionale Äußerungen, die Vermeidung signalisieren und mit Depression, Abschottung, Indifferenz oder defensiver Zurückweisung verbunden sind. Der sich distanzierende Partner sehnt sich nach Verbundenheit, ist jedoch ängstlich und fürchtet, enttäuscht oder bedrängt zu werden. Gelingt es der beschuldigenden Seite, ihrer grundlegenderen Angst oder Trauer Ausdruck zu verleihen, fällt es der sich distanzierenden Seite leichter, die Trennwand abzubauen und wieder näherzurücken. Wenn der Distanzierer seine tief sitzende Angst vor Zurückweisung oder Überwältigung bzw. seine Wut über eine Grenzüberschreitung mitteilen kann, bringt er sich wieder ein und ermöglicht dem Verfolger den so sehr benötigten Kontakt.

Der Therapeut entscheidet, welchem Partner er sich zuerst widmet, um dessen grundlegenden emotionalen Erfahrungen zu explorieren. Die Wahl hängt zum großen Teil davon ab, wer von den beiden empfänglicher und zugänglicher ist. Mao Tse-Tung hat den guten Rat gegeben: „Grabe an der weichen Stelle". Wir haben jedoch die Erfahrung gemacht, dass es bei Paaren im Verfolgungs-Distanz-Zyklus oft leichter ist, zuerst den Schmerz aufzudecken, welcher der Schuld zuweisenden Position des verfolgenden Partners zugrunde liegt. Ein Therapeut, der versucht, eine deutlich distanzierte oder zurückgezogene Person aus der Reserve zu locken, um diese Interaktionsform zu verändern, gerät in die Position eines Verfolgers – und damit in die schwächere Position. Begegnet er dem sich zurückziehenden Partner dagegen empathisch, akzeptiert und respektiert er die Schutzfunktion der Wand, hilft ihm dies vermutlich, sich wieder anzunähern. Bei heterosexuellen Paaren, wenn der Mann ein nicht-reagierender Distanzierer ist, mag die Frau zögern, ihr Bedürfnis nach Nähe zum Ausdruck zu bringen, wenn sie keine Anzeichen seiner emotionalen Reaktionsbereitschaft erkennen kann. Er dagegen wird vermutlich nicht hinter seiner Wand hervorkommen, wenn er das Gefühl hat, sich gleich wieder Schuldzuweisungen einzuhandeln. Die Frage nach der Sequenz – also danach, ob zuerst der Verfolger oder zuerst der Distanzierer in den Fokus zu nehmen ist – ist deshalb wohl falsch gestellt. Viel besser ist es, das Paar als ein sich wechselseitig regulierendes dynamisches System zu betrachten, innerhalb dessen sich beide Partner Schrittchen für Schrittchen verändern, bis einer die Position verändert, in einen anderen Zustand eintritt und seine Kernemotionen enthüllt.

Der Einflusszyklus

Spielt sich der Konflikt im Identitätsbereich ab, sind nicht Bindung oder Sicherheit an sich bedroht, vielmehr die Identitäten beider Seiten. Dann wird die Identität der dominanten Person, ihre Selbstachtung oder ihr Status innerhalb der Beziehung angefochten. Wie der Tabelle 8.1 zu entnehmen ist, reagieren Menschen, deren dominante Rolle oder Selbstbild bedroht werden, mit sekundärer oder instrumenteller Wut oder mit Verachtung, um ihre Position in den eigenen Augen und in den Augen der Mitmenschen zu schützen. Die primären Emotionen, die sich auf eine Identitäts- oder Dominanzbedrohung hin einstellen, sind Scham, aufgrund von Herabwürdigung oder Abwertung, sowie Angst vor dem Verlust von Ansehen oder Kontrolle – in den eigenen Augen und in den Augen der Mitmenschen. Der kontrollierte, sich unterordnende Partner zeigt komplexe sekundäre Reaktionen, etwa indem er den anderen beschwichtigt, versorgt oder sich einzuschmeicheln versucht. Darunter verbergen sich allerdings primärere Emotionen, nämlich die Angst vor Auslöschung oder die Wut darüber, die Angst vor Unzulänglichkeit oder alles zusammen. Drückt der dominante Partner dagegen seine grundlegenden Scham- und Angstgefühle aus, wird die andere Seite, die sich bislang untergeordnet hat, weniger unterordnend, empathischer und mitfühlender reagieren. Äußern Menschen, die sich unterordnen, ihre Angst oder ihre Wut auf selbstsichere Art, fällt es dominanten Menschen leichter, die von ihrer Dominanz verursachten Probleme zu erkennen und anzugehen.

Es ist aber auch möglich, dass Verfolgende in Affiliationszyklen Dominanz entwickeln (um ihr Bedürfnis nach emotionaler Nähe zu befriedigen), wenn eine Bindungsbedrohung vorhanden ist. Dominanz kann demnach auch dem Wunsch nach größerer Nähe entspringen und in ein Forderung-Rückzugsmuster münden. Dominanz, die in einem Affiliationszyklus auftritt, basiert allerdings nicht auf Scham, vielmehr stets auf Angst. Diese Angst ist die Angst vor dem Verlassenwerden, nicht die Angst vor Kontrollverlust, wie sie sich bei einer Identitätsbedrohung einstellt.

Der geglückte Zyklus

Tabelle 8.1 zeigt, welche positiven Emotionen einen geglückten Zyklus ausmachen. Defizite in diesen Bereichen sind oft an den Ersatzemotionen zu erkennen. Wenn die Partner ihre primären Gefühle zu selten ausdrücken und ihre innere Welt verschließen, wenn sie nicht zeigen, dass sie

Freude aneinander haben, sich gegenseitig anziehen, mögen, respektieren, spannend finden, haben wir es mit einer eher pragmatischen, aufgabenorientierten Beziehung zu tun, der es an Wärme und Herzlichkeit fehlt. Die Partner empfinden kaum noch Freude aneinander und halten einander für selbstverständlich. Häufig geht damit das Gefühl von Langeweile einher, was vielleicht am besten so beschrieben wird: Sie begehren, wieder Begehren zu spüren. Dies sind Paare, bei denen eigentlich kein Konflikt vorliegt, deren Verbindung aber die Lebendigkeit fehlt. Dann besteht die therapeutische Aufgabe darin, mehr positive Emotionen herzustellen, indem die Partner ermuntert werden, sich an ihr früheres Begehren zu erinnern, es zu beleben und sich die positiven Gefühle, die sie zusammengebracht haben, wieder zu vergegenwärtigen. Dies kann durch Fragen geschehen, etwa: „Wie haben Sie sich verliebt?“, „Welche gemeinsame Aktivität macht Ihnen besonders viel Freude?“, „Was ist Ihr spannendstes gemeinsames Erlebnis?“ oder „Was gefällt Ihnen am besten an Ihrer Frau?“, „Was macht Sie stolz auf Ihren Mann?“ Hilfreich sind auch Hausaufgaben, die geeignet sind, den Alltag mit positiveren Erfahrungen anzureichern. Alle positiven Handlungen sind erwünscht: sich etwas schenken, Blumen mitbringen, zusammen ausgehen, gemeinsame Unternehmungen und Zeit für Zweisamkeit finden. Positive Emotionen, die positive Zyklen in Gang setzten, werden gefördert. Wenn die Menschen positive Emotionen erleben – wenn sie Freude, Liebe, Mitgefühl, Spannung spüren –, besitzen sie einen Vorrat an positiven Empfindungen, der wie eine Schutzimpfung gegen weitere Konflikte wirkt. Wo es eine Schatzkammer voller positiver Gefühle gibt, sind negative Reaktionen viel weniger wahrscheinlich.

Fazit

Destruktive Zyklen, bei denen es entweder um das Bedürfnis nach Nähe oder um den Schutz der Identität geht – oder um beides –, lassen sich samt und sonders auf unterdrückte primäre Emotionen und Bedürfnisse zurückführen. Die einzelnen Zyklen orientieren sich an den empfindlichsten Anliegen der Partner und kreisen um Dinge, die sie am meisten brauchen und bei denen sie sich am verletzlichsten fühlen.

Unser Ziel ist es, die Menschen dabei zu unterstützen, dem Partner ihre tief im Inneren verborgenen und in der Regel schmerzhafteren Angst- und Schamgefühle zu offenbaren und, im Falle von sich Zurückziehenden und Unterordnenden, das stärkende Gefühl gesunder Wut zu zeigen. Wir wollen ihnen beibringen, validierender zu sein, empathisch aufeinander zu reagieren und einander Wertschätzung entgegenzubringen. Ferner gilt es, die positiven Emotionen zu vermehren. Weil es Menschen oft schwerfällt, ihre am meisten gefürchteten Emotionen anzunehmen und andere daran teilhaben zu lassen, muss der Therapeut/die Therapeutin als Coach fungieren, damit sie sich diesen Gefühlszuständen zuwenden und solche Empfindungen tolerieren, regulieren, verstehen und transformieren können. Oft haben die Partner auch Schwierigkeiten damit, ihre positiven Emotionen auszudrücken, weil sie gehemmt oder verlegen sind. Wir müssen sie ermutigen und ihnen eine Struktur bieten, damit sie ihre „weicheren" Gefühle exponieren können.

9 Therapeutische Aufgaben: Individuelle Gefühlszustände im Fokus

> Das Geheimnis des Vorwärtskommens liegt darin, den ersten Schritt zu tun. Das Geheimnis des ersten Schrittes liegt darin, deine komplexen, überwältigenden Aufgaben in viele kleine, handhabbare zu unterteilen und dann mit der ersten zu beginnen.
>
> *Mark Twain*

Im vorigen Kapitel haben wir negative Interaktionszyklen beschrieben, die bei Paaren häufig vorkommen, und untersucht, wie der Therapeut / die Therapeutin am besten interveniert, um sie zu transformieren. Obwohl teilweise auch mit jedem Partner einzeln gearbeitet werden muss (damit er / sie lernt, sich selbst zu beruhigen und zu entspannen), liegt der Fokus primär auf der Interaktion: Wir unterstützen das Paar dabei, negative Zyklen zu identifizieren und zu benennen, einander ihre grundlegenden Vulnerabilitäten zu offenbaren und empathisch, mitfühlend und wertschätzend aufeinander zu reagieren.

In diesem Kapitel explorieren wir die Arbeit mit der Einzelperson im Rahmen der Paartherapie. Unser Ansatz stützt sich auf bereits früher beschriebene emotionsfokussierte Therapien (Greenberg et al. 1993), insbesondere jedoch auf die Verwendung von Markern zur Identifikation emotionsbasierter Problemlagen und auf Interventionen, die am besten zu den jeweiligen Markern passen. Dieser Ansatz basiert, wie schon in den vorangehenden Kapiteln beschrieben, auf der Vorstellung, dass der Therapeut / die Therapeutin je nach Marker unterschiedliche Interventionen einsetzt, um unterschiedliche Verarbeitungswege und unterschiedliche Problemlösungen zu ermöglichen. Bei diesen markergeleiteten, aufgabenfokussierten Interventionen lenkt der Therapeut das Augenmerk des Klienten auf wichtige Aspekte seines emotionalen Erlebens oder auf der auslösenden Situation, auf Aspekte, die er bislang womöglich nicht bewusst wahrgenommen hat. Ein Ziel dabei ist es, neue emotionale Erlebnisse zu ermöglichen. Die neue Erfahrung und die neue Information bewirken, dass der Klient seine Situation anders wahrnimmt und den Sinn seiner Reaktion versteht. Bei Paaren laufen die gleichen Prozesse ab, plus einige andere, die spezifisch paartherapeutische Merkmale aufweisen. Wir haben der Individualtherapie einige Marker und Interventionen entnommen, die uns am relevantesten erschienen, und sie für die Paartherapie adaptiert: (a) evokative problematische Reaktionspunkte systematisch enthüllen *(evocative unfolding)*, (b) fehlende oder unklare körperliche Empfindungen (den „felt sense") fokussieren, (c) Vulnerabilitäten empathisch affirmieren und (d) Selbstunterbrechungen beenden. Wir haben diese Interventionen dem paartherapeutischen Kontext angepasst. Die ersten drei Interventionen werden in den nun folgenden Abschnitten erläutert, die vierte wurde bereits in Kapitel 7 im Abschnitt „Selbstunterbrechungen überwinden" diskutiert.

Evokative problematische Reaktionspunkte systematisch enthüllen

Der Therapeut / die Therapeutin versucht, während der Sitzung eine problematische emotionale Erfahrung erneut auszulösen, um den KlientInnen zu helfen, ihre als verwirrend empfundenen Reaktionen zu entfalten, zu erkennen und zu verarbeiten (Rice / Greenberg 1984). Im paartherapeutischen Kontext bestehen problematische Reaktionen zumeist aus Streitigkeiten oder Auseinandersetzungen, wobei eine Seite oder beide Partner ihre Reaktionen als problematisch empfinden. Dann sagt beispielsweise einer oder beide: „Wir hatten eine recht gute Woche, nur am Sonntag gab's Streit. Er kam ganz plötzlich, aus dem Nichts. Wir sind einfach hineingeschlittert. Keine Ahnung, warum ich oder wir beide so reagieren." Sie betrachten ihre Reaktionen als unerwünscht oder zu intensiv, wissen, dass sie beim Gegenüber zwangsläufig negative Reaktionen erzeugen, sind jedoch verwirrt und fragen sich, was diese Reaktionen auslöst und warum sie sich verhalten, wie sie sich verhalten. Dazu ein Beispiel:

> Einer stellt eine offenbar harmlose Frage, etwa nach den Plänen für den heutigen Tag, die der andere mit Schweigen quittiert, worauf der Erste sofort frustriert reagiert oder zum Angriff übergeht. Ein weiteres Beispiel: Ein Ehemann explodiert, nachdem ihn seine Frau gebeten hat, das Radio leiser zu stellen. Solche Streitigkeiten sind gewöhnlich auf automatische schematische emotionale Reaktionen der Partner in der jeweiligen Situation zurückzuführen.

Die drei Elemente problematischer Reaktionspunkte (PRPs; Greenberg et al. 1993) auf Paare gemünzt, sind: (a) Die Partner beschreiben einen bestimmten Moment während eines Streits, den sie in einer bestimmten Situation während der Woche ausgetragen haben, (b) sie empfinden ihre Reaktionen als problematisch, (c) es gibt gewisse Hinweise, dass es die eigenen Reaktionen sind, die sie als problematisch oder verwirrend empfinden und dass sie ihre Reaktion nicht lediglich als unselige Folge des Verhaltens ihres Partners betrachten. Wenn sich so eine problematische Paarreaktion präsentiert, wird der Therapeut / die Therapeutin durch evokatives Enthüllen versuchen, die Situation und die Reaktionen der beiden Beteiligten wieder aufleben zu lassen, damit das Paar besser versteht, was abgelaufen ist. Wir müssen die problematische Reaktion beider Partner im Lichte ihrer Wahrnehmungen und ihrer Kernemotionen verstehen; das ist der entscheidende Punkt.

Bevor wir nun auf diese Weise zu explorieren beginnen, müssen wir uns einer guten Arbeitsallianz versichern. Das ist der erste Schritt. Dann besteht die therapeutische Aufgabe darin, die Partner zu bitten, die Situation so lebendig wie irgend möglich zu rekonstruieren und sie zu ermuntern, möglichst detailliert zu schildern, was sie in der Situation empfunden haben. Es gibt zwei Aspekte eines PRP, die es zu verknüpfen gilt: die Stimulussituation und die subjektive Reaktion der Person. Der Stimulus ist für gewöhnlich irgendein Aspekt der Kommunikation des Partners, etwa seine Stimme, möglicherweise aber auch ein allgemeinerer Aspekt der Situation, etwa der kalte, dunkle Raum, der das Gefühl von Einsamkeit auslöst. Um die Rekonstruktion der Situation zu erleichtern, könnten TherapeutInnen etwa folgende Fragen stellen: „Was haben Sie dabei bemerkt?“ und „Was haben Sie gespürt, als das geschehen ist?“ Die Überlegungen und Vermutungen des Therapeuten über das, was der Klient wohl empfunden und was die Erfahrung für ihn wohl bedeutet haben mag, bringen ihm seine automatischen Wahrnehmungsprozesse und Reaktionen ins Bewusstsein. Der Therapeut bietet seine Fragen, Überlegungen und Deutungsvorschläge auf unterstützende Weise an, damit sich die Partner ganz ihren emotionalen Erfahrungen widmen können.

Kennzeichen dieser Intervention ist die Verwendung sensorisch konnotierter Begriffe, die geeignet sind, die inneren subjektiven Reaktionen auf die Stimulussituation zu enthüllen. Um den Stimulus, der die Reaktion des Partners ausgelöst hat, wieder aufleben zu lassen, könnte der Therapeut/die Therapeutin beispielsweise sagen: „Einfach, wie sie so dastand, oben auf dem Treppenabsatz, und die Nase über Sie gerümpft hat.“ Das hilft dem Mann vermutlich, zu seinem bislang nicht wahrgenommenen Gefühl der Demütigung vorzudringen, das bewirkte, dass er „sich den ganzen Tag über deprimiert gefühlt hat.“ Beim Versuch, die ängstlich-abhängige, subjektive Reaktion der Ehefrau auf ihren von der Arbeit heimkehrenden Mann auszulösen, könnte der Therapeut sagen: „Ein Gefühl wie ein Hündchen, das hinter ihm hertrapst.“ Zu einem Klienten, der stets mit der Befürchtung reagiert, nie gut genug zu sein und diese bohrende Angst nicht loswird, könnte er sagen: „Dieses Gefühl, einfach nie gut genug zu sein, ist immer irgendwie präsent und nagt und nagt.“ Die Partner können sich mithilfe beschreibender Bemerkungen wieder in die Szene hineinversetzen und noch einmal spüren, wie es ihnen dabei ergangen ist. Dann gelingt es ihnen, bislang automatische Reaktionen ins Bewusstsein zu transportieren und ihre emotionale Erfahrung im Laufe der Zeit stimmiger und vollständiger zu rekonstruieren. Angesichts der Tatsache, dass es sich bei einer problematischen Reaktion um eine automatische handelt (wenn beispielsweise jemand unerklärlich wütend wird oder sich urplötzlich zurückzieht), können wir davon ausgehen, dass die Reaktionen der Partner von irgendeinem geheimen, das Emotionsschema der anderen Seite aktivierenden Stimulus ausgelöst wurden, und dieses Emotionsschema die eine Hälfte des negativen Zyklus bildet, in dem das Paar gefangen ist. Die Arbeit mit PRPs basiert auf dem Gedanken, dass die Partner mit unserer Unterstützung erkennen sollten, dass die verwirrenden Aspekte ihrer Reaktionen erklärbar sind, weil sie die stimulierende Situation unbewusst selbst hergestellt und damit die emotionale Reaktion provoziert haben. Ist diese Erkenntnis einmal eingetreten, gelingt es in einem nächsten Schritt möglicherweise, die Einzelsituation auf die Beziehung generell zu übertragen und festzustellen, auf welche Weise der Partner Dinge konstruiert. Letzten Endes geht es darum, von der neuen Erfahrung und Erkenntnis ausgehend, die Konstruktionen des Paares und schließlich auch seine Interaktionen zu restrukturieren.

Therapeutische Schritte zur Enthüllung evokativer problematischer Reaktionen

Greenberg, Rice und Elliott (1993) haben vier therapeutische Schritte entwickelt, die zur Enthüllung evokativer problematischer Reaktionen führen. Die werden nun beschrieben und im Detail erläutert.

Schritt 1: Die Exploration vorbereiten
- Relevante Marker identifizieren: „Ihre Reaktion auf das Gespräch stellt Sie also vor ein Rätsel“;
- den problematischen Aspekt verifizieren: „Was Ihnen rätselhaft erscheint, ist die Art, wie sie sich deprimiert fühlen und plötzlich zurückziehen“;
- vorschlagen, die problematische Reaktion zu explorieren: „Wir sollten die Sache etwas genauer untersuchen.“

Schritt 2: Die emotionale Erfahrung erneut auslösen
- Die Szene noch einmal lebhaft vor Augen führen: „Also gut. Agnes stand im Nachthemd oben auf dem Treppenabsatz, Sie unten an der Treppe, mit der Mappe in der Hand, auf dem Weg zur Arbeit“;
- die Suche nach dem springenden Punkt des Stimulus erleichtern: „Die Art, wie sie so dastand und die Nase über Sie gerümpft hat.“

Schritt 3: Die konstruierte persönliche Bedeutung der Stimulussituation erfassen
- Den Fokus des Klienten auf seine emotionalen Reaktionen gerichtet halten, um sie zu stimulieren: „Einfach so ein flaues Gefühl im Magen“;

- den Fokus des Klienten auf die Konstruktion des Forderungscharakters der Stimulussituation gerichtet halten: „Das Gefühl von ‚Was weißt denn du überhaupt!'"
- den Erklärungsversuch des Klienten anerkennen und fokussieren, falls er spontan eine Verbindung herstellt zwischen Stimulus und Reaktion: „Sie dachten also ‚Ich strenge mich doch so an, trotzdem ist sie einfach nie mit mir zufrieden'; dieses Gefühl war ziemlich stark, und damit begann die Niedergeschlagenheit."

Schritt 4: Eingehendere Selbstexploration ermöglichen

- Dem Klienten ermöglichen, seine emotionsbasierten Selbstbilder näher zu untersuchen: „Ich habe immer das Gefühl, ein Versager zu sein";
- ihm ermöglichen, seine emotionsbasierten Selbstbilder in anderen Beziehungen näher zu untersuchen: „Ich wollte mich vor den tadelnden Blicken meines Vaters immer am liebsten verstecken";
- die neuen Erkenntnisse des Klienten über sein emotionales Schema und seine davon abgeleiteten Vulnerabilitäten anerkennen und fokussieren, ebenso sein neues Wissen über dysfunktionale Verhaltensstile und die neue Implikation für Selbstveränderung: „Ich weiß, dass ich dazu neige, mich unzulänglich zu fühlen, weiß aber auch, dass meine Frau nicht wirklich sagt, ich sei unzulänglich, ich weiß, dass ich beruflich recht erfolgreich bin, was sie mir auch oft bestätigt."

Wenn wir diese Schritte absolvieren, steht anfangs einer der beiden Partner im Mittelpunkt, doch an irgendeinem Punkt verändert sich der Fokus, und dann werden die Empfindungen und Reaktionen der anderen Seite exploriert. Außerdem interagieren die Partner während dieses Prozesses, was einen neuen Input bringt, der wiederum dazu beiträgt, die Explorationen zu vertiefen und Restrukturierung ermöglicht, weil die Partner dabei häufig feststellen, dass ihr Gegenüber gar nicht das fühlt, denkt oder tut, was sie bislang gedacht hatten.

Oft tut es dem Interaktionszyklus gut, wenn er benannt wird, noch bevor man mit der systematischen evokativen Enthüllung problematischer Reaktionen beginnt. Dazu ein Beispiel:

> Ist ein Zyklus bereits als Verfolgungs-Distanz-Zyklus bezeichnet worden, dann ist der Bericht eines Mannes über eine verstörende emotionale Erfahrung, als er nämlich kürzlich den starken Drang verspürte, sich von seiner Partnerin zu entfernen, dem er dann in selbstkritischem Ton hinzufügt, dass er dies inzwischen als Überreaktion betrachte, ein PRP-Marker und eine gute Gelegenheit, das problematische Gefühl evokativ zu enthüllen.

Hier ist der Hinweis angebracht, dass es wichtig ist, der primären Reaktion des Klienten zu folgen („Ich spürte den starken Drang, mich zu entfernen") und nicht seiner sekundären Reaktion, nämlich seiner Selbstkritik nachzugehen. Was leider oft passiert, wenn ein PRP erkannt wurde, ist, dass sich die Person – und dann auch der Therapeut / die Therapeutin – auf die gezeigte Reaktion konzentriert (in dieser Situation auf die Verärgerung des Mannes über seine Reaktion), anstatt sich der Exploration seiner ersten Reaktion zu widmen. Wenn der Mann also anfängt, so zu erzählen, dass der Therapeut den Eindruck bekommt, er werte seine erste Reaktion als schlecht oder falsch ab, muss er den Klienten dazu bringen, wieder über seine verstörende Rückzugsreaktion in der Originalsituation zu sprechen. Dann werden die nächsten Schritte eingeleitet.

Die Erfahrung erneut auslösen

Der Therapeut schlägt den Partnern vor, sich noch einmal in die Situation hineinzuversetzen und zu versuchen, das, was geschehen ist, noch einmal zu durchleben. Er fördert diesen Prozess, indem er sich die Situation möglichst genau schildern lässt. So versucht er, ein lebhaftes Bild von der Situation zu bekommen, kurz bevor die Interaktion ins Negative gekippt ist; dann fokussiert er die beiden auf ihre primären Reaktionen. Der Therapeut bemüht sich um eine anschauliche Version (z. B. „Sie waren also in der Küche"), indem er das Umfeld beschreibt (z. B. „Es war ein sonniger Tag"), sich die Situation ausmalt und ermittelt, was die Partner zueinander gesagt (z. B. „Sie saß am Küchentisch bei einer Tasse Kaffee, und was hat sie gesagt?") und was sie an dem Punkt gedacht und gefühlt haben („Welche körperlichen Empfindungen haben Sie verspürt? Was ist Ihnen dabei durch den Kopf gegangen?"). Der Therapeut fokussiert die Klienten auf den Moment kurz nach ihren ersten Reaktionen und versucht, sie zu einer Beschreibung ihrer inneren Befindlichkeit zu bewegen. Sich den Unterschied vor Augen zu führen, zwischen dem Zustand kurz vor und dem Zustand kurz nach dem auslösenden Zwischenfall hilft, ein besseres Gefühl dafür zu bekommen, was die problematische Reaktion verursacht hat. Ist die emotionale Erfahrung während der Sitzung wieder anschaulich und lebendig geworden, unternimmt der Therapeut den nächsten Schritt:

Er begibt sich auf die Suche nach dem, was für die Partner der springende Punkt in der Situation war und was ihre Reaktionen ausgelöst hat. Dabei ist es extrem wichtig, keinerlei Vermutungen zu äußern und die Entscheidung ganz den Klienten zu überlassen. Ein Ehemann sagt möglicherweise: „Dein Schweigen auf meinen Vorschlag, den Vormittag miteinander zu verbringen, hat mich tief getroffen. Das war mein Schmerzpunkt", während seine Frau möglicherweise sagt: „Es war der fordernde Ton in deiner Stimme, der mich so geärgert hat." Dann hilft der Therapeut/die Therapeutin beiden Seiten, den körperlichen Empfindungen während ihrer Reaktion nachzuspüren und sich bewusster zu werden, wie sie die Situation konstruiert – insbesondere ihre jeweiligen Verhaltensweisen konstruiert – haben, und zwar beides im Wechsel. Dann ist der Mann vermutlich in der Lage, zu beschreiben, wie ihm der Atem stockte und wie er sich innerlich verkrampft hat, als er ihre kühle Reserviertheit wahrnahm, während sie Kontakt mit der Erinnerung an den Knoten im Magen aufnimmt und spürt, wie sehr sie sich über sein forderndes Auftreten geärgert hat. Obschon Gefühl und Konstrukt (die automatische Einschätzung) natürlich eng miteinander verknüpft sind, müssen sie auseinandergehalten werden, besonders am Anfang, weil es das emotionale Wahrnehmungsvermögen der Partner schärft. Wenn ein Klient anfängt, seine körperlich verspürten Reaktionen in emotional gefärbten Worten zu beschreiben, kann der Therapeut unterstützend eingreifen und das Gefühl vertiefen, indem er es spiegelt, den Fokus auf das Gefühl verstärkt, Vermutungen anstellt und laut überlegt, was die Partner wohl empfunden haben. Der Therapeut vermutet, dass sich der Mann „ungeliebt und unerwünscht" gefühlt hat und dass die Frau das Gefühl hatte, „in der Falle zu stecken".

Ein Therapeut, der den Partnern dabei behilflich ist, sich auf ihr konstruiertes Bild vom anderen zu konzentrieren, muss sofort erkennen, wenn der Klient/die Klientin die Situation plötzlich ein wenig anders beschreibt. Der Klient könnte beispielsweise die „selbstgefällige Miene" der Partnerin kommentieren oder, wie bereits erwähnt, „die Art, wie sie die Nase über mich gerümpft hat." Erst wenn beide sich und den anderen mit konnotativen und sinnlichen Worten beschreiben, weiß der Therapeut, dass sie sich die Situation wieder lebendig vor Augen geführt haben und dass sie ihre Gefühle und Wahrnehmungen noch einmal durchleben.

Im letzten Schritt schlagen die Partner eine Brücke von diesem einen Vorkommnis zu ihrem generellen Gefühl für den anderen. Der Therapeut steht dem Klienten bei der Exploration dieser Verbindung zur Seite, indem er intellektuelle Analysen verhindert und während der tastenden Suche dessen inneres Erleben im Fokus behält. Er wird nichts vorwegnehmen, die Suche keinesfalls in eine gewisse Richtung lenken und davon absehen, einen bestimmten Schluss nahezulegen. Der Therapeut wird vielmehr die an den Rändern des Bewusstseins neu auftauchende Erfahrung empathisch reflektieren. In den frühen Phasen einer Therapie kommt die Exploration hier oft zum Stillstand, wenn die Partner verstanden haben, was sie zu ihrer Reaktion veranlasst hat („Ich fühlte mich so abgewiesen, deshalb habe ich mich zurückgezogen, und das passiert mir auch in anderen Situationen."). In späteren Phasen der Therapie, wenn die Partner gelernt haben, sich selbst in den Fokus zu nehmen, wird der Therapeut auch die psychogenetischen Ursachen der Wahrnehmungen und Reaktionen beider Seiten explorieren und der Frage nachgehen, warum sie für bestimmte Trigger besonders empfänglich sind und auf die Trigger genau so reagieren.

Es folgt nun ein Ausschnitt aus einer Sitzung mit einem Ehepaar, Herb und Wilma; sie suchte größere Nähe, und er fühlte sich unzulänglich und zog sich zurück. Er war eher introvertiert, sie eher gesellig. In der Vergangenheit, am Anfang ihrer Verbindung, waren auch Wilmas Interesse an einem anderen Mann und ihre Vertrauenswürdigkeit ein Thema gewesen. In der nun folgenden Szene geht es um einen Streit, der sich im Anschluss an die Weihnachtsfeier in Herbs Firma entsponnen hatte.

Herb: Anfangs war ich wirklich gut drauf, ich hab mich amüsiert und gut gefühlt.

Wilma: Er hat sich mit allen unterhalten …

Therapeutin: Ja.

Wilma: … er war ziemlich aufgekratzt.

Therapeutin: Hm, hm. Und an welchem Punkt hat sich die Sache verändert?

Herb: Ich glaube, dass sie sich verändert hat, als … Wir sind aufgestanden, haben ein paar Mal miteinander getanzt und uns dann wieder an den Tisch gesetzt. Mit der Zeit waren dann immer weniger Leute am Tisch; man steht eben auf und sucht sich eine andere Gesellschaft.

Therapeutin: Sie sitzen also da am Tisch, und wie ist Ihnen dabei zumute? [*Fokussiert die Situation und seine Reaktion.*]

Herb: Nun ja, eine Zeit lang war's okay, doch dann sind nach dem Tanz nur noch Wilma und ich an den Tisch zurückgekommen, sonst war niemand mehr da. Wir setzten uns, und dann hat sie gesagt: „Ich hol mir was zu Trinken." Da war ich dann alleine.

Therapeutin: In dem Moment haben Sie das erste Mal so etwas gespürt wie: „Ich bin ganz allein." [*Fokussiert die innere Reaktion.*]

Herb: Na ja, damit hat es wohl angefangen. Ich dachte erst: „Gut, sie kommt ja bald zurück, genieße ich einfach die Musik …"

Therapeutin: Ja.

Herb: Das war eine Zeit lang in Ordnung, doch dann schaue ich mich um und sehe die Leute, die zuvor an unserem Tisch waren, und da fängt mein Kopf an, verrückt zu spielen …

Therapeutin: Ja, ja.

Herb: … dann kommen mir solche Gedanken wie: „Oh, ich kann die Leute nicht an unserem Tisch halten, sicher liegt es an mir." Blödes Zeug, ich weiß.

Therapeutin: Hm, hm.

Herb: Dann läuft diese uralte Schallplatte wieder ab, immer dieselbe neurotische Leier, zu dumm …

Therapeutin: Es ist wohl dieses „Ich-bin-einfach-nicht-gut-genug-Gefühl“, das sich einstellt, wenn Sie sehen, wie all die Leute beisammen stehen. Irgendwie fühlt es sich so an, wie „Wenn ich gut genug wäre, würden sie herkommen und sich mit mir unterhalten oder …

Herb: Ja, stimmt.

Therapeutin: … am Tisch bleiben …“

Herb: Genau.

Therapeutin: Ich habe den Eindruck, dass Sie sich über sich selbst ärgern und irgendwie verstimmt sind, weil Sie die Situation so empfinden …

Herb: Ja.

Therapeutin: … aber es passiert einfach, insbesondere dann, wenn Sie merken, dass Sie „hier ganz allein dasitzen und all diese Leute beisammenstehen.“ Es fühlt sich an wie eine Zurückweisung, vielleicht verbunden mit dem Wunsch, sich ganz klein zu machen und innerlich zu schrumpfen. [*Fokussiert die innere Reaktion, verwendet konnotative Begriffe.*]

Herb: Ja … und dieses Gefühl kann ich einfach nicht überwinden, ich habe nicht genügend Selbstvertrauen, um aufzustehen, auf die anderen zuzugehen und mich einfach in ihr Gespräch einzuklinken.

Therapeutin: Es fällt Ihnen so schwer, sich auf die Suche nach Wilma zu machen.

Herb: Hm, ja.

Wilma: Ja, ich habe mich auch gefragt, warum du nicht aufgestanden bist und zu mir hergekommen bist.

Herb: Ich glaube, dass ich am Tisch auf dich gewartet habe, weil ich dachte, du kämst bald zurück mit den Getränken: „Sie wird gleich wieder da sein“, aber dann …

Therapeutin: Gut.

Herb: … waren schon zwanzig Minuten vergangen …

Therapeutin: Dann drehte sich bereits die Schallplatte im Kopf.

Herb: Ja, so war es.

Therapeutin: Sie sitzen also da, Sie sind alleine, Wilma ist weg, die Zeit vergeht, Sie blicken in die Runde, und was fällt Ihnen auf? [*Fokussiert den Stimulus.*]

Herb: Nun ja, ich fühle mich immer noch wohl, schaue den Leuten beim Tanzen zu, die Musik gefällt mir, aber plötzlich habe ich das Gefühl, von allen Seiten beobachtet zu werden.

Therapeutin: Die Leute beobachten Sie und denken sich … [*Fokussiert den springenden Punkt des Stimulus.*]

Herb: Vermutlich denken sie: „Er sitzt hier so alleine …“

Therapeutin: Ja?
Herb: … kein Wunder, der taugt nicht viel."
Therapeutin: „Der taugt nicht viel", das schmerzt. Sie schauen Wilma an, sie lächelt, was ist geschehen? [*Fokussiert die aktuelle Interaktion.*]
Wilma: Nun, er weiß, dass das nicht stimmt …
Therapeutin: Hm, hm.
Herb: Ja, ich weiß das, aber an dem Abend, gegen Ende, habe ich mich sehr …
Therapeutin: Ja?
Herb: … über mich geärgert …
Therapeutin: Hm, hm.
Herb: … weil ich mir gedacht habe: „Du bist jetzt 35 Jahre alt, was ist denn hier los? Du bist hier nicht auf einer Schulveranstaltung, sei doch nicht kindisch", das ging mir durch den Kopf.

Ein paar Minuten später, nachdem Wilma versucht hatte, ihm zu versichern, dass er von allen Leuten sehr geschätzt wird:

Therapeutin: Wenn Sie alleine dasitzen, ziehen Sie sich innerlich zurück, das ist der schwierige Teil. Es fällt Ihnen schwer, Wilma mitzuteilen, was los ist. Sie könnten etwas sagen; wäre das eine Möglichkeit? [*Schlägt eine Interaktion vor.*]
Herb: Tja, das ist das Problem. Ich komme gar nicht auf den Gedanken, das zu tun. Das Ganze ist mir irgendwie peinlich.
Therapeutin: Ja, hier liegt die Schwierigkeit – das ist der Konflikt. Sie spüren dieses Gefühl und das ist Ihnen unangenehm, worauf Sie sich zurückziehen …
Herb: Genau.
Wilma: Es wird dann immer schlimmer, bis wir nach Hause gehen, das ist das Problem. Er hat auf dem Heimweg im Auto kein Wort geredet, immerhin eine halbe Stunde lang. Und ich saß da und dachte …
Therapeutin: Ja, was ist geschehen?
Wilma: … „Da haben wir es wieder. Ich weiß nicht, was ich getan habe, vermutlich habe ich irgendetwas falsch gemacht. Jetzt hat er sich wieder zurückgezogen und meine Träume für den Rest des Abends sind geplatzt!"
Therapeutin: Ja?
Wilma: Wir gehen zu Bett, das Baby war aber noch wach, als wir heimkamen. Wir gehen also zu Bett und er redet immer noch nicht mit mir, kein Wort, sagt nicht einmal gute Nacht, nichts. Und wieder liege ich da im Bett, fühle mich wie abgestorben, und er liegt neben mir.

Therapeutin: Jetzt fühlen Sie sich verlassen. [*Fokussiert ihre Reaktion.*]

Wilma: Ich dachte: „So geht das nicht länger, ich halte das nicht aus." Dann stand ich auf und legte mich ins andere Bett, im anderen Schlafzimmer. Ich mag einfach nicht so neben ihm liegen ..., es ist so schlimm für mich, fast als läge ich ...

Therapeutin: Sie wissen nicht, was los ist.

Wilma: ... in einem Sarg. Ich bin ganz allein und doch nicht allein, da liegt einer neben mir ...

Therapeutin: Hm, hm.

Wilma: ... ich liege also im Bett im Nebenzimmer und denke: „Das ist so blöd", stehe auf und sage zu ihm: „Was ist denn los, verdammt noch mal? ..."

Therapeutin: Hm hm.

Wilma: ... auf der ganzen Heimfahrt habe ich gehofft, er würde etwas sagen. Ich will einfach nicht immer diejenige sein, die um Information bittet, weil, irgendwie ist das nicht meine Aufgabe. Ich bin doch nicht seine Mutter oder seine Babysitterin, die sagt: „Was hast du denn, Schätzchen?" Ich habe darauf gewartet, dass er sagt, was los ist. Als ich dann in unser Schlafzimmer zurückgegangen bin, sagte er: „Ich kann nicht darüber reden. Ich weiß doch selbst nicht, was das für ein Zustand ist."

Therapeut: Hm, hm.

Herb: Offenbar merke ich sehr wohl, dass irgendetwas abläuft. Doch dann war es mir peinlich, ich wollte nicht darüber reden, weil ich nicht genau wusste, was eigentlich los ist und was mich so geärgert hat. Ich war einfach ziemlich nervös und ratlos.

Therapeutin: Nervös, also ziemlich nervös ...

Herb: Ja, ein richtig dicker Knoten.

Therapeutin: dann ist es schwierig, die Dinge etwas klarer zu sehen. Sie können in dem Moment einfach nicht darüber reden ...

Herb: Ja.

Therapeutin: ... Sie beide müssen herausfinden, was hier geschieht. [*zu Wilma*] „Was ist denn los?"

Wilma: Hm, hm.

Therapeutin: ... was hat er dann gesagt? [*Spürt die Interaktion auf.*]

Wilma: Ich erinnere mich nicht mehr ganz genau, ich glaube er sagte: „Ich bin so niedergeschlagen. Ich kann nicht darüber sprechen, wenn ich so deprimiert bin". So etwas in der Art, es kam in Bruchstücken, bis ich langsam verstand. Er sagte: „Ich fühlte mich so verlassen, verstehst du?" Ich erinnere mich nicht, dass du von dem Gefühl gesprochen hast: Der taugt nichts. Die Worte fielen ihm schwer, doch schließlich verstand ich, endlich konnte ich klarer sehen ...

Therapeutin: Hm, hm.
Wilma: … dann hat er immer wieder gesagt, wie dumm er sich dabei gefühlt hat …
Herb: In dieser Situation oder diesem Zustand fühle ich mich sehr verletzbar.
Therapeutin: Gar nicht so einfach.
Herb: … es fällt mir schwer, darüber zu sprechen, weil ich mich dabei noch verletzbarer fühle …
Wilma: Ja.
Therapeutin: Ja.
Herb: … und, hm …
Therapeutin: Das ist wichtig, weil es irgendwie typisch ist für Sie als Paar. Für die eine Seite [*zu Herb*] fühlt es sich offenbar so an: „Für mich ist das ein innerer Kampf, und der ist wirklich schwierig", für die andere Seite [*zu Wilma*]: „Ich habe etwas falsch gemacht", was wohl mit Ihrer Vergangenheit zu tun hat und deshalb verständlich ist. Sie nehmen die Sache also persönlich und fühlen sich verlassen und ausgeschlossen. Sie haben ein starkes Bedürfnis nach Kontakt, und wenn er sich zurückgezogen hat, fühlen Sie sich sehr isoliert. [*Beschreibt die subjektiven Reaktionen der Partner.*]
Wilma: Ich habe das intensive Bedürfnis nach Kontakt und Information.
Therapeutin: Sie sagen also, Information wäre schon ausreichend viel Kontakt? Stimmt das?

Die Therapeutin lenkt die Aufmerksamkeit des Paares nun zurück auf die Situation im Auto, um die Reaktion zu explorieren – und das enthüllt weitere Einzelheiten des Geschehens.

Therapeutin: Bitte erzählen Sie mir nun, wann Sie das völlige Verstummen zuerst gemerkt haben. Bereits am Tisch oder erst auf der Heimfahrt? [*Fokussiert ihren Stimulus.*]
Wilma: Ich habe sein Schweigen im Auto gemerkt, als wir nach Hause fuhren. Als wollte er mich damit bestrafen.
Therapeutin: Verstehe. Vielleicht war er aber auch nur damit beschäftigt, seine Gefühle zu sortieren … was immer er gefühlt haben mag.
Wilma: Hm, hm.
Therapeutin: … seine Absicht ist nicht so klar erkennbar. Wenn er Sie hätte bestrafen wollen, wäre er wohl ganz anders vorgegangen. Wenn er sich zurückzieht, fühlen Sie sich hart bestraft. Es fühlt sich für Sie an wie eine Strafe, dabei kämpft er nur mit sich selbst. Das ist wohl ein Teil des Problems.
Wilma: Hm.
Therapeutin: … nun sollten wir hören, wie es ihm ergangen ist …

Wilma: Ja.

Therapeutin: … er hat sich ein wenig über Sie geärgert, doch als er dann im Auto saß, hatte er zudem das Gefühl: „Ich sollte nicht fühlen, was ich fühle." [*Formuliert um und fokussiert die aktualisierte innere Erfahrung.*]

Wilma: Gut möglich, und in der Zwischenzeit werde ich immer wütender! Ja, richtig wütend.

Therapeutin: Sie haben das Gefühl von: „Wie unfair! Warum machst du das, warum tust du mir das an?"

Wilma: Ja, genau. Ich steigere mich da hinein, weil noch so viel Wut von früher her da ist.

Therapeutin: Ja, richtig. Sie können Ihre inneren Empfindungen also festmachen …

Wilma: Ja, ja.

Therapeutin: … ich denke, dass Sie [*zu Herb*] Wilma sagen wollen: „Ich bin innerlich aufgewühlt und habe das Gefühl, in einer Falle zu sitzen. Da ist ein Knoten im Innern, der schwer zu fassen ist, von dem ich dir kaum erzählen kann." Und Sie [*zu Wilma*] wollen Herb sagen: „Ich habe das Gefühl, dass du dich absichtlich von mir zurückziehst." [*spiegelt*] Aber die Sache ist etwas komplizierter.

Wilma: Sie haben ganz recht, genau so ist es.

Therapeutin: Bleibt immer noch das Problem, wie Sie einander signalisieren, dass Sie sich beide verletzt fühlen, nicht wütend. Es fällt uns allen ziemlich schwer, aber vielleicht gelingt es Ihnen, eine Brücke zu bauen, mehr Verständnis für die Unterschiede aufzubringen. Für den wunden Punkt, für die empfindlichsten Anliegen der anderen Seite. Damit Sie sich in einer Situation am Ende nicht so verlassen und wertlos fühlen – und sich dann zurückziehen.

Herb: Ja, stimmt. Ich war in diesem Zustand und habe mich zurückgezogen.

Therapeutin: Gut, das ist eine Tatsache.

Herb: Ein Signal.

Therapeutin: Und Sie, Wilma, sind schnell dabei, ihn als strafend zu empfinden, als verließe er Sie.

Wilma: Oh, ja.

Therapeutin: Und Sie, Herb, sind schnell dabei, den Fehler bei Wilma zu suchen, sich von ihr enttäuscht zu fühlen. Da ist eine Wut, die Ihren Schmerz vergrößert.

Wilma: Hm, hm.

Therapeutin: … Sie fühlen sich von ihm verlassen und bestraft …

Wilma: Ja.

Therapeutin: … im Grunde aber sind Sie verwirrt und haben eigentlich das Gefühl: „Ich brauche irgendeine Information" …

Wilma: Hm, hm.

Therapeutin: ... wenigstens eine kleine Information. Vielleicht genügt das schon, um zu wissen, dass er Sie in Wirklichkeit nicht bestrafen will. Dann wird die Sache schon viel leichter. [*Symbolisiert die grundlegenden Verletzungsgefühle.*]

Wilma: Oh, ja. Auch wenn er mich nur darüber informiert, dass er wütend ist auf mich. Ich brauche irgendeine Information, sonst bringt es mich um.

Therapeutin: Richtig, das wäre zumindest eine Information. Das Schweigen ist es, was Sie so aufregt; es macht Sie verrückt und aktiviert all Ihre ... Wie ist es, diesem Schweigen ausgesetzt zu sein?

Wilma: Es wird einfach sehr kalt, und ich erkalte ihm gegenüber, ich werde furchtbar wütend. Das bin nicht mehr ich, das ist nicht mein Normalzustand ...

Therapeutin: Ja.

Wilma: ... das ist nicht mein Normalzustand. Fast fange ich an, ihn zu hassen.

Therapeutin: Ja, davon haben wir schon gesprochen. Dass diese Wut ihre zweite Reaktion ist ...

Wilma: Hm, hm.

Therapeutin: Was geschieht, sobald er so distanziert und kalt wird, was fühlen Sie dabei? [*Fokussiert das primäre Gefühl.*]

Wilma: Nun, ich fühle mich völlig verlassen ...

Therapeutin: Ja, ja.

Wilma: ... ganz plötzlich verlassen, ich habe das Gefühl, überflüssig zu sein. Ich denke, ich sei wertlos. Ich frage mich, ob er überhaupt weiß, ob du überhaupt weißt, wie wichtig du mir bist, wie sehr du der Mittelpunkt meines Lebens bist, du und unser Kind. Für meine Familie mache ich alles, und zwar sehr gerne. Ich will für meine Familie sorgen, und da ist es wie ein Schlag ins Gesicht ...

Therapeutin: Hm, hm.

Wilma: ... ich gebe mir doch alle Mühe ...

Therapeutin: Sein Schweigen fühlt sich an, wie ein heftiger Schlag ins Gesicht. Plötzlich tut sich eine große Leere auf ...

Wilma: Ja.

Therapeutin: ... die sich wie eine Strafe anfühlt. Sie möchten eine Rettungsleine haben, an der Sie sich festhalten können, und fühlen sich manchmal schrecklich, einsam und leblos. [*Verwendet konnotative Begriffe.*]

Wilma: Es klingt vielleicht komisch, aber er ist für mich mehr als ein Ehemann. Ich bin ja jetzt zu Hause und da ist es meine Aufgabe, für ihn zu sorgen, für ihn da zu sein und ihm das Leben angenehm zu

	machen. Ich strenge mich wirklich an und halte ihm den Rücken frei, besonders jetzt, weil der dieses Projekt hat. Er arbeitet Vollzeit, ich mache den Haushalt und habe dabei immer sein Wohlergehen im Sinn. Ich will, dass es ihm gut geht, und wenn er mir dann das antut, dann ist es wie …
Therapeutin:	Hm. Sie fühlen sich so alleine und als wären all Ihre Bemühungen vergeblich.
Wilma:	Ja, genau, das kommt noch hinzu. Diese doppelt negative Botschaft: „Du hast dich nicht genug bemüht" und dieser Rückzug.
Therapeutin:	… hm, hm, und dann werden Sie wütend: „Ich gebe mir so große Mühe und kümmere mich wirklich, und du weißt es nicht zu schätzen …"
Wilma:	Ja, all diese Gefühle sind dabei im Spiel.
Therapeutin:	Genau.

Von dem Moment an verläuft der therapeutische Prozess wesentlich reflektiver, positiver und lösungsorientierter, wobei der Mann seine Gefühle der Unzulänglichkeit näher untersucht und die Frau ihre Gefühle des Verlassenwerdens; beide versuchen, ihren Umgang mit diesen Empfindungen und damit ihre Beziehung zu verbessern.

Einen fehlenden oder unklaren „felt sense" fokussieren

Bevor sich die Partner öffnen und einfühlsam aufeinander reagieren können, müssen sie in der Lage sein, sich ihrem eigenen Erleben dessen, was in der Beziehung abläuft, zuzuwenden, das eigene Erleben wahrzunehmen und zu verarbeiten. Eine weitere wichtige Aufgabe der Emotionsfokussierten Paartherapie (EFT-P) besteht in der Anleitung der Partner, ihre bislang nicht beachteten oder nicht symbolisierten Emotionen in den Fokus zu nehmen und das, was sie fühlen, zu artikulieren. Diese Emotionen werden häufig die von Gendlin (1996) als „unklare körperlich verspürte Empfindung" bezeichnete Qualität aufweisen. Die Focusing-Intervention ist besonders zu Beginn der Therapie hilfreich, weil sie eine Fertigkeit lehrt, die später bei der Wahrnehmung von Gefühlen benötigt wird. Der bei Paaren üblicherweise auftretende Marker ist ein unklares Gefühl über ein Interventionsgeschehen; oder vielleicht erscheint einem der beiden Partner irgendetwas wichtig, obwohl er dies nur vage empfindet, obwohl er feststeckt oder sich leer fühlt. Wenn die KlientInnen von einem reaktionsauslösenden Ereignis berichten, dann aber weder die Trigger identifizieren können noch zu sagen vermögen, was sie dabei empfunden haben oder sich über ihre aktuelle Reaktion auf den Partner im Unklaren sind, kann der Therapeut / die Therapeutin die Partner bitten, ihre inneren Empfindungen zu fokussieren und darauf zu achten, was sie in ihrem Körper spüren.

Es folgen nun die von Gendlin (1981) erarbeiteten und von Greenberg (2002a) adaptierten Fokussierungsschritte sowie einige Handlungsanweisungen.

1. *Spaceclearing/sich Raum schaffen:* Beginnen Sie mit einer Entspannungsübung und helfen Sie der Person, innerlich zur Ruhe zu kommen. Sie soll eine bequeme Position einnehmen, die Augen schließen, tief ein- und ausatmen und sich dadurch entspannen. Dies ist für KlientInnen, denen es besonders schwerfällt, sich zu entspannen oder die zerstreut und abgelenkt sind, ausdrücklich zu empfehlen. Sie könnten zum Einstieg sagen: „Was spüren Sie in Ihrem Körper? Lassen Sie einfach alles zu und überlassen Sie Ihrem Körper die Antwort."
2. *Sich dem „felt sense" zuwenden:* Bitten Sie die Person, auf ihr Inneres zu achten, auf die Stelle, wo der Körper etwas spürt, und sich auf die körperliche Empfindung, die sie gerade verspürt, zu konzentrieren. Sagt Ihr Klient, er spüre überhaupt nichts, könnten Sie ihm Folgendes vorschlagen: „Denken Sie an ein Problem, das Sie davon abhält, sich in Ihrer Beziehung wohlzufühlen; oder an ein bestimmtes Thema, das Sie im Moment belastet. Während Sie darüber nachdenken, achten Sie auf ihre körperlichen Empfindungen."
3. *Eine treffende Bezeichnung suchen und verifizieren (einen Namen, eine symbolische Repräsentation finden; prüfen, ob die Namen oder Worte passen):* Bei diesem Schritt geht es darum, den „felt sense" greifbar zu machen. Bitten Sie die Person, die Qualität der Empfindung in ihrem Körper zu beschreiben und die Stelle im Körper zu nennen, an der sie stattfindet. Sie könnten fragen: „Welcher Art ist dieser ‚felt sense'? Welches einzelne Wort oder Bild, welcher Satz taucht aus diesem ‚felt sense' empor? Welcher beschreibende Begriff würde am besten passen?" Man kann den Klienten sogar bitten, die Hand vorsichtig an die Stelle zu legen, wo das Ganze stattfindet. Denken Sie daran, dass Sie eine Beschreibung der körperlichen Empfindung erhalten wollen: das kann eine Enge, ein Knoten, Leere, Schwere oder ein Schmerz sein. Wenn Ihr Klient dann beispielsweise sagt: „Ich fühle Angst" oder „Ich spüre Wut", soll er beschreiben, wie sich diese Angst bzw. die Wut in seinem Körper anfühlt: „Welcher Art ist diese körperliche Empfindung? Wie fühlt sich das, was Sie ‚Angst' nennen, in Ihrem Körper an?"

Achten Sie darauf, ob das den „felt sense" beschreibende Wort tatsächlich passt; das bringt meist eine gewisse Erleichterung. Wenn jemandem die Beschreibung sehr schwer fällt, sollten Sie unbedingt Hilfestellung geben.

Sie könnten der Person vorschlagen: „Gehen Sie hin und her zwischen dem Wort [oder dem Bild] und dem, was Sie körperlich verspüren. Ist das Wort oder das Bild richtig? Passt es tatsächlich, lassen Sie dieses Gefühl mehrmals zu. Verändert sich die körperliche Empfindung, folgen Sie ihr aufmerksam. Wenn Sie das einzig treffende Wort [oder Bild] für Ihre Empfindung gefunden haben, verweilen Sie ein wenig bei diesem Gefühl."

Bitte beachten: Holen Sie zuerst die Erlaubnis des Klienten ein, bevor Sie seine Empfindung näher untersuchen, weil er sich ängstigen oder sich überwältigt fühlen könnte. Es ist ferner ratsam, ihm zu empfehlen, dem „felt sense" freundlich und akzeptierend zu begegnen. Sie können ihm helfen, sich mit seinen körperlichen Empfindungen wohlzufühlen, indem Sie ihm vorschlagen, dem „felt sense" mit Interesse und Anteilnahme zu begegnen und ihn, auch wenn er Unbehagen auslöst, als wichtigen Teil seines Selbst zu betrachten.

1. *Veränderung spüren:* Schlagen Sie der Person nun vor, sich zu fragen, welche Informationen sie von ihrem „felt sense" empfängt, etwa mit folgenden Worten: „Was macht mich dabei so ___ ?"; wenn der Prozess stagniert, sind möglicherweise folgende Fragen hilfreich: „Was ist das Schlimmste an diesem Gefühl?", „Was braucht Ihr ‚felt sense' jetzt?, „Was wünscht sich Ihr ‚felt sense'?", „Was könnten Sie tun, damit es sich besser anfühlt?", „Wie würde es sich körperlich anfühlen, wenn alles in Ordnung wäre?", „Überlassen Sie Ihrem Körper die Antwort. Was steht einer Antwort entgegen?"
2. *Konsolidieren:* Bitten Sie die Person schließlich, alles, was auftaucht, freundlich zu begrüßen und zu bedenken, dass dies nur ein Schritt zur Lösung seines Problems ist – und nicht der letzte. Sie soll die Veränderung ohne jede Selbstkritik zulassen, akzeptieren und konsolidieren.

Der beste Zeitpunkt für den Einsatz von Focusing ist gekommen, wenn eine Person nicht so recht definieren kann, was sie fühlt oder wenn überhaupt keine grundlegende primäre Emotion vorhanden ist. Ein Marker für Focusing ist die externalisierende Beschreibung von Beziehungsproblemen. Wenn also ein Partner im Kreis herumredet, nicht auf den Punkt kommt und nicht sagt, was er im Hinblick auf ein bestimmtes Thema fühlt, sind Focusing-Techniken angezeigt. Sie helfen den Menschen bei der Wahrnehmung ihrer primäreren Gefühle, falls ihre offen angesprochenen Gefühle sekundärer Natur sind und die primären verschleiern. Fehlt dem besprochenen Thema die nonverbal-erlebensbezogene Komponente, ist davon auszugehen, dass kein „felt sense" vorhanden ist, weil der Klient keine körperliche Empfindung wahrnimmt. Hat der Klient jedoch den

Eindruck, etwas zu verspüren, ohne über die Empfindung sprechen oder sie beschreiben zu können, handelt es sich höchstwahrscheinlich um einen unklaren „felt sense“. Obwohl die bisherigen Instruktionen Focusing als ausschließlich internen Prozess empfehlen, schlagen wir auch interaktionsbasiertes Focusing vor, wobei der Therapeut/die Therapeutin mit dem Klienten interagiert und ihn bei jedem Schritt lenkt.

Ist der Ehemann beispielsweise derjenige, der sich zurückgezogen hat, hilft ihm der Therapeut dabei, seine grundlegenden Gefühle von Wut, Groll und Angst zu fokussieren und wahrzunehmen. Im folgenden Fall beginnt Mike auf eher oberflächliche, externalisierte Weise von einem Missverständnis zu erzählen: als Sue, seine Frau, gesagt hatte, er solle nicht rauchen. (Dieses Missverständnis stand bereits im Fokus, als das Paar daheim über den Streit diskutiert hatte.) Der Therapeut fokussiert ihn nun auf seine inneren Empfindungen, anstatt beim Inhalt zu verweilen.

Mike: Nun, ich habe Sue falsch verstanden. Ich dachte, sie meinte, ich soll nur während der Party nicht rauchen.
Therapeut: Ja, aber wie haben Sie sich gefühlt, als sie das gesagt hat?
Mike: Ich habe gesagt: „In Ordnung“. [*Seine Antwort zeigt, dass er sich noch nicht auf seine Gefühle zu fokussieren vermag, weil er berichtet, was er gesagt hat.*]

Die nächsten Sätze von Therapeut und Ehemann belegen erneut, dass er bislang noch nicht verstanden hat, worum es wirklich geht.

Therapeut: Und dann haben Sie trotzdem geraucht.
Mike: Ja, ich hatte sie wohl missverstanden, und dann ist sie in die Luft gegangen.

An dieser Stelle interveniert der Therapeut stärker, um seine Aufmerksamkeit auf das zu lenken, was er empfunden hat.

Therapeut: Sie haben gesagt, dass Sie auf das, was Sie „herunterputzen“ nennen, sehr empfindlich reagieren. Ich frage mich, wie Sie sich wohl gefühlt haben mögen, als Sue Ihre Raucherei kommentierte. Wenn Sie auf die Stelle in Ihrem Innern achten, an der Sie etwas fühlen, was haben Sie an der Stelle gespürt?

Diese Bemerkung ermöglicht Mike die Entwicklung eines internen „felt sense“. Weil er ohne Unterstützung seine Gefühle nicht fokussieren kann, hilft ihm vielleicht, dass der Therapeut die Reaktion seiner Frau mit dem Rauch-Zwischenfall und mit früheren Rügen verknüpft. Die nächste Sequenz bestätigt dies.

Mike: Nun, es hörte sich an, als fände sie mich widerlich; sie ist so logisch und hat so recht ...

Jetzt redet er nicht mehr über das Missverständnis, sondern vom Konstrukt seiner Wahrnehmung; davon, wie er glaubt, von seiner Frau gesehen zu werden. Mit diesem neuen Fokus und dem Thema der Rüge im Hinterkopf ist er nun bereit, über seine Gefühle zu sprechen. Nun braucht der Therapeut nur noch zu fragen, was er empfindet.

Therapeut: Was für ein Gefühl haben Sie, während Sie dies sagen?
Mike: Ich fühle mich verletzt. Ich habe mich heruntergeputzt gefühlt.

Dann unterstützt ihn der Therapeut dabei, eine Bezeichnung zu finden, einen „Türöffner" für das Gefühl. „Türöffner" können beschreibende Schlüsselwörter sein, in diesem Fall das Bild einer Person, wobei wir annehmen können, dass ihm bei der Erwähnung dieser Person viele aufschlussreiche beschreibende Wörter einfallen.

Therapeut: Gedemütigt wie Charlie, Ihr Stiefvater. [*Beschwört ein Bild herauf, das Mike bereits erwähnt hatte.*]

Er bestätigt die Angemessenheit dieses Vergleichs:

Mike: Genau, der war wie eine Marionette in den Händen all dieser Frauen. Wenn sie ihm sagten, er solle hüpfen, fragte er nur, wie hoch er hüpfen soll. Sie haben die ganze Zeit an ihm herumkritisiert.

Hat der Therapeut den Eindruck, den zum Gefühl passenden „Türöffner" gefunden zu haben, kann er sich eine Bezeichnung überlegen und/oder den Klienten auf seinen „felt sense" fokussieren.

Therapeut: Was fühlen Sie, wenn Sie das jetzt erzählen?
Mike: Ich bin wütend. Eines ist sicher: Aus mir wird keine Schießbudenfigur, wie Charlie eine war.

Jetzt kann der Therapeut nachfragen, um festzustellen, ob die Bezeichnung tatsächlich passt.

Therapeut: War es das, was Sie Ihrer Frau mitteilen wollten, als Sie sich die Zigarette in den Mund gesteckt haben?

Mike stimmt zu, reagiert allerdings nur minimal.

Mike: Hm.
Therapeut: Für mich klingt das, als hätten Sie sich heruntergeputzt gefühlt. Sie haben eine Sue gehört, die Ihnen Anweisungen erteilt. Ist das richtig?

Die nächsten beiden Sequenzen zeigen, dass Mike das benannte Gefühl eingehender exploriert und der Therapeut das Gefühl spiegelt.

Mike: Genau, und dann hatte ich das Gefühl, verdammt noch mal, du [zu Sue] bist doch nicht meine Mutter.
Therapeut: „Dir werd ich's zeigen. Du kannst mich nicht verletzten und dominieren."
Mike: Jawohl, ich werde nicht wie Charlie.
Therapeut: Etwa so: „Ich mach', was ich will."

An diesem Punkt angelangt, ist Mike möglicherweise bereit, darüber nachzudenken, ob diese Reaktion typisch ist für seine Art des Umgangs mit Sue.

Wie wir soeben gesehen haben, hat der Therapeut durch Focusing dem Ehemann geholfen, seine schmerzhaften Gefühle wahrzunehmen. Bei diesem Beispiel geht es zwar hauptsächlich um seine Wut und seinen Groll, gut möglich aber auch, dass ein sich zurückziehender Partner eingeschüchtert wird und sich inkompetent fühlt. Das war auch bei Mike der Fall. Hier hat der Therapeut Wut und Groll aufgedeckt, im weiteren Verlauf der Sitzung kam auch sein Gefühl der Bedrohung, das seinem widerspenstigen und distanzierenden Verhalten zugrunde lag, zum Vorschein.

Der „felt sense" ist der Schlüssel zur Wahrnehmung körperlicher Empfindungen sowie zur persönlichen Interpretation dieser Wahrnehmungen – zum Gefühl, einen lebendigen Körper zu bewohnen, der alle Nuancen seiner Umgebung versteht und entsprechend reagiert. Mit dem Begriff „felt sense" ist die „Gestalt" gemeint, das umfassende, ganzheitliche Zusammenwirken von Geist und Körper, Psyche und Soma. Der „felt sense" ist das Vehikel, wodurch der Mensch sich als Organismus wahrnimmt, die Narrative des Ganzen. Im „felt sense" des Körpers liegt die integrative, kohärente und geschlossene Narrative der Lebenserfahrungen eines Menschen verborgen, wie sie ihm vom Gehirn vermittelt wird.

Dieser Typ somatischen Erlebens zielt auf eine Verlagerung des Fokus vom Kopf (kognitiv, intellektuell, überwiegend verbal) hin zum Körper (somatisch, sensorisch, visuell), wobei der Prozess des genauen Aufspürens der im Moment flüchtig verspürten, veränderlichen inneren Empfindungen diesen Vorgang befördert. Beim Focusing fehlt es anfangs oft an Klarheit – deshalb ist es so wichtig, über die körperliche Empfindung zu sprechen. Der „felt sense" geschieht körperlich; es handelt sich um eine physische, somatische Empfindung. Bitte beachten Sie ferner, dass es sich hier nicht um eine ausgereifte Emotion handelt, etwa um Wut, die eine Handlungstendenz bereitstellt. Oft verspüren Menschen etwas in der Brust oder in der Kehle, an einer bestimmten Stelle, häufig in der Körpermitte. Es handelt sich hier um eine innere Empfindung. Es ist wichtig, zwischen dieser und einer äußeren körperlichen Empfindung zu unterscheiden (etwa der angespannten Muskulatur oder dem Kitzeln in der Nase), das jemand von einem objektiveren Blickwinkel aus beobachtet. Eine emotionale Erfahrung ist also nur unter körperlicher Beteiligung und durch inneres Erleben möglich. Mit „Körper“ ist hier etwas sehr komplexes gemeint, nämlich die Summe biologischer und / oder emotionaler Intelligenz, die uns Menschen angeboren ist. Mit gemeint ist auch das komplexe Feedback und die Integration zwischen dem Körper und allen Gehirnarealen, die körperliche Befindlichkeit und Homöostase vermitteln (Damasio 1994, 1999).

Vulnerabilitäten empathisch affirmieren

Der dritte, in der Paartherapie höchst relevante Marker betrifft die Vulnerabilität. Das Wort *Vulnerabilität*, wie wir es hier verwenden, bezeichnet einen vielschichtigen Zustand, bei dem das Selbst, die akzeptable Definition des „Selbst“, gefährdet ist, was beträchtliche Unsicherheit, Angst und schmerzliche Affekte zur Folge hat – etwa Trauer, Scham, Angst und / oder ein Gefühl von Verlust. Vulnerabilität kann bedeuten, das Gefühl zu haben, tief verletzt worden zu sein, Verzweiflung zu spüren, weil man für die Beziehung keine Zukunft sieht oder glaubt, die erhoffte Liebe nie im Leben zu finden, sich der eigenen Unzulänglichkeit zu schämen oder sich von anderen Menschen total abgeschnitten zu fühlen. Im paartherapeutischen Setting wird sich der Therapeut zuerst mit der Frage befassen, wie die problematischen, schmerzhaften Gefühle der beiden Partner interagieren und das Gefühl von Deprivation und Entfremdung hervorrufen, das in den vorigen Kapiteln beschrieben wurde; erst danach widmet er sich intensiver den Vulnerabilitäten der Einzelperson. Wie bereits bekannt, arbeitet der Therapeut fortlaufend an der Umformulierung der Zyklen, indem er sie mit den zugrunde liegenden problematischen Emotionen in Verbindung bringt und dem Paar empfiehlt, bestimmte emotionale Reaktionen als Folgen dieser bislang nicht wahrgenommenen Vulnerabilitäten zu sehen.

Fühlen sich beide Partner jedoch im Augenblick extrem verwundet (Goldman / Keating 2003; Greenberg et al. 1993), müssen TherapeutInnen jede andere Operation sofort abbrechen und sich dieser Tatsache zuwenden. Wenn eine Person so intensiv leidet, sollte der Therapeut weder versuchen, ihr (um Klarheit zu erlangen) die Exploration dieser Gefühle nahezulegen noch ihr empfehlen, die Interaktion in den Fokus zu nehmen; er soll vielmehr diese Empfindungen empathisch validieren. Ein Klient im Zustand verzweifelter Verletztheit braucht einen Therapeuten, der empathisch reagiert, d. h. seine Gefühle würdigt, affirmiert und bestätigt – und dadurch Halt gibt. In solchen Situationen ist empathisches Explorieren oder Mutmaßen, was der Therapeut zur Förderung exploratorischer Verarbeitung einsetzt, fehl am Platz. Empathisches Affirmieren heißt, dem Klienten das Gefühl zu vermitteln, dass er verstanden wird – und sich in seine Situation hineinzuversetzen. Der Therapeut könnte das schmerzhafte Gefühl seines Klienten affirmieren, indem er beispielsweise sagt: „Ein Teil Ihres Selbst fühlt sich zutiefst verwundet und verletzt. Als sei in Ihrem Inneren etwas zerbrochen." Er nähert sich dem Gefühl langsam und vorsichtig an und ermutigt die Person, bei ihren schmerzhaften oder quälenden Bildern zu verweilen (z. B. „Ich habe das Gefühl zu ertrinken" oder „Ich bin völlig ausgelaugt.") und die dabei aufkommenden Tränen fließen zu lassen. Der Therapeut validiert die inneren Erfahrungen seiner KlientInnen, indem er ihre Gefühle bestätigt und davon ausgeht, dass sie sinnvoll sind. Er hilft ihnen aber auch bei der Regulierung ihrer Emotionen, bittet sie, tief ein- und auszuatmen, um damit die körperlichen Symptome einer allzu schmerzhaften Gefühlswallung zu lindern.

In der Emotionsfokussierten Paartherapie unterstützt man die verletzten Partner dabei, auszudrücken, was an der Situation so schmerzhaft oder schlimm ist. Man reflektiert das intensive Gefühl von Hoffnungslosigkeit und Machtlosigkeit (wie es von der Person empfunden wird) sowie ihr Gefühl innerer Leere und vermittelt ihr, wie verständlich diese Gefühle sind. Fühlt sich die Person ängstlich, verantwortlich und unzureichend, werden auch diese Empfindungen validiert. TherapeutInnen, die ihren KlientInnen helfen, ihre problematischen inneren Erfahrungen mitzuteilen, bieten ihnen eine Brücke an, damit sie ihr Gefühl der Isolation durchbrechen können. Der Therapeut zeigt sein Einfühlungsvermögen verbal und nonverbal durch aufmerksames Zuhören, Stimmqualität, Körperhaltung und Mimik. Bitte beachten Sie: Der Fokus bleibt fast bis zum Schluss ganz auf dem Selbst. Wichtig ist ferner, dass erst nachdem die Emotion akzeptiert, symbolisiert und reguliert wurde, nachdem also die Person anfängt, den problematischen Zustand hinter sich zu lassen und nachdem der Therapeut eine beruhigende Reaktion gezeigt hat, der Partner um eine Reaktion gebeten wird. Die Verarbeitung von Vulnerabilität bei Paaren vollzieht sich in sechs Schritten:

1. *Marker für einsetzende Vulnerabilität identifizieren:* Die Person äußert eine intensive, sie selbst betreffende negative Emotion und fühlt sich dabei offensichtlich schmerzlich berührt. Oft ist auch ein Gefühl der Scham über die eigene Unzulänglichkeit vorhanden, was sich z. B. in

dem Satz äußert „Ich bin ein wertloser Mensch“ oder als tiefe Zweifel an dem Fortbestand der Beziehung. Dies geht üblicherweise mit dem Gefühl einher, erschöpft, überwältigt, passiv und schwach zu sein. Die Emotion scheint alle anderen zu überlagern und auf andere innere Erfahrungen abzufärben. Die KlientInnen haben zudem den Eindruck, dass es sich dabei um ein altbekanntes Gefühl handelt, das sie zurückgehalten haben und nun zum ersten Mal ausdrücken. Stimmqualität, Körperhaltung, Seufzer und Mimik verweisen auf die Intensität der Vulnerabilität, die bis zu dem Gefühl reichen kann, völlig am Ende zu sein.

2. *Erste Vertiefung:* Wenn sich KlientInnen ihren problematischen und schamhaft verborgenen Gefühlen auf einer tieferen, spezifischeren Ebene annähern, sind sie besser in der Lage, den individuellen Schmerzpunkt mit spezifischeren und konkreten Bildern zu beschreiben. Ein Klient verglich seine Vulnerabilität mit einem „Schiff, das einen Eisberg rammt und zerschellt“, ein anderer sagte: „Ich habe das Gefühl, ein Schwarz-Weiß-Leben zu führen, während alle anderen in Farbe leben.“
3. *Intensive Vertiefung:* den Kern erreichen. Jetzt können die KlientInnen die gefürchtete Emotion zulassen und ausdrücken – und zwar in ihrer vollen Intensität. Ein Klient äußerte in diesem Stadium, er sei „eine Platzverschwendung auf dieser Welt“, ein anderer sagte einfach: „Ich bin so hässlich.“ Der Klient dringt zum zerbrechlichen Kern seiner inneren Erfahrung vor. Bereits früher aufgedeckte Gefühle werden vertieft und durch bestimmte Bemerkungen sichtbarer, etwa durch den Satz „Ich kann diesen Schmerz nicht mehr ertragen“ oder „Ich fühle mich so zerbrechlich.“ Während der Schmerz an die Oberfläche dringt, wird der Klient immer verzweifelter. Manche Menschen sagen ganz direkt, dass der Schmerz höchst intensiv ist und sie das Gefühl haben, ihn nicht aushalten zu können. Andere beschreiben sich als körperlich „abgeschnitten“ oder bezeichnen ihren Zustand als „Gefühl, erstickt und erdrückt zu werden.“
4. *Hoffnung schöpfen oder Wachstum erfahren:* Typisch für dieses Stadium ist, dass der Prozess eine Wende nimmt und die KlientInnen wieder Hoffnung schöpfen. Sie beginnen nun, Bedürfnisse oder Neigungen zu zeigen, die mit primären adaptiven Emotionen zu tun haben. Manche drücken adaptive Wut aus, die Empowerment bewirkt, etwa indem sie sagen: „Ich schaffe das“; einer unserer Klienten berichtete: „Es macht mich wütend, dann werde ich traurig.“ Gelegentlich enthalten solche Äußerungen Hinweise auf den Wunsch, sich irgendwie zu verändern: „Ich will das ändern.“ Oft haben die KlientInnen auch den Eindruck, etwas Besseres zu verdienen. Ihre innere Kraft und ihr Gefühl der Selbstwirksamkeit nehmen deutlich zu.

5. *Wertschätzung und/oder Annäherung:* In diesem Stadium wirkt der Klient weniger belastet und erheblich ruhiger. Vielleicht vermittelt er uns sogar, dass es gut war, jemanden an seiner Seite gehabt zu haben, als er sich so zerbrechlich und verletzlich fühlte; das zeigt sich in der Bereitschaft, über seine neu entdeckten Gefühle zu sprechen. In den meisten Fällen wird es zuerst der Therapeut sein, der diese Gefühle während der Sitzung affirmiert; ist der Partner des Klienten von Anfang an in der Lage, affirmierend zu reagieren, wird der Therapeut diese Reaktion natürlich fördern. Dies dürfte allerdings selten vorkommen, weil ein Partner üblicherweise besser sein will als der andere und deshalb die Vulnerabilität der anderen Seite nicht affirmiert. Ein Schlüsselmoment in der Paartherapie ist erreicht, wenn der „vulnerable" Partner seinen verletzlichen, problematischen Zustand verlässt und sich dem anderen wieder nähert, und zwar aus einer Position der Stärke heraus, nicht aus einer Position der Schwäche. Dann ist ihre Vulnerabilität in ihre Gesamtpersönlichkeit integriert. Nun braucht die andere Seite Unterstützung, damit sie dem Partner mitteilen kann, dass er den verletzlichen Zustand wahrgenommen hat und ihn validieren kann. Das bedeutet, dem Partner Akzeptanz seines verletzlichen Zustandes und den Wunsch zu signalisieren, ihn jetzt nicht alleine zu lassen.
6. *Zielerreichung:* In diesem abschließenden Stadium bringt der Klient zum Ausdruck, dass er ein neues Gefühl der Ganzheit und Stärke empfindet. Er ist nun in der Lage, Trauer, Verlustgefühle oder andere bislang verleugnete Zustände – die ihn darüber informieren, was er braucht – zuzulassen und anderen zu zeigen.

Das folgende Beispiel illustriert, wie die Therapeutin vorgeht, wenn Vulnerabilitäten auftauchen. Das therapeutische Gespräch fokussiert den negativen Zyklus – bei dem Fern, die Ehefrau, ihren Mann Mario kritisiert und beschuldigt – und versucht dann, diesen Zyklus zu durchbrechen. Die Therapeutin ermuntert die Frau, ihre adaptiveren, primären Gefühle von Angst, ihre Befürchtungen und ihren Schmerz, hervorgerufen durch Betrug und Missbrauch, auszudrücken. Dieser Gesprächsauszug illustriert, mit welchen therapeutischen Mitteln Vulnerabilität bearbeitet wird.

Fern: Ich soll mich also bemühen, meine Ängste und Befürchtungen nicht auszudrücken – oder auf weniger aggressive Art auszudrücken wie bisher. Ist das richtig?

Therapeutin: Ja, richtig.

Fern: Das ist also etwas, woran ich arbeiten sollte?

Therapeutin: Nun, ich versuche Ihnen zu vermitteln, dass Ihre Aufgabe darin besteht, Mario zu sagen: „Ich fürchte mich so …

Fern: Gut.

Therapeutin: … hilf mir bitte", berührbar zu sein, für Mario erreichbar zu sein.
Fern: Ja, ich verstehe …
Therapeutin: Hm, hm.
Fern: … [*schnieft*] das täte schrecklich weh. Das wäre wirklich schlimm und sehr schwierig.
Therapeutin: Es wäre fast wie Marios Art. Und …
Fern: Genau.
Therapeutin: … einfach das Herz sprechen lassen …
Fern: Oh.
Therapeutin: … Sie haben völlig richtig gesagt, dass Sie stets in der Lage sind, bei Bedarf eine Trennwand aufzubauen …
Fern: Genau.
Therapeutin: … um sich zu schützen. Das gelingt Ihnen recht gut.
Fern: Jetzt muss ich doch wieder weinen. [*lacht*] Dabei habe ich gesagt, dass ich heute bestimmt nicht weine, einfach weil es nichts mehr zu beweinen gibt. [*tiefer Seufzer*]
Therapeutin: Sie sind ganz leergeweint.
Fern: Anscheinend doch nicht. [*lacht*] Der „Brunnen der Traurigkeit" hat offenbar keinen Boden. Es wird wohl immer Dinge geben, die zu beweinen sind. Oh Schreck!
Therapeutin: Was fühlen Sie nun? Macht Ihnen der Gedanke an das, was auf dem Grund des Brunnens liegt, Angst?
Fern: Nun, dort liegt der ganze Schmerz …
Therapeutin: Hm, hm.
Fern: … dagegen kann man sich nicht schützen. Es ist, als würde ich sagen: „Hier, nimm diesen Stock, schlag nur zu" oder: „Da ist die Wunde, du kannst gern darin herumstochern." Ich habe große Angst davor … [*weint*]

Jetzt, nachdem die Klientin ihren vulnerablen Zustand aufgedeckt hat, reagiert die Therapeutin empathisch, anerkennend und validierend. Mit ihrer empathischen Präsenz schlägt sie eine Brücke zu Frans Gefühl der Isolation und der Verletztheit, sie reflektiert ihre zerbrechlichen Empfindungen und hilft ihr, sich selbst zu beruhigen und zu entspannen. Die Therapeutin geht behutsam und freundlich daran, den Prozess zu verlangsamen.

Therapeutin: Können Sie von dem Schmerz und den Tränen sprechen und uns sagen, was genau Sie empfinden? Etwa so: „Es tut mir weh …" oder „Ich bin …"
Fern: Das fällt mir wirklich schwer. Ich denke, dass ein Teil von mir einfach nicht glaubt, Mario würde mich tatsächlich verstehen … Manchmal versuche ich, Mario etwas zu erzählen, aber er ist ein-

fach nicht bei der Sache. Ich weiß ja, dass er viel zu tun hat und leicht abzulenken ist. Ich komme aber gut alleine zurecht. Das kann ich, das war schon immer so. Mario ist mit seinen eigenen Angelegenheiten beschäftigt, verständlicherweise. Vielleicht kann er sich einfach nicht anders verhalten?

Therapeutin: Das Ganze ist also ziemlich schmerzhaft. Sie mussten sich immer alleine um dieses kleine Mädchen kümmern. Es war einfach niemand da, der sich gekümmert hätte.

Die Therapeutin setzt ihre bestätigenden, empathischen Reaktionen fort, um den Prozess zu vertiefen und vermittelt Fern, dass sie wirklich versteht, was das für sie bedeutet. Sie steht ihrer Klientin zu Seite, damit sie ganz genau benennen kann, was es ihr in der Kindheit so erschwert hat, sich zu öffnen und ihren Schmerz zu zeigen. Dabei überlegt sie, was dabei für die Klientin am schlimmsten war und verweilt bei den problematischen, schmerzhaften Gefühlen.

Fern: [*weint*]

Therapeutin: Schmerzt es so sehr?

Fern: [*weint*] Ich habe das Gefühl, den schmerzhaften Teil berührt zu haben, und ich kann nicht aufhören. ... Ich muss einfach weiter weinen ...

In diesem Stadium intensiver Vertiefung spiegelt die Therapeutin die Schwierigkeit, betont aber auch, wie wichtig es ist, bei den gefürchteten Empfindungen zu verweilen, ungeachtet der Verwirrung und des Schmerzes, den sie auslösen. Sie spiegelt ferner, dass Fran sich verwirrt, erschöpft und hoffnungslos fühlt und fordert sie auf, den Tränen freien Lauf zu lassen.

Wenn die Therapeutin schließlich den Eindruck hat, dass die Klientin den Tiefpunkt erreicht hat, widmet sie sich der Förderung einer adaptiven Reorganisation.

Therapeutin: Was brauchen Sie von Mario, wenn Sie sich so verletzt fühlen?

Fern: Ich weiß nicht so recht ... das ist schwer zu beantworten. Na ja ... im Grunde weiß er, wie er mich trösten kann. Er hat es früher getan und tut es heute auch noch manchmal. Er soll mir nahe bleiben und mich verstehen, mehr brauche ich eigentlich nicht von ihm.

Therapeutin: Sagen Sie ihm das. Sagen Sie ihm, was er tun kann.

Hier stellt die Therapeutin eine Verbindung zum Partner her, indem sie die Klientin auffordert, Mario aus ihrem Schmerz heraus ihre Bedürfnisse mitzuteilen.

Fern: [*weinend*] Er könnte mir versichern, dass er für mich da ist, wenn ich ihn brauche. Er könnte mir zeigen, dass ich ihm wichtig bin.
Therapeutin: Könnten Sie ihm erlauben, das jetzt zu tun?
Fern: Es macht mir irgendwie Angst.
Therapeutin: Vielleicht könnten Sie doch einen Anfang machen ... Können Sie ihm das jetzt sagen?

Die Therapeutin achtet auf Anzeichen einer Veränderung und merkt, wenn sich die Klientin langsam wieder dem inneren Wachstum zuwendet und Hoffnung schöpft; sie validiert Ferns adaptives Angstgefühl und ermuntert sie, ihre Angst dem Partner mitzuteilen. Sie braucht Ermutigung, ihre Angst zum Ausdruck zu bringen, weil Angst ihr den Selbstschutz liefert, den sie zu brauchen glaubt. Sie soll dem Partner ihre verletzbare Seite zeigen. Wenn sie schließlich ihre Empfindungen und Bedürfnisse ausdrückt, wird Mario gebeten, auf seine Frau einzugehen.

Fern: Okay. [*Atmet tief ein und aus und seufzt zehn Sekunden lang. Wendet sich an ihren Mann.*] Es fällt mir schwer, das zu sagen ..., es fällt mir schwer, dir zu zeigen, dass ... du könntest nicht reagieren, wenn ich dir diese Seite zeige und davor fürchte ich mich. Vielleicht fühlst du dich überfordert. Manchmal behalte ich das Gefühl einfach für mich.
Therapeutin: Was antworten Sie, Mario, wenn Sie das hören?
Mario: Nun, ich merke, wie schwer es für dich ist und wie du leidest. Es tut mir leid, dass niemand für dich da war, als du wirklich jemanden gebraucht hättest. Ich weiß, dass ich manchmal nicht da bin, jedenfalls nicht so, wie du es brauchst. Glaub mir bitte, dass ich an deiner Seite sein will. Ich liebe diesen Teil von dir.
Fern: [*weinend*] Das ist ein gutes Gefühl. Ich bin froh, dass du das sagst.

Jetzt nimmt die Klientin langsam wieder Verbindung auf, allerdings von ihrem schmerzhaften Zustand aus. Ihr Partner drückt Akzeptanz aus, was erheblich dazu beiträgt, eine korrigierende emotionale Erfahrung zu ermöglichen. Die Klientin ist nun imstande, aus einem integrierteren Zustand heraus auf ihn zuzugehen.

Therapeutin: Es klingt, als wären Sie wirklich froh, das von Mario zu hören, und dass Sie wirklich tief berührt sind. Und Sie, Mario, wollen also Fern in diesem Zustand wirklich zur Seite stehen?

Die Therapeutin spiegelt die adaptiven Emotionen und Handlungstendenzen. Sie bekräftigt den Wunsch der Partner, aus dem schmerzlichen

Zustand heraus wieder Kontakt aufzunehmen und bestätigt die von der Klientin geäußerten Wachstumsbedürfnisse.

Fern: Ja, es fühlt sich wirklich gut an. Es ist ein gutes Gefühl, ich wünsche mir, von ihm getröstet zu werden. Ich brauche seinen Trost.

Therapeutin: Ja, seine Unterstützung ist spürbar und es ist okay, ihm die Tür zu Ihrem Innern zu öffnen und seinen Trost entgegenzunehmen. Sie gehen ein großes Risiko ein, aber es ist ein gutes Gefühl, ihn einzulassen.

Im letzten Stadium lenkt die Therapeutin die Aufmerksamkeit der Klienten auf die bereits stattgefundenen Veränderungen. Sie wird das Gefühl der Klientin, wieder zu sich selbst gefunden und sich dem Partner angenähert zu haben, weiter fortlaufend bestätigen.

Fazit

Generell zeichnet sich der emotionsfokussierte Therapieansatz durch das Aufspüren von Emotionen und die Arbeit mit spezifischen Emotionsarten aus. In diesem Kapitel wurde erläutert, wie im paartherapeutischen Setting mit spezifischen individuellen Problemen gearbeitet wird. Folgende Marker und Interventionen wurden aus der Einzeltherapie adaptiert und hier beschrieben: problematische Reaktionspunkte und systematische evokative Enthüllung, der Umgang mit einem fehlenden oder unklaren „felt sense“, Focussing und empathische Affirmierung von Vulnerabilität. PaartherapeutInnen können durch diese Interventionen, mit den richtigen Mitteln im richtigen Moment auf die individuellen Erfordernisse der Partner eingehen und ihnen bei der Exploration ihrer inneren Welten behilflich sein.

Teil III

Die Arbeit mit spezifischen Emotionen

10 Vom Umgang mit Wut in der Paartherapie

Jeder kann wütend werden, das ist einfach. Aber wütend auf den Richtigen zu sein, im richtigen Maß, zur richtigen Zeit, zum richtigen Zweck und auf die richtige Art, das ist schwer.

Aristoteles

In Paarkonflikten ist Wut eine der stärksten und drängendsten Emotionen. Scherer, Wallbott und Summerfield (1986) haben in einer Studie, die sich über vier Kontinente erstreckte, festgestellt, dass sich Wut in den allermeisten Fällen gegen einen nahestehenden Menschen richtet – und zwar aus dem Gefühl heraus, ungerecht behandelt zu werden. Wut hat tief greifende Auswirkungen auf die Beziehung zum Lebenspartner sowie auf die Selbstorganisation dessen, der seine Wut zum Ausdruck bringt. Wut kann verschiedene Auslöser haben. Es gibt auch ganz unterschiedliche Wutreaktionen – manche sind positiv, manche negativ, einige wenige aggressiv. Wut ist eine natürliche, adaptive Reaktion auf Bedrohungen, sie löst mächtige Gefühle und Handlungstendenzen aus, die es Menschen erlauben, zu kämpfen und sich zu verteidigen, wenn sie sich angegriffen fühlen. Ein gewisses Maß an Wut ist demnach überlebenswichtig. Eine instinktive Art, Wut zu äußern, besteht in einer leicht aggressiven Reaktion, die vorwiegend der Kommunikation aggressiver Absichten dient. Der typische Ausdruck von Wut beinhaltet jedoch nur selten Aggressionen; er ist eher darauf ausgerichtet, die Situation zu korrigieren oder zu verhindern, dass sie sich wiederholt. Diese stärkende, kräftigende Art von Wut ist es, die zu spüren und auszudrücken manche Menschen in der Therapie lernen müssen. Deshalb sollten Wut und Aggression säuberlich auseinandergehalten werden. Wütend zu sein muss nicht unbedingt heißen, sich aggressiv zu verhalten; schließlich können Menschen auch aggressiv sein, ohne die geringste Wut zu verspüren.

Wie viele andere Emotionen auch, geht Wut mit physiologischen und biologischen Veränderungen einher – wie etwa mit erhöhtem Puls und Blutdruck – sowie mit erhöhten Energie- und Hormonspiegeln, einschließlich gesteigerter Adrenalin- und Noradrenalinausschüttung. Von Wut ausgelöste Handlungstendenzen beeinflussen die Atmung sowie die vaskulären, stimmlichen, muskulären und mimischen Reaktionen, die Menschen darauf einstimmen, sich in die Bresche zu werfen, anzugreifen oder Grenzverletzungen abzuwehren. Diese Reaktionen machen den Menschen handlungsbereit, ohne tatsächlich eine Handlung zu produzieren. Das tatsächlich gezeigte Verhalten ist das Ergebnis des komplexen Zusammenwirkens der Handlungstendenz mit kognitiven Prozessen, die der initialen Handlungsdisposition nachfolgen. Die Stärke der Handlungstendenz variiert ebenso wie die subjektive Wahrnehmung von Wut, die von Irritation über Gereiztheit und Verärgerung bis hin zum Zorn reicht. Wut lässt sich durch bewusste Gedanken aktivieren, aber meist steigt sie auf, ohne dass man darüber nachdenkt. Der erste Wutschrei eines Babys ertönt unabhängig von einem bewussten Gedanken. Adaptive primäre Wut wird oft automatisch aktiviert, ohne dass man wirklich weiß, warum. Oft erkennen die Partner zwar, was sie wütend gemacht hat, reagieren aber dennoch automatisch. Sie denken nicht unbedingt ganz bewusst: „Du hast mir Unrecht getan." Sie fühlen sind einfach nur gekränkt. Erst danach fangen sie an, verärgerte Gedanken zu entwickeln und zu überlegen, warum sie wütend sind.

Oft spüren Menschen große Angst und fürchten, von anderen abgelehnt zu werden, wenn sie wütend werden – vor allem in angelsächsischen Kulturen. Ihnen wurde beigebracht, und zwar nachhaltig beigebracht, ihre Wut zu unterdrücken.

> Joan beispielsweise ist gekränkt, weil ihr Mann laufend auf ihre Kosten Witze macht. Sie lächelt, wird aber zunehmend ärgerlicher. Sie merkt, dass sie kritisiert wird und ist wütend, weil sie aber dazu erzogen wurde, Wutäußerungen zu unterlassen, hält sie den Mund. Hinterher ist sie niedergeschlagen und hält ihren Mann kalt auf Distanz. Es wäre wesentlich besser gewesen, wenn sie ihre Wut genutzt hätte, um sich selbstbewusst zu wehren, statt sich hinterher unterlegen zu fühlen. Mit all der Energie und Kraft, die ihr die Wut verliehen hätte, wäre es ihr möglich gewesen, Zähne zu zeigen und zu verhindern, dass sie ausgenutzt wird.

Wir möchten hier keineswegs dafür plädieren, Wut immer als erstes Mittel zur Verteidigung einzusetzen – wir sind zutiefst davon überzeugt, dass Vermittlungs- und Versöhnungsversuche wichtig sind; wir betrachten Wut letztlich aber doch als einen unverzichtbaren Teil unserer menschlichen Natur, weshalb wir nicht allzu sehr davor zurückschrecken müssen, Wut zu empfinden und deren Botschaft zu senden.

In der Emotionsfokussierten Paartherapie (EFT-P) betonten wir die therapeutischen Effekte, die eintreten, wenn bislang nicht zugelassene primäre adaptive Wut aufgespürt und ausgedrückt wird; eine Wut, die sonst dazu führt, dass sich die Partner zurückziehen, sich verschließen und sich aus dem Weg gehen. Ist die Wut dann wahrgenommen und zum Ausdruck gebracht worden, müssen im Anschluss die Bedeutung der Wut exploriert und die damit verbundenen Bedürfnisse wahrgenommen werden, um dann, zusammen mit den „härteren" Wutäußerungen „weichere" Gefühle aufzuspüren. In vielen Fällen werden Menschen wütend, gerade weil ihnen der Partner nicht gleichgültig ist und weil sie vom Partner wichtig genommen und entsprechend behandelt werden wollen.

Obwohl es ratsam ist, primäre Wut auszudrücken, wenn man sich unfair behandelt fühlt (weil durch die Mitteilung dieses Gefühls Verbindung hergestellt wird), kann unangemessen ausgedrückte Wut eine der zerstörerischsten Emotionen sein. Wenn Paare in Schwierigkeiten geraten, dann meist aufgrund ihrer Unfähigkeit, mit der eigenen Wut und der des Partners umzugehen. Das Problem dabei ist, dass sich Wut schwer zum Ausdruck bringen lässt, ohne der anderen Person das Gefühl zu geben, beschämt oder lächerlich gemacht zu werden bzw. ohne dabei fordernd oder kontrollierend aufzutreten. Wenn die Partner ihre Wut jedoch nicht ausdrücken, errichten Groll und Verbitterung im Laufe der Zeit eine trennende Wand. Wut ist zwar, wie bereits erwähnt, ein gesundes Gefühl, sofern sie eine Reaktion auf Grenzverletzungen ist; ein Gefühl, das ausgedrückt werden muss. Sehr oft ist sie aber eine sekundäre Reaktion auf ein primäreres Gefühl der Verletzung, auf die Angst davor, nicht geliebt oder nicht unterstützt zu werden; oder auf Scham, weil man sich erniedrigt fühlt. Viele der „härteren" Emotionen, die Partner ausdrücken (wie Wut, Verbitterung oder Verachtung), sind womöglich Reaktionen auf primäre Angst oder Scham und aggressive Versuche, sich vor der anderen Person zu schützen oder sich selbst vor den noch schmerzhafteren „weicheren" Emotionen der Trauer, Furcht oder Scham abzuschirmen. Dazu kommt, dass Menschen auf Wutäußerungen oft defensiv oder verärgert reagieren, was dazu führt, dass die Interaktionen eskalieren.

Wutäußerungen sind deshalb so problematisch, weil sich wütende Interaktionen schnell hochschaukeln, die Partner defensiv reagieren und auf frühere Verdrusserlebnisse zurückgreifen, um ihre Position zu rechtfertigen. Jede Seite nimmt eine zunehmend extremere Haltung ein, beide bringen frühere Situationen in ihrer Beziehung ins Spiel – als sie das Gefühl hatten, zu Unrecht beschuldigt, missverstanden, vernachlässigt oder benutzt zu werden. Aktuell präsente Wut kann auch Erinnerungen an ähnliche Szenen in vergangenen Beziehungen aktivieren, die Öl ins Feuer gießen und die Partner in immer extremere Positionen hineintreiben.

Viele Paare vermeiden allerdings auch die geringsten Wutäußerungen, weil sie annehmen, dass jede Auseinandersetzung eine Beziehungsstörung anzeigt. Dann ist es Aufgabe des Therapeuten / der Therapeutin, das Paar darauf hinzuweisen, dass Wutgefühle Teil unseres Menschseins sind und bekundete Wut zuträglich und adaptiv sein kann, vor allem wenn Achtsamkeit und Mitgefühl ein Gegengewicht bilden.

Mitgefühl und Achtsamkeit werden sich allerdings kaum einstellen, wenn die adaptive Wut unterdrückt worden ist. PaartherapeutInnen müssen ihrem Klientel beibringen, ihre Wut über erlittenes Unrecht oder über Grenzverletzungen offen, konstruktiv und direkt zu äußern. Eine Ehefrau beispielsweise könnte lernen zu sagen: „Ich bin wütend, weil du so verspätet zum vereinbarten Abendessen gekommen bist." Diese Direktheit ist nicht nur informativ, sie wird auch die Luft reinigen, insbesondere dann, wenn sich die andere Seite zu entschuldigen vermag.

Es gibt aber auch Menschen, die ihre adaptive Wut lange unter Verschluss halten, dann plötzlich explodieren und ihrer Wut auf destruktive Weise Ausdruck verleihen. Auch solche Menschen benötigen Hilfe, um ihre Wut angemessener äußern zu können. Der Therapeut/die Therapeutin wird bestätigen, dass Wutausbrüche zwar vorübergehend Erleichterung verschaffen, allerdings auch auf ihr Zerstörungspotenzial hinweisen und betonen, dass Wutanfälle der Beziehung und dem Selbstwertgefühl des Partners erheblich schaden können. Anstatt ihren Ehemann anzubrüllen: „Du rücksichtsloser Schlamper", sollte sie mit therapeutischer Hilfe sagen können: „Ich bin wütend, weil ich dich gebeten habe, aufzuräumen und du meine Bitte ignoriert hast." Der Therapeut sollte erneut darauf hinweisen, dass Wut um ihres Informationswertes willen ausgedrückt werden soll, nicht etwa mit dem Ziel, seinem Stress ein Ventil zu verschaffen.

Bei verärgerten Interaktionen ist vor allen Dingen wichtig, dass beide Seiten den ganzen emotionalen Wirbelsturm über auf Augenhöhe sind und die Macht gleichmäßig verteilt bleibt. Affekte sind ansteckend, weshalb Wut Wut erzeugt. In einem Streit kann buchstäblich jede Bemerkung, und mag sie noch so harmlos oder gut gemeint sein, sofern sie als nicht unterstützend wahrgenommen wird, die bereits ein wenig verebbte Wut wieder anfachen. In Paarkonflikten muss die Machtverteilung stimmen, sonst kann die affektive Erregung nicht abflauen. Bei Wutausbrüchen besteht die Neigung, durch Drohungen verschiedenster Art, alle Macht an sich zu reißen. Das kann bis hin zu einem Ultimatum reichen. Die gefährlichste Drohung ist die, den Partner zu verlassen. Fest in der Hand seiner Wut mag einer der Partner den Sinn der Beziehung infrage stellen, aus dem Gefühl der Machtlosigkeit heraus mit Trennung drohen oder einfach weggehen. Ein solches Ultimatum führt dazu, dass sich die andere Seite sofort entmachtet fühlt und sich gezwungen sieht, diesem Gefühl eine ebenso heftige Drohung entgegenzusetzen. Im Zorn ausgestoßene Drohungen sind äußerst kontraproduktiv, weil sie, wie beim Poker, unweigerlich den Einsatz erhöhen und neue Beschämungen und Vergeltungsmaßnahmen auslösen.

Aus diesem Grund müssen TherapeutInnen den Paaren die Erkenntnis vermitteln, dass in Situationen, in denen Wut das Problem ist, der Sinn des Konflikts darin besteht, eine Kompromisslösung zu finden, bei der beide Seiten gewinnen. Wenn sich das Paar auf eine Lösung einigt, müssen beide Seiten das Gefühl haben, dass es dabei etwas zu gewinnen gibt – aber auch, dass beide auf etwas verzichten.

Vom Umgang mit Wut in Paarbeziehungen

Es gibt drei verschiedene Möglichkeiten, mit Wutgefühlen umzugehen: die Wut ausdrücken, unterdrücken oder beruhigen. Menschen, die in einer Zweierbeziehung leben, tun gut daran, ihrer Wut selbstbewusst Ausdruck zu verleihen, denn das ist die gesündeste Art. Um dazu in der Lage zu sein, muss man seine Bedürfnisse klarlegen können und wissen, wie man sie erfüllt bekommt, ohne den anderen zu verletzen. Selbstbewusst auftreten bedeutet keineswegs, den Gefährten zu bedrängen oder Forderungen zu stellen, es bedeutet vielmehr, sich selbst und dem anderen respektvoll zu begegnen, „Ich-Botschaften" zu senden und gut zu kommunizieren. Wut lässt sich aber auch unterdrücken und dann umwandeln oder umlenken. Dies geschieht, wenn man kurz innehält, über die Wut nachdenkt und dann etwas Positives in den Fokus nimmt. Diese Reaktionsweise ist mit der Gefahr verbunden, dass sich die nicht ausgedrückte Wut nach innen wendet. Außerdem führt sie sicher nicht zur Lösung des Problems. Nach innen gerichtete Wut verursacht womöglich Bluthochdruck, ja sogar Depressionen. Sie kann darüber hinaus pathologische Formen annehmen, sich etwa in passiv-aggressivem Verhalten äußern oder eine Persönlichkeit hervorbringen, die permanent zynisch oder feindselig wirkt. Die dritte Art der Wutbewältigung besteht in der Fähigkeit, sich innerlich zu entspannen und selbst zu beruhigen. Dabei wird nicht nur das äußere Verhalten wieder unter Kontrolle gebracht, vielmehr werden die inneren Reaktionen reguliert, d. h. Schritte unternommen, die den Herzschlag normalisieren und das Gefühl abflauen lassen. Auch das ist eine gute Copingreaktion, erfolgt sie jedoch gewohnheitsmäßig, ohne sich mit der Botschaft zu befassen, die uns die Wut vermittelt, bleibt das Kernproblem ungelöst. Humor ist ebenfalls geeignet, eine leichte Verärgerung aufzulösen, weil sie einen ausgeglicheneren Blick auf die Situation erlaubt.

Wer mit Paaren arbeitet, muss zudem beachten, dass die Neigung zu Wutreaktionen individuell unterschiedlich stark ausgeprägt ist. Manche Menschen werden sehr schnell wütend, andere recht selten. Es gibt Menschen, deren Wut still vor sich hingärt und köchelt, während andere in die Luft gehen und vor Wut platzen. Diese individuellen Unterschiede sind zu berücksichtigen. Wie Wut ausgedrückt wird, unterliegt auch bestimmten kulturellen Regeln. Dazu kommt, dass Frauen Wut offenbar anders verspüren und ausdrücken als Männer es tun. Frauen neigen dazu, ihre Wut nicht offen zu zeigen; oft weinen sie, wenn sie eigentlich wütend sind, während Männer mit ihrer Wut tendenziell freier umgehen. Männer, so der allgemeine Eindruck, fühlen sich mit ihren wütenden Emotionen erheblich wohler als Frauen – und sind es gewohnt, sie zu externalisieren. Frauen sind oft dazu erzogen worden, ihren Emotionen freien Lauf zu lassen, mit Ausnahme von Wut, die gesellschaftlich als unweiblich gilt. In vielen Fällen zeigen Frauen ihre Wut ungern, weil sie fürchten, ihrer Beziehung zu schaden. Wenn Frauen ihre Wut zum Ausdruck bringen, dann häufig, indem sie sich verletzt oder enttäuscht zeigen; ihre Wutgefühle sind oft vermischt mit Verletzung, Frustration, Traurigkeit und Desillusionierung.

Männer und Frauen mögen sich zwar in der Art, wie sie ihre Wut äußern, unterscheiden, was jedoch nichts über die Intensität ihrer Wutgefühle aussagt (Thomas 2003). Der größte Unterschied zwischen den Geschlechtern ist, dass Männer seltener vor Wut weinen (Averill 1983). Männer gelten meist als das aggressivere Geschlecht. Ein Mann reagiert möglicherweise mit offener Wut, wenn ihm die Kontrolle über eine Situation entglitten ist oder wenn er das Gefühl hat, dass sich seine Partnerin nicht gesellschaftskonform verhält und daneben benimmt. Gewinnt ein Mann den Eindruck, dass seine Empfindungen und Meinungen ignoriert werden, kann seine Wut schnell eskalieren. Die Situation verschlimmert sich, wenn Männer merken, dass sie die Kontrolle verloren haben und das, was schief gelaufen ist, nicht mehr zu reparieren ist. Es gibt durchaus Männer, die ihrer Wut Ausdruck verleihen, indem sie sich aus der Situation zurückziehen, andere dagegen reagieren, indem sie tätlich werden und auf Personen oder Gegenstände einschlagen. Männer sind, aufgrund ihrer Sozialisation eher bereit, Wut offen zu zeigen, was vermutlich erklärt, warum solche Wutanfälle recht häufig vorkommen. Schmerzhafte Emotionen, wie Enttäuschung, Kummer und Scham (Emotionen, die als unmännlich gelten und deshalb verdeckt bleiben) werden oft in Wut umgelenkt.

Die Art, wie Wut ausgedrückt oder nicht ausgedrückt wird, ist demnach von vielen verschiedenen Faktoren abhängig: vom Temperament, vom Geschlecht sowie vom kulturellen oder gesellschaftlichen Umfeld des Individuums. Besonders in der Paartherapie kommt es entscheidend darauf an, die verschiedenen Arten der Wut, wie sie in den folgenden Abschnitten beschrieben werden, zu unterscheiden und entsprechend differenziert zu intervenieren.

Differenzierte Interventionen für verschiedene Arten der Wut

Wie bereits erwähnt, ist die Prozessdiagnose das Herzstück paartherapeutischer Arbeit mit Emotionen. Die Art der ausgedrückten Wut bestimmt, welche Art der Intervention zum gegebenen Zeitpunkt am hilfreichsten ist. In den folgenden Abschnitten werden die verschiedenen Wut-Kategorien erläutert.

Primäre adaptive Wut

Primäre adaptive Wut wird als Empowerment empfunden – sie ist eine überlebenswichtige Reaktion, um Grenzen zu verteidigen und Verletzungen abzuwehren. Es gibt in Beziehungen zwei große Probleme im Zusammenhang mit Wut: zu viel oder zu wenig davon. Es handelt sich hierbei um Probleme durch überkontrollierte und unterkontrollierte sowie durch überaktivierte und unteraktivierte Wut. Dass sich diese Probleme keineswegs gegenseitig ausschließen, beweist das Syndrom unterdrückter, dann schließlich explodierender Gefühle, bei dem sich chronisch überkontrollierte Wut auf unangemessene und explosive Art Luft macht. Ständig unterdrückter Ärger, selbst geringfügiger Art, in Reaktion auf Situationen, die als Angriffe empfunden werden, verhindert selbstsicheres Einschreiten. Dies wiederum löst Gefühle der Schwäche und Unterlegenheit aus, was der Wut neue Nahrung gibt. Es kommt zu einem Teufelskreis, bei dem die Menschen „wutgeladen“ sind, und der in übertriebene, explosive und ineffektive Wutäußerungen mündet. Auf der anderen Seite führt unterdrückte Wut häufig zu heimlichem Groll und zum Rückzug.

Chronisch überkontrollierte Wut ist demnach ein ebenso großes Beziehungsproblem wie chronisch unterkontrollierte Wut. Recht häufig unterdrücken die Partner ihre adaptiven ärgerlichen Reaktionen auf Grenzüberschreitungen oder Verletzungen und brauchen deshalb keine Kontroll- und Managementstrategien zu erlernen. Wenn Wut chronisch überkontrolliert wird, lassen sich Probleme im Laufe der Zeit ungleich schwerer erkennen und lösen. Wer außerstande ist, seine Grenzen zu verteidigen oder sich vor Angriffen und Schaden zu schützen, muss lernen, in solchen Situationen primäre adaptive Wut zu spüren und auszudrücken, nicht lernen, seine Wut zu kontrollieren.

Eine der potenziell schädlichen Folgen zurückgehaltener Wutgefühle ist, dass sie Menschen daran hindern, klar und deutlich auszusprechen, was sie brauchen, wünschen und denken. Mit Wutvermeidung einhergehende Probleme von Paaren haben deshalb gemeinhin mit mangelhafter Durchsetzungskraft und mangelhafter Grenzdefinition zu tun. Menschen, die ihre Wut unterdrücken, verlieren mit den Jahren die Verbindung zu dem, was ihnen eigentlich wichtig ist; sie entfremden sich den eigenen Bedürfnissen und Wünschen. Partner, die ihre primären Wutempfindungen gewohnheitsmäßig unterbrechen, tun dies oft, weil gesellschaftliche Verbote Wutäußerungen verhindern. Das Verspüren von Wut kann bedrohlich sein, weil es potenzielle Missbilligung, Zurückweisung oder den potenziellen Verlust einer wichtigen Beziehung signalisiert. So kommt es, dass viele Menschen (Männer wie Frauen) gelernt haben, sich unterzuordnen, sich nicht zu behaupten, sich dem Partner zu fügen, die eigenen Bedürfnisse dabei zu unterdrücken und ihren Ärger hinunterzuschlucken. Chronifiziert dieses Verhalten, kann es in Depression und Apathie münden. Haben solche Menschen die Hoffnung aufgegeben, ihre Bedürfnisse jemals erfüllt zu bekommen, verlieren sie den Kontakt zu selbstbewussten, ihr Selbst definierenden Gefühlen, Wünschen und Bedürfnissen.

TherapeutInnen müssen Paaren die Erkenntnis vermitteln, dass chronisch unterdrückte adaptive Wut Entfremdung bewirkt und eine Wand errichtet, die Intimität verhindert. Sie löst darüber hinaus psychisches und physisches Unbehagen aus und senkt die Stresstoleranzschwelle, weshalb sich die Person schnell über andere Dinge ärgert – insbesondere über Dinge, die sie an die ursprüngliche Situation erinnern, in der die Wut unterdrückt wurde. Angemessen ausgedrückte adaptive Wut hingegen stärkt den Menschen, ermöglicht ihm selbstsicheres Handeln und schafft günstige Gelegenheiten, unbefriedigte Bedürfnisse zu befriedigen.

Wenn der Therapeut die Partner dabei unterstützt, ihre Wut konstruktiv zum Ausdruck zu bringen, sollte er zugleich betonen, dass dies ohne Schuldzuweisungen und Beleidigungen geschehen und der gute Wille erkennbar sein soll. Zögerlichen Menschen fällt es oft leichter, Wut auszudrücken, indem sie sagen: „Ich möchte zwar nicht wütend sein, aber ich bin nun mal wütend über …“ Das kommuniziert den Wunsch nach Harmonie, zugleich aber auch das Verletzungsgefühl. Personen mit angestauter Wut sollten angeleitet werden, ihre Wut in respektvoller Haltung zu äußern (z. B. ohne finster dreinzublicken oder höhnisch zu sein).

Wut, die einem Bedürfnis entspringt, die dem anderen eine Grenze aufzeigt oder ihn auf respektvolle Art über eine Grenzverletzung informiert, ist zwar nicht immer leicht auszuhalten, wird letztlich aber doch bestätigend wirken – insbesondere bei Paaren, die in einem „Verfolgungs-Distanz-Zyklus“ feststecken. Wutäußerungen locken den, der sich zurückzieht, aus seinem Versteck hervor. Der sich Zurückziehende wird zu seiner Überraschung feststellen, dass geäußerte Wut die Sache erleichtert und keineswegs Vergeltungsmaßnahmen auslöst, weil es dem Verfolger wesentlich leichter fällt, mit Wut umzugehen als mit kühler Distanz zurechtzukommen. Dieser intensive Kontakt, auch wenn er unangenehm ist, stärkt die Partnerschaft.

Im paartherapeutischen Kontext ist unterdrückte Wut über einen Betrug oder über eine Verletzung eine der wichtigsten Formen adaptiver Wut, die identifiziert und zum Ausdruck gebracht werden muss. Beide Seiten, in welcher Interaktionsposition auch immer, können diese Wut verspüren. Oft ist die Wut mit Trauer vermischt, manchmal auch mit Angst und mit dem Gefühl, am Boden zerstört zu sein. Wer betrogen und verlassen worden ist, fühlt sich nicht nur zutiefst verletzt und leidet nicht nur am plötzlichen Verlust der Unterstützung, auch sein Vertrauen ist zerstört und sein Selbstwertgefühl erschüttert. Die betrogene Person fühlt sich verlassen, beiseitegeräumt, nicht liebenswert und nicht begehrenswert, abgewiesen oder enttäuscht, ungerecht und unfair behandelt. Ihr Partner war pflichtvergessen, hat sich der Verantwortung entzogen, die Erwartungen enttäuscht und sein Wort gebrochen. Die Wut über den Betrug oder über die Herabwürdigung ist zum Teil auch mit der Frustration darüber zu erklären, dass man die Situation nicht kontrollieren kann, außerdem hilft Wut, das Gefühl von Stärke wiederzuerlangen. In solchen Situationen ist es wichtig, dass der Therapeut der betroffenen Person nicht nur hilft, ihre Wut auszudrücken; er muss sie vielmehr auch darauf aufmerksam machen, dass es normal ist, die durch den Betrug erlittenen Verluste zu betrauern, und er muss sie anleiten, ihrer Trauer Ausdruck zu verleihen.

Bei der Arbeit mit unterdrückter primärer Wut besteht der erste Schritt häufig darin, die Gründe ihrer Vermeidung zu identifizieren und zu explorieren. Die während der Sitzung auftretenden verbalen und nonverbalen Marker für Wutunterbrechungen lassen sich unschwer erkennen und identifizieren. Folgende Anzeichen deuten auf unterbrochene Wut hin: verstummen, Hilflosigkeit, Schuldgefühle, Depression, erstarren, intellektualisieren, rationale Kontrolle adaptiver Wut, herunterspielen, sich mit banalen oder scherzhaften Bemerkungen von der verspürten Wut distanzieren, diffuse oder unangemessene Verärgerung, verschleppter Groll. Selbst ein Tränenausbruch kann ein Zeichen dafür sein, dass die Person vermeidet, ihre angemessene Wut auszudrücken.

Immer, wenn verdrängte Wut im Spiel ist, muss der Therapeut / die Therapeutin den Partnern helfen, ihre Wutgefühle von anderen Gefühlen zu unterscheiden – etwa von Kummer, Angst und Trauer. Im folgenden Gesprächsauszug unterstützt die Therapeutin ein Paar (Myriam und Ron) beim Umgang mit Wut und mit anderen Emotionen, die sich nach der Geburt ihres ersten Kindes eingestellt haben.

Wut und Schmerz

Myriam: Ich glaube, es hat damit zu tun, dass er nicht da war, als ich ihn am meisten gebraucht hätte. Ich erinnere mich, dass Ron in der Woche nach der Geburt unseres Sohnes von meinen wirklich furchtbaren Wehen gesprochen und gesagt hat: „Nie hatte ich größere Achtung vor dir als in den Stunden deiner Geburtswehen“ und dann: „Als du dann mit dem Baby nach Hause gekommen bist, war es damit aus und vorbei, der ganze Respekt ging den Bach hinab.“ Das hat mir tief ins Herz geschnitten. Es fühlte sich an, als würde er sagen: „Was hast du nur, sei doch nicht so überängstlich“, dabei habe ich doch nur versucht, irgendwie zurechtzukommen.

Therapeutin: Es war dieser Hohn, der sich so schneidend schmerzlich angefühlt hat. [*Spiegelt auf empathische Weise den Kern ihrer Verletztheit.*] Wie ist das für Sie, Ron, wenn Myriam das sagt? Es muss ziemlich hart für Sie sein. [*Forscht nach seiner Reaktion.*]

Ron: Ja, es tut weh, das zu hören. Wenn sie von dieser Situation spricht, klingt es so, als wäre ich nicht für sie da gewesen. Dabei habe ich so viel getan …

Myriam: Stimmt.

Ron: … ich habe so viel Verantwortung übernommen. [*Verteidigt seine Identität.*]

Myriam: Um die Sache klarzustellen: Er hat sich wirklich viel um das Baby gekümmert …, aber er war so missgünstig, so eifersüchtig …, er hat zu mir tatsächlich gesagt: „Ich bin so wütend, so wütend auf das Baby" [*weint*].

Therapeutin: Ron, ist sie verletzt oder wütend? [*Fragt nach, um seine Wahrnehmung ans Licht zu bringen.*]

Ron: Sie ist wütend.

Therapeutin: [*zu Myriam*] Was fühlen Sie?

Myriam: Ich glaube, ich durchlebe die Situation noch einmal. Als hätte alles, was er tut seinen Preis. Und ich habe den Preis bezahlt. Es war, als wäre er im Grunde lieber ganz woanders, als wolle er gar nicht helfen.

Therapeutin: Es gibt hier zwei Teile, einen Teil Wut, einen Teil Schmerz. Ein Teil sagt: „Ich bin wütend auf dich." [*Will ihre Klage differenzieren in Schmerz und Wut.*]

Myriam: Ja, ich merke, dass ich sehr wütend war auf dich. Es war die schwierigste Zeit in unserem Leben. Er als Mann hat vermutlich überhaupt nie versucht, die körperliche Erschöpfung zu verstehen, die geistige Leere, die Hormonschwankungen. Ich hatte das Gefühl: Er lässt mich im Stich, und das war unerträglich.

Therapeutin: Etwa so: „Ich bin wütend, weil du mich verlassen hast, und will sicher sein, dass du für mich da bist". [*Spiegelt die reine Wut.*]

Myriam: Es ist noch mehr als das. Gut, er bleibt an meiner Seite, wenn ich normal bin, sollte ich aber noch ein Kind haben und dann körperlich nicht auf der Höhe sein [*weint*], diese Hormonumstellung, der Schlafmangel und all das … das Wochenbett …, dann wird er mich wieder im Stich lassen.

Ron: Aber ich habe dich doch nicht wirklich verlassen, du hast doch gesagt, dass ich da war. [*Verteidigt seine Identität.*]

Therapeutin: Myriam hatte das Gefühl, abgewiesen zu werden und zur Zielscheibe Ihrer Wut geworden zu sein; als sei die ganze Wut, die schon vorher angestaut war, plötzlich zum Vorschein gekommen. [*Validiert die Gefühle beider Seiten.*]

Ron: Ich kann verstehen, dass sie das Gefühl hat, ich sei wütend gewesen. Ich weiß, dass ich zu der Zeit gereizt und ungeduldig war. Ich hatte einfach den Eindruck, die Kontrolle über mein ganzes Leben verloren zu haben. [*Nimmt seine Wut wahr.*]

In diesem Fall hat die Frau ihre Wut zum Ausdruck gebracht, der Mann hat ihr zugehört, und das war ein wichtiger Teil des Heilungsprozesses. Als er auch den Schmerz sah, den die Therapeutin von der Wut zu trennen und hervorzuheben versuchte, um ihm ein wenig Mitgefühl zu entlocken, gelang es ihm schließlich, einfühlsamer zu reagieren und eine Eskalation zu vermeiden.

Primäre maladaptive Wut

Wut als erste Reaktion einer Person auf eine Situation ist immer dann maladaptiv, wenn sie nicht dazu dient, auf eine Verletzung hinzuweisen, etwa auf eine Grenzverletzung oder auf einen Vertrauensbruch in der bestehenden Beziehung. Ist die Wut einer Person nicht auf die aktuelle Situation zurückzuführen, vielmehr auf eine alte Wunde oder auf eine Misshandlungserfahrung in der Vergangenheit (etwa Gewalterlebnisse in der Kindheit), muss diese Wut nicht unbedingt dem Partner gegenüber zum Ausdruck gebracht werden. Sie muss bearbeitet und transformiert werden, was oft besser in Einzelsitzungen geschieht. Im Laufe der Einzelsitzungen wird der Therapeut/die Therapeutin dann gezielt daran arbeiten, die Fähigkeit zur Selbstberuhigung zu vermitteln, die Person bei der Unterscheidung früherer und aktueller Erfahrungen unterstützen und ihr helfen, ihre wutbasierten Verhaltensweisen zu regulieren.

Dies ist im Fall von Donna geschehen, einer Frau, die als Kind von ihrem Vater körperlich und seelisch missbraucht worden war. Immer, wenn sich ihr Mann von hinten näherte und sie umarmte, explodierte sie vor Wut. In einigen gemeinsamen Sitzungen lernte sie, ihrem Mann mitzuteilen, wie sehr sie sich fürchtet, und er lernte, sie nicht zu bedrängen. In einigen individuellen Sitzungen erfuhr sie therapeutische Unterstützung dabei, ihre triggerbezogene Wut zu transformieren und die Fähigkeit zu entwickeln, diese primäre maladaptive Wut zu regulieren und umzuwandeln.

Kommt in einer paartherapeutischen Sitzung primäre maladaptive Wut zum Vorschein, muss der Therapeut unbedingt darauf achten, ob nicht auch primäre adaptive Wut mitschwingt (etwa die Wut darüber, vom Partner nicht gehört zu werden, die sich als Gefühl des Verlassenwerdens äußert); dann muss er die Aufmerksamkeit des Klienten auf die eigentliche

Quelle der Wut lenken, etwa auf den Vater, der ihn damals als Kind verlassen hat. Dies verhilft der anderen Seite zu der Erkenntnis, dass ihr Gefährte wegen früherer Erlebnisse dazu neigt, sich verlassen zu fühlen; das wiederum legt den Grundstein für weitere Lernerfolge, die das Paar dann in die Lage versetzen, Interaktionen, die dieses Gefühl auslösen, zu modifizieren und mit dem Gefühl (falls es dennoch ausgelöst wurde) angemessen umzugehen.

Primäre maladaptive Wut trifft man häufig bei Paaren an, bei denen Dominanz oder Gewalt eine große Rolle spielt, und bei dem die dominierende Seite auf die geringste Provokation hin aufbrausend reagiert. Dann ist es Aufgabe des Paartherapeuten die Wut klar als maladaptiv zu bezeichnen, die dem Individuum selbst und der Beziehung Schaden zufügt. Er muss dem Paar beibringen, die Trigger zu erkennen, den problematischen Zustand möglichst nicht auszulösen, sich wieder zu beruhigen und die Wutgefühle, falls sie tatsächlich aktiviert wurden, zu deeskalieren. Dabei kommen verhaltenstherapeutische Methoden zum Einsatz, etwa die Übereinkunft, auf Gewaltanwendung zu verzichten, Time-out und die Entwicklung alternativer Copingstrategien. Entspannungstechniken beispielsweise können einer Person mit maladaptiver Wut helfen, sich wieder ruhiger und wohler zu fühlen sowie Puls, Blutdruck, Atmung und Muskelspannung zu normalisieren.

Auch Menschen mit Borderline- oder mit narzisstischen Störungen können plötzlich in Wut geraten, wenn sie den Eindruck haben, zurückgewiesen oder gekränkt zu werden. Ursprünglich eine sekundäre Reaktion auf eine Verletzung, ist diese Wut nun eine primäre maladaptive Reaktion auf viele Situationen (häufig in Form von tobendem Zorn), weil sie zur Gewohnheit wird und von ihrem Ursprung völlig abgespalten ist. Maladaptive Wut aufgrund einer narzisstischen Kränkungen, wegen Minderwertigkeitsgefühlen oder dem Gefühl,beschämt oder gedemütigt zu werden, ist unschwer zu erkennen, weil sie außerordentlich intensiv, chronisch oder unangemessen ist. Dann muss die Intervention darauf gerichtet sein, das grundlegende maladaptive Schamgefühl ins Bewusstsein zu befördern und zu verändern. Der Therapeut/die Therapeutin kann beispielsweise den sekundären Zorn eines Klienten/einer Klientin über eine geringfügige Beleidigung anerkennen, muss sich dann aber auf das Gefühl konzentrieren, zutiefst verwundet worden zu sein und nicht die geringste Kränkung ertragen zu können.

In bestimmten Situationen kann aber auch aus adaptiver Wut, sofern nicht ausreichend kontrolliert, maladaptive Wut werden. Maladaptiv ist dann ihre Intensität. Wichtig ist auch, zu verstehen, dass sich eine ursprünglich adaptive Wutreaktion durch eine Abfolge von Interaktionen, Gefühlen und Gedanken, welche die Wut Schritt für Schritt intensivieren, zu maladaptivem Zorn steigern kann. Bei einer solchen Sequenz provoziert eine Interaktion die nächste, die dann zum neuen Trigger für weitere Wutausbrüche wird: eine nach oben offene Spirale. Wut erzeugt Wut und kann sich, wenn sie nicht auf eine verständnisvolle Reaktion trifft, zu hochgradig destruktivem Zorn hochschaukeln. Deshalb kann es angezeigt sein, nicht nur das zugrunde liegende Gefühl hilfloser Abhängigkeit oder das Schamgefühl, vielmehr auch die Zorn verstärkenden Interaktionen aufzuspüren.

Sekundäre Wut aufgrund unbefriedigter Bedürfnisse

Sekundäre Wut ist vermutlich die häufigste Form, wie Paare ihrer Wut Ausdruck verleihen. Die meisten Menschen reagieren mit Wut, sobald sie verletzt werden. Wenn die Wut sekundär ist und eine primäre Emotion verdeckt, sollte sie eher nicht ausgedrückt werden. Dann ist es Aufgabe des Therapeuten / der Therapeutin, durch eingehendere Exploration die primärere Emotion der Person zu identifizieren. Viele Paare ergehen sich in wütenden Schuldzuweisungen, und das ist eine negative Form, Wut zum Ausdruck zu bringen. Es handelt sich hier in den meisten Fällen um eine sekundäre Emotion, die es zu überwinden gilt, um zu den tiefer liegenden, „weicheren“, schmerzhafteren Emotionen vorzudringen. Ein Ehemann beispielsweise, der sich über seine Frau ärgert, weil sie sich provokant kleidet, muss erkennen, dass seine Wut eine sekundäre Emotion ist, die ihm hilft, sich vor seinem primären Gefühl der Angst und Bedrohung abzuschirmen. Spricht der Mann dann über seine Angst und drückt er seine Befürchtungen offen aus, wird er nicht mehr so kontrollierend und beschuldigend sein, seine Frau wird sich vermutlich weniger stark verteidigen, vielmehr eher einlenken und auf seine Bedenken Rücksicht nehmen. Wer seine Gefühle und Bedürfnisse offen darlegt, erhöht die Wahrscheinlichkeit einer empathischen Reaktion, stärkt die eheliche Verbindung und wird seine Emotionen, aber auch die des Partners, besser verstehen.

Wut ist oft eine Reaktion auf das grundlegende Gefühl der Angst, aber auch der Scham, der Hilflosigkeit oder der Enttäuschung. Der Paartherapeut / die Paartherapeutin muss deshalb zuerst die reaktive Wut des Klienten anerkennen, dann jedoch den Fokus auf seinen tiefen Schmerz, auf die Angst vor dem Verlassenwerden oder auf das Gefühl der Machtlosigkeit richten. Ist das primäre schmerzhafte Gefühl einmal wahrgenommen, werden das grundlegende Bedürfnis und die implizite Überzeugung identifiziert und bearbeitet. Manchmal schwingt Verzweiflung mit, wenn jemand seine sekundäre Wut äußert, was als deutlicher Hinweis auf eine nicht primäre Wut zu werten ist, auf eine tief sitzende Angst vor Vernichtung oder vor dem Verlassenwerden. Dies ist die einfachste Form von Wut. Beispiele dafür sind im nächsten Abschnitt über Affiliationszyklen zu finden, wenn es um Schuldzuweisungen des Partners in der Verfolgerposition geht.

Eine besonders wichtige und schwierige Sequenz bei Paaren im Zusammenhang mit Wut und Ärger ist die Scham-Wut-Sequenz, bei der sich eine Seite primär erniedrigt fühlt und deshalb wütend wird. Diese Emotionen können mehr oder weniger intensiv sein, bei hoher Intensität können sie allerdings zum Einsatz von Gewalt führen. Die Wut der einen Seite ist im Allgemeinen eine Reaktion auf ihre Unfähigkeit, mit den Kernemotionen der Scham und Machtlosigkeit umzugehen. Menschen, die Wut verspüren oder bei einem Paarkonflikt schnell in Wut geraten, müssen lernen, sich wieder zu beruhigen und Zugang zu der Emotion zu finden, die ihrer Wut zugrunde liegt. Eine Person, die wahrnimmt, wie ihre Kernemotionen aufsteigen und Kontakt mit ihnen aufnimmt, hält den Schlüssel in der Hand, mit dem sie die Entwicklung destruktiver Wut verhindern kann. Wer sehr oft sehr wütend wird, muss nicht nur seine Wut unter Kontrolle bringen, sondern auch lernen, die schmerzlicheren Gefühle, die sich hinter der Wut verbergen, zu erfahren und auszudrücken. Wenn man seine grundlegenden Gefühle der Angst, Scham oder des Schmerzes zum Ausdruck bringt, hat das auf den Partner eine völlig andere Wirkung, als wenn man sekundäre Wut ausdrückt. Ein Mensch, der diese defensive Wut verspürt, muss also die Fähigkeit entwickeln, die Bedrohung zu spüren und auszudrücken, bevor das Wutgefühl aufsteigt. In der Therapie sollen die Partner lernen, sich und ihr wütendes Gegenüber zu beruhigen, bevor die Sache eskaliert. Die Fähigkeit, die eigenen Affekte und die des Partners zu regulieren, ist eines der besten Mittel gegen negative Eskalation.

Instrumentelle Wut

Instrumentelle Wut ist der erlernte Einsatz von Wut als Mittel, von anderen Menschen etwas Bestimmtes zu erreichen. Sie tritt häufig beim dominanten Partner auf, der sie einsetzt, um den sich unterordnenden Partner einzuschüchtern und zu kontrollieren. Auch verfolgende Partner versuchen, damit die Aufmerksamkeit der sich zurückziehenden Seite zu erlangen. Wutausbrüche sind eine effektive Möglichkeit, andere unter Kontrolle zu bekommen, führen jedoch meist dazu, dass der andere grollt und sich verbittert zurückzieht. Instrumentelle Wut ist häufig bei Menschen mit einem dramatisch-intensiven emotionalen Stil zu beobachten, die damit auf sich aufmerksam machen wollen. Oft verbirgt sich hinter der Wut des Verfolgers der verzweifelte Versuch, die Aufmerksamkeit des sich zurückziehenden Partners auf sich zu lenken. Der Therapeut wird seinen KlientInnen die Vergeblichkeit instrumenteller Wut bewusst machen und Verständnis für ihre eigentlichen Motive und Ziele äußern. Anschließend wird er die Person ermuntern, andere Methoden zu erlernen und einzusetzen, um seine Ziele zu erreichen. Diese Form der Wut wird in der Therapie weder intensiviert noch kommuniziert, noch erlebensorientiert exploriert; vielmehr werden ihre Funktion und Ziele ins Bewusstsein befördert.

Viele Partner sind sich über die instrumentelle Funktion ihrer Wut womöglich gar nicht klar, weshalb sie nicht als bewusste Manipulation zu betrachten ist.

Ein homosexueller Mann beispielsweise war verletzt und wütend, weil er von seinem Partner zu wenig Unterstützung bekam; er reagierte daraufhin seinerseits mit Entzug der Unterstützung, um den anderen „zu bestrafen" und ihm „eine Lehre zu erteilen". Dies ist der Einsatz instrumenteller Wut, vermischt mit primärer Wut, aufgrund nicht befriedigter Bedürfnisse. Der Therapeut bestätigte und validierte die grundlegende Wut dieses Klienten (der seine Unterstützungswünsche nicht erfüllt bekam), konfrontierte ihn aber auch empathisch mit seinen Versuchen, den Gefährten zu zwingen, ihm Unterstützung zu gewähren: „Ich habe den Eindruck, dass Sie tun können, was sie wollen, wie wütend Sie auch immer werden oder versuchen, ihn zu bestrafen, er wird Ihnen einfach nicht mehr Wertschätzung entgegenbringen. All Ihre Bemühungen führen lediglich dazu, ihn noch weiter wegzustoßen. Sie wünschen sich verzweifelt mehr Nähe und kämpfen wütend darum, leider ohne Erfolg." Diese Reaktion förderte die instrumentelle Funktion seiner Wut ans Licht, half ihm, seine vergeblichen Versuche, den Partner zu kontrollieren, einzustellen; gleichzeitig bestätigte sie seine primären adaptiven Bedürfnisse und verstärkte seine Motivation, die Erfüllung seiner Bedürfnisse anzustreben.

Schmerz und Wut: zwei wichtige Bausteine der trennenden Wand und der Umgang damit

Wir wenden uns nun der Frage zu, wie sich Wut in den verschiedenen Positionen von Affiliations- und Dominanz-Zyklen manifestiert.

Wut im Affiliationszyklus

Destruktive Zyklen entstehen oft, weil sich einer der Partner mehr Nähe wünscht als er bekommt und deshalb wütend wird. Wut ist häufig eine sekundäre Emotion, allerdings nicht immer. Die Wut der verfolgenden Seite hat andere Ziele als die Wut der sich distanzierenden Seite.

Die Wut des Verfolgers

Sekundäre Wut ist vermutlich die Emotion, der PaartherapeutInnen am häufigsten begegnen. Sie äußert sich üblicherweise in Schuldzuweisungen und nörgelndem Klagen. Wenn die anfänglichen Versuche des Nähe suchenden Partners, sein Bedürfnis nach mehr Intimität und Nähe erfüllt zu bekommen, fehlschlagen, wird er wütend und versucht, auf diese Weise das Problem zu lösen. Im ersten Stadium wird der verfolgende Partner vermutlich an die andere Seite appellieren und um mehr emotionale Nähe bitten. Nachdem er sich wiederholt eine Abfuhr eingehandelt und der andere nicht wie erhofft reagiert hat, wird er Beschuldigungen oder Forderungen äußern und zum Angriff übergehen. Eine Person in der Verfolgerposition vermittelt im Grunde die Botschaft: „Du bist schlecht" und „Du liebst mich nicht."

Betty beispielsweise beklagte sich, dass Ray, ihr Mann, seine Freizeit überwiegend mit seinen Freunden verbringt, sich mit ihnen zusammen Fußball ansieht und Bier trinkt. Sie kritisierte seine Trinkerei und dass er immer das Haus verlässt, wenn sich ein Streit anbahnt, anstatt sich dem zu stellen und die Dinge auszudiskutieren. Ray bemerkte dazu wiederholt, er wolle nicht, dass sie laut wird. Wenn sie nämlich anfange zu schreien, gehe bei ihm eine Jalousie runter; er laufe dann weg, um nicht wütend zu werden. „Das ist eben meine Methode, zu der ich greife, um mich nicht ärgern zu müssen", sagte er.

Mit Betty wurde nun daran gearbeitet, ihre sekundäre Wut hinter sich zu lassen und ihre zugrunde liegenden Verletzungs- und Angstgefühle aufzuspüren. Gleichzeitig wurde Ray dabei unterstützt, hinter seiner Wand hervorzukommen und seine zugrunde liegenden Gefühle zum Ausdruck zu bringen.

In dieser, wie in vielen anderen Beziehungssituationen auch, sind bestimmte Emotionen und Empfindungen, Erregung und Stress bereits vorhanden; sie gehen den wutbasierten Handlungstendenzen und Wut produzierenden Gedanken voran und fördern sie. Wer seiner sekundären Wut Ausdruck verleiht, kann damit Stress und Schmerz abblocken, die von anderen Gefühlen herrühren, und sie so aus dem Bewusstsein löschen. Das Ausdrücken von Wut trägt auch zur Muskelentspannung bei und lindert hohe Erregungszustände, die auf andere Gefühle zurückzuführen sind – etwa auf Angst oder Verletzung. In den oben angeführten Interaktionen muss Betty deshalb zuerst die Angst vor dem Verlassenwerden verspüren, die in ihrem Innern aufsteigt, wenn Ray sich verabschiedet, um sich mit seinen Freunden ein Fußballspiel anzuschauen. Weil sie sich jedoch bereits vernachlässigt und überlastet fühlt, nachts schlecht geschlafen und einen frustrierenden Tag hinter sich hat, wird sie wütend auf ihn und zeigt dies auch, wenn er sich anschickt, das Haus zu verlassen. Diese Wut ist eine sekundäre Reaktion auf ihre Angst und ihre Einsamkeit, eine schnell ablaufende Sequenz, bei der sie – bzw. ihre Amygdala – Gefahr wittert, Angst bekommt, dann Ray die Schuld dafür gibt, wütend wird und mit dieser Wut dem Angstzustand ein Ventil verschafft. Auch eine Person, die sich verletzt fühlt, wenn sie kritisiert oder zurückgewiesen wird, bringt immer einen bereits vorhandenen Zustand in die Situation ein. Fühlt sie sich sehr verletzbar, wird sie die Situation vermutlich automatisch als unfair einschätzen, beschließen, der anderen Person falsches Verhalten vorzuwerfen und wütend werden. Wut vermag zudem Schuldgefühle, Depression und Minderwertigkeitsgefühle kurzfristig in den Hintergrund zu drängen: Um sich nicht schuldig oder wertlos fühlen zu müssen, kann man den Partner beschuldigen oder kritisieren. Anstatt traurig zu sein, kann man sich über den Gefährten ärgern und die schmerzhaften Empfindungen und Gedanken verdrängen. In all diesen Situationen besteht das therapeutische Ziel darin, die primäreren Gefühle aufzuspüren, die den Ärger auslösen. Es gilt, die „weicheren“ bindungsorientierten Emotionen wahrzunehmen – wie Einsamkeit, Trennungsangst oder Scham über eine Kränkung der Identität.

Wie geht nun der Therapeut/die Therapeutin an diese Aufgabe heran? In einer Sitzung beispielsweise sprach eine Klientin ärgerlich über ihren Partner, der ihr zu wenig Aufmerksamkeit schenkt. Der Therapeut bemerkte den verzweifelten und panischen Unterton in ihrer wütenden Stimme und schloss daraus auf eine verborgene Angst vor dem Alleinsein. Deshalb lenkte er ihre Aufmerksamkeit auf ihr Angstgefühl, indem er den panischen Ton in ihrer Stimme vorsichtig spiegelte: „Es fühlt sich so unfair an. Fast als würde man einfach im Stich gelassen. Wie schrecklich einsam Sie sich fühlen müssen, als wären Sie auch in Zukunft immer allein.“ Daraufhin schossen ihr die Tränen in die Augen, und sie erkannte ihre Einsamkeit und tiefe Angst vor dem Verlassenwerden, die vom Therapeuten validiert und akzeptiert wurde. In der Therapie standen deshalb die Kommunikation ihrer unbefriedigten Bindungsbedürfnisse im Mittelpunkt, die Stärkung ihres Selbstgefühls sowie die Suche nach geeigneten Wegen, ihre Wünsche erfüllt zu bekommen, um auf Wutausbrüche verzichten zu können.

Verfolger distanzieren sich manchmal von ihrer Wut über frühere Verletzungen, indem sie chronisch beschuldigen und jammern. Dann besteht die therapeutische Arbeit darin, die Vermischung von Trauer und Wut, die diesen Schuldzuweisungen und diesem Gejammer zugrunde liegt, wieder aufzulösen, damit die Gefühle auf Erfolg versprechende Weise zum Ausdruck gebracht werden können. Diese Mischung muss in seine grundlegenden primären Emotionen zerlegt werden, damit jedes Gefühl klar und einzeln ausgedrückt werden kann. Wir kehren im folgenden Gesprächsauszug wieder zu Myriam und Ron zurück und sehen, dass sich Ron zurückzieht, sobald sich Myriam beklagt, was dann beide frustriert. Zu Beginn der Sequenz reagiert Myriam nonverbal auf Rons Äußerungen, dass er mehr Raum für sich braucht. Die Therapeutin fokussiert nun ihre Verletztheit, um ihre Wut zu lindern und eine Eskalation zu verhindern.

Myriam: [*Mimik und Gesten vermitteln Wut und Frustration.*]

Therapeutin: Ron, sehen Sie Myriams Reaktion? Was fangen Sie damit an? [*Fokussiert die Gegenwart.*]

Ron: Ich ignoriere sie.

Myriam: Das war ein Frustrationssymptom. Wenn wir schon mal über unsere Bedürfnisse reden, kommen meine immer zuletzt an die Reihe! Immer bin ich die Verliererin; was ich tun will, ist unwichtig, nur was du tun willst, das zählt. [*Ihre Stimme wird immer lauter und geht in einen frustrierten Aufschrei über.*] Ich teile dir ja durchaus mit, was ich will, aber vergeblich. Ich wollte, dass du an diesem Wochenende die Dusche reparierst. Wenn ich ihn um etwas bitte, kann ich Monate warten. Ich warte und warte und warte. In aller Geduld. Ich sage nichts, lege ihm nur einen Zettel hin, weil ich nicht herummeckern will. [*Klingt bewegt, verärgert und verletzt, fängt an zu weinen.*]

Therapeutin: Sie wollen ihm also sagen ...

Myriam: Meine Bedürfnisse werden ignoriert. Für ihn, für dich spiele ich immer die zweite Geige. So wie du reagierst, scheinst du mir zu sagen: „Meine Bedürfnisse sind wichtiger, ich muss mich mehr um mich kümmern als du, ich brauche das, ich brauche jenes, ich brauche Zeit für mich und brauche ..." Er redet davon, dass er Zeit braucht – für sich und seine Lieblingsbeschäftigungen. Ich habe ihm diese Zeit verschafft, bevor ich weggegangen bin ... Ich habe mich wirklich bemüht, dir entgegenzukommen und bemühe mich heute noch. Am kommenden Wochenende werde ich das Kind nehmen, und du kannst vier Stunden am Stück tun, was du willst. Aber solche Sachen vergisst er.

Therapeutin: Was teilen Sie ihm jetzt mit? „Ich bin wütend, weil meine Bedürfnisse nicht erfüllt werden"? [*Erkennt ihre Wut an, lenkt jedoch den Fokus auf das unbefriedigte Bedürfnis.*]

Myriam: Es ist so frustrierend! [*Intensive Wutäußerung, ballt die Faust und schlägt damit auf ihr Knie.*]

Therapeutin: Was brauchen Sie von Ron? [*Fokussiert noch immer das Bedürfnis, das sich hinter der Frustration verbirgt, führt sie von der Beschuldigung weg, hin zu den weicheren, mit dem Bedürfnis verbundenen Gefühlen.*]

Myriam: Ich wünsche mir, dass er mich hört!

Therapeutin: Könnten Sie ihm das sagen? Sprechen Sie zu Ron so, dass er bereit ist, Sie zu hören: „Ich wünsche mir, dass du mich hörst." [*Bleibt bei der Fokussierung einer weicheren Selbstorganisation, steht ihr bei, indem sie Myriam bittet, sich so zu äußern, dass Ron sie hören kann.*]

Myriam: Ich möchte, dass du den Sachen, die ich gut mache, Wertschätzung entgegenbringst. Das ist es, was ich brauche. Wenn ich immer wieder nur von dir höre: „Oh, du rennst doch nur im Kreis herum", dann klingt das für mich abfällig: „Was du tust oder brauchst, ist nicht wichtig." Wenn ich dich dann am Wochenende bitte, etwas zu reparieren, heißt es: „Mal sehen, wenn ich Zeit habe." Manchmal vergehen Monate, bis etwas geschieht. Dabei bitte ich ihn recht selten um etwas. Leider gibt es viele solche Dinge.

Therapeutin: „Ich mache so viel für dich und ich will, dass du das anerkennst und wertschätzt. Ich brauche das." [*Versucht noch einmal, ihre „weicheren" Anteile zum Vorschein zu bringen.*]

Myriam: Ich will, dass er mir mit dem gleichen Respekt und der gleichen Höflichkeit begegnet wie ich ihm. Vielleicht bin ich teilweise auch selber schuld. Er ist der Ernährer, er arbeitet Vollzeit. Trotzdem: Ich bin Vollzeitmutter und arbeite in Teilzeit. Er hat mehr Stress, und ich versuche wirklich, ihm den Rücken frei zu halten. Vielleicht verwöhne ich ihn etwas zu sehr …

Therapeutin: [*zu Ron*] Wie geht es Ihnen dabei? Ignorieren Sie Myriam immer noch? Mit all ihren Emotionen und Tränen, wie gehen Sie damit um? Wie reagieren Sie?

Ron: Ich weiß es nicht.

Therapeutin: Was spüren Sie in Ihrem Innern, wenn sie wütend ist? Verschließen Sie sich? Hören Sie zu? Hören Sie ihren Schmerz?

Ron: Ich höre zu, aber ich weiche ihr auch ein wenig aus.

Myriam: Sobald ich sage, dass ich mich über ihn ärgere, fühlt er sich ungeliebt. Es steht ihm ins Gesicht geschrieben. Plötzlich sieht er aus wie ein kleiner Junge, der fragt: „Was, du liebst mich nicht mehr?" Er hat mir erzählt, dass bei ihm zu Hause nie Frieden geschlossen wurde, wenn jemand mal wütend war. Er glaubt von Kindheit an, dass man sich nicht über einen anderen Menschen ärgern darf, weil sonst alles vorbei ist.

Therapeutin: Fühlen Sie sich ungeliebt? Macht Ihnen dieses Gefühl Angst? Sie sagten, dass Sie ausweichen.

Ron: Nicht, weil ich das Gefühl habe, sie liebt mich nicht. Ich weiß, dass sie mich liebt. Es ist mehr das Gefühl, dass ich nicht umgehen kann mit dem, was sie tut, mit ihren Emotionen.

Therapeutin: Wollen Sie damit sagen: „Ich weiß nicht, wie ich damit umgehen soll. Es ist einfach ein bisschen zu viel für mich."? Was bedeutet dieses Ausweichen?

Ron: Wie kann ich die Sache besser machen? Ich habe das Gefühl, dass ich alles anders und besser machen muss.

Therapeutin: Sie weichen aus, das ist Ihre Art. Ich habe gehört, dass Myriam gesagt hat: „Ich mache so viel für dich, und ich will, dass du das anerkennst und wertschätzt. Ich brauche das." Gemeint hat sie wohl damit: „Du musst lernen, ein paar von deinen Bedürfnissen hintanzustellen. Du solltest nicht immer davon ausgehen, dass ich deine Bedürfnisse befriedigen muss."

Ron: Wenn ich das so höre, glaube ich, dass da was Wahres dran ist. [*Ist nun in der Lage, seine bisherige Reaktion, die dem Selbstschutz diente, zu überwinden, einfühlsamer zu reagieren und seine unangemessene Selbstorganisation hinter sich zu lassen.*]

Die Wut des Distanzierers

In einem „Verfolgungs-Distanz-Zyklus" ist es meist die sich distanzierende Seite, die Unterstützung braucht, um sich ihrer primären adaptiven Wut bewusst zu werden. Diese Person sollte sich nicht stets zurückziehen, vielmehr sollte sie lernen, sich in die Beziehung einzubringen und zu zeigen, dass sie wütend ist, weil sie kritisiert, bedrängt oder beschuldigt wird. Oft ist es für den Verfolger einfacher, mit der Wut des sich zurückziehenden Partners umzugehen, als mit seiner kühlen Distanz. Der sich distanzierende Partner dagegen muss die Angst vor der eigenen Wut, die er in vielen Jahren aufgebaut hat, überwinden, sich über das Wutverbot oder sein Minderwertigkeitsgefühl hinwegsetzen, lernen, Wut selbstbewusst zu äußern und zu spüren, dass sein Bedürfnis nach Akzeptanz gerechtfertigt ist. Dazu ein Beispiel:

Alan war ein sehr ruhiger, introvertierter Mann, der gerne stundenlang klassische Gitarre spielte. Er war Lehrer, fühlte sich seinen Aufgaben und der beruflichen Verantwortung kaum gewachsen, war meist gestresst und unter Druck und äußerte häufig, dass er Zeit haben muss, um sich bei seiner Musik zu entspannen. Alesha, seine Frau, begann die Therapie, weil sie darunter litt, dass Alan seiner Arbeit mehr Zeit und Aufmerksamkeit widmete als ihr und weil sie sich im Stich gelassen fühlte. In den ersten Sitzungen spürte der Therapeut Aleshas Grundgefühl der Vernachlässigung und ihren Wunsch nach mehr Nähe auf. Sie weinte, wirkte dabei aber eher traurig als wütend und bedrängend.

Anfangs trat zwar eine gewisse Besserung ein, zu einer nachhaltigen Veränderung kam es freilich nicht: Alan blieb recht unzugänglich. Alesha unternahm alles Mögliche, um ihn dazu zu bewegen, mehr für sie und die Kinder da zu sein und sich an den familiären Aufgaben zu beteiligen. Er sah ein, dass er sich nicht ausreichend engagierte, entschuldigte sich dafür und gelobte Besserung. Er blickte schuldbewusst drein, presste aber die Kiefer zusammen und runzelte die Brauen. Er versicherte Alesha, dass er sich künftig anders verhalten werde. Sie dagegen erging sich in wortreichen Erläuterungen über die Wichtigkeit einer beständigen Verbindung, darüber, wie sehr sie sich bemüht, Rücksicht zu nehmen und ihm Freiraum zu verschaffen und dass sie sich dafür nur ein wenig mehr Zuwendung wünsche. Dabei bedachte sie ihn mit flehentlichen Blicken, worauf er ihr schuldbewusst und verlegen zustimmte. Gelegentlich bemerkte er, er sei zu gestresst und brauche mehr Raum.

Nach mehreren Sitzungen half ihm der Therapeut, sein Gefühl der Überlastung zum Ausdruck zu bringen und zu sagen, dass er sich von ihren Bedürfnissen unter Druck gesetzt fühlt. Das brachte ans Licht, dass er sich zurückzieht, weil er sich von Alesha verfolgt fühlt, dass sich hinter ihren freundlichen und wohlmeinenden Äußerungen viel Wut verbirgt und dass er sie als fordernd und beschuldigend empfindet. Alesha erwiderte darauf, sie bemühe sich wirklich, nicht zu fordern und zu beschuldigen, wenn er doch nur einige seiner Versprechungen halten würde, etwa mit ihr ins Kino zu gehen oder eine kleine Reparatur auszuführen, wie er es zugesichert hatte.

Erst nachdem Alan, vom Therapeuten angeleitet, seine Wut darüber zum Ausdruck brachte, dass sie dauernd hinter ihm her war und ihr sagte, dass er nicht immer bedrängt sein will, konnte sich der Zyklus langsam grundsätzlich verändern. Alan hatte nicht gewagt, seine Wut zu äußern, weil er fürchtete, seine Frau zu brüskieren und eine Trennung zu riskieren. Als er diese Angst überwunden hatte, spürte er die stärkende Wirkung seiner Wut, konnte öfter „nein" sagen und Dinge, zu denen er „ja" gesagt hatte, tatsächlich erledigen.

Der Therapeut verhalf Alesha zu der Erkenntnis, wie sehr ihre Forderungen, mochten sie noch so sehr in Watte gepackt daherkommen, geeignet waren, Alan in die Flucht zu schlagen. Ihr waren seine klaren, selbstsicheren Äußerungen schließlich auch lieber als seine frühere Art, sich den Aufgaben einfach zu entziehen. Beide Seiten mussten lernen, mit ihrer Wut umzugehen. Er lernte, seiner Wut Ausdruck zu verleihen, anstatt sich zurückzuziehen, sie lernte, die hinter ihrem freundlichen Gebaren versteckte Wut wahrzunehmen, dann aber auch ihre von Wut überdeckte Traurigkeit.

Wut im Identitätszyklus

Bei Wut, die in einem Identitätszyklus auftritt, geht es mehr um Dominanz und Unterordnung als um Nähe. Die Wut des dominanten Partners erfüllt eine andere Funktion als die Wut des sich unterordnenden Partners. In den folgenden Abschnitten werden diese beiden Arten der Wut näher erläutert.

Die Wut des Dominierers

Viele Menschen haben Schwierigkeiten damit, ihre Vulnerabilität zuzulassen. Anstatt auf ihre inneren Erfahrungen zu achten, nämlich, dass sie sich verletzt, schwach oder klein und verängstigt fühlen, richten sie den Fokus auf ihre Mitmenschen, sehen die Fehler dort und versuchen, sie zu kontrollieren. Dominanz ist im Grunde eine fehlgeleitete Form von Affektregulierung. Dominierer weigern sich, ihre wunden Punkte wahrzunehmen und den Schmerz der Verletzung zu spüren, wenden sie sich vielmehr nach außen und probieren es mit Dominanz, um ihre Gefühle zu überspielen und sich nicht damit auseinandersetzen zu müssen. Manchmal bringt der dominante Partner instrumentelle Wut zum Ausdruck, um die andere Seite einzuschüchtern, was ein Kontrollversuch ist oder maladaptive Wut, die automatisch auftritt und missbräuchliche Formen annehmen kann. In den allermeisten Fällen ist Wut jedoch die sekundäre Reaktion des dominanten Partners auf das Gefühl, dass seine Position oder sein Status bedroht ist, und das ist auf Scham oder auf Angst zurückzuführen. Bei gewaltlosen Paaren wird Dominanz oft durch logische und vernünftige Argumente aufrechterhalten, wobei die dominante Seite stets der Wahrheit verpflichtet ist und beweist, dass sie Recht hat. Oft stellt der dominante Partner inquisitorische Fragen; daraufhin fühlt sich der andere verpflichtet, Rede und Antwort zu stehen, lenkt ein oder verteidigt sich, um sich am Ende doch den überlegenen Argumenten der anderen Seite zu beugen. Obschon dieser rationalen Form der Auseinandersetzung keine Wut anzumerken ist, kann sie als aggressive Kontrollmethode eingesetzt werden und Züge von Verachtung tragen, die eine höhergestellte Person für eine Person mit geringerem Status empfindet. Dominante Menschen werden häufig nur dann ärgerlich, wenn sie herausgefordert werden, falls der sich eher unterordnende Partner ihre superiore Logik nicht würdigt oder ihren Rat nicht befolgt. Dominierer müssen einfach immer Recht haben, doch damit nicht genug und noch wichtiger: Sie sind auch außerstande, einen Fehler zuzugeben. Bringt die sich unterordnende Seite Gegenargumente vor, wird die dominante Seite zunehmend aggressiver; Verhalten und Mimik verraten es. Der Dominierer wird erst Ruhe geben, wenn er den Streit gewonnen und sichergestellt hat, dass seine Definition der Realität die richtige ist.

Wenn sich Paare im Streit gegenseitig hochschaukeln, spielt oft die Machtfrage eine entscheidende Rolle; der Kampf dreht sich dann um den Erhalt des Machtgleichgewichts. Dann ist Wut ein Mittel, das Gleichgewicht zu verteidigen. Meist verläuft der Streit auf der Sachebene, oft dreht er sich um praktische Dinge – etwa um die Entscheidung, wo die Bilder an der Wand hängen sollen –, ohne dass das Paar merkt, dass sich der wahre Konflikt auf der Beziehungsebene abspielt. Das heißt, dass sie in Wirklichkeit miteinander streiten und kämpfen, weil sie Angst haben, der andere könnte die Beziehung dominieren und ihre Identität könnte unterminiert werden. Es gibt Paare, bei denen der Kampf um die Anerkennung von Rechten (letztlich um die Anerkennung von Identität) immer wieder gereizte Streitereien auslöst, die sich zu verbalem, ja sogar körperlichem Missbrauch steigern.

Oft sind sich dominante Partner der destruktiven Auswirkungen ihrer Wut überhaupt nicht bewusst. Sie haben nach erfolgreicher Dominanz ihres Gefährten das Gefühl, alles sei wieder in Ordnung, weil ihre Identität oder ihr Status wieder bestätigt wurde und die andere Seite wieder dem gewünschten Idealbild entspricht. Der Konflikt jedoch ist nicht gelöst, er verschwindet lediglich in den Untergrund, weil der sich unterordnende Partner, indem er nachgegeben hat, einen Teil seines Selbst unterdrückt. Dann muss das therapeutische Ziel sein, dem dominanten Partner zu vermitteln, dass er die Legitimität der anderen Seite anerkennen muss und seine Form der Kontrolle durch Wut und Dominanz nicht zu Intimität führt. Er wird ermuntert, sich mit seinen grundlegenden Gefühlen der Bedrohung zu befassen und dieses Wissen als Ressource einzusetzen, die ihm hilft, sich neu zu organisieren. Sind dann die zugrunde liegende Angst vor Herabwürdigung, das Schamgefühl oder die Angst vor Kontrollverlust aufgespürt, bieten diese Empfindungen die Gelegenheit zur Restrukturierung der Interaktion. Zuerst muss das schmerzhafte, unerwünschte Gefühl zugelassen, dann bearbeitet und schließlich beruhigt werden. Dominante Personen müssen lernen, diese Emotionen zu ertragen, sie zum Ausdruck zu bringen und sie vom Partner beruhigen zu lassen. Sie müssen in der Lage sein, sich selbst zu beruhigen und sich andere innere Ressourcen zu erschließen, etwa Mitgefühl für den eigenen Schmerz und Stolz auf ihre Leistungen. Letzteres hilft ihnen, ihre Kernemotionen der Angst oder der Scham, die ihnen das Gefühl geben, wertlos oder machtlos zu sein, zu transformieren.

Darüber hinaus müssen dominante Personen daran arbeiten, die Gefühle und Bedürfnisse der anderen Seite wertzuschätzen. Die Angst davor, die Liebe des Gefährten zu verlieren, vermag den dominanten Partner zu motivieren, den anderen als eigenständiges, wertvolles Wesen zu begreifen, was allerdings nur möglich ist, wenn die sich unterordnende Person ebenfalls angefangen hat, ihr Selbstwertgefühl zu entwickeln und sich zu behaupten. Gelingt es dem Therapeuten / der Therapeutin, den Dominierer zu bewegen, seine grundlegenden schmerzhaften Angst- und Schamgefühle zu enthüllen, verändert sich auch dessen Interaktionsposition. Die andere Seite hat dann nämlich die Chance, ihn in einem neuen Licht zu sehen und zu begreifen, dass sein Kontrollbedürfnis auf Ängste und Schamgefühle zurückzuführen ist. Infolgedessen ist der sich unterordnende Partner möglicherweise eher in der Lage, ihm Beistand zu leisten und seine verletzten Gefühle zu beruhigen, und zwar nicht durch Unterordnung; vielmehr durch echte Empathie mit der neu zum Ausdruck gebrachten, grundlegenden Vulnerabilität und durch Wertschätzung seiner Persönlichkeit.

In der Therapie kommt es sehr darauf an, den sich unterordnenden Partner zu ermuntern, sich zu behaupten und sich durchzusetzen. Heather und Brian beispielsweise suchten den Therapeuten auf, weil sie so oft stritten, aber auch weil sich Heather deprimiert und überfordert fühlte. Brian war zurückhaltend, Heather recht mitteilsam. Im Laufe des therapeutischen Prozesses stellte sich heraus, dass Brian seine Frau bedrängte, weil er mehr Sex haben wollte, weshalb sie sich unter Druck gesetzt und überfordert fühlte und das Interesse verloren hatte. Ihre beiden Kinder waren acht und elf Jahre alt. Mit der Zeit wurde klar, dass das Hauptproblem dieser Beziehung ein Problem von Dominanz und Unterordnung war, neben dem Streben des Mannes nach sexueller Nähe, das natürlich zum Scheitern verurteilt war, wegen der unterdrückten Wut, die von den Dominanzkämpfen herrührte. Brian definierte Heather als verklemmt und viel zu kontrollierend: Er und die Kinder sollten stets nach ihrer Pfeife tanzen, wohingegen er den Dingen eher ihren natürlichen Lauf lassen wollte. Er wollte einfach seinen Spaß haben und warf Heather gerne vor, sie sei eine Spielverderberin. Brian äußerte seine Wut nie direkt, griff vielmehr zu witzigen und sarkastischen Kommentaren und ließ häufig Bemerkungen darüber fallen, wie verletzt er sich fühlte; wobei seine Bemerkungen, wie sich nach und nach herausstellte, dem Gefühl entsprangen, das arme Opfer zu sein. Sein Verhaltensstil ließe sich als passiv-aggressiver Stil bezeichnen. Heather diskutierte zwar mit ihm, verhielt sich aber dennoch unterwürfig, unsicher und beschwichtigend. Das nun folgende Exzerpt umfasst mehrere Abschnitte aus einer entscheidenden Sitzung, bei der das Paar ein komplexes Dominanzthema anschneidet und zum Schamgefühl vordringt, das sich hinter dem Kontrollverhalten verbirgt.

Die Kontrolldynamik

Heather: Diese ganze Kontrolldynamik ist bei uns immer noch ein wichtiger Punkt …

Brian: Zum Beispiel …?

Heather: … wenn ich ängstlich bin. Als ich meine Liste zur Hand nahm, die Punkte abhakte und du dich kontrolliert gefühlt hast. Wenn ich mich fürchte oder so ein komisches Gefühl habe … das spielt alles mit hinein. Nach unserer letzten Auseinandersetzung haben wir das Thema Kontrolle offen angesprochen. Ich habe dich gefragt: „Wie siehst du die Sache? Wie siehst du deine und meine Rolle?“ Du hast mir daraufhin ganz klar geantwortet: „Ehrlich gesagt, ich sehe den Fehler ausschließlich bei dir. Ich spiele dabei überhaupt keine Rolle.“

Brian: Ich weiß nicht so recht, was du meinst.

Heather: Wir waren im Bett und haben über die Situation geredet, als wir zur Schule fahren wollten und hinterher zum Schlittschuhlaufen. Du hast darauf bestanden, die Hockeyschläger in den Kofferraum zu legen, ich wollte aber endlich losfahren und war nervös. Ich wollte einfach nur erfahren, wie du die ganze Dynamik siehst. Es macht mir immer noch zu schaffen, dass du damals gesagt hast: „Ich empfinde dich einfach als sehr kontrollierend und rechthaberisch. Ich sehe nicht, dass ich ein Problem habe, etwa aus meiner Kindheit oder so.“ Das beunruhigt mich irgendwie. Ich glaube, dass die Sache zwei Seiten hat.

Therapeut: Bitte lassen Sie mich hier unterbrechen, Heather. Haben Sie in diesem Augenblick Angst? [*Fokussiert ihre Angst, die sich nonverbal mitteilt.*]

Heather: Ja [*weint*].

Therapeut: Können Sie ihm sagen: „Ich habe Angst?“ Es fällt Ihnen also wirklich schwer …

Heather: [*weint*]

Therapeut: … als ich fragte: „Haben Sie Angst?“ habe ich nur auf den Punkt gebracht, wie schwierig die ganze Sache ist. Sie fürchten, Brian könnte negativ reagieren, wenn Sie sich ihm gegenüber behaupten. Ich will damit nicht sagen, dass er tatsächlich negativ reagieren würde. Ich vermute nämlich, auch er fürchtet sich. Fürchten Sie sich vielleicht davor, ihm zu sagen: „Ich will, dass du auch eine gewisse Verantwortung übernimmst für diese Sache.“ [*Spricht ihre Angst an, sich gegen ihn zu behaupten.*]

Heather: So ist es. Ich finde, es passt irgendwie ins Bild, dass ich das nicht fertig bringe. Ich habe das Gefühl, dass ich mich bessern muss und ihm nicht widersprechen darf. Damit übernehme ich die ganze Verantwortung.

Therapeut: Sie reagieren auch auf etwas in ihm oder auf einen Teil Ihrer gemeinsamen Beziehungsgeschichte. Was könnte das sein? [*Fokussiert die aktuelle Beziehung, um sie zu ermuntern, Brian zu konfrontieren.*]

Heather: Ja, ich habe wohl das Gefühl, dass du [*zu Brian*] nicht gerne hörst, was ich zu sagen habe, dass du abwehrst und dich weigern könntest, die Sache anzuschauen. Davor habe ich Angst.

Therapeut: Ist das jetzt Ihre Angst?

Heather: Ja.

Therapeut: Können Sie ihm sagen, was Sie wollen, was wichtig ist und was er sich näher anschauen soll? [*Fördert eine selbstsichere Handlung.*]

Heather: Ich weiß nicht, ob ich das schaffe [*lacht*]. Soll ich ihn wirklich auf dieses Thema ansprechen? Ich finde, du solltest dich mal fragen, warum du dich so kontrolliert fühlst, und zwar immer genau in der jeweiligen Situation, wenn es passiert. Du solltest deinen Anteil sehen, auf deine Gefühle achten, nicht nur immer mich als die Schuldige betrachten, die dir das antut. Ich will, dass du die Kontrolle lockerst und nicht immer Recht haben musst.

Therapeut: Wie groß ist Ihre Angst jetzt?

Heather: Nicht so groß.

Therapeut: Aber es ist immer noch recht schwierig.

Heather: Ich habe das Gefühl, mich so zu verhalten [*schlägt die Fäuste aufeinander; konfrontierend sein*], dabei bin ich eigentlich nicht so [*sondern meist unterordnend*].

Ein paar Minuten später nimmt der Therapeut Brians Kontrollproblem in den Fokus. Weil Brian es hasst, kontrolliert zu werden, verhält er sich selbst äußerst kontrollierend, indem er definiert, was akzeptabel ist.

Therapeut: Wir haben bereits darüber gesprochen, über Ihre Neigung, sich kontrolliert zu fühlen und dass das etwas mit Ihrer Mutter zu tun hat, mit Ihrer Familie. Da kommt jetzt etwas hoch. Und dann stellt sich, wie übrigens bei vielen Paaren, die problematische Frage: Wessen Problem ist es? Sie [*zu Heather*] fühlen sich ängstlich und unsicher, weshalb Sie häufig davon ausgehen, dass Sie sich in der Beziehung zu Brian nicht durchsetzen dürfen. Außerdem müssen Sie immer sagen: „Ich bin nicht kontrollierend." [*zu Brian*] Heather muss Ihnen fortlaufend versichern, dass sie Sie nicht kontrolliert. Fast als sei kontrollierendes Verhalten schlimmer als Sterben. Andererseits reagieren Sie sehr schnell, wenn Sie das Gefühl haben, kontrolliert zu werden. [*Fängt an zu klären, wer kontrollierend ist.*]

Brian: Ich reagiere schnell, wenn ich mich kontrolliert fühle, ohne dass eine Kontrollnotwendigkeit besteht. [*Versucht zu erklären, dass seine Reaktion vernünftig ist.*] Im Alltag zum Beispiel, wenn wir den Kindern das Abendessen richten und du mir diktierst, was zu tun ist.

Therapeut: Der springende Punkt dabei ist, dass Sie sich jetzt manchmal fragen müssten: „Weshalb reagiere ich so empfindlich auf Kontrollversuche? Und: Wie könnte ich besser damit umgehen …?"

Brian: Ja, ich weiß, dass ich an dem Punkt sehr empfindlich bin.

Therapeut: Gut, dass Sie das selber sehen, aber jetzt kommt es darauf an, sich zu fragen: „Wie kann ich damit umgehen?" anstatt lediglich zu sagen: „Nur wenn du mich ohne Not kontrollierst, rege ich mich darüber auf, dass ich kontrolliert werde." Können Sie ihr Kontrollproblem annehmen und verarbeiten? Das ist die eigentliche Frage. Ich bin mir dessen bewusst, und Ihre Frau ist sich dessen bewusst, und das macht den Bereich so schwierig für Sie. Vielleicht befürchten Sie, Ihre Bedürfnisse könnten übersehen werden? Das kann einem wirklich Angst machen.

Brian: Ja, wenn ich den Eindruck habe, dass ich überflüssigerweise kontrolliert werde, in einem Bereich, wo es nicht nötig wäre [*widerspricht*].

Brian fährt fort zu widersprechen, wird sehr rational und spielt das Problem dann herunter. Kurz danach kommt der Therapeut erneut auf das Kontrollthema zu sprechen.

Therapeut: Ich glaube, es gibt da so eine Regel, die besagt, dass es Ihnen nicht erlaubt ist, Brian zu sagen: „Fühl dich doch nicht dauernd von mir kontrolliert. Dieses Gefühl hat mehr mit dir zu tun als mit meinem Verhalten."

Heather: [*laut flüsternd*] Deshalb habe ich das Thema hier angesprochen.

Brian: Bitte wiederholen Sie mir den Satz.

Therapeut: Sie haben eine Regel aufgestellt, die festlegt, dass es Ihrer Frau nicht erlaubt ist, zu sagen: „Brian, dieses Kontrollthema ist dein Problem oder dein empfindlicher Punkt. Du musst dich damit auseinandersetzen, nicht ich. Nimm das Problem an, anstatt zu behaupten, ich sei diejenige, die sich kontrollierend verhält." Sie beide haben eine Beziehung konstruiert, in der Heather versucht, nicht kontrollierend zu sein. Sie glaubt nun selbst, kontrollierend zu sein, was aber nicht sein soll. Damit ist sie gar nicht glücklich, das bedrückt sie sehr. [*konfrontiert*]

Brian: Entschuldige, verstehe ich richtig: Du bist unglücklich, weil du nicht kontrollierend bist? [*Versucht erneut, sie als kontrollierend zu definieren.*]

Therapeut: Ja, unglücklich. Sie ist unglücklich, weil ihr nicht erlaubt ist, Ihr Kontrollverhalten als Problem zu bezeichnen. [*Akzeptiert, um zu minimieren und abzulenken.*]

Brian: Okay. Es ist ein Problem. Wir haben es als Problem bezeichnet und darüber geredet.

Therapeut: Das gibt ihr nicht genug Sicherheit. Sie hat heute zweimal versucht, das Thema anzusprechen. Sie tat es im Schutzraum der

Therapie und war dabei jedes Mal sehr ängstlich. Sie fürchtet sich sehr, was nichts mit ihrer Vergangenheit zu tun hat, sondern weil sie weiß, dass Sie abwehrend reagieren werden. Sie fürchtet sogar, im Streit ausgebootet zu werden und dass Sie ihr am Ende den Schwarzen Peter zuschieben. Deshalb ist sie immer schweigsamer geworden.

Brian: Das klingt ziemlich seltsam. Willst du denn kontrollierend sein?

Heather: Darum geht es nicht.

Brian: Ich bin verwirrt.

Therapeut: Heather möchte, dass Sie nicht so schnell das Gefühl haben, kontrolliert zu werden und dass sie nicht als kontrollierend betrachtet wird. Sie will, dass ihr Verhalten einfach akzeptiert wird, ohne das Etikett „kontrollierend" verpasst zu bekommen, und dass Sie sich nicht kontrolliert fühlen.

Brian: [*lacht*] Okay. Dann will ich es mal von der witzigen Seite sehen: Soll ich einfach immer Ja und Amen sagen und … [*Neigt den Kopf und verbeugt sich unterwürfig*.]

Therapeut: Sie sollen sich fragen, warum Sie die Tendenz haben, sich stets kontrolliert zu fühlen. Irgendein Gefühl in Ihrem Innern löst das Bedürfnis aus, sich zu schützen.

Brian: Naja, dann ist da auch noch der Alltag, da gibt es diese Interaktionen im täglichen Leben. [*nervöses Lachen*]

Therapeut: Für mich sieht es so aus, Brian, dass Sie auf Kontrolle sehr nervös und ablehnend reagieren. [*konfrontiert*]

Brian: Das macht sich aber nicht sehr stark bemerkbar.

Therapeut: Ich finde, dass es sich stark bemerkbar macht.

Brian: Nein, das ist nicht wahr … [*lacht*]. Bitte kontrollieren Sie mich nicht! [*Setzt Humor ein, um der Konfrontation auszuweichen*.]

Therapeut: Genau [*Gelächter*]. Sie haben im Laufe Ihres Lebens eine feine Antenne für Kontrolle entwickelt. Sie haben diese Antenne gebraucht, um sich zu schützen.

Heather: [*zu Brian*] Du merkst, dass ich nicht widerspreche.

Therapeut: Sie haben diese Antenne zum Selbstschutz entwickelt; das kann ich gut verstehen. [*validiert*]

Brian: Ich empfinde mich aber nicht als kontrollierend. Ich fühle mich lediglich kontrolliert. [*widerspricht*]

Heather: Wenn ich dich kontrolliere! [*sarkastisch*]

Brian: Das passiert alle Jubeljahre einmal, wenn ich das Gefühl habe, ohne Not kontrolliert zu werden. [*Spielt die Sache herunter*.]

Therapeut: Vermutlich ist es ein Teil Ihres Wesens, dass Sie überhaupt nicht merken, wie empfindlich Sie auf Kontrolle reagieren. Vielleicht schaffen Sie es sogar, sich nicht allzu kontrolliert zu fühlen, Ihre Mitmenschen jedoch, insbesondere Ihre Ehefrau, merken eindeutig, wie empfindlich Sie auf Kontrolle reagieren. Auch ich merke es, und sie fühlt sich davon sehr stark kontrolliert.

Brian: [*lacht*] Okay. [*spielt herunter*]

Therapeut: Es ist zu einem Teil Ihres Wesens geworden, den Sie gebraucht haben, um in Ihrer Herkunftsfamilie zu überleben. Das ist nicht unbedingt gut oder schlecht, kann aber etwas auslösen. Sie verstehen nicht so recht, wie Sie auf andere wirken. Die andere Person hat den Eindruck, dass Sie auf Kontrolle sehr empfindlich reagieren und dass Sie alles tun, um nicht kontrolliert zu werden. Sie haben in unseren Sitzungen mehrmals geäußert: „Kontrollieren Sie mich nicht. Ich will nicht kontrolliert werden." Kontrollierend sein: Das ist ein schlimmer Vorwurf. Heather ist sich dessen bewusst und hat sich die Regel bis zu einem gewissen Grad zu eigen gemacht, die Regel nämlich, dass sie nicht sagen darf: „Brian, was ist los? Du reagierst auf Kontrolle so überempfindlich, und das ist ein Problem für mich." Je strikter aber die Regel, desto bekümmerter wird sie.

Brian: Okay, ich versuche zu verstehen. [*zu Heather*] Willst du kontrollierend sein? [*Es fällt ihm schwer, die Position zu verändern und von sich zu sprechen.*]

Heather: Ich finde diese Frage verfehlt; sie trifft nicht den Punkt. Für mich ist der Begriff „kontrollierend" subjektiv. Es geht im Grunde auch ohne dieses Wort. Wenn ich beispielsweise zu dir sage: „Leg bitte die Hockeyschläger nicht in den Kofferraum", entspricht das meinem inneren Bedürfnis. Muss man das unbedingt als kontrollierend empfinden oder als Kontrollwunsch interpretieren? Wie soll ich es sagen? Ich sehe darin keine Kontrolle; kontrollierend ist so ein emotional aufgeladenes Wort.

Therapeut: Es ist nicht so leicht, eine andere Sichtweise gelten zu lassen. Das fällt uns allen schwer. Sie sind sich dessen vermutlich überhaupt nicht bewusst, aber es gibt zahllose Möglichkeiten, etwas richtig zu machen. Für Sie gibt es aber nur: „Meine Methode ist die richtige. Deine Methode ist kontrollierend." Wäre Ihre Mutter nicht so bestimmend und kontrollierend gewesen, hätten Sie nicht diese feine Antenne entwickelt, die auf den geringsten Kontrollversuch reagiert, und würden diese Antenne nicht benutzen. Das tun Sie aber. Sie gehen durchs Leben und klopfen jede Situation ab mit der Frage: „Werde ich kontrolliert?", oder Sie empfinden jede Situation als kontrollierend. Heather sagt, das sei inzwischen zum Problem geworden, weil sie sich immer Ihren Vorstellungen fügen muss.

Im nächsten Segment äußert Heather ihre Wut auf Brian, dann nimmt er seine eigene Wut wahr und gleich darauf sein Schamgefühl.

Therapeut: Vielleicht haben Sie auch resigniert und eingesehen, dass das Leben mit Heather einfach nicht so lustig ist. Das macht Sie traurig. Ziehen Sie sich dann zurück, oder …?

Brian: Im Moment geht es darum, die Dinge zu akzeptieren. Dann habe ich zu Hause eben meinen Spaß mit den Jungen; diese Freude ist mir sicher. [*Klagend und mit Leidensmiene, fühlt sich als Opfer.*]

Therapeut: Das klingt …

Heather: Oh Gott, das schmerzt. Es fühlte sich an wie ein Messer. [*Sticht sich symbolisch ein Messer ins Herz.*]

Brian: Es ist kein Messer.

Heather: Ich weiß; ich sage dir nur, wie es sich angefühlt hat.

Therapeut: Ist es vielleicht doch ein Messer?

Brian: Es ist kein Messer.

Therapeut: „Dann habe ich zu Hause eben meinen Spaß mit den Jungen …"

Heather: Entschuldigen Sie. [*Schleudert ein Stofftier, das auf dem Tisch lag, wütend auf den Boden.*] Tut mir leid, aber ich bin wirklich wütend. Ich bin echt stinksauer. [*zum Therapeuten*] Nicht wütend auf Sie.

Therapeut: Können Sie ihm die Stirn bieten? Was wollen Sie ihm sagen?

Heather: Ich will ihm sagen, dass ich stinksauer bin. Dass er mit mir keinen Spaß hat, hängt mit dem zusammen, was ich gerade gesagt habe. Wenn die Verantwortung geteilt wird, bin ich keine Spielverderberin. Ich war eine fröhliche Studentin, ein fröhliches Kind, ich war auf meinen Reisen stets fröhlich. Ich will nicht die Heulsuse sein.

Therapeut: Ich glaube, Sie sind wütend auf Heather, wenn Sie sagen: „Es ist kein Messer." Sie ärgern sich über sie …

Brian: Nein.

Therapeut: … und ich vermute, dass Sie sich sehr verletzt fühlen …

Brian: Nein.

Therapeut: … was fühlen Sie denn?

Brian: Trauer. Ich hätte wohl besser den Mund gehalten. Ich sollte meine Gefühle kommunizieren, und das hab ich getan. [*beklagt sich*]

Kurz danach bittet ihn der Therapeut, einen Selbstfokus einzunehmen und auf sich zu schauen.

Therapeut: Ich vermute, dass Sie sich zurückziehen, wenn Sie wütend sind …

Brian: Okay.

Therapeut: … stellen Sie sich einen kleinen Jungen vor, der sagt: „Ich packe meine Murmeln ein und gehe jetzt nach Hause." Dieses Kind ist verletzt und wütend, und so fühlen Sie sich wohl auch.

Brian: Ich weiß nicht. Ist Wut das richtige Wort dafür? Es gibt da eine gewisse Traurigkeit, eine Enttäuschung.

Therapeut: Sie fühlen die Wut nicht direkt. Wenn Sie wütend sind, ziehen Sie sich lieber zurück. Es ist nicht so leicht, seine Wut zum Ausdruck zu bringen, es macht einem Angst. Trotzdem explodiert man hin und wieder vor Wut. Mir geht es genauso. Ich drücke meine Wut selten aus, aber manchmal im Leben ist Wut wichtig. [*Erklärt und deckt auf.*]

Heather: Für mich klang es wütend. Wenn ich das Bild vom kleinen wütenden Jungen mit den Murmeln auf unsere Ehe übertrage, heißt das: „Ich habe meinen Spaß eben mit den Jungen, ich ziehe mich von dir zurück." Die eine Art ist, mir zu sagen: „Ich hole mir den Spaß woanders", die andere Art ist, sich zurückzuziehen.

Therapeut: Dabei kommt noch das andere Problem zum Vorschein: Solche Äußerungen drücken Ihren Alarmknopf. Sie bekommen Angst und haben das Gefühl, im Stich gelassen oder alleingelassen zu werden …

Brian: [*Schweigen*]

Therapeut: … was spielt sich jetzt in Ihrem Innern ab? Es ist kompliziert, es ist nicht leicht für Sie.

Brian: [*nach langer Pause*] Keine Ahnung.

Therapeut: Wie geht es Ihnen mit meinen Äußerungen, mit dem, was Heather sagt? Wie reagieren Sie?

Brian: Ich habe mich ziemlich zurückgezogen. [*authentisch*]

Heather: [*freundlich*] Verstehst du jetzt den Zusammenhang mit dem, was wir hier besprochen haben? Wenn wir nicht ehrlich sagen, was wir fühlen, wenn wir die Wut unterdrücken, passieren andere Dinge. Ich glaube, ich habe verstanden, was er [*der Therapeut*] meint und gesagt: „Ich bin unglaublich wütend." Ich liebe dich, Brian, ich liebe dich wirklich sehr und weiß, dass du große Schwierigkeiten hast mit deiner Wut, ja sogar mit dem Konzept von „Wut". Was ist überhaupt „Wut"? Ich wünsche mir sehnlichst, dass du diese Sache los wirst. Manchmal bringt es mich so auf die Palme.

Therapeut: [*freundlich*] Wut ist für Sie gleichbedeutend mit Kontrollverlust, Wut ist für Sie eine schlechte, keine gute Sache. Wie damals, als Sie in Indien waren und beinahe den Busfahrer geschlagen hätten. Doch die Wut ist nun einmal da. Es ist nicht leicht, mit Wut richtig umzugehen. Sie wollen die Wut wegmachen, weil sie gefährlich ist.

Jetzt erkennt Brian die Bedrohung seiner Identität („Ich bin schlecht") und seine Angst, die Liebe seiner Frau zu verlieren, wenn Heather wütend wird.

Brian: Ich habe nicht gemerkt, dass sie wütend wurde. Wenn ich gelegentlich doch merke, dass sie wütend ist, bekomme ich es mit der Angst zu tun.

Therapeut: Hatten Sie Angst, als Heather das Stofftier packte ...

Brian: Ja, vermutlich schon.

Therapeut: ... es hat mir Angst gemacht, ich war geschockt. Was ging in Ihrem Innern vor? Haben Sie den Drang gespürt, wegzurennen oder sich zu verstecken? Oder gab es ein anderes Bedürfnis?

Brian: Ich weiß mir einfach nicht zu helfen. Ich sorge mich dann um mich und um Heather. Wenn sie wütend wird, fühle ich mich einfach [*Seufzer*] wie jetzt im Moment: „Du hast es wieder geschafft, Brian, du hast sie wieder wütend gemacht." Ich fühle mich schuldig, weil ich einen Patzer gemacht habe. Dann gehe ich zu ihr, wenn sie zusammengerollt wie ein junges Hündchen auf dem Sofa liegt oder auf dem Bett.

Therapeut: Sie bekommen es also mit der Angst zu tun, wenn Heather wütend ist auf Sie und fürchten, sie könnte Sie verlassen oder dass sie einfach nichts taugen? [*Fokussiert fälschlicherweise die Bindung, statt die Identität.*]

Brian: Ich weiß nicht, ob verlassen das richtige Wort ist. Ich habe ihr eben weh getan, ich bin ein schlechter Mensch.

Therapeut: Wie bei Heathers Vergleich mit dem Messer.

Heather: Wirklich? Fühlst du dich tatsächlich irgendwie schlecht?

Brian: Nein, dass ich schlecht bin. [*Enthüllt seine Vulnerabilität und das maladaptive emotionale Kernschema, sein Schamgefühl.*]

Heather: Ja, ich verstehe. Du denkst: „Ich habe sie ins Herz getroffen, sie ist wütend. Ich bin schlecht." Der kleine Junge in dir sagt: „Ich bin schlecht, ich bin wertlos." Richtig?

Therapeut: Ja, dieses Gefühl „Ich bin unmöglich. Ich bin nicht okay." Fühlt es sich an wie damals, als Sie ein Schulkind waren und nicht ins Hockeyteam gewählt worden sind? [*Information aus einer Einzelsitzung, als Brian das Gefühl aufarbeitete, vor der ganzen Klasse gedemütigt worden zu sein.*] [*validiert*]

Brian: Ja. Wie früher als Kind, wenn die anderen Kinder mit dem Finger auf mich gezeigt und gelacht haben. Ich fühlte mich so gedemütigt. Ich war so viel kleiner und weniger entwickelt als die anderen. Und da war kein Ende abzusehen. Dafür schämte ich mich in Grund und Boden. [*Senkt den Blick, hat Tränen in den Augen.*]

Therapeut: Hm, hm. Sie wären am liebsten weggerannt und hätten sich am liebsten versteckt. Im Grunde wollten Sie nur akzeptiert werden und Ihren Beitrag gewürdigt wissen. Das ist es, was Sie am meisten brauchen: Als okay akzeptiert werden. [*Fokussiert das Bedürfnis.*]

Brian: Mit meiner Mutter war das nicht anders, für sie war ich auch nicht okay. Sie war so bestimmend und kritisch; ich musste stets auf der Hut sein. Ich musste mich vor ihr in Acht nehmen oder einfach immer der Beste sein.

Heather: Es fällt mir sehr viel leichter, einfühlsam zu sein, wenn ich höre, wie schwer du es hattest und wie gering dein Selbstwertgefühl war – das entlastet mich. Mir ist wirklich viel an dir gelegen. [*Mitgefühl*]

Therapeut: Können Sie das aufnehmen, Brian? In ihren Augen sind Sie okay, auch wenn Sie sich klein und unzulänglich fühlen – auch in meinen Augen. Heather, ich glaube, dass er das von Ihnen hören muss. Können Sie ihm zu verstehen geben, dass Sie ihn und seine Äußerungen wertschätzen und dass Sie seine Stärken sehr wohl sehen? [*Ermöglicht eine korrigierende emotionale Erfahrung.*]

Heather: Ja, genau so ist es. Ich schätze deine Worte. Ich erkundige mich immer nach deiner Meinung und nehme stets Rücksicht auf deine Gefühle. Eines muss ich allerdings sagen: Ich habe dieses Plüschtier auf den Boden geschleudert, weil ich nicht deprimiert durchs Leben gehen will, und ich werde das sofort wieder tun, bevor ich wieder deprimiert bin. Das hat das Muster aufgebrochen, nachdem ich gelebt habe. Sag mir ehrlich, was du fühlst; das ist wichtig. Ich war wütend und habe meine Wut gezeigt, um mich durchzusetzen.

Therapeut: Sie müssen mit Sachen werfen, um Ihre Wut zu zeigen, damit Sie wirklich zu ihm vordringen.

Heather: Ich musste es tun, es war wichtig. Ich war wütend, und wenn ich das Gefühl habe, nicht gehört zu werden, werfe ich eben mit Sachen.

Therapeut: Eigentlich war es ein Lehrstück: Sie werden lernen, sich mit anderen Mitteln Gehör zu verschaffen, ohne Sachen werfen zu müssen.

Heather: Sicher, das ist mein Ziel.

Brian: Nun, Sie wissen vermutlich, warum mir meine Kinder so wichtig sind. Ich kann mit ihnen spielen und mich dabei völlig okay fühlen. Wir haben in der Einzelsitzung davon gesprochen: Mein Erwachsenen-Ich kann dem Kindheits-Ich sagen, dass es okay ist, und ich kann mich um diesen schmerzhaften Teil meiner Persönlichkeit kümmern, aber auch um meine Jungen, weil ich inzwischen erwachsen bin. [*Nennt Möglichkeiten des Selfsoothing.*]

Die Wut des sich Unterordnenden

Als Problem bemerkbar macht sich fehlende Wut am häufigsten bei Menschen in der Rolle des sich unterordnenden Partners. Sie müssen mit therapeutischer Hilfe Zugang zu selbstbewusster Wut finden, lernen, angemessene Grenzen zu setzen und das Machtgleichgewicht in der Beziehung wiederherzustellen. Die Identität des sich unterordnenden Partners ist vereinnahmt worden, um der dominanten Seite zu gefallen und sie zu beschwichtigen, was jedoch heimlichen Groll produziert. Oft hindert Angst den sich unterordnenden Partner daran, seiner Wut selbstsicher Ausdruck zu verleihen, weshalb er die Unterstützung des Therapeuten / der Therapeutin braucht, um sich gegen den Dominierer zu behaupten. Berechtigte Wut ist einer der besten Motivatoren für selbstsicheres Auftreten. Sie stärkt die Person und vermittelt ihr das Gefühl, ungerecht behandelt worden zu sein und gleiche Rechte zu haben. Selbstbewusst geäußerte Wut stellt die angenommene Überlegenheit des dominanten Partners infrage und hat die Macht, Beziehungsmuster zu verändern.

Mae war 32 Jahre alt und zehn Jahre jünger als ihr Mann Victor, der ein Symphonieorchester leitete. Sie hatten sich vor acht Jahren kennengelernt, als sie ins Orchester eintrat. Mae gab inzwischen privaten Musikunterricht, ihre Mitgliedschaft im Orchester war beendet. Dennoch fügte sie sich nach wie vor seinen Anweisungen, war sehr fürsorglich und versuchte, ihm jeden Wunsch von den Augen abzulesen. Er hatte sich einen Seitensprung erlaubt und warf seiner Frau nun vor, nicht die Person zu sein, die ihm das Gefühl geben kann, geliebt zu werden. Im Laufe der näheren Betrachtung stellte sich heraus, dass er sie nicht wie ein echtes, eigenständiges Gegenüber empfand, weil sie so fügsam war. In einer der Sitzungen forderte der Therapeut Mae auf, Victor mitzuteilen, wie ihr zumute ist, wenn er sich in ihre Angelegenheiten einmischt, d.h. bei der Gartenarbeit neben ihr steht, Anweisungen gibt und die Standorte für die Blumen bestimmt. Sie zögerte, wollte erst überhaupt nichts sagen und lächelte lieb, doch als der Therapeut die Vermutung äußerte, Victors Verhalten könnte sie ärgern, stimmte sie bereitwillig zu. Victor, der dominante Ehemann, wandte sich daraufhin an den Therapeuten und fragte: „Wie kann ich wissen, ob Sie ihr nicht nur die Worte in den Mund legen?“ Der Therapeut wandte sich an Mae und forderte sie auf: „Schildern Sie ihm mit eigenen Worten, was Sie empfinden“, worauf sie sagte: „Ich ärgere mich sehr, wenn du mir Anweisungen gibst. Ich pflanze Jahr für Jahr Blumen, auch ohne deine Ratschläge.“ Damit war ihr unterdrückter Groll zum Ausdruck gebracht, und das war der Beginn der Neustrukturierung ihrer Interaktionen.

Über Verachtung

Verachtung ist eine der zerstörerischsten Emotionen, die in einer intimen Zweierbeziehung vorkommen kann. Ein „Worst-Case-Szenario" liegt vor, wenn ein Streit äußerst schnell eskaliert und Verachtung und Trotz ausgedrückt werden. Wenn z. B. eine Frau zu ihrem Mann sagt: „Mach den Abwasch" und er ihr antwortet: „Zwing mich doch dazu, du Luder", ist das ein Anzeichen für eine bevorstehende Scheidung (Gottman et al. 1997). Wer seinem Partner mit Verachtung begegnet, demoralisiert und erniedrigt ihn, bringt Abscheu und Ablehnung zum Ausdruck, beleidigt, verhöhnt und verurteilt ihn. Verachtung äußert sich in Augenverdrehen, durch verspotten, beschimpfen, hänseln und übermäßig häufigen sarkastischen oder zynischen Äußerungen über den Gefährten (Gottman 1994; Gottman / Silver 1999). Verachtung steht auf der Negativitätsskala ganz oben und äußert sich in verbalem und nonverbalem Verhalten, verursacht durch lange vor sich hinköchelnde negative Einschätzungen des Partners. Menschen, die einander verachten, kritisieren, verspotten und machen sarkastische Bemerkungen. Sie behandeln ihr Gegenüber als Objekt und haben vergessen, dass die andere Person ein Mensch ist wie sie selbst. Wenn ihre Klagen kein Gehör finden, wenden sie sich im Laufe der Zeit angewidert ab, haben das Ganze gründlich satt und verlieren ihre positiven Gefühle für den anderen. Der Mangel an positiven Gefühlen löst Verachtung signalisierendes Verhalten aus: Kritik, Streitlust und Abscheu, oft auch ohne direkten äußeren Anlass (Gottman 1999). Die generelle negative Einstellung dem Partner gegenüber ist die treibende Kraft für abfällige Wörter und gemeine Handlungen.

Verachtung ist zwar mit Wut und Abscheu eng verknüpft, unterscheidet sich jedoch davon. Während Wut meist eine amoralische Reaktion auf Verhinderung einer Zielerreichung oder auf eine Grenzverletzung ist, drückt sich mit Verachtung ein Negativurteil über den persönlichen Wert des Partners aus. Verachtung macht zudem deutlich, dass man sich überlegen fühlt, und sie löst beim anderen das Gefühl aus, unterlegen zu sein. Die negative Einschätzung verursacht verächtliche Bemerkungen und entsprechendes Verhalten, was dazu führt, dass der Mensch, dem diese Wörter und dieses Verhalten gelten, Schamgefühle entwickelt. Wer weiß, dass er in den Augen anderer mit Mängeln und Fehlern behaftet ist, schämt sich oder spürt eine dem Schamgefühl entsprechende Emotion.

Viele TherapeutInnen behaupten, dass sie wenig tun können für den Erhalt einer Beziehung, wenn die Partner tief empfundene Verachtung zum Ausdruck bringen. Wie gehen nun Therapeuten vor, wenn sie es mit einem Paar zu tun haben, bei dem einer oder beide Partner starke Verachtung spüren? Gibt es Hoffnung für solche Paare oder ist ihre Beziehung unweigerlich zum Scheitern verurteilt? Gottman (1999) behauptet, dass, wenn eine Seite oder beide Partner einmal so negativ geworden und Zuneigung und Bewunderung für den anderen völlig erloschen sind, die Ehe ernsthaft und akut gefährdet ist. Daraus folgt, dass positive Gefühle, d. h. Zuneigung und Bewunderung, Gegengifte sind. Bringt einer dem anderen Sympathie, fürsorgliches Interesse oder Respekt entgegen, wird das Paar vermutlich nicht so schnell mit Abscheu regieren, wenn Meinungsverschiedenheiten auftreten. Unsere therapeutische Aufgabe besteht darin, während der Sitzungen positive Gefühle ans Licht zu bringen, weil sie generell die Grundlage für eine verbesserte Zweierbeziehung darstellen und von Verachtung vergiftete Ehen „entgiften“. Dies ist jedoch nicht so leicht zu bewerkstelligen und erschöpft sich nicht in der Bitte an das Paar, die positiven Eigenschaften des Partners aufzulisten oder zu fragen, weshalb es sich am Anfang zueinander hingezogen gefühlt hat. Wir haben in unseren Sitzungen zwar durchaus das Ziel, die Gefühlslage des Paares zu verändern und Hohn und Verachtung durch gegenseitige Wertschätzung zu ersetzen, doch dies kann nur in kleinen Schritten geschehen. Zuerst validiert der Therapeut/die Therapeutin die Unzufriedenheit des Verachtung empfindenden Partners, äußert dann aber die Vermutung, dass die andere Seite die Dinge anders sieht und weist darauf hin, dass Veränderung nur möglich ist, wenn beide Seiten gehört werden.

Verachtung trägt ähnliche Merkmale wie Wut und kann ähnlich bearbeitet werden. Wer Verachtung zum Ausdruck bringt, versucht, sich vor schmerzhafteren Empfindungen zu schützen (was ja auch bei Wut der Fall ist) und Angst-, Scham- oder Verletzungsgefühle zu vermeiden. Verachtung ist eine Möglichkeit, eine mächtigere Position zu besetzen und äußert sich, wie die Wut, durch Herabsetzung und Beschämung des Partners. Deshalb kommt Verachtung überwiegend beim Partner in der dominanten Position vor, aber auch ein Nähe suchender Verfolger kann mit den Jahren eine verächtliche Einstellung entwickeln und anfangen, seiner Verachtung Ausdruck zu verleihen.

Im Grunde kommt es darauf an, Verachtung mehr als individuelle emotionale Erfahrung zu betrachten denn als unmittelbare Folge der Interaktion, weshalb die Behandlung darauf abzielen muss, den Klienten bei der Reorganisation der Auslöser dieses Gefühls und beim Erlernen von Methoden des Self-sooting zu unterstützen, damit er sich unabhängig vom Partner selbst beruhigen und entspannen kann. Der Umgang mit Verachtung verlangt deshalb oft einen individuellen Fokus. Häufig bedeutet dies, dass das tiefer liegende Verletzungs- oder Schamgefühl der Verachtung zeigenden Persönlichkeit zur Exploration ansteht. Manche Paare empfinden so tiefe Verachtung füreinander, sind so tief in Schuldzuweisungen verstrickt und emotional so hochgradig erregt, dass die Arbeit mit beiden Partnern gemeinsam unmöglich ist. In solchen Fällen werden Einzelsitzungen anberaumt, um Verachtung, Wut und Anschuldigungen zu reduzieren. Menschen, für die Verachtung zum Problem geworden ist, müssen zuerst einen Schritt zurücktreten und sich ihrer eigenen Kernemotion bewusst werden. Behutsames Vorgehen und Achtsamkeit tragen dazu bei, ihre Reaktionen zu verlangsamen und hilft solchen KlientInnen, in die Beobachterrolle zu schlüpfen und dadurch ihre Reaktionen besser zu regulieren.

Die von Verachtung erfüllte Person muss lernen, ihre grundlegenden Gefühle zu identifizieren und zu explorieren, indem sie sich fragt: Was fühle ich tatsächlich? Wut? Scham? Schmerz? Wenn sie mit therapeutischer Hilfe die Fähigkeit entwickelt hat, ihre grundlegenden Bindungs- oder Identitätsgefühle oder -bedürfnisse zu explorieren, bevor sie wieder in Austausch mit dem Partner tritt, wird sie nicht wie bislang gewohnt ihre Verachtung ausdrücken, vielmehr ihre Bedürfnisse mitteilen können. Letztlich erreicht sie auf diesem Weg die Befriedigung ihrer Bedürfnisse weit eher. Sie muss lernen, die Quelle ihrer Frustrationen zu lokalisieren, bevor sie mit ihrem Partner Verbindung aufnimmt. Sie muss die Fähigkeit entwickeln, ihre Gefühle der Verachtung zu regulieren, sie zu reflektieren und sich zu fragen: Ist diese Reaktion geeignet, mich der Befriedigung meiner Bedürfnisse näher zu bringen? Falls dies nicht so ist, lässt sich vielleicht ein Streit vermeiden. Fühlen sich die Partner jedoch zurecht verletzt und können sie sich nicht selbst wieder beruhigen, muss eine Diskussion stattfinden, die allerdings ohne Verachtung zu führen ist. Dazu zwei Beispiele:

Bei einem Mann, der seine Ehefrau verachtet, weil sie ihm das Abendessen nicht rechtzeitig auf den Tisch stellt, wird sich der Therapeut zuerst mit der Verachtung des Ehemanns befassen wollen. Er bestätigt, dass dessen Erwartungen enttäuscht worden sind und hilft ihm, sich seinen inneren emotionalen Erfahrungen in der Originalsituation zuzuwenden, wenn er nach Hause kommt und feststellt, dass seine Frau nicht gekocht hat. Empfindet er nur Verachtung oder gibt es daneben noch andere Gefühle? Fühlt er sich vielleicht vernachlässigt, gering geschätzt, herabgewürdigt, ungeliebt oder beiseitegeschoben? Mit therapeutischer Unterstützung sollte der Mann dann versuchen, die Situation, die seine Reaktion ausgelöst hat, näher zu beschreiben. War es die Tatsache, dass seine Frau keine Mahlzeit fertig hatte, war es etwas aus der vergangenen Nacht oder Woche oder fing es mit einer anderen Frustration an? Was war der eigentliche Trigger? Der Therapeut wird mit dem Paar solche und andere relevante Überlegungen anstellen, um zum Trigger vorzudringen.

Bei einem anderen Paar äußerte der Mann Verachtung, indem er seine Frau beleidigte – unter anderem, indem er ihr vorhielt, fett und hässlich geworden zu sein. Seine Verachtung war offenbar ein Akt der Verzweiflung: Der normalerweise zurückhaltende und höfliche Mann fühlte sich von seiner dominanten Frau, die ihn an seine Mutter erinnerte, über alle Maßen provoziert. Als Ursache für das Gefühl der Verachtung konnte eine schmerzhafte emotionale Erfahrung ausgemacht werden, die er sich nicht einzugestehen vermochte – nämlich das Gefühl, von seiner Frau dominiert zu werden. Dieses Gefühl der Machtlosigkeit und der Wut, das er bislang nie zum Ausdruck gebracht hatte, führte schließlich dazu, dass er seine Frau als Unperson behandelte und verächtlich machte. Nachdem er seine Kernemotionen, nämlich Wut und Schmerz aufgespürt hatte, wurde sein verletzendes Verhalten begreiflich und konnte durch die Wahrnehmung seiner primären Gefühle sowie durch verstärkte Selbstbehauptung transformiert werden. Obwohl die Frau anfangs abwehrte und behauptete, nicht allzu dominant zu sein, war sie schließlich doch bereit, auf die Klagen ihres Mannes zu hören, worauf seine Verachtung einem größeren Durchsetzungsvermögen wich.

Fazit

Wenn bei einem Paar eine Seite wütend ist oder beide Seiten Wut zum Ausdruck bringen (wobei die Wut häufig ausgelöst wird durch die Tatsache, dass der Partner nicht den eigenen Idealvorstellungen entspricht), wird diese Wut fast ausnahmslos als sekundäre Emotion betrachtet, insbesondere wenn sich das Problem in Form zorniger Streitereien präsentiert. In solchen Situationen ist die Wut eine Art Copingstrategie, die freilich kontraproduktiv ist und eine Veränderung der Paarbeziehung verhindert. Dann müssen die zugrunde liegenden schmerzhafteren Gefühle aufgespürt und ausgedrückt werden. Unterdrückte Wut kann allerdings auch primär und produktiv sein, weshalb die KlientInnen in diesen Fällen ermuntert werden, ihre Wut zum Ausdruck zu bringen, wodurch Kontakt hergestellt und das Rückzugsverhalten beendet wird.

Die Emotionsfokussierte Paartherapie unterscheidet sich von anderen psychotherapeutischen Ansätzen auch durch ihren speziellen Umgang mit Wutgefühlen. Statt lediglich ein besseres Management von Wut zu fördern, wird hier die Person direkt mit ihrer Wut und deren tiefer liegenden Determinanten konfrontiert. Statt sich an einer Modifizierung dysfunktionaler Kognitionen zu versuchen, wie es einem kognitiven Ansatz entspräche, wird in der EFT-P die Wut auf die ursprüngliche Vulnerabilität hin umformuliert, der Klient auf sein viszerales Verletzungsgefühl aufmerksam gemacht und ermuntert, dem primären Schmerz Ausdruck zu verleihen. Vom eher psychoanalytischen Standpunkt aus betrachtet, kann man Wut als Regression in ein unreiferes Entwicklungsstadium sehen, oder, wie Bowen und seine Schüler es tun, als Anzeichen geringer psychischer Differenzierung. In der EFT-P dagegen gilt Wut keineswegs als unreife Emotion, vielmehr als ein Gefühl, das Menschen oft daran hindert, sich mit ihren wahren, grundlegenden Gefühlen zu befassen, mit ihren Kernemotionen, die akzeptiert werden müssen.

11 Vom Umgang mit Trauer in der Paartherapie

> Niemals sind wir […] hilfloser unglücklich, als wenn wir das geliebte Objekt oder seine Liebe verloren haben.
> *Sigmund Freud*

Wenn Menschen, die in einer intimen Zweierbeziehung leben, trauern, ist dies eine Reaktion auf einen Verlust, auf einen Abschied oder auf eine Trennung von der geliebten Person und auf den Verlust der Verbindung. Wer vom Partner zurückgewiesen oder vernachlässigt wird, wer nicht in der Lage ist, dem anderen seine wahren Gefühle zu kommunizieren oder zu zeigen, was er fühlt, ist traurig. Das Gleiche gilt natürlich auch für den Tod oder den Verlust des Partners. Wir trauern, weil wir einsam sind oder Nähe vermissen; auch der Verlust einer Beziehung ist eine häufige Quelle für Trauer. Trauer hat auch irgendwie mit Liebe zu tun und hängt mit Empathievermögen zusammen. Trauer verstärkt die Fähigkeit, den Schmerz eines anderen Menschen zu verstehen. Trauererfahrungen berühren die Seele eines Menschen und schenken ihm Weisheit. Viele Menschen haben in ihrem persönlichen Schmerz einen wichtigen Lehrmeister gefunden. Wenn sich ein Mensch verloren, traurig oder einsam fühlt und dem Schmerz nicht Einhalt gebieten kann, kann ihm der geliebte Partner oft hilfreich zur Seite stehen, weil er solche Gefühle auch schon erlebt hat und deshalb richtig zu reagieren vermag.

Trauer ist ein wichtiger Teil des Erwachsenwerdens. Das Leben ist reich an Tragödien. Alle Menschen leiden, alle Menschen sterben. Wir benötigen den Trost unserer Mitmenschen, um mit den schmerzhaften Gegebenheiten des Lebens zurechtzukommen: mit Schicksalsschlägen und der Unentrinnbarkeit des Alterns und des Sterbens. Trauer bereitet uns darauf vor, gute und liebevolle Freunde, Eltern und Ehepartner zu werden. Trauern ist ein Zeichen für zwischenmenschliche Verbundenheit. Dennoch fürchten viele Menschen dieses Gefühl und weigern sich, Trauer zu spüren, wenn ihnen das Leben Anlass zum Traurigsein gibt.

Die beiden mit primärer Trauer verbundenen Handlungstendenzen sind: Trost und Beistand suchen beim Gefährten, um den Kummer zu lindern, oder Rückzug, um sich von dem Verlust zu erholen. Die von primärer Trauer ausgelösten Tränen teilen dem Partner mit, dass man leidet, und können der weinenden Person Fürsorge, Mitgefühl und Trost einbringen. Tränen sind ein Heilmittel, das Erleichterung verschafft und Anspannung und Erschöpfung lindert. Traurigsein und trauern helfen, den Verlust zu akzeptieren, das Verlorene zu integrieren und sich dann wieder dem Leben zuzuwenden.

In einer Partnerschaft lebende Menschen trauern, wenn sie das Gefühl haben, dass sie die Liebe oder den Respekt ihres Gefährten verloren haben oder wenn die spezielle Verbindung zu ihm abgerissen ist. Sie trauern, wenn sie erfahren müssen, dass sie alleine sind oder vernachlässigt werden oder wenn ihre Erwartungen enttäuscht wurden. In intimen Zweierbeziehungen wird oft ein Verlust betrauert, der nichts mit Trennung oder mit dem tatsächlichen Verlust des geliebten Menschen zu tun hat, vielmehr mit Enttäuschungen und Einsamkeitsgefühlen. Das ist ein emotionaler Prozess zur Assimilation des Verlustes, um das Ziel aufgeben und weitermachen zu können.

Wenn Trauer unterdrückt wird, dann oft, weil der Verlust sehr einschneidend war – der Tod eines Elternteils, eines Bruders oder einer Schwester, einer Person, mit der man eng befreundet war oder gar der Tod eines Kindes. Erleidet ein Teil des Paares einen Verlust, wird der Verlust auch vom anderen Teil betrauert. Paare sind sehr häufig eng verbunden und verflochten, die Partner identifizieren sich miteinander und sind empathisch aufeinander eingestimmt. Derjenige, der den primären Verlust erlitten hat, möchte das Gefühl haben, dass der andere seinen Schmerz ausreichend bestätigt und nachempfindet. Er braucht Unterstützung beim Trauern und Anerkennung seines Trauerzustands. Erleiden beide den gleichen Verlust, etwa durch Tod oder Behinderung eines Kindes, kommt ein tiefer Trauerprozess in Gang, der den Eltern erheblichen mentalen Stress verursacht. Die Antwort auf die Frage, wie Menschen ihre Trauer bewältigen oder zu bewältigen wünschen, kann das Paar zusammenbringen oder auseinanderreißen. Die Eltern eines autistischen oder schwer chronisch kranken Kindes beispielsweise können ihre Trauer auf sehr unterschiedliche Art und Weise bewältigen. Diese Unterschiede führen oft zu Konflikten. Eine Seite hat vielleicht das Bedürfnis, ihr Leid einem zuhörenden und unterstützenden Gefährten zu klagen, während die andere Seite vielleicht still trauern möchte – zumindest in der ersten Zeit – und will, dass sein Wunsch, nicht über den Verlust zu sprechen, respektiert wird. Traueräußerungen können beim anderen ein Gefühl der Machtlosigkeit auslösen, insbesondere bei Männern, die dann mit praktischen Lösungsvorschlägen kommen, die von der anderen Seite als wenig hilfreich empfunden werden. Es gibt aber auch Partner, insbesondere Frauen, die auf das Bedürfnis nach Alleinsein der anderen Seite mit der Forderung nach Kommunikation reagieren, was dem anderen das Gefühl vermittelt, dass seine Bedürfnisse missachtet werden.

Paarkonflikte sind oft auf unterschiedliche Trauerprozesse zurückzuführen, werden aber auch sehr häufig von adaptiver Trauer am Köcheln gehalten, die von Einsamkeitsgefühlen ausgelöst wird. Verheiratet zu sein und sich alleine zu fühlen, das ist eine häufige Quelle für Kummer. So manche Partner haben erlebt, wie es ist, in der Beziehung „so alleine“ zu sein oder sind enttäuscht, weil sie das Gefühl haben, im Stich gelassen zu werden und sich nicht auf den Partner verlassen zu können. Tiefe Traurigkeit mag sich auch in Sätzen äußern wie: „Ich gebe es ungern zu, aber ich brauche deine Unterstützung“, „Ich fühle mich vernachlässigt, will aber die Gewissheit, dass ich dir wichtig bin“, „Du sollst für mich sorgen, ich brauche das“, „Ich will, dass ich dir wichtiger bin als alles andere“, „Ich habe das Gefühl, den Karren ganz alleine zu ziehen, möchte aber gerne ein Team mit dir bilden“, „Meine Partnerin setzt sich nicht für mich ein“ und „Er hockt immer mit seinen Arbeitskollegen zusammen; ich bin so einsam.“ Wenn dieses Grundgefühl Paarkonflikte auslöst, hat vermutlich früher im Leben des Klienten ein Verlust stattgefunden, bei dem er sich im Stich gelassen oder alleine gefühlt hat. Womöglich erinnert sich die Person an Ereignisse aus ihrer Kindheit („Ich konnte mich nie auf jemanden verlassen“ oder „Im Pausenhof stand ich immer alleine herum“), als Vater oder Mutter sie im Stich ließ, oder gar an den Verlust eines Elternteils durch Tod, Trennung oder Scheidung. Manche berichten, sich einsam und verlassen gefühlt zu haben, als sie in eine neue Entwicklungsphase eintraten, etwa in die Pubertät: „Mein Vater konnte nichts mehr mit mir anfangen, als ich nicht länger sein kleines Mädchen war und zur Frau wurde.“ Dieser maladaptive Aspekt von Trauer ist auf nicht-verarbeitete Probleme mit den Eltern zurückzuführen und bewirkt, dass die Person sehr schnell das schmerzliche Gefühl bekommt, vom Gefährten verlassen zu werden. Trauer ist zudem oft mit Angst vermischt, und die Angst vor dem Verlassenwerden und vor Einsamkeit ist es, die viele Menschen vermeiden wollen. Diese Kernemotionen sind oft dafür verantwortlich, dass sich ein Mensch in Schuldzuweisungen ergeht und eine kritische Grundhaltung einnimmt.

Trauer von Kummer unterscheiden

Tränen sind zwar oft ein Zeichen für primäre adaptive Trauer, können aber auch auf andere psychische Notlagen hinweisen. Bei KlientInnen in Interaktionskonflikten, vor allem bei Frauen, sitzen die Tränen locker, wenn sie irgendeinen Kummer haben. In dieser Situation signalisiert die weinende Person der anderen, dass die Umstände sie belasten. Dieses Weinen ist nicht unbedingt ein Hinweis auf primäre Trauer oder auf einen Verlust. In der Paartherapie kommt es sehr darauf an, festzustellen, ob die Tränen aufgrund primärer Trauer oder aufgrund anderer Kümmernisse vergossen werden. Einsamkeit, Angst, Wut, Scham oder Hilflosigkeit können mit Tränen einhergehen. Menschen weinen, wenn sie traurig oder einsam sind, doch diese Tränen unterscheiden sich von solchen, die mehr mit Angst und Gefahr zu tun haben und signalisieren, dass etwas nicht in Ordnung ist. Auch Enttäuschungen oder vergebliche Hoffnungen werden betrauert. Wenn der Kummer keine reine primäre Trauer signalisiert, ist es kontraproduktiv, sich auf diesen Kummer zu konzentrieren. In solchen Situationen besteht die therapeutische Aufgabe darin, der Person bei der Identifikation anderer spezifischer Emotionen, die mit dem Kummer zu tun haben, behilflich zu sein, und zwar so lange, bis die primäre Emotion aufgedeckt ist. Eine Möglichkeit, zwischen Trauer und anderen Kümmernissen zu unterscheiden, besteht darin, die Reaktionen der KlientInnen zu beobachten und darauf zu achten, was ihnen in dieser Situation hilft. Kummer wird durch Trost gelindert, durch Trost in Form beruhigender Laute, durch verbalen Zuspruch, eine kleine Aufmerksamkeit oder Körperkontakt. Auch Trauer wird durch Trost gelindert, diese Form der Verbindung soll jedoch die Isolation und Einsamkeit durchbrechen und nicht überwiegend vor einer Gefahr schützen. TherapeutInnen müssen zwischen primärer adaptiver Trauer sowie sekundären und instrumentellen Trauerbezeugungen unterscheiden. Der nächste Abschnitt ist diesem Thema gewidmet.

Primäre adaptive, maladaptive, sekundäre und instrumentelle Trauer bei Paaren

Das Merkmal primärer adaptiver Trauer ist eine momentane Traurigkeit darüber, dass man unterlegen ist oder aufgeben musste. Gesunde Trauer ist völlig frei von Schuldgefühlen (Greenberg 2002a, 2002b). Um zwischen primärer adaptiver Trauer und sekundärer Depression oder einer traurigen Hilflosigkeit, die eher einer Opferhaltung entspricht, unterscheiden zu können, muss der Therapeut / die Therapeutin die Situation erfassen, über die Interaktionsstile und -muster des Paares gut Bescheid wissen sowie die verbalen und nonverbalen Hinweise deuten, aber auch Stimmqualität, Gesichtsausdruck und den inneren Verarbeitungsmodus beachten. Das Ausdrücken bislang verleugneter primärer Trauer hat eine neue, frische Qualität, die ein anderes Gefühl auslöst als chronische Hoffnungslosigkeit und Klagsamkeit, die im Gewand unablässiger Sorge daherkommt.

Primäre unterdrückte Trauer manifestiert sich häufig in Form von Hoffnungslosigkeit, Wut oder Beschuldigungen. Marker für unterdrückte Trauer und verleugnetes emotionales Leid sind: Intellektualisierung oder Bagatellisierung der Verletzung oder des Schmerzes, Muskelverspannung, zurückgehaltene Tränen, dem anderen die Schuld zuweisen und den Kontakt mit ihm vermeiden – zusammen mit der expliziten Aussage, nicht weinen zu wollen oder dem Schmerz bewusst auszuweichen. Solche Menschen äußern dann Sätze wie: „Weinen hat doch keinen Zweck!“ oder „Ich mache einfach weiter, das ist sicher das Beste.“ Auch die Befürchtung, von

Trauer überwältigt zu werden, ist ein Hauptmotiv für das Abblocken von Traurigkeit.

Damit der Therapeut primäre adaptive Trauer von sekundärer oder instrumenteller Trauer unterscheiden kann, muss er feststellen, ob sich das Paar durch die Traueräußerungen näherkommt oder ob sie einen negativen Interaktionszyklus aufrechterhalten. Das Assessment wird erleichtert durch Beobachtung der Reaktionen, die auf Interventionen folgen, nachdem die Traurigkeit während der Sitzung hervorgerufen wurde. Hilfreich sind folgende Fragen: Ist die Trauer schließlich zugelassen worden, verspürt die Person die Traurigkeit nun in vollem Maße? Reagiert sie auf Unterstützungsangebote ihres Partners mit Anzeichen von Nähe und Verbundenheit? Oder wiederholt die Person das gleiche Gefühl immer wieder, ohne merkliche Veränderung der Qualität oder Intensität des Gefühls? Wird die Person dabei immer verzweifelter, fühlt sie sich noch mehr im Stich gelassen und verfällt sie in einen Zustand hilfloser Abhängigkeit, wenn sie ihre Trauer zum Ausdruck bringt? Letzteres ist ein Hinweis auf Probleme mit der Affektregulierung und auf ein grundlegendes Gefühl von Schwäche, das mehr mit Angst als mit Trauer zu tun hat. Weil es in solchen Fällen nicht weiterhilft, der Trauer immer wieder Ausdruck zu verleihen, muss sich die Therapie mit Methoden des Self-soothing befassen.

Sekundäre Trauer lässt sich von primärer Trauer auch durch den Zeitpunkt ihres Erscheinens unterscheiden. Gut möglich, dass zuerst Wut ausgedrückt wird, auf die dann alsbald Tränen folgen. Vielleicht kommt Angst an die Oberfläche, wird dann aber von Tränen überdeckt. Ein gutes Beispiel dafür ist, wenn mitten in einem Konflikt einer der beiden Partner droht, die Beziehung abzubrechen und der andere daraufhin in Tränen ausbricht. Wird dieses Weinen dann exploriert, stellt sich oft heraus, dass Angst der eigentliche Grund dafür ist. Sekundäre Trauer ist vielfach eine Form, sich über den Partner zu beklagen. Wenn die Tränen aus Protest vergossen werden und zum Ausdruck bringen sollen, wie schlecht man sich behandelt fühlt, spricht man abwertend von „Gejammer". Wut und Trauer liegen oft nahe beisammen. Dann gilt es, die zugrunde liegende Wut von der Trauer zu trennen. Ist tatsächlich primäre Trauer vorhanden, muss sie ohne jede Wut verspürt und zum Ausdruck gebracht werden.

Eine recht häufige sekundäre Reaktion auf Trauer ist die Depression. Sie äußert sich in einer Art genereller Hoffnungslosigkeit oder in dem Gefühl von Machtlosigkeit, was sich von echter Akzeptanz eines Verlustes deutlich unterscheidet. Eine Depression kann von Missbrauchserlebnissen, durch Vernachlässigung in der Kindheit oder in der Familie ausgelöst werden, durch jüngere zwischenmenschliche Erfahrungen (wie den Verlust einer Bindung), durch den Verlust persönlicher Handlungsfähigkeit oder von Ohnmachtsgefühlen bei Machtmissbrauch, durch harsche Kritik oder Verachtung, die man schließlich internalisiert, sowie durch eine

Kombination all dieser Faktoren (Greenberg / Watson 2006). Ist die schleichende Depression eines Partners die Folge einer verleugneten primären Trauer über Verluste oder die Folge einer anderen unterdrückten primären emotionellen Erfahrung, besteht die therapeutische Hilfe darin, die sekundäre depressive Reaktion von ihren zugrunde liegenden Gefühlen zu unterscheiden und die ursprüngliche, schmerzhafte Kernemotion der Trauer über einen Verlust zuzulassen und zu verspüren.

Arbeitet der Therapeut / die Therapeutin im paartherapeutischen Kontext mit den depressiven Zuständen eines Partners, kann dies individuell oder interaktionell geschehen, je nach den Bedürfnissen des Paares und den Gegebenheiten. Oft ist es wichtig, die Depression als eigenständiges Problem zu erkennen und dem deprimierten Partner eine individuelle Behandlung zu ermöglichen, während die Paartherapie fortgesetzt wird. Ein Teil der paartherapeutischen Arbeit kann sich den Schwierigkeiten des einen Partners und der Frage widmen, wie ihn der andere unterstützen könnte. In anderen Fällen stehen vielleicht die Schwierigkeiten im Fokus, mit denen das Paar, aufgrund der Depression einer Seite konfrontiert ist.

Instrumentelle Trauer bei Paaren zeigt sich, wenn Menschen weinen, weil sie sich hilflos oder abhängig fühlen und unterstützt werden wollen. Sie sind sich ihrer Bedürftigkeit oder der instrumentellen Funktion ihrer Tränen womöglich gar nicht bewusst. Meist haben wir als Kinder in früheren Beziehungen gelernt, instrumentelle Trauer auszudrücken, was damals eine adaptive Funktion hatte. Diese Form der Traurigkeit beruht nicht primär auf einer Verlusterfahrung und löst meist nicht die erwünschte Unterstützung aus. In aktuellen Beziehungen ist instrumentelle Trauer ein Appell an den Partner, in der Hoffnung, er möge Sympathie, Unterstützung oder Verständnis auslösen, was allerdings die Entwicklung emotionaler Eigenständigkeit verhindert. Instrumentelle Tränen sollen die Aufmerksamkeit des Partners oder des Therapeuten erregen und wirken manipulativ. Der Therapeut wird die Funktion der instrumentellen Tränen einfühlsam hinterfragen oder interpretieren, dann die ursprünglichen Motivationen und Bedürfnisse aufspüren und die Partner ermuntern, einander ihre primären Bedürfnisse mitzuteilen.

Joann und Dirk beispielsweise kamen in die Therapie, nachdem sie sechs Jahre beisammen waren. Beide versicherten zwar, einander zu lieben, waren sich aber unschlüssig, ob sie eine verbindlichere Beziehung wünschten. Joann fragte sich vor allen Dingen, ob Dirks Charakter ihren Wünschen entspricht. Sie hatte das Gefühl, dass es ihm an Schwung und Entschlossenheit fehlt. Dirk dagegen fragte sich vor allen Dingen, ob Joann ehrlich und verlässlich ist. Er hatte das Gefühl, ihr nicht ganz vertrauen zu können.

In der Zeit ihres Zusammenlebens war sie mehrere Liebesbeziehungen eingegangen, von denen Dirk erst hinterher erfahren hatte. Als der Therapeut anfing, Joann nach diesen Beziehungen zu fragen, fing sie an zu weinen. Es falle ihr schwer, darüber zu sprechen, sagte sie, weil das eine Menge trauriger und schlimmer Gefühle auslöse. Sie hatte den Eindruck, Dirk werde aufgefordert über diese Dinge zu reden, um sie zu beschämen. Mit ihren Tränen wollte sie den Fokus von anderen Gefühlen ablenken, insbesondere von ihrer Angst vor Intimität, was ihr jedoch nicht bewusst war. Sie schämte sich und trauerte.

Zuerst spiegelte der Therapeut lediglich ihre Gefühle, merkte dabei allerdings, dass er kein Mitgefühl für die Klientin empfand. Einige Sitzungen danach, als die therapeutische Allianz gefestigt war, sagte der Therapeut, er habe sich bei ihren Tränen weggedrängt gefühlt und fragte Dirk, ob es ihm genauso ergangen war. Dirk bestätigte dies. Immer, wenn er versuchte, in einem ehrlichen Gespräch die Bedeutung ihrer anderen Beziehungen zu erkunden, fühlte er sich von ihren Tränen weggedrängt. Der Therapeut verhalf dem Paar zu der Erkenntnis, dass es, ungeachtet der Tränen, die Joann vergoss, weil sie ungern über dieses Thema redete, weiter versuchen muss, die Angelegenheit im Gespräch zu klären.

Bindungsverletzungen sind eine Quelle für Traurigkeit und Einsamkeit (Johnson et al. 2001). Diese Verletzungen sind auf frühere Ereignisse im Zusammenleben des Paares zurückzuführen, als sich einer oder beide Partner im Stich gelassen oder vernachlässigt gefühlt haben. Anfangs präsentieren die Paare ihre Probleme möglicherweise nicht als Verletzung, erst im Laufe der Therapie stellt sich dann heraus, dass eine Seite von der anderen verletzt worden ist. Vielleicht wurde in einer Zeit besonderer Bedürftigkeit das Vertrauen erschüttert, vielleicht stand der andere emotional nicht zur Verfügung oder war gerade dann nicht fähig, emotional angemessen zu reagieren. In solchen Fällen ist sich weder derjenige, der verletzt hat noch derjenige, der verletzt wurde, der weitreichenden Bedeutung ihres Handelns bewusst. Dessen ungeachtet klingt die Verletzung nach und kann, sofern sie nicht bearbeitet wird, mit der Zeit die Beziehung untergraben. Gut möglich beispielsweise, dass sich eine Frau verlassen oder vernachlässigt fühlt, weil ihr Mann emotional nicht erreichbar war, als sie eine Fehlgeburt hatte oder einen Schwangerschaftsabbruch verkraften musste. Ein weiteres Beispiel:

Susan fühlte sich verletzt, als sie nach eingehenden ärztlichen Untersuchungen erfuhr, dass ihre Schmerzen beim Geschlechtsverkehr von einer Endometriose verursacht wurden und dass sie, falls ein Kinderwunsch bestünde, keinesfalls länger damit warten soll – oder gleich eine Operation oder Medikation in Erwägung ziehen muss. Susan fühlte sich in ihrer augenblicklichen Lebenssituation nicht in der Lage, Kinder zu haben, später aber bestimmt. Sie fürchtete sich vor der Operation und lehnte diese Option innerlich ab. Sie legte Ralph, ihrem Mann, die niederschmetternde Information ausführlich dar und wollte die verschiedenen Möglichkeiten mit ihm diskutieren. Ralph stimmte zwar irgendwann ihrem Kinderwunsch zu, blieb aber ziemlich distanziert und wechselte das Thema. Susan hatte sich verletzt und im Stich gelassen gefühlt, dann aber beschlossen, das Thema erst wieder aufzugreifen, wenn Ralph bereit war, darüber zu sprechen. Eine Woche danach kam Ralph auf Susan zu und äußerte den Wunsch nach Sex. Als sie einwilligte, ihn aber darauf hinwies, dass er die Wirkung ihres Schmerzmittels abwarten müsse, sie also erst in einer Stunde bereit sei, erwiderte er: „Nun, wir müssen wohl darüber reden, ob du dich nicht doch operieren lässt." In diesem Fall vermittelte Ralph durch schlechtes Timing seiner Frau das Gefühl einer Bindungsverletzung. Weil er sich dem Thema erst zuwandte, als er mit ihr schlafen wollte, hatte Susan das Gefühl, es ginge ihm weder um sie noch um den Wunsch nach einem Kind, vielmehr ausschließlich um seine sexuellen Bedürfnisse.

Ein anderes Beispiel für eine Bindungsverletzung ist die Geschichte von Alan, der wegen eines Beinbruchs, den er sich beim Tennisspielen zugezogen hatte, als Notfall ins Krankenhaus eingeliefert wurde. Seine Frau Catalina wurde telefonisch darüber informiert. Catalina fragte sich unschlüssig, ob sie sofort ins Krankenhaus eilen sollte, entschied dann aber, ihre jugendliche Tochter loszuschicken, weil sie „keine Zeit" hatte. Alan empfand dies als Hinweis darauf, dass er ihr nicht wichtig war, er distanzierte sich von dem Zeitpunkt an von seiner Frau und warf sich verstärkt in seine Arbeit. Bindungsverletzungen können mehr oder weniger tief gehen, je nach Natur der Verletzung.

Wir befassen uns hier zwar vornehmlich mit Traurigkeit und Trauer, die einer Bindungsverletzung zugrunde liegende Kernemotion besteht jedoch sehr häufig aus einer Mischung aus Trauer, Angst und sogar Wut, je nach Art der Verletzung. Unser Fokus liegt auf Traurigkeit, weil die Person den Verlust der Verbindung betrauert und sich deshalb einsam fühlt, ihre Gefühle zum Zeitpunkt der Verletzung jedoch oft weder wahrgenommen noch zum Ausdruck gebracht hat. Der Mann mit dem gebrochenen Bein fühlte sich im Krankenhaus einsam und war traurig, dass seine Frau nicht an seiner Seite war, hatte die Traurigkeit allerdings nicht zugelassen und lediglich Wut gespürt und ausgedrückt. Möglicherweise hat er auch den Familiensinn vermisst und sich deshalb verlassen gefühlt, was in ihm die Angst auslöste, womöglich in Zukunft alleine dazustehen. Wer krank oder verletzt ist, fühlt sich oft einsam und ausgeschlossen. Wer als Kind lange krank war, ist im Krankenhaus vermutlich besonders einsam gewesen.

Wenn Erwachsene erleben, dass sie alleingelassen werden, erinnern sie sich an ähnliche Situationen in ihrer Kindheit und fühlen sich deshalb verletzlich und isoliert.

Wir haben bereits auf die Wichtigkeit hingewiesen, zwischen Bindungs- und Identitätsverletzungen zu unterscheiden. Beide sind Trauer-Trigger, dennoch ist die Traurigkeit bei Identitätsverletzungen eine sekundäre Emotion, die von der Verletzung ausgelöste Scham dagegen eine primäre Emotion. Wer trauert, weil die Identität angegriffen wurde, betrauert mehr den Statusverlust als den Verlust der Verbindung. Dies wird am folgenden Beispiel klar: Wenn eine Person betrunken zu einem öffentlichen Ereignis erscheint, das ihrem Partner wichtig ist, verliert sie das Gesicht und schämt sich, was eine Reaktion auf die Identitätsverletzung ist. Auch wenn eine Person in eine höhere Position befördert wird, ihr Partner aber den Erfolg nicht würdigt, geht es um Identität, weshalb sie sich herabgewürdigt fühlt. Ohne es auszusprechen, mag er das Gefühl haben: „Du erkennst meine Erfolge nicht an und freust dich nicht darüber. Diese Beförderung ist mir wichtig, du aber ignorierst meine Leistungen. Du verstehst nicht, wer ich bin, und du schätzt mich nicht." Menschen, die so etwas erleben, können über lange Zeit hinweg darunter leiden, sie tun sich schwer, dem anderen zu vergeben oder die schlechten Gefühle loszulassen. Sie haben den Eindruck, eine „einmalige Gelegenheit verpasst zu haben: sich im Glanz des Erfolges zu sonnen". Den von Paaren in der Therapie präsentierten negativen Interaktionszyklen liegen oft Gefühle und Einstellungen zugrunde, die in dieser Zeit entwickelt wurden.

Der Affiliationszyklus

In Affilitationszyklen gilt die Traurigkeit dem Verlust einer Beziehung. Im folgenden Abschnitt werden Beispiele angeführt für die Trauer des verfolgenden und für die Trauer des sich distanzierenden Partners.

Die Trauer des Verfolgers

In Affiliationszyklen, bei denen es um Bindung geht, ist derjenige, der seinen Partner um der emotionalen Nähe willen verfolgt, am meisten in Gefahr, grundlegende Trauer und Einsamkeit zu spüren. In solchen Zyklen ist primäre adaptive Trauer die Reaktion auf das Gefühl fehlender emotionaler Verfügbarkeit, fehlender Zuwendung oder fehlender Präsenz. Stürbe einer der beiden Partner oder ginge er auf eine lange Reise, würde der andere ihn vermissen und wäre traurig. Ist einer der Partner emotional oft nicht erreichbar oder teilnahmslos, fühlt sich der andere traurig und einsam. Bei solchen Paaren kommt es darauf an, dass die Traurigkeit auf nicht beschuldigende Art und ohne Druck auszuüben zum Ausdruck gebracht wird. Das ist der Schlüssel für Veränderung. Sobald und falls dies gelingt, wird der sich distanzierende Partner vermutlich Mitgefühl empfinden und sich weniger zurückziehen. Der folgende Auszug aus einer ersten Therapiesitzung ist ein klassisches Beispiel für einen Verfolgungs-Distanz-Zyklus, bei dem Eva, die Verfolgerin, mehr Nähe möchte und, wenn Max nicht auf ihren Wunsch eingeht, sie darauf beharrt. Wir werden sehen, dass sie ihren Mann damit nur noch weiter von sich stößt.

Trauer, Einsamkeit und die heruntergelassene Jalousie

Eva: Manchmal sitzt er einfach so da und schweigt …

Max: Stimmt.

Eva: … er ist dann wütend und schmollt, was schlimm ist, weil die Kinder das mitbekommen. Dann findet keine Kommunikation mehr statt.

Therapeutin: Mal sehen, ob ich die Sache richtig verstehe. Vielleicht gibt es da so eine Art Muster … Sie [*zu Max*] hm, sind irgendwie unzufrieden. Sie sind nicht zufrieden mit dem, was so läuft …

Max: Hm, hm.

Therapeutin: … ohne sich allzu sehr zu engagieren. Sie beißen sich lieber auf die Zunge …

Max: Ja, genau.

Therapeutin: … doch das schlägt Ihnen dann doch aufs Gemüt und Sie schmollen …

Max: Hm, hm.

Therapeutin: … kann es sein, dass Sie sich zurückziehen?

Max: Ja.

Therapeutin: Und dann kommunizieren Sie nicht. [*zu Eva*] Sie merken es, wenn er sich zurückzieht, nicht wahr?

Eva: Hm, hm.

Therapeutin: … und dann, was tun Sie dann? [*Exploriert die Reaktion der Ehefrau auf den Rückzug ihres Mannes; will an den Zyklus herankommen.*]

Eva: Hm, am Anfang unserer Ehe habe ich einfach immer wieder gesagt: „Schätzchen, sag mir, was los ist" und dieses ganze Blabla …

Therapeutin: [*lacht*]

Eva: „Komm, wir reden darüber" und so. Er dann immer: „Lass mich einfach eine Weile in Ruhe", ich daraufhin: „Nein, jetzt, lass uns jetzt sofort darüber reden."

Therapeutin: Ja, verstehe. Sie sind wohl tatsächlich in der Position der Verfolgerin …

Eva:	Richtig.
Therapeutin:	... okay, Sie bemühen sich also wirklich sehr um ihn, stimmt das? [*Identifiziert ihre Position.*]
Eva:	Na ja, ich denke mir: „Ich gebe ihm fünf oder zehn Minuten." Das ist nicht viel, aber ich lerne dazu. Ich warte also eine Weile, aber spätestens am nächsten Morgen probiere ich wieder, mit ihm zu reden. Manchmal, wenn ich lange genug still war, spricht er mit mir ..., aber das kann dauern. Für mich kann das sehr lange dauern ...
Therapeutin:	Ja.
Eva:	... dann spricht er mit mir und wir treffen uns irgendwie in der Mitte oder, wenn uns das nicht gelingt, gibt es wieder Streit.
Therapeutin:	Ja. Und wie geht es Ihnen dabei, wenn Sie sich so um Max bemühen? [*Exploriert ihre Gefühle in dieser Position.*]
Eva:	Ich bin schrecklich frustriert ...
Therapeutin:	Ja?
Eva:	... ich bin eben vom Typ A, der immer gleich reden und die Dinge sofort bereinigen will. Ich kann nicht gut abwarten.
Therapeutin:	Verstehe. Sie sind also sehr aktiv, und versuchen in Kontakt zu kommen, andererseits muss es recht unangenehm sein, sich zurückhalten zu müssen, stimmt's?
Eva:	Stimmt.
Therapeutin:	Und das haben Sie hin und wieder mit Erfolg praktiziert, nicht wahr? Wenn Sie ihm mehr Raum geben, wirkt sich das positiv aus. [*Identifiziert das zugrunde liegende Gefühl und verweist auf den Erfolg ihrer Zurückhaltung.*]
Eva:	Ja, wenn ich mich entspanne, vermutlich ja.
Therapeutin:	Nun, ich kenne Sie zwar noch nicht so gut, könnte mir aber vorstellen, dass Sie auch ein wenig einsam sind. Vielleicht wollen Sie mehr Kontakt und sehnen sich nach Berührung? Dann schmerzt es, wenn beim anderen die Jalousie runtergeht ...
Eva:	Richtig.
Therapeutin:	Fühlt man sich nicht irgendwie ausgeschlossen? ...
Eva:	Ja, das stimmt.
Therapeutin:	Man spürt so etwas wie innere Einsamkeit, nicht wahr? [*Sucht nach dem grundlegenden Gefühl.*]
Eva:	Genau.
Therapeutin:	Hm, er bekommt davon allerdings nur Unruhe und Aufregung mit. Richtig? [*Identifiziert die sekundäre Emotion.*]
Eva:	Hm, ja. [*Bekommt feuchte Augen.*]
Therapeutin:	Dann kommen einem die Tränen ...
Eva:	[*lacht, weint*]
Therapeutin:	... stimmt's? Weil die Einsamkeit hoch kommt ...

Eva: [*weinend*] Ja.

Therapeutin: ... hm, hm, könnten Sie etwas mehr davon erzählen? Obwohl es sicher weh tut? [*Validiert die primäre Emotion.*]

Eva: Hm, ich weiß nicht, ich kann's nicht recht erklären.

Therapeutin: Vielleicht würden Sie am liebsten sagen: „Ich brauche Verbindung, ich möchte, dass du mit mir redest ...

Eva: Ja.

Therapeutin: ... wenn du die Jalousie runterlässt, fühle ich mich so ausgeschlossen und alleingelassen ..."

Eva: Stimmt.

Therapeutin: ... und: „Bitte komm mir entgegen, ich brauche das, ich will in Kontakt bleiben." Sehe ich das richtig? [*Verstärkt das grundlegende Gefühl.*]

Eva: Ja.

Therapeutin: Ja, gut. [*zu Max*] Wussten Sie, dass sich Ihre Frau irgendwie einsam fühlt? [*Möchte, dass der Ehemann auf die von seiner Frau ausgedrückte Emotion reagiert.*]

Max: [*holt tief Luft*] Ja, das merke ich ganz genau, aber der Grund dafür ist ...

Therapeutin: Darf ich mal kurz unterbrechen – [*Stoppt seinen Rationalisierungsversuch.*]

Max: ... hm, hm, sicher.

Therapeutin: Was geht in dem Moment in Ihrem Innern vor, wenn Sie Eva weinen sehen? Wie ist das für Sie? Verspannen Sie sich ein wenig? [*Fokussiert die aktuelle innere Reaktion.*]

Max: Ja, ein wenig. Ich weiß, dass sie mich wirklich sehr, sehr gern hat.

Therapeutin: Ja, und dass sie Kontakt möchte ...

Max: Auch das.

Therapeutin: ... und wie fühlt sich das in Ihrem Körper an?

Max: Weiß nicht so recht. Irgendwie traurig.

In diesem Fallbeispiel legt die Klientin ihre Traurigkeit anfangs nicht offen und ist sich in dem Moment womöglich nicht so recht bewusst, dass sie im Grunde traurig ist. Immerhin ist das die erste Sitzung. Auf die Frage, wie sie sich fühlt, wenn ihr Mann sie ausschließt, antwortet sie: „Schrecklich frustriert"; sie versucht, ihre innere Verfassung sogar mit der Bemerkung, sie sei „Typ A" zu rechtfertigen. Ihre Frustration ist jedoch eine sekundäre Emotion aufgrund ihrer Trauer. Die Therapeutin vermutet, dass sich hinter der Frustration Traurigkeit verbirgt, was Eva bestätigt, sogar unter Tränen. Wenn sich die Partner ihre primäre Trauer in Reinform mitteilen können, auf nicht beschuldigenden Art, kommunizieren sie ihr Bedürfnis nach Nähe und den Wunsch, getröstet zu werden, worauf das Paar vermutlich wieder enger zusammenrückt.

Als Eva nach Beendigung der Therapie befragt wurde, sagte sie über diese Sitzung: „Ich war ehrlich überrascht, dass es ein Wort gab für meine Empfindungen, nämlich das Wort ‚traurig.'" Über den gesamten Therapieverlauf – bei dem anfangs der Verfolgungs-Distanz-Zyklus im Fokus stand, später ihre Dominanz und sein Rückzug – äußerte sie: „Die Therapeutin hat Türen geöffnet, die bislang verborgen und verschlossen waren. Inzwischen können wir viel besser miteinander reden und wirklich hören, was der andere sagt … er kann mir Hinweise geben, beispielsweise sagen: „Jetzt verdrehst du wieder die Augen!"; dann lächle ich und versuche mich zu bremsen, weil ich inzwischen weiß, wie er sich dabei fühlt – nämlich gering geschätzt.

Druck durch die Sehnsucht nach leidenschaftlicher Liebe

Im folgenden Beispiel bringt Alma, die unter Anleitung des Therapeuten nach Nähe sucht, ihre primäre Trauer über den Verlust der Leidenschaft in ihrer Beziehung zum Ausdruck. Bislang hatte sie José, ihrem Mann, lediglich vorgeworfen, Intimität nicht ertragen zu können und gefühllos zu sein. Das hat dazu geführt, dass José sagt, er fühle sich als Versager und habe den Eindruck, Alma zu enttäuschen, dass er deshalb unter Druck und verkrampft sei.

Alma: Plötzlich ging mir ein Licht auf, und dann konnte ich das Gefühl einfach nicht mehr ignorieren. Das kam so: Wir saßen auf dem Sofa und schauten einen Fernsehfilm an, unsere Tochter schlief schon, es war ein richtig netter, gemütlicher, entspannender Abend. Ich fühlte mich sehr wohl mit ihm, und im Film wurde ausgiebig geküsst. Plötzlich wurde mir bewusst, dass er mich eigentlich nie küsst – abgesehen von Begrüßungs- und Abschiedsküsschen –, schon seit vielen Jahren nicht mehr. Ich berührte ihn und sagte: „Genau das vermisse ich. Ich wollte, du würdest mich küssen." Seine Antwort: „Ich versuche, mich jetzt nicht bedrängt zu fühlen." Er hat nicht das Bedürfnis, jemanden zu küssen. Es ist einfach nicht da [*weint*].

Therapeut: Das ist wohl ziemlich hart für Sie, weil Sie sich dann so ungeliebt fühlen. [*zu José*] Wie reagieren Sie, wenn Sie hören, was Alma zu sagen hat?

Alma: Eigentlich fühle ich mich nicht ungeliebt.

Therapeut: Es geht um leidenschaftliche Liebe.

Alma: Ich empfinde ihn als Freund.

José: Wenn ich das höre, bekomme ich sofort den Eindruck, dich zu enttäuschen. Und wenn ich spüre, dass ich jemanden enttäuscht habe, fühle ich mich als Totalversager.

Therapeut: Solche Äußerungen aktivieren in Ihnen den Gedanken: „Ich bin wohl nicht gut genug." Wenn Sie dem Gefühl nicht nachspüren, kann die Sache leicht eskalieren. Alma fühlt sich ungeliebt, nicht mehr leidenschaftlich geliebt, José fühlt sich zutiefst unzulänglich. Ich freue mich, dass Sie imstande sind, das zu sagen. Ich glaube nicht, dass Sie ihm das Gefühl geben wollen, unzulänglich zu sein. [*Validiert die Äußerungen des Ehemanns und formuliert die Intention der Ehefrau um.*]

Alma: Das ist keine Kritik.

Therapeut: Er fühlt sich wohl ziemlich kritisiert. Sie haben gesagt: „Ich vermisse die Leidenschaft." [*zu José*] Und was ist mit Ihnen los? Vermissen Sie nicht auch etwas? Wir sollten uns näher mit der Sache befassen, um sie zu verstehen. Haben Sie eine Erklärung für Ihr fehlendes Bedürfnis, zu küssen? Ist Ihnen bewusst, was Sie empfinden?

José: Ich bin mir bewusst, aber es hat wohl mit meiner grundlegenden Befindlichkeit zu tun, mit dem Muster, das ich langsam anfange zu erkennen. Es hängt zum großen Teil davon ab, wie Alma sich fühlt. Wenn ich merke, dass sie unzufrieden ist mit dem Gang der Dinge, wie in den letzten paar Tagen, fange ich an, mich ein wenig deprimiert zu fühlen … und verschlossen.

Therapeut: Sie sind also ziemlich sensibel, und wenn sie spüren, dass Ihre Frau unglücklich ist, empfinden Sie das als Kritik: „Ich kann sie nicht glücklich machen." Sie neigen dann dazu, sich zu verkrampfen und sich zurückzuziehen, anstatt aus sich herauszugehen, Verbindung zu suchen und Alma zu küssen. Und weil das das genaue Gegenteil von dem ist, was sie will, fühlt sie sich immer weniger geliebt und begehrt. [*Benennt ihr Verhalten und den Zyklus.*]

José: Nicht, dass ich ihr nicht nahe sein und sie nicht küssen will. Es ist eher so, dass ich nicht kann, wenn ich verkrampft bin.

Dieses Exzerpt illustriert einen gemischten „Affiliations-Einfluss-Zyklus", bei dem die Frau den Bindungsverlust, der Mann dagegen eine Identitätsbedrohung spürt. Sie ist traurig und einsam, weil ihre Suche nach Nähe vergeblich war. Er schämt sich und fühlt sich unzulänglich. Wichtig ist, dass der Therapeut ihre Traurigkeit validiert, zugleich aber auch sein Gefühl wahrnimmt, ein Versager zu sein – was von ihrer Aussage, ihr Bedürfnis nach Nähe werde nicht befriedigt, ausgelöst wird. Das versetzt beide schließlich in die Lage, einander tatsächlich zu hören, anstatt ihre Muster zu wiederholen, d. h. mit Kritik und Rückzug zu reagieren.

„Meine Wut heißt: Ich fühle mich ungeliebt"

Primäre Trauer ist oft die Ursache für die beschuldigende, kritische Grundhaltung des verfolgenden Partners. Werden dann die sekundären „härteren" Gefühle des Verfolgers exploriert, und gelingt es dem Therapeuten/der Therapeutin, hinter die beschuldigende, kritisierende Wut zu schauen, wird beispielsweise primäre Trauer zum Vorschein kommen, die sich als Sehnsucht, Traurigkeit und Einsamkeit äußert.

Holly und Sean beispielsweise kamen in die Therapie, weil sie das Gefühl hatten, auseinanderzudriften und sich fragten, ob sie die Ehe fortsetzen wollen. Sie berichteten zwar von äußerst explosiven und feindseligen Ausbrüchen, die beide Seiten zutiefst verletzten, schilderten ihre Beziehung ansonsten als sehr sachlich, wenn es darum ging, gemeinsam den Haushalt zu führen und ihre beiden Kinder zu versorgen. Sie hatten einen sechsjährigen Jungen und eine neunjährige Tochter. Sean war freischaffender Filmemacher und Künstler, Holly Rechtsanwältin. Sie waren seit zehn Jahren verheiratet. Wenn sie sich stritten, wurde Holly sehr kritisierend und feindselig und behauptete, Sean sei eben ein verantwortungsloser, schlechter Versorger, der auf Kosten anderer leben will, ganz wie sein nichtsnutziger Vater es getan hatte. Auch hier sehen wir einen gemischten Bindungs-Identitäts-Zyklus: Holly in der Rolle der feindseligen und kritischen Verfolgerin, die sich jedoch im Grunde alleingelassen und einsam fühlt, Sean in der Rolle des sich beschämt Zurückziehenden, weil er sich angesichts ihrer Rügen und Tadel unzulänglich fühlt. Sie wirft ihm ferner vor, mit den Kindern viel zu bestimmend zu sein, ein „kleinlicher Tyrann", der sie nur immer misslaunig kritisiere und kein Gespür habe für ihre Bedürfnisse. Sean bezeichnete Holly als „Heckenschütze", weil ihre Wut plötzlich überkochen und außer Kontrolle geraten kann. In diesem Zustand sei sie „verrückt", behauptete Sean, sie werfe dann mit beleidigenden, gemeinen und verletzenden Worten um sich. In solchen Situationen empfand er nur noch den Drang, wegzurennen und in Deckung zu gehen.

Im Laufe der Therapie stellte sich heraus, dass sich hinter Hollys Groll, Kritik und Klagen, Sean sei ein schlechter Versorger, bestimmte andere Gefühle verbargen: Sie fühle sich traurig, einsam, vernachlässigt und ungeliebt. Wenn er sie lieben würde, würde er sie dann nicht versorgen? In der dritten Sitzung sprach sie davon, wie einsam und verlassen sie sich nach der Geburt ihrer Tochter gefühlt hatte. Sie wollte bei ihrem Baby sein, alles andere war ihr damals nebensächlich erschienen. Sie hatte Probleme mit dem Stillen und brauchte dringend die Unterstützung und Liebe ihres Gefährten. Der jedoch war beim „Auskundschaften", um seinen nächsten Film drehen zu können – und musste dafür sogar verreisen. Dieser Film, klagte Holly, sei aber nie zustande gekommen, er habe sie einfach im Regen stehen lassen. Das Baby war erst vier Wochen alt, da musste sie schon wieder zur Arbeit gehen, um die Familie zu ernähren. Sie hatte das zutiefst bedauert. Holly schluchzte und weinte bittere Tränen, als sie diese Geschichte erzählte und betonte, wie einsam und verlassen sie sich gefühlt hatte und wie überaus schmerzlich es für sie war, dass sie nicht mehr Zeit mit ihrem Töchterchen verbringen konnte.

Sean hatte vor allen Dingen Hollys unbändige Wut wahrgenommen, er fürchtete sich direkt vor ihr und hatte das Gefühl, sich doch nach Kräften zu bemühen. Für Holly handelte es sich um eine Bindungsverletzung. Sean, der seine Frau bislang nur als kompetent, tüchtig und höchst unabhängig wahrgenommen hatte, war von ihrer Verletzlichkeit und ihren Bedürfnisse überrascht und bedauerte ausdrücklich, dass er damals emotional nicht besser für sie erreichbar war. Holly wirkte erleichtert, als sie das hörte, und sie konnte daraufhin ihre emotionalen Bedürfnisse deutlicher spüren. Nachdem sich das Paar noch einmal der Zeit nach der Geburt der Tochter zugewandt und verschiedene primäre Emotionen aufgedeckt und bearbeitet hatte, konnten die Partner schließlich die damaligen Ereignisse rekonstruieren, einander ihre heimlichen Bedürfnisse anvertrauen und diese alte Wunde heilen.

Maladaptive Trauer und ein nicht verarbeiteter Verlust

Primäre Trauer kann auch von einem Verlust ausgelöst werden (etwa dem Verlust der wichtigsten Bezugsperson), den man in einer früheren Beziehung erlitten hat oder wegen einer Scheidung. Sie repräsentiert dann einen nicht verarbeiteten Verlust in der Vergangenheit, der auf die heutigen Interaktionen abfärbt. Im Kontext von Ehestreitigkeiten sind es meist die Verfolger, die wegen ihrer Bindungsbedürfnisse maladaptive Trauer verspüren. Im Falle von Holly und Sean war die Traurigkeit darüber, dass sie nicht mehr Zeit für ihr neugeborenes Töchterchen gehabt hatte, durchaus adaptiv und die angemessene Reaktion auf einen aktuellen Verlust. Dennoch können Trauerepisoden wie diese frühere Verlassenheitserfahrungen wiederbeleben und insofern maladaptiv sein, als ihre Quelle nicht in der aktuellen Beziehung liegt.

Dies lässt sich am Beispiel von Melissa illustrieren, einer jungen Mutter, die, ähnlich wie Holly, nach der Geburt ihres ersten Kindes einsam war, während ihr Mann seinen Beruf ausübte. Sie hatte eine depressive Mutter gehabt, die nicht in der Lage war, auf ihre kindlichen Bedürfnisse einzugehen. Jetzt war auch sie deprimiert und das erinnerte Melissa daran, wie verlassen sie sich als Kind gefühlt hatte.

In solchen Situationen besteht die therapeutische Aufgabe darin, beiden Seiten bei der Identifikation der Quelle ihrer Traurigkeit zu helfen, den einzelnen Partner bei der Identifikation seiner historisch bedingten maladaptiven Emotionskomponenten zu unterstützen und ihm adaptivere Emotionen zugänglich zu machen. Melissa erinnerte sich besonders an die Stille im Haus ihrer Kindheit – eine leere, einsame Stille; und dieses Gefühl beschlich sie erneut, wenn ihr Mann aus dem Haus gegangen und sie mit dem schlafenden Baby alleine war. Sie brauchte die Gewissheit, nicht alleine zu sein und dass ihr Mann liebevoll um sie besorgt und im Notfall für sie da war. Der Therapeut half dem Ehemann dabei, seine Frau zu beruhigen und zu stützen, er ermunterte Melissa, ihren Mann um Beistand zu bitten und unterstützte ihn dabei, ihr bei Bedarf Beistand zu leisten.

Ist es einmal gelungen, die schematischen emotionalen Erinnerungen an frühere Verlassenheits- und Einsamkeitserfahrungen sowie an Traurigkeit wieder ins Bewusstsein zu rufen, und gelingt es der Person, davon zu erzählen, kann man ihren Partner ins Spiel bringen, um sie mit ihm zusammen zu beruhigen und ihr korrigierende emotionale Erfahrungen zu ermöglichen. Wenn die maladaptive Trauerreaktion auf das Gefühl des Verlassenwerdens als chronischer Schmerzpunkt einer Seite erkannt wurde, kann sich die Therapie auf Strategien konzentrieren, die dem Paar helfen, evtl. aufkommende Traurigkeit zu bearbeiten.

Was Holly angeht, so stieß sie, einige Sitzungen später, auch auf die Trauer über den Verlust der Präsenz ihres Vaters, der sich aus ihrem Leben verabschiedet hatte, als Holly in die Pubertät kam. Nachdem sie von frühester Kindheit an eine sehr innige Verbindung zu ihrem Vater gehabt hatte, die sie als fast übertrieben liebevoll schilderte, nachdem sie sein „Augapfel" gewesen war, fühlte sie sich als pubertierende Jugendliche zurückgewiesen und einsam. Er war damals an gemeinsamen Unternehmungen offenbar nicht mehr interessiert. Sie fühlte sich unbehaglich und einsam und sehnte sich nach väterlicher Akzeptanz. Als sie davon zu erzählen begann, fing sie haltlos an zu weinen und zu schluchzen. Sie rang nach Atem und hatte offenbar das Gefühl, zu zerbrechen. Sie gab an, ein Gefühl der Auflösung zu empfinden und nicht zu wissen, warum sie so heftig weint. Dies ist ein Beispiel für maladaptive Trauer, die zwar in der Paarbeziehung zum Ausbruch kommt, jedoch auf eine Bindungsverletzung in der Vergangenheit zurückzuführen ist. Es lässt auch auf ein Problem mit der Affektregulierung schließen, das ebenfalls zu bearbeiten ist. Der Therapeut blieb auf Holly fokussiert und empathisch auf sie eingestimmt. Es fiel Holly sehr schwer, ihre Empfindungen zu symbolisieren, weshalb ihr der Therapeut empathische Affirmierungen und Überlegungen anbot, die ihr dann halfen, ihre Emotionen richtig zu benennen. Der Therapeut schlug Holly vor, tief und ruhig zu atmen und sich auf ihn und auf Sean, ihren Partner, zu konzentrieren. Dann wandte er sich an Sean und fragte ihn, was in ihm vorgeht, wenn Holly in diesem Zustand ist. Sean antwortete, er sei traurig. Als der Therapeut dann sagte: „Sie fühlen sich also traurig und besorgt", äußerte er auch Mitgefühl. Daraufhin ermunterte er Sean, Holly direkt mitzuteilen, wie gern er sie hat und wie sehr er um sie besorgt ist.

Die Trauer des Distanzierers

Der Position des sich zurückziehenden Partners liegt selten primäre Trauer zugrunde. Ausnahmen sind Fälle, bei denen der sich distanzierende Partner auf eine Bindungsverletzung reagiert, die zu einem früheren Zeitpunkt in der Beziehung stattgefunden hat und erst ans Licht kommt, wenn er mit therapeutischer Unterstützung die Ursache für seinen Rückzug exploriert. Dann stellt sich heraus, dass der sich Zurückziehende auf die Verletzung der Verbindung mit emotionaler Resignation reagiert oder körperlich zwar noch anwesend, aber „innerlich aufgegeben" hat. Die Kernemotionen des sich zurückziehenden Partners im Nähezyklus sind jedoch meistens Scham (aufgrund des Gefühls der Unzulänglichkeit) und/oder unterdrückter Groll. In einem negativen Interaktionszyklus ist es gut möglich, dass einer der Partner ursprünglich ein Verfolger war, dann aber die Position wechselt und zum sich Zurückziehenden wird, um sich zu schützen – oder weil er mit sekundärer Wut auf eine Bindungsverletzung reagiert. Dazu kommt, dass derjenige, der sich zurückzieht, dem anderen unabsichtlich Bindungsverletzungen zufügt, falls dessen aktuelle Verlassenheitsgefühle durch Bindungsverletzungen, die er früher in seinem Leben erlitten hat, verstärkt werden. Dazu ein Beispiel:

Parker und Lili waren, als sie therapeutische Hilfe suchten, seit 25 Jahren verheiratet. Sie steckten in einem Rückzug-Rückzug-Zyklus fest. Das war jedoch nicht von Anfang an so gewesen. Zu Beginn ihrer Beziehung hatte Lili emotionale Nähe gesucht und Parker deshalb verfolgt, er dagegen hatte die Tendenz zum Rückzug. Nach der Geburt ihres ersten Kindes fühlte sich Lili von ihrem Mann zu wenig unterstützt und emotional im Stich gelassen. Sie hatte eine Bindungsverletzung erlitten. Statt ihn zu verfolgen, wie sie es in der Vergangenheit getan hatte, zog sie sich zurück. Zeitgleich zog sich Parker aufgrund seiner eigenen Bindungsverletzung von Lili zurück. Er hatte nämlich den Eindruck, Lili habe ihre Liebe von ihm abgezogen und auf das Baby konzentriert, was ihn lebhaft an eine einschneidende Verlusterfahrung in seiner Kindheit erinnerte. Weil er damals so niedergeschlagen und deprimiert war, fühlte er sich auch in der aktuellen Situation ungeliebt – und das veranlasste ihn, sich noch weiter zurückzuziehen. Aufgrund dieser Reaktion, und wegen ihrer eigenen Verletzung, beschloss Lili, sich nicht mehr auf die emotionale Nähe ihres Mannes zu verlassen, um nicht noch einmal enttäuscht zu werden. Sie konzentrierte sich ganz aufs Muttersein und auf ihre berufliche Karriere. Beide Seiten reagierten also auf die Verletzung mit Abkehr vom anderen, und so kam der Rückzug-Rückzug-Zyklus in Gang.

Mit den Jahren wurde das Paar zunehmend distanzierter. Die Bemühungen der Partner galten der Kindererziehung und ihrer jeweiligen Berufslaufbahn. Sie kamen in die Therapie, als ihre Kinder ausgezogen waren und berichteten von großer Entfremdung und Desillusionierung. Parker hatte dem Therapeuten zuvor schon am Telefon gesagt, dass Lili seit Jahren eine Paartherapie gewünscht, er sich aber geweigert hatte. Nun ergriff er die Initiative, weil er eine Trennung fürchtete, falls die Dinge sich nicht veränderten. Sie hatten seit fünf Jahren keinen sexuellen Kontakt mehr und bereits von Scheidung gesprochen.

In der Therapie beschrieb Parker seine Frau als kalt, distanziert und unzugänglich. Lili beschrieb ihren Mann in ziemlich spöttischem und kritischem Ton als abgekoppelt, irgendwie antisozial, egoistisch und generell wenig kompetent. Parker widersprach dieser Charakterisierung nicht und bekannte, dass er mehrmals in seinem Leben mit Depressionen zu kämpfen gehabt hatte. Er neigte zu einer langsamen, fast verschwörerischen Sprechweise, und so beantwortete er auch die Fragen. Er brauchte viel Zeit dafür. Wenn er ermuntert wurde, über seine Gefühle nachzudenken, benötigte er mehrere Minuten, um seinen Empfindungen nachzuspüren. Schließlich sagte Parker, er wisse nicht, was er fühle, manchmal auch, er fühle sich traurig und hoffnungslos. Das Paar konnte zwar kaum jüngere Beispiele für einen Beziehungskonflikt finden, Lili jedoch stellte fest, dass sie nicht von Anfang an eine zurückgezogene Haltung eingenommen hatte. Es gelang ihr sogar die Erkenntnis, dass ihr Groll auf Parker seine Wurzeln in den ersten Ehejahren hatte, nachdem ihr erstes Kind geboren war. Sie schilderte tränenreich, wie groß damals ihr Stress war und wie überlastet und verlassen sie sich gefühlt hatte. Diese Zeit sei der Wendepunkt gewesen, sagte sie, weil sie gemerkt hatte, dass sie sich nicht auf Parker verlassen kann.

In der nun folgenden Interaktion beschreibt Parker eine Situation in der jüngsten Vergangenheit, als er mehr Aufmerksamkeit bekommen wollte und Lili unzugänglich war.

Parker: Nun, ich erzählte ja bereits, dass ich mich ziemlich stark im Laufverein engagiere und dass vergangenes Wochenende der Halbmarathon stattgefunden hat. Ich habe dafür ziemlich viel trainiert, was Lili natürlich weiß.

Therapeutin: Sie waren also mit dabei und haben ihn angefeuert?

Lili: Nein, ich musste ein Projekt fertig machen. Ich habe mich schließlich ins Gartenhaus zurückgezogen, um wirklich in Ruhe arbeiten zu können.

Parker: Genauso war es. Ich komme also Sonntagabend nach Hause, ziemlich erschöpft, aber auch stolz auf meine Leistung, und finde einen Zettel vor: „Lasagne im Kühlschrank. Bei Bedarf aufwärmen."

Therapeutin: Das klingt als wären Sie ziemlich enttäuscht gewesen, Parker. Liege ich richtig mit dieser Vermutung?

Parker: Eigentlich nicht, nun ja, vielleicht doch [*seufzt*]. Ich bin es nicht anders gewohnt. Lili interessiert sich kaum für meine Angelegenheiten. Sie hat eben viel um die Ohren. Ich habe mich dann einfach schlafen gelegt.

Therapeutin: Ich spüre, dass Sie ganz gut alleine zurechtkommen und sich zu schützen verstehen, aber auch, dass da eine gewisse Traurigkeit vorhanden ist. Etwa so: „Ich verkneife mir gewisse Wünsche, weil sie mir eh nicht erfüllt werden, trotzdem wäre es nett, wenn sich Lili auch ein wenig über meine Erfolge freuen würde." [*Fokussiert das tiefer liegende Gefühl.*]

Parker: Nun, ich habe ja früher schon mal fünf Jahre mehr oder weniger alleine gelebt. [*Bezieht sich auf die Zeit seiner Arbeit an einer Universität in einer vier Fahrstunden von zu Hause entfernten Stadt, wo er unter der Woche in einem Appartement gewohnt hat.*]

Lili: [*spöttisch*] Ja, klar. Parker meint, er kommt gut alleine zurecht, wenn er sich eine tiefgekühlte Mahlzeit auftaut. Als er in [*Name der Stadt*] lebte, musste ich die ganze Zeit für ihn kochen – entweder dort antanzen oder ihm die Gerichte mitgeben. Ich glaube, er hat nicht einmal eine Bratpfanne besessen.

Parker: [*mit gesenktem Blick, trotzig und wütend*] Das stimmt nicht. Du übertreibst mal wieder.

Therapeutin: Es war wohl irgendwie enttäuschend für Sie, Parker, dass Lili nicht da war. Vielleicht hätten Sie Ihre Frau gerne an der Zielgeraden gesehen, als Sie den Marathon gelaufen sind. Wäre doch nett gewesen, wenn sie Sie angefeuert hätte. Dann kamen Sie nach Hause und haben gehofft, Lili anzutreffen, wurden aber enttäuscht. Sie hätten ihr vermutlich gerne von dem Lauf erzählt. [*Richtet den Fokus noch einmal auf seine „weicheren" Gefühle der Enttäuschung und auf das Bedürfnis.*]

Parker: Ja, das wäre schön gewesen. Aber wir leben nun mal sehr getrennte Leben. Lili macht ihr Ding, und ich würde nie erwarten, sie dort zu sehen, geschweige denn bitten, mitzukommen, wenn ich etwas vorhabe [*verbittert*].

Lili: Stimmt. Ja, so ist es nun mal. Und zwar schon seit Jahren. Parker interessiert sich auch nicht für meine Sachen – er hat das Labor, in dem ich arbeitete, nie von innen gesehen. Ich habe mich immer geweigert, die Rolle der Arztgattin zu spielen und weiß, dass das ein wunder Punkt für ihn ist. Manchmal frage ich mich, ob er mir nicht vielleicht etwas heimzahlen will.

Therapeutin: Und das ist nun das Ergebnis: Sie haben sich weit voneinander entfernt und irgendwie voneinander abgekoppelt. Trotzdem habe ich den Eindruck, dass Sie, Parker, mehr Nähe, mehr Intimität wünschen. [*Identifiziert das Problem und das Bedürfnis nach Nähe.*]

Parker: Ja. [*Mit erstickter Stimme.*]

Lili: Wie ich Ihnen bereits sagte: Ich kann es ihm nicht recht glauben und frage mich, was er damit wohl erreichen will [*ihre Miene spiegelt eine Mischung aus Wut und Verletzung*]. Wissen Sie, als Kyle geboren wurde, war er schlicht nicht da. Dieser Herr hat sich einfach abgemeldet.

Parker: [*Schaut Lili verständnislos an, wie erstarrt.*]

Therapeutin: Das war wohl eine richtig schwere Zeit für Sie, hm, Lili? [*Fokussiert das tiefer liegende Gefühl.*]

Lili: [*beginnt zu weinen, schlägt 15 Sekunden lang die Hände vors Gesicht.*] Ich war so einsam. Ich wusste mir nicht zu helfen. Kyle hat mich so sehr in Anspruch genommen, und Parker war überhaupt keine Hilfe. Er hat sich einfach abgemeldet. Ich war so einsam, so ganz ohne Stütze.

Therapeutin: Lili, können Sie Parker ansprechen und ihm sagen, was Sie vermisst haben und was Sie gebraucht hätten? [*Fördert die Äußerung ihrer primären Trauer und Sehnsucht.*]

Lili: Parker, ich brauche deine Hilfe und deine Unterstützung. Glaub mir.

Therapeutin: Was passiert, wenn Sie das hören, Parker?

Als Lili anfing zu weinen, schaute Parker nur verblüfft, verspannte sich und sagte, er wisse nicht, wovon Lili rede. Bei diesem Paar wurde der Mann durch seine deprimierte und zurückgezogene Haltung daran gehindert, emotional zu reagieren. Sie verdeckte seine sehr viel tiefer liegende primäre Trauer. Dann ist es ratsam, zum einen die Blockade zu identifizieren, und zum anderen die Gefühle anzuerkennen, die sie beim Partner auslöst. Die Therapeutin wandte sich deshalb an Lili und sagte:

„Ich weiß, es ist schwierig, dass er im Moment nicht so liebevoll und fürsorglich reagieren kann, wie Sie es gerne hätten und brauchen. Jetzt gilt es, seine Blockade zu verstehen. Könnte er nämlich reagieren, hätten Sie beide nicht dieses

Problem. Es mag zwar weh tun, aber das ist eine Gelegenheit, sich aus dieser Sackgasse herauszuarbeiten."

Die Therapeutin wandte sich dann an Parker und nahm seine emotionale Reaktionsblockade in den Fokus, hauptsächlich, indem sie die Blockade benannte und auf eine noch nicht bekannte Verwundung zurückführte (auf eine maladaptive emotionale Reaktion). Sie sagte:

„Was passiert, wenn Lili ihrer Trauer Ausdruck verleiht? Irgendetwas hindert Sie daran, entsprechend zu reagieren. Was passiert? Was kommt in Ihrem Innern hoch? Was macht es so schwierig?" Die Exploration seiner Blockade wurde zum Fokus.

Erst im späteren Verlauf der Therapie gelang es Parker, zu schildern, wie traurig und einsam er war, damals, nach der Geburt ihres ersten Kindes. Er hatte sich zurückgewiesen gefühlt und deshalb zurückgezogen. Er fühlte sich von Lili verlassen, weil er ihre Zuneigung mit dem Baby teilen musste, und er fragte sich, ob er seiner Frau unwichtig geworden war. Indem er diese Bindungsverletzung identifizierte, konnte er auch eine noch grundlegendere Bindungsverletzung, die er als Kind erlitten hatte, identifizieren und erklären. Hier ist die Tatsache interessant, dass Parker sein Kindheitstrauma und dessen Einfluss auf seine aktuelle Beziehung erst nach mehreren Einzelsitzungen, in denen er seine kindliche Trauer verarbeitetet hatte, spüren konnte. Er hatte seine frühe Kindheit in einem von politischem Aufruhr und Unruhen erschütterten Land verbracht. Parker war sieben Jahre alt, als seine Eltern gezwungen wurden, das Land zu verlassen. Sein künftiges Schicksal war lange ungewiss. Eine Zeit lang wurde er zwischen verschiedenen Verwandten hin und her geschoben, eine Situation, die er als traumatisch in Erinnerung hat. Mit seinen Eltern war er erst drei Jahre später wieder vereint. Die Therapeutin schlug ihm vor, seine Depression in einigen zusätzlichen Einzelsitzungen zu bearbeiten.

Abschließend ist zu bemerken, dass Parker und Lili anfangs weitgehend voneinander abgekoppelt waren und Lilis Abwesenheit beim Marathon als eine Parker zugefügte Identitätsverletzung konzeptualisiert werden könnte. Beide hatten einander eine Reihe von Bindungs- und Identitätsverletzungen zugefügt, ohne sich dessen bewusst zu sein. Beide räumten ihren beruflichen Identitäten hohe Priorität ein, beide waren ziemlich ehrgeizig, strebsam und erfolgreich. Dies war ihnen aufgrund ihrer Beziehungsstruktur selbstverständlich, und beide waren gegen Schmerzen irgendwie abgehärtet. Im Laufe der Therapie jedoch erkannte das Paar, dass beide Seiten Bedürfnisse nach Nähe, Sicherheit, Anerkennung und Bestätigung durch den Partner hatten. Parker und Lili kamen sich näher und stellten darüber hinaus fest, dass Anerkennung, Unterstützung und Bestätigung ihrer jeweiligen Erfolge durch den Gefährten genauso zählen wie Erfolgsbestätigungen von außen.

Einflusszyklen

Trauer spielt bei Einflusszyklen keine zentrale Rolle, kann allerdings Dominanzpositionen zugrunde liegen. Dazu folgen nun einige Beispiele.

Die Trauer des Dominierers

Primäre Trauer kann der eigentliche Grund dafür sein, dass eine dominante Person eine andere auf feindselige Weise verfolgt. Die dominante Person ist einsam, greift aber deshalb nicht zu Kritik oder zu Beschuldigungen, versucht vielmehr ganz offen, den Partner zu kontrollieren – etwa mit Sätzen wie: „Mach das jetzt“ oder „Ich habe Recht, du hast Unrecht“ oder verdeckt zu kontrollieren, indem er Zeiten und Aktivitäten so organisiert, dass sie seinen Vorstellungen entsprechen. Wenn dominante Menschen am traurigsten sind, werden sie offen fordernd, um ihre Traurigkeit zu regulieren. Dominanz, sofern sie das Ergebnis nicht zugelassener Trauer ist, geht oft mit dem Wunsch nach Nähe einher, der ja im Bindungszyklus die entscheidende Rolle spielt. Wie bereits gesagt, ist Kontrolle das Kennzeichen dieses Zyklus, nicht etwa Schuldzuweisung und Kritik.

Die Macht der Schwäche

Im folgenden Beispiel ermuntert der Therapeut eine Frau, Kaya, deren Wunsch nach Nähe sich in dominantem und beschuldigendem Verhalten niederschlägt, Omar, ihrem Partner, ihre grundlegende traurige Einsamkeit mitzuteilen. Die Szene spielt sich in der zwölften Sitzung ab, erst nachdem es dem Therapeuten gelungen war, das Paar für den Zyklus und ihrer jeweiligen Rollen innerhalb des Zyklus zu sensibilisieren. Beide sind sich ihres Verfolgungs-Distanz-Zyklus bewusst, können ihn identifizieren und offen darüber reden, die Dominanzproblematik allerdings wurde bislang noch nicht verstanden. Bitte beachten Sie, wie der Therapeut im folgenden Gesprächsausschnitt der Frau behutsam zu verstehen gibt, dass sie Macht ausübt, wenn sie ihre Traurigkeit und ihr Bedürfnis zum Ausdruck bringt. Sie ist sich zwar ihrer eigenen emotionalen Bedürftigkeit und Entbehrung schmerzlich bewusst, weiß jedoch nicht, wie bestimmend und anstrengend sie sein kann und wie sie ihren Gefährten damit vor den Kopf stößt. Der Therapeut bringt ihr dies nun zu Bewusstsein, er mildert ihre Empfindungen und Bedürfnisse ab, validiert diese und lehrt Kaya, so mit ihrem Mann zu kommunizieren, dass er sich annähert und nicht weggestoßen fühlt.

Therapeut: Als Ihnen vorhin so zum Heulen war und Sie einfach nur sagten: „Ich brauche …“, fiel es Omar viel leichter, Ihnen nahe zu sein. Sie konnten sich verletzlich zeigen und einfach eine Bitte äußern, ohne zu befehlen oder zu kritisieren. Ich weiß, dass Sie leiden, spüre aber auch Ihre innere Stärke und dass Sie schwach und zugleich sehr mächtig sein können – und dass sie ihm schließlich sagen, was er zu tun hat. Das treibt ihn dann in die Flucht …

Kaya: Ja.

Therapeut: …wenn Sie aber im Grunde nur schwach und bedürftig sind und aus diesem Gefühl heraus zu ihm sprechen können, scheint er berührt zu sein.

Kaya: Ja, das habe ich gemerkt. Plötzlich ist mir der Unterschied klar zwischen machtvoller Schwäche und Schwäche. Er hat nämlich immer gesagt, meine Stärke schüchtere ihn ein. Ich bin aber nicht stark. Ich bin verletzbar, aber …

Omar: Du wirkst so stark und mächtig …

Therapeut: Sie sagen ihm oft, was er tun soll, konzentrieren sich aber auf ihn, anstatt einfach nur zu sagen: „Ich bin wirklich traurig, ich habe wirklich das Gefühl …“ Immer nimmt er diese Hand wahr. [*Bezieht sich auf ihre Hand, die oft eine kontrollierende Bewegung macht.*] Die Sache ist ziemlich komplex. So war das in der Vergangenheit, und die Verletzung nimmt zu. Sie haben gesagt, dass Sie einmal im Bett gelegen sind und einfach gesagt haben: „Ich brauche eine Umarmung“ oder „Ich spüre …“

Kaya: Ich war einsam, ich habe zu ihm gesagt: „Ich fühle mich so einsam.“

Therapeut: Ja, gut. Sehen wir weiter: Was ist passiert, als sie das sagte? Sie hat Ihnen keine Anweisung gegeben. Kommen Sie in Rage … stellen sich dabei Ihre Nackenhaare auf?

Omar: Nein, weil das ein anderer Ton ist. Es ist kein Befehl oder so. Sie verknüpft keine echte Erwartungen damit, sie macht eine zarte Andeutung und …

Therapeut: … und Sie [*zu Kaya*] haben wirklich nur von Ihren Empfindungen gesprochen. Darauf kann er viel eher reagieren. Das ist für Sie beide schwierig, nicht wahr? Auch wenn sie manchmal kommandiert, im Grunde leidet sie. Die Frage lautet: Wie könnten Sie [*zu Omar*] besser darauf reagieren?

Omar: Genau.

Therapeut: … aber auch, [*zu Kaya*] wie könnten Sie von einer anderen Position aus zu ihm sprechen, den Schmerz ausdrücken, ohne An-

	sprüche zu stellen? [*Benennt das grundlegende Gefühl der dominanten Seite und weist den sich unterordnenden Partner auf dieses Gefühl hin.*]
Kaya:	Es fällt mir schwer, von der Verletzung zu sprechen, weil das …
Therapeut:	… einfach schrecklich weh tut?

Wenn der dominante Partner seine Trauer und Schwäche in Bezug auf Dinge zum Ausdruck bringt, die nichts mit der Paarinteraktion des Paares zu tun haben, vermag dies den Partner milder zu stimmen.

Wilma und der sehr rationale Enrique beispielsweise waren in einem Zyklus gefangen, in dem er seiner Frau fortlaufend Anweisungen erteilte. Wilma fühlte sich dann meist gedemütigt, wurde zornig und reagierte auf Kritik mit Rückzug. Enrique ärgerte sich oft über Wilma, weil er den Eindruck hatte, sie teile seine Meinungen nicht und räume ihm keine Priorität ein. Tatsächlich richtete sie sich öfter nach ihren Töchtern (aus einer früheren Ehe) als nach ihm. Wilma hatte in ihrer Herkunftsfamilie viel Missbrauch und Vernachlässigung erlebt, weshalb es ihr schwerfiel, ihre Bedürfnisse auszudrücken. Sie fühlte sich von Enrique häufig entwertet. Enrique war früher schon einmal verheiratet gewesen, deshalb machte er sich recht schnell Sorgen, wenn sie Streit hatten. Er fragte sich dann, ob Wilma nicht einfach unglücklich ist und nicht glücklich sein kann, wie er es bei seiner ersten Frau erlebt hatte. Er musste in der Zeit der Therapie einige Belastungen verkraften; seine Eltern waren schwer krank und konnten jederzeit sterben. Außerdem hatte er erst vor Kurzem einen guten Freund verloren. Er weinte, als er das in einer der Sitzungen erzählte. Seine Tränen rührten Wilma und schufen wieder mehr Nähe. Das Paar stellte fest, dass es zwar erhebliche Schwierigkeiten hatte, in Krisenzeiten aber enger zusammenrückte, weil Wilma dann sehr unterstützend war und Enrique zu beruhigen vermochte. Als Wilma seine Tränen sah und seine verletzten Gefühle wahrnahm, kam sie Enrique wieder näher. Das war der Türöffner, um über die Trauer und die Angst sprechen zu können, die seinem kontrollierenden Verhalten zugrunde lagen.

Ein trauriger kleiner Junge

Dominantes Verfolgen des Partners kann auch auf maladaptive Trauer zurückzuführen sein.

Jim und Nancy kamen zur Paartherapie, weil sie nach neunjähriger Ehe über eine Trennung nachdachten. Jim war 36, Nancy 28 Jahre alt. Jim fühlte sich nicht mehr geliebt, Nancy sagte, sie sei sich ihrer Gefühle für Jim nicht sicher, habe aber das sichere Gefühl, in einer Falle zu stecken.

Jim arbeitete zu Hause für die Familienfirma, zusammen mit seinem Vater und dem älteren Bruder, die in einer weit entfernten Stadt wohnten.

Er beschrieb mit sorgfältig gewählten Worten, wie Nancy offenbar ihre Zuneigung verloren und sich von ihm abgewandt hatte. Er sei sich nicht sicher, ob Nancy in der Ehe jemals glücklich war und ob sie das Eheleben nicht von Anfang an als zu einengend empfunden hatte. Auch habe sie den Umzug von zu Hause als Schock erlebt. Ferner erzählte er, dass sie, kurz vor ihrem Kennenlernen, vergewaltigt worden war. Das Gerichtsverfahren, bei dem sie als Zeugin auftrat, habe ihr in ihren ersten gemeinsamen Jahren vermutlich sehr zugesetzt und auch ihrer Ehe geschadet. Nancy sagte, Jim wolle dauernd Sex mit ihr haben und „belästige" sie damit, selbst wenn sie Streit hatten.

In der siebten Sitzung erzählte Nancy folgende Geschichte: Sie hatte Jim kürzlich auf einer Party bei einer Diskussion im Freundeskreis nicht unterstützt. Daraufhin stellte er sie vor allen Leuten wütend zur Rede und verbat sich jeden Widerspruch. Obwohl sie sich beschämt und gedemütigt gefühlt und sich zurückgezogen hatte, wollte er am gleichen Abend, nach der Party, mit ihr schlafen.

Als der Therapeut mit Jim über diesen Zwischenfall redete, war Jim in der Lage, einzugestehen, dass er manchmal „herablassend" und „gnadenlos verfolgend" sein konnte. Er begriff, dass er zwar Nähe anstrebte, seine Partnerin jedoch genau in die andere Richtung stieß, wenn er wie ein Schuldirektor Gehorsam einforderte. Hinter seinem kritischen, dominanten Zorn verbarg sich ein trauriger und bedürftiger kleiner Junge.

Nancy schilderte, wie sie sich von Jims Bedürftigkeit kontrolliert fühlte. Sie konnte kaum mal alleine sein oder sich mit ihrer Familie und ihrem Freundeskreis treffen, ohne dass Jim ihr ein schlechtes Gewissen machte. Auf einen entsprechenden Impuls des Therapeuten hin konnte sich Jim nach und nach an den traurigen kleinen Jungen erinnern, der mit neun Jahren seine Mutter verloren hatte. Er rief sich ins Gedächtnis, dass er viel alleine war, nachdem seine älteren Schwestern und Brüder aus dem Haus gegangen waren, und dass er oft lange einsam aus dem Fenster gestarrt hatte. Das war ein unheimliches Gefühl gewesen. Er hatte diese einsamen Stunden gehasst und ein heftiges Verlangen nach Gesellschaft verspürt. Er begann zu schluchzen und sich und seinen Verlust zu betrauern. Der Therapeut half ihm bei der Verarbeitung seiner Traurigkeit und seines Leids.

Erst nachdem er seine primäre Trauer zum Ausdruck gebracht, und Nancy empathisch und mitfühlend reagiert hatte, kam der Therapeut auf Möglichkeiten zu sprechen, sich selbst zu beruhigen. Wie konnte sich Jim in traurigen Momenten beruhigen, ohne kontrollierend zu werden? Er überlegte sich zusammen mit dem Therapeuten, wie Nancy, wenn sie alleine ausging oder weg war, ihm die Sicherheit vermitteln konnte, dass sie ihn nicht für alle Zeiten im Stich lassen und bestimmt zurückkommen würde. Jim wies den Gedanken an Self-soothing anfangs weit von sich: Er habe ein Recht auf Nancys Zuwendung, denn schließlich lebe er in einer Beziehung. Das sei doch der Sinn einer Beziehung. Mit therapeutischer Unterstützung gelang es Nancy, Jims Bedürfnisse zu validieren, zugleich aber auch, und darauf kam es vor allem an, selbstsicher auf der Wichtigkeit auch ihrer eigenen Bedürfnisse hinzuweisen. Langsam freundete sich Jim mit dem Gedanken an, dass es manchmal angezeigt und möglich ist, sich selbst zu beruhigen und zu entspannen. Er besprach mit dem Therapeuten, wie er sich selbst zuwenden kann, wenn Nancy widerspricht oder auf ihrem eigenen Standpunkt beharrt.

Die Trauer des sich Unterordnenden

Bei sich unterordnenden und sich anpassenden Partnern ist primäre Trauer nicht prävalent und kein zentraler Aspekt ihres Verhaltens. Sie fühlen sich meist generell abhängig und empfinden sekundäre Trauer aufgrund ihrer fehlenden Kompetenz; sie sind hilflos und niedergeschlagen, wenn niemand da ist, der ihnen die Richtung vorgibt. Weil Unterordnung in einer Beziehung überwiegend auf Angst und Scham basiert, spielt Traurigkeit dabei keine große Rolle. Allerdings wird sekundäre Trauer oft vom sich distanzierenden Partner geäußert – und zwar in Verbindung mit Identitätsproblemen.

Im Fall von Jim und Nancy beispielsweise, als der Therapeut explorierte, was Nancy empfindet, wenn Jim wütend wird (weil sie allein sein will oder mit ihrem Freundeskreis und mit ihrer Familie zusammen sein möchte), warf sie lediglich die Arme in die Höhe, fing an zu weinen und sagte, sie fühle sich einfach niedergedrückt und so hoffnungslos, dass sie die Beziehung wohl beenden müsse. Ihr Weinen war jedoch kein tiefes Schluchzen. Sie produzierte lediglich ein paar Tränen und redete dabei in hoher Tonlage. Ihre Stimmqualität war dann irgendwie eingeschränkt. Meist verebbten ihre Tränen an diesem Punkt. Das ist ein Hinweis auf sekundäre oder instrumentelle Trauer. Sie war ziemlich wütend auf Jim, konnte ihre Wut jedoch nur sehr schwer zum Ausdruck bringen. In dem Fall war Wut ihre primärere Emotion. Depression, Hoffnungslosigkeit und Traurigkeit beim zurückgezogenen Partner sind sekundäre symptomatische Reaktionen auf primäre Trauer oder auf primäre Wut.

Fazit

Trauer ist eine der wichtigsten Emotionen, die in der Paartherapie aufgespürt werden müssen. Sie ist oft ein Indikator dafür, was in der Beziehung fehlt und welche Verletzungen vorliegen. Dabei kommt es vor allem darauf an, zwischen primärer adaptiver Trauer, maladaptiver Trauer (die noch aus einer früheren Beziehung stammt) und instrumenteller Trauer zu unterscheiden. Weil primäre Trauer ausgedrückt werden sollte, ist es Aufgabe des Therapeuten/der Therapeutin die trauernde Person beim Trauern zu unterstützen und die andere Seite zu ermuntern, ebenfalls unterstützend zu sein. Traurigkeit wird oft überdeckt von beschuldigender Kritik und fehlgeleiteten Annäherungsversuchen. Wenn die Trauer zum Ausdruck gebracht wird, kann das Paar wieder auf fürsorglich und empathische Art zusammenfinden. Wird einer der beiden von Trauergefühlen überwältigt, bringt ihm der Therapeut bei, sich selbst zu beruhigen und zu entspannen. Ist die Trauer allerdings im Grunde ein Hilfeschrei und Ausdruck des Leidens an anderen Emotionen, wäre es kontraproduktiv, das Ausdrücken von Traurigkeit zu fördern. Dann ist es ratsam, die emotionale Erfahrung des Klienten/der Klientin zu validieren, um anschließend die primäre Emotion und ihre damit verbundenen Bedürfnisse in den Fokus zu nehmen.

12 Vom Umgang mit Angst in der Paartherapie

Das Einzige, wovor wir Angst haben müssen, ist die Angst selbst.

Franklin D. Roosevelt

Angst ist eine Bindungsemotion, die Menschen auf stärkere Weise aneinander bindet, als es jede andere Emotion vermag. So gesehen ist sie eine zweischneidige Sache. Sie veranlasst uns, Nähe und Verbindung zu suchen, kann uns aber auch daran hindern, einen gesunden Schnitt zu machen oder Schutz zu suchen, falls nötig. Ein Trauma, eine extreme Angstreaktion und andere negative Lernerfahrungen aus früheren Beziehungen können zu einer stark generalisierten oder fehlgerichteten Angst führen und Menschen davon abhalten, sich aktiv um die Befriedigung ihrer Bedürfnisse zu kümmern oder sich bei Bedarf zu schützen.

Wir suchen die Nähe unserer Mitmenschen, um uns ruhig und sicher fühlen zu können, und die Angst motiviert uns, diese Verbindung zu suchen. Wenn Bindungen zerbrechen, geht es uns schlecht, und unsere Angst vor dem Alleinsein motiviert uns, eine beschädigte Verbindung zu reparieren oder eine neue zu suchen. Alle Erwachsenen, die gebunden sind, kennen die gewisse Angst, das Band könnte leiden und reißen. Demnach schützen Trennungsängste das in einer intimen Zweierbeziehung lebende Individuum vor dieser Gefahr. Es handelt sich dabei um eine gesunde Angst, die ursprünglich im Dienst des Überlebens stand. Angst ist allerdings auch der Kernpunkt von Bindungsstörungen. Trennungsangst ist zwar größtenteils eine gesunde menschliche Empfindung, kann aber zur Hauptkonfliktquelle einer Beziehung werden, wenn beide Partner um die Befriedigung ihrer Sicherheitsbedürfnisse kämpfen. Ist die Person in der Vergangenheit verlassen oder traumatisiert worden – in der Kindheit oder in einer früheren Paarbeziehung –, kann diese Angst maladaptiv und das Streben nach Sicherheit destruktiv sein. Ferner müssen individuelle Unterschiede berücksichtigt werden: Angst und Trennung werden nicht von allen Menschen gleich gut oder schlecht toleriert. Genetische und umweltbezogene Faktoren bestimmen gleichermaßen das Ausmaß der Ängste und der Bindungsbedürfnisse der Partner. Die Trigger für ihre Befürchtungen und Ängste mögen erlernt sein, die Intensität ihrer Reaktion und die Ausprägung ihrer Selbstberuhigungsfähigkeit dagegen sind stets auch genetisch beeinflusst. Es gibt jedoch bestimmte – von Verlust, Vernachlässigung, Unberechenbarkeit und Mangel an interpersonaler Kontrolle geprägte – Lernerfahrungen, die zahlreiche zwischenmenschliche Ängste produzieren und damit das Bindungsverhalten beeinflussen können.

Ungeachtet genetischer Prädisposition oder Lernerfahrung werden Trennungsängste stets gelindert durch den Grad der Sicherheit, den die Partner in ihrer Paarbeziehung empfinden. Das heißt, dass sich Menschen in Beziehungen mehr oder weniger sicher fühlen, je nachdem wie viel Trost und Bestärkung ihre primäre Beziehung zu bieten vermag. Dies wiederum hängt teilweise vom Nähebedürfnis des Partners ab, vom Grad seiner Nähetoleranz oder von seiner Fähigkeit, den anderen zu stützen und zu beruhigen.

In diesem Kapitel erläutern wir adaptive und maladaptive Angst im Kontext der Affiliations- und Einflussdimensionen. Wir legen dar, wie Angst vor Intimität, Angst vor dem Verlassenwerden sowie in früheren Beziehungen erfahrene Traumen Menschen am Aufbau und Erhalt einer gesunden Bindung hindern können. Anhand von Fallbeispielen wird aufgezeigt, wie die therapeutische Arbeit mit Angst vonstattengeht und welche Schritte geeignet sind, maladaptive Angst zu verändern und gesunde Verbindungen zu fördern.

Bindungsangst

Bowlby hat gesagt, dass ein Mensch, der sicher weiß, dass eine geliebte Bezugsperson in seiner Nähe ist, wenn er sie braucht, „weit weniger gefährdet ist, intensive oder chronische Angst zu entwickeln, als jemand, der diese Sicherheit nicht besitzt" (Bowlby 1973, 406). Obschon solche Menschen oft wütenden Protest, Depression oder Hypervigilanz an den Tag legen, ist primäre Angst die treibende Emotion hinter ihren Verlustängsten und dem Gefühl, vom Partner zurückgewiesen oder im Stich gelassen zu werden. Im Bindungsbereich betreffen die Reaktionen auf Trennung oder Verlust anscheinend zwei Dimensionen: Angst und Vermeidung (Bartholomew / Horowitz 1991; Fraley / Waller 1998). Eine primär ängstliche Selbstorganisation kann sich in Form eines ängstlichen oder vermeidenden Bindungsmusters manifestieren. In beiden Fällen hat sich der Selbstsinn aus einer ungünstigen Bindungsgeschichte heraus entwickelt, weshalb sie im Kern eine unsichere, störungsanfällige Selbstorganisation ist.

Wer als Kind die Erfahrung gemacht hat, dass seine Betreuungspersonen emotional nicht verfügbar, unzuverlässig oder nicht empathisch eingestimmt waren, wer falsch oder inkompetent versorgt wurde, einer längeren Trennung oder einem traumatischen Verlassenwerden ausgesetzt war, wird vermutlich auch im Erwachsenenleben unsichere Bindungserfahrungen machen und eine unsichere Selbstorganisation aufweisen. Dazu ein wichtiger Hinweis: Wir wissen die frühen Arbeiten über Bindungsverhalten sehr zu schätzen – helfen sie doch, Faktoren und Umstände zu identifizieren, die zu einer unsicheren Bindung und zu Beziehungsproblemen führen –, konnten allerdings bei Erwachsenen keine typischen, in sämtlichen Beziehungen vorhandenen Bindungsstile beobachten, die durchgängig bestimmen, wie jemand in intimen Beziehungen reagiert. Menschen sind, wie bereits dargelegt, dynamische, selbstorganisierende Systeme, deren Reaktionen mehr von ihrem aktuellen Angst- und Vermeidungslevel abhängig sind als von festen, beständigen Strukturen. Wer ein dynamisch-systemisches Verständnis menschlichen Verhaltens hat, hält Veränderungen durch eine Kurztherapie viel eher für möglich als jemand mit einem Persönlichkeitsverständnis, das auf Charaktermerkmale baut – etwa auf Bindungsstile. So kommt es, dass wir die Position eines Partners im Verfolgungs-Distanz-Zyklus nicht unbedingt mit einem spezifischen, den Charakter dieses Menschen definierenden Bindungsstil erklären. Wir haben beobachtet, dass sich Menschen mehr als einer Strategie bedienen, selbst in ein und derselben Beziehung, und unterschiedliche Personen und Situationen unterschiedliches Bindungsverhalten auslösen.

Dennoch sind wir uns bewusst, dass Menschen in Bindungskonflikten oft angstmotivierte Verhaltensstile pflegen und dass dies wohl auf ängstliche und / oder schwache oder vermeidende Selbstorganisationen zurückzuführen ist. Je traumatischer oder beschädigender die Entwicklungsgeschichte einer Person, desto rigider ihre Selbstorganisation. Wer ein ängstliches und / oder schwach organisiertes Selbst hat, fürchtet sich vor einer Trennung und wird versuchen, durch eher abhängiges, anklammerndes Verhalten gefürchtete Trennungen zu verhindern. Wer eine vermeidende Selbstorganisation aufweist, wird die Bindungssuche einstellen und sich um psychische Autarkie bemühen. Diese Art der Selbstgenügsamkeit geht jedoch oft mit Entfremdungsgefühlen und einer leicht depressiven Stimmung beim Alleinsein einher. Menschen mit einer vermeidenden Selbstorganisation sind typischerweise nur begrenzt in der Lage, ihre inneren Erfahrungen zu explorieren oder zu differenzieren.

Die Angst vor Intimität in Beziehungen

Angstbasierte Vulnerabilität ist oft der Kernpunkt von Paarkonflikten. Menschen sind von Natur aus beziehungsorientiert; wir brauchen andere Menschen, fürchten uns vor dem Alleinsein und dem Verlassenwerden und können in gewissen Phasen nur schwer alleine überleben. Angesichts der heiklen Tatsache, dass wir andere brauchen, und angesichts des Schmerzes, der mit früheren Enttäuschungen verbunden war und der uns möglicherweise wieder droht, tun viele Menschen alles, um nicht noch einmal diesen Gefühlen und Bedürfnissen ausgesetzt zu sein. Bei manchen löst Nähe auch das Gefühl von Kontrollverlust aus. Dieser Abhängigkeitszustand und die Abhängigkeitsangst komplizieren intime Zweierbeziehungen. Aus

Angst vor Intimität verfallen viele Menschen in eine selbstschützende Haltung: Wenn sie das Wagnis eingehen, sich in ihrer aktuellen intimen Beziehung zu öffnen und sich ihrer Bedürfnisse bewusst zu werden, könnte auch die Angst davor, verletzt, enttäuscht oder schlecht gemacht zu werden wieder aufflackern, weshalb sie sich wieder verschließen. Es fällt ihnen dann zunehmend schwerer, sich erneut zu öffnen. Sie entwickeln gewissermaßen eine „Intimphobie".

Diese Vermeidungshaltung geht häufig mit Hoffnungslosigkeit einher, weil sich die Menschen in diesem Muster verheddern, worauf der Gedanke, sie könnten sich je diesen schwierigen Ängsten stellen und ihre Bedürfnisse befriedigt bekommen, ihr Vorstellungsvermögen übersteigt. Im Grunde genommen ist Angst in Beziehungen entweder die Angst vor Zurückweisung, vor Auslöschung oder vor dem Verlassenwerden. Letztgenannte Angst ist ein biologischer, jedem Säugling einprogrammierter Mechanismus, um ihn vor lebensbedrohlichen Trennungen zu bewahren; dieser Mechanismus ist aber auch noch Erwachsenen eigen. Die Angst vor Zurückweisung und Verlassenwerden kann Menschen dazu bewegen, ihre Bedürfnisse beiseitezuschieben, um den anderen nicht zu verärgern oder von sich zu stoßen. Trotzdem staut sich dann oft ein gewisser Groll an, der Beziehungskrisen auslösen kann. Andere vermeiden Intimität, weil sie um keinen Preis abhängig sein wollen. Ein Intimität vermeidender Partner wird einen mehr Intimität suchenden Partner vermutlich frustrieren, weil er nach Nähe lechzt und schließlich die zum Erhalt einer gesunden Bindung benötigte Nähe einfordert. In einer Beziehung ist das Bedürfnis, den Gefährten zu kennen, nicht weniger stark als das Bedürfnis, gekannt zu werden, weil sonst keine Verbindlichkeit entsteht (Fosha 2001; Surrey 1991). Deshalb bringt die Angst vor Nähe und Intimität distanzierte Partner und konfliktbeladene Paare hervor.

In der Therapie werden das Assessment und das Erkennen der Angst vor Nähe bei einem Klienten durch Kenntnis seiner Bindungsgeschichte erleichtert, zusammen mit, während der Sitzung auffallenden Indikatoren für Unsicherheit, Schüchternheit, Hypersensibilität, Hypervigilanz, für Gleichgültigkeit dem Partner gegenüber und extreme Befangenheit. Marker, die auf eine angstbasierte Selbstorganisation hinweisen, sind in der Therapie am deutlichsten, wenn KlientInnen Angst davor haben, dem Partner bestimmte Aspekte ihres Selbst zu offenbaren. Sie sind auf der Hut und schützen ihr Selbst vor Einblicken durch den Partner oder den Therapeuten/die Therapeutin. Meist stehen sie ungern im Zentrum der Aufmerksamkeit.

Die Angst vor Intimität bei Frauen und Männern

Ängste im Zusammenhang mit Nähe und Intimität können sich bei den beiden Geschlechtern unterschiedlich äußern. Man kann zwar unmöglich generalisieren und die Quelle dieser Ängste für alle Menschen sicher bestimmen (um Intimitätsängste zu verstehen, orientieren wir uns besser am Einzelfall), dennoch ist klar, dass Männer die Angst vor Intimität etwas anders verarbeiten als Frauen. Wir bringen in unsere Beziehungen bestimmte Lebenserfahrungen und Sozialisierungen ein, die unsere Ansichten und Meinungen über das eigene und das andere Geschlecht geprägt haben. In den Köpfen vieler Menschen spricht eine angstbesetzte Stimme negativ über das andere Geschlecht. Oft sind sie durchaus in der Lage, die von ihren Eltern, ihrer Kultur oder ihrer Lebenserfahrung stammenden Aussagen zu identifizieren (Firestone / Catlett 2002). Frauen beispielsweise sagt oft eine innere Stimme: „Traue keinem Mann, Männer haben keine Gefühle, sie sind zu dominant und erwarten von einer Frau stets, dass sie ihr Ego aufbaut", gleichzeitig sagt diese Stimme aber auch: „Wenn du keinen Mann abbekommst, hast du versagt." Männern dagegen gehen oft Stimmen durch den Kopf, die sagen: „Frauen sind zu emotional, zu fordernd und zu bestimmend" und gleichzeitig: „Wenn du deine Frau nicht glücklich machen kannst, bist du ein Versager. Die gleichen internalisierten generalisierenden Stimmen können auch in den Köpfen von Menschen aktiv sein, die in einer homosexuellen Partnerschaft leben und dann dem gleichgeschlechtlichen Partner gelten. All das kann Menschen, die sich eine intime Partnerschaft wünschen, sich gleichzeitig aber davor fürchten, in erhebliche Konflikte stürzen. Nähe ist nur zu erreichen, wenn man seine Angst überwindet und seine negativen Überzeugungen verändert, die einen vermeintlich schützen, in Wahrheit jedoch nur daran hindern, Intimität zu erreichen.

Auf der Suche nach den Ursachen für die Angst vor Intimität und Bindung stößt man oft auf eine chronisch mangelhafte Verbundenheit der Familienmitglieder, vielleicht aufgrund eines Familiengeheimnisses, das die Verleugnung einer nicht zu akzeptierenden Realität notwendig erscheinen ließ; manchmal stößt man auf emotional nicht erreichbare Eltern, die den Kindern die Gelegenheit vorenthalten haben, sie zu erleben oder sie kennenzulernen, dann wieder auf „Rollenumkehr", d. h. auf Kinder, die in die Elternrolle gedrängt wurden, vor der Zeit, bevor sie reif genug waren. Sie mussten Verantwortung eines Erwachsenen übernehmen und wurden damit alleingelassen (Miller / Stiver 1997).

Eltern, die ihren Kindern emotional nicht zur Verfügung stehen, sind eine Hauptquelle der Bindungsangst, und zwar für Männer und Frauen. Kinder, deren Eltern allzu sehr mit ihren eigenen Angelegenheiten beschäftigt oder ausgelaugt und zu erschöpft sind, um angemessen reagieren zu können sowie nicht in der Lage sind, mit ihren Kindern über persönliche Dinge zu sprechen, werden sich von ihren Gefühlen von und anderen Familienmitgliedern abgeschnitten fühlen. Dann fühlen sich die Kinder möglicherweise hilflos und fragen sich, wie sie die Aufmerksamkeit der Eltern auf sich ziehen und eine Verbindung herstellen könnten. Dies lässt sich oft bei Familien mit einem depressiven oder alkoholkranken Elternteil beobachten, wenn der Vater oder die Mutter „konstant inkonstant" ist. Kann sich ein Kind nicht auf die Beständigkeit und Aufrichtigkeit seiner Eltern verlassen, wird es schreckliche Angst bekommen und sich hüten, authentische Gefühle auszudrücken. Auch in erwachsenen Beziehungen vermeiden es Menschen häufig, sich dem Partner zu öffnen, weil sie fürchten, er könnte nicht aufnahmefähig sein und innerlich auf Distanz gehen. Wer mit emotional reaktionsunfähigen Eltern aufgewachsen ist, fürchtet, diese Eigenschaft auch beim Partner vorzufinden.

Männer mit Intimitätsängsten haben oft bereits als Kind Vater oder Mutter verloren und sind von diesem frühen Verlust verletzt worden. Über die schlimmen Folgen abwesender oder abweisender Väter ist bereits viel geschrieben worden (Bly 1990; Dutton 1995; Silverstein / Roshbaum 1994; Snarey 1993). Der amerikanische Durchschnittsvater verbringt pro Tag nur elf Minuten mit seinen Kindern (Real 1997). Das scheint dem männlichen Kind eine unübersehbare, tiefe Wunde zu schlagen, es fühlt sich im Stich gelassen und, was vielleicht noch wichtiger ist, es entwickelt ein starkes Identitätsdefizit. Es entsteht eine Lücke, der Junge weiß nicht, wie er sich verhalten soll, fühlt sich verloren, desorientiert und führungslos. Ohne ein klares Gefühl für die eigene Identität fällt es Männern schwer, zu erkennen, was sie brauchen und wollen. Ambivalenz und Schwierigkeiten beim Aufrechterhalten von Nähe sind die Ergebnisse. Von Zeit zu Zeit spürt der Mann vielleicht das Bedürfnis nach Bestätigung seiner Identität, um sich auf Kosten von Intimität zu versichern, dass er im Recht ist und tatsächlich existiert. Von Zeit zu Zeit spürt er vielleicht das Bedürfnis, sein Mannsein zu bestätigen, weshalb er auf jede subjektiv empfundene Bedrohung seiner Männlichkeit höchst empfindlich reagiert.

Eine weitere wichtige Quelle für Verluste ist wohl in der Tat die sogenannte „Mutterwunde" (Betcher / Pollack 1993; Real 1997; Silverstein / Roshbaum 1994), die oft auch intimitätsbezogene Ängste verursacht. Wir kennen das Stereotyp der Mutter, die nicht loslassen kann; es gibt aber auch Mütter, die unter gesellschaftlichem und kulturellem Druck ihr Kind allzu früh loslassen und damit verwunden. Eine solche Mutter wird sich um ihren kleinen Jungen erst kümmern, wenn sie sich bereit fühlt, weil sie fürchtet, ihn sonst zu „verweichlichen". Oft geschieht dies unter offenen oder versteckten Drohungen seitens der Väter oder anderer Männer.

Es gibt in unserer Kultur für junge Männer nur wenig männliche Vorbilder, denen es gelingt, gesunde Nähe zu entwickeln – sei es zu einem

Mann oder zu einer Frau. Reife und Nähe werden ihnen als Wahlmöglichkeiten präsentiert, die einander ausschließen. Die Anweisung, sich von der Mutter abzuwenden, gilt nicht nur für diese Beziehung, vielmehr für Intimität allgemein. Die reduzierte Bindung zur Mutter stellt alle emotional reichen Selbstanteile in Abrede. Real (1997) zufolge äußert sich die Gefühlsverleugnung von Männern in zwei Bereichen: Ablehnung emotionaler Expressivität und Ablehnung von Vulnerabilität. Beides hat mit Intimität zu tun. Jungen und Männern wird sogar beigebracht, nicht lebhaft zu reden und noch immer wird ihnen nicht gestattet, sich verletzbar, schwach und ängstlich zu zeigen. Der Zusammenhang zwischen emotionaler Taubheit oder Alexithymie (also dem Unvermögen, Gefühle richtig zu beschreiben) und Depression ist inzwischen ausreichend belegt; man kann auch von einem Zusammenhang zwischen Alexithymie und Suchterkrankungen ausgehen (Khantzian et al. 1990), die ja überwiegend Männer betreffen.

Traumen und ihre Folgen für die Beziehung

Traumen, die Intimität in Beziehungen verhindern, können in der Kindheit oder in früheren wichtigen Beziehungen stattgefunden haben, aber auch von Verletzungen aus erwachsenen Beziehungen herrühren (Johnson 2002). Johnson (2002) hat in Anlehnung an Herman (1992) *traumatische Erfahrungen* als gewaltsame Störungen zwischenmenschlicher Verbundenheit definiert, die dazu führen, dass die Nähe zu anderen Menschen als gefährlich empfunden wird. Man unterscheidet zwei Trauma-Typen: Trauma durch Angriff und Trauma durch Vernachlässigung. Ein Trauma, das auf körperliche oder sexuelle Grenzverletzungen zurückzuführen ist, kann als aktives Trauma bezeichnet werden, ein Trauma aufgrund emotionaler Vernachlässigung als passives Trauma (Real 1997). *Emotionale Vernachlässigung* wird hier definiert als das Fehlen liebevoller Fürsorge *(nurturance)* und als die Vernachlässigung von Pflichten, deren Erfüllung normalerweise von einer Betreuungsperson oder von einem Partner erwartet und als fehlende Verbundenheit empfunden wird. Beides kann in späteren Beziehungen Probleme auslösen. Im Paarkontext unterscheiden sich die Reaktionen auf die beiden Trauma-Typen leicht von individuellen Reaktionen. Paartherapeuten / Paartherapeutinnen sollten in der Lage sein, die Unterschiede zu erkennen und differenziert zu bearbeiten.

Das passive Trauma in einer Paarbeziehung

Der Verlust einer primären Bezugsperson in der Kindheit kann durch Deprivation, Verlust, Zurückweisung und Verlassenwerden ein passives Trauma verursachen (Johnson 2002; Johnson/Whiffen 2003). Dies kann die Fähigkeit, in einer erwachsenen Beziehung Nähe und Intimität herzustellen und zu erhalten, ernsthaft beeinträchtigen. Die traumatischen Auswirkungen des Verlustes einer primären Bezugsperson im frühen Kindesalter sind ausreichend belegt (Bowlby 1980). Es gibt starke Beweise dafür, dass einschneidende Verlust- und Trauererlebnisse in früher Kindheit für anhaltende pathologische Beziehungsprobleme im Erwachsenenalter verantwortlich sind. Das Trauma kann sich in Form von Wut oder Traurigkeit manifestieren bzw. in Form einer generellen Weigerung oder der Schwierigkeit, dem Partner zu vertrauen. Wenn dieses Thema in der Paartherapie auftaucht, muss die Schwierigkeit der Person, dem Partner Vertrauen zu schenken, als verständliche Reaktion auf die aktuellen Umstände, aber auch – zumindest teilweise – als Reaktion auf frühere Erfahrungen gewürdigt werden.

Zwei weitere Formen passiver Traumen können einer bestehenden Beziehung in die Quere kommen: (a) Wenn einer der beiden Partner in einer früheren Beziehung traumatisiert wurde (z.B. eine schwierige Scheidung durchstehen musste) und aus der vorangegangenen Beziehung Angst in die neue Beziehung hineinträgt. (b) Wenn ein Partner in der bestehenden Beziehung emotional verletzt oder betrogen wurde, etwa durch einen Seitensprung. Wir halten es für angemessen, solche Erfahrungen als *passive Traumen* zu definieren, auch weil unseren KlientInnen oft geholfen ist, wenn sie ihre Situation mit dem Wort *Trauma* charakterisieren können. Solche Erfahrungen stellen Verletzungen dar, die die ganze Aufmerksamkeit einer Person in Anspruch nehmen und einen intimen Kontakt mit dem derzeitigen Partner verhindern. Solange die Verletzung nicht angesprochen und bearbeitet wird, steckt die aktuelle Beziehung in vielerlei Hinsicht fest. Dann besteht die therapeutische Aufgabe darin, zum ursprünglichen Ort des Traumas zurückzukehren und das Trauma emotional zu verarbeiten.

Wer mit Paaren arbeitet, bei denen eine Seite in einer früheren intimen Beziehung eine bindungsrelevante emotionale Verletzung (etwa eine Scheidung) oder irgendeine bittere Enttäuschung erlitten hat bzw. verlassen wurde, muss sich klar machen, dass dieser Mensch womöglich unter Schock steht und kaum in der Lage ist, ein zweites Mal zu vertrauen (Johnson 2002). Dann kann es hilfreich sein, dem aktuellen Partner zu erklären, dass sich die Ängste des unter Schock stehenden Partners teilweise auf ein früheres Trauma zurückführen lassen und keineswegs nur eine Reaktion auf seine Anwesenheit sind. Das wird den aktuellen Partner erleichtern. Er ist dann vermutlich eher bereit, dem traumatisierten Gefährten beizustehen, damit er sich von der vorhergegangenen Beziehung emotional erholen kann. Der Therapeut/die Therapeutin sollte dem verletzten Partner zudem helfen, zwischen dem früheren und dem derzeitigen Partner zu unterscheiden und zu verstehen, dass seine frühere Verletzung dafür verantwortlich ist, dass er nicht mehr richtig vertrauen kann. Diese Angst muss, angesichts seiner Erfahrungen in der Vergangenheit, als sehr real und verständlich validiert werden, gleichwohl als eine Reaktion, die mehr auf frühere als auf aktuelle Erfahrungen hin erfolgt. Möglicherweise braucht die verletzte Person einige Einzelsitzungen, um Verletzungen aufzuarbeiten, die noch aus der Zeit vor der aktuellen Beziehung herrühren.

Ist ein Partner vom anderen verletzt worden, etwa durch eine Liebesaffäre, leidet die verletzte Seite unmittelbar nach dem Ereignis und noch einige Zeit danach oft unter Symptomen, die denen einer posttraumatischen Belastungsstörung gleichen (Glass 2003; Johnson 2002; Pittman 1989). Treuebruch wirkt lange nach und ist nur sehr schwer zu verschmerzen. Folgende Symptome sind weit verbreitet: Zwangsgedanken, Flashbacks oder ungebetene Erinnerungen, innere Taubheit und Distanz, übergroße Erregbarkeit und Hypervigilanz. Die obsessiven Gedanken über das Vorgefallene werden sich nur zerstreuen, wenn über die enttäuschten Erwartungen an die Beziehung gesprochen und dann eine andere Narrative über den Seitensprung entwickelt worden ist.

Diese Stadien wirken heilend, wenn ein traumatischer Bindungsbruch, etwa durch eine Liebesaffäre, stattgefunden hat. Tiefer gehende therapeutische Arbeit zur emotionalen Heilung ist aber vielleicht erst möglich, wenn nach dem Ereignis einige Zeit vergangen ist. Malcolm, Warwar und Greenberg (2005) haben bei ihrer therapeutischen Arbeit mit Paaren, bei denen einer den anderen emotional verletzt hat, festgestellt, dass es für den verletzten Partner entscheidend wichtig war, die typischen Auswirkungen der Verletzung, sofern diese länger als zwei Jahre zurückliegt, zu identifizieren, um sich mit deren spezifischer Bedeutung befassen zu können. Zudem musste der Therapeut dem verletzten Partner die Notwendigkeit seiner schützenden Wand bestätigen. Beide Partner und der Therapeut mussten respektieren, dass die innere Schutzwand erforderlich ist. Die verletzte Person musste der bislang stummen Wand mit therapeutischer Unterstützung eine Stimme geben und sich der Wand und ihrer Schutzfunktion bewusst werden. Sie brauchte zudem das Gefühl einer echten Wahlfreiheit: zwischen Loslassen und Verzeihen einerseits und der Weigerung zu verzeihen andererseits. Der Verletzungsverursacher hatte das Recht der verletzten Seite auf freie Wahl zu akzeptieren und durfte nicht selbstverständlich erwarten, dass der andere wieder vertraut, loslässt oder verzeiht. Der Therapeut/die Therapeutin könnte dem für die Verletzung verantwortlichen Partner behilflich sein, um Verzeihung zu bitten, nicht etwa Vergebung einzufordern. Eine Task-Analyse hat gezeigt, dass Vergebung eher möglich war, wenn der Verursacher Scham zeigte und/oder empathisch mitfühlend reagierte. Das war der entscheidende Punkt. Schließlich mussten beide Partner, um die Verletzung vollkommen verarbeiten zu können, Verantwortung für ihren Anteil am Geschehen übernehmen. Die verletzte Seite musste genau benennen, was sie braucht, um wieder Vertrauen fassen zu können, die Verursacherseite musste den Wunsch bereitwillig entgegennehmen. Dazu nun ein Beispiel:

Die Angst überwinden und wieder vertrauen können

Jules und Monica kamen drei Jahre, nachdem Jules eine Liebesaffäre gehabt hatte zur Therapie. Sie äußerten ganz klar, dass sie zusammenbleiben wollen, zweifelten jedoch, ob sie sich von dem Trauma dieses Seitensprunges erholen und wieder zur Normalität zurückkehren konnten. Im folgenden Exzerpt sprechen die Therapeutin und Monica über die Möglichkeit, Jules wieder Vertrauen zu schenken sowie über die sehr legitimen Ängste, die sie davon abhalten. Die Therapeutin validiert ihr Bedürfnis, sich vor weiteren Verletzungen zu schützen und spricht in einem sehr authentischen und direkten Dialog mit Monica darüber, was es bedeutet, wieder zu vertrauen und in welcher Form dies geschehen könnte. Sie ermuntert Monica, ehrlich zu sein und zu sagen, was sie braucht, um wieder vertrauen zu können, und zu ihrem Wunsch zu stehen.

Monica: Ich glaube ihm ja jedes Wort. Ich glaube, dass er, dass du [*wendet sich an Jules*] wirklich möchtest, dass unsere Ehe funktioniert und dass du mich liebst. Ich glaube all das …

Therapeutin: Gut, gut.

Monica: … nur weiß ich eben nicht, ob das in seinem Fall genügt. Ich frage mich, ob das ausreicht …

Therapeutin: Ob das in seinem Fall genügt?

Monica: Nun ja, er liebt mich und will, dass wir zusammen bleiben. Trotzdem: Vielleicht betrügt er mich wieder?

Therapeutin: Ja, ich verstehe. Was brauchen Sie nun? Das ist ein Dilemma …

Monica: Ja, wirklich.

Therapeutin: Die Frage lautet also: Was wollen oder müssen Sie jetzt tun angesichts dieser Schwierigkeiten? Ziemlich verzwickt …

Monica: Hm, hm.

Therapeutin: Verstehe. Möchten Sie ihm denn wieder vertrauen? Ein Teil will vielleicht vertrauen, ein anderer Teil bringt es einfach nicht fertig. Es gibt da so eine innere Wand …

Monica: Hm, hm.

Therapeutin: … die gegen den Schmerz schützt.

Monica: Ob ich vertrauen kann oder nicht, das ist eigentlich nicht die Frage. Es kommt auf den Grad des Vertrauens an, finde ich.

Therapeutin: Ja, das ist wohl ein wichtiger Punkt. Stimmt das?

Monica: Ja.

Therapeutin: … bis zu welchem Grad?

Monica: Ja, das ist es. Ich glaube, dass ich im Laufe der Zeit doch wieder mehr vertrauen kann …

Therapeutin: Richtig.

Monica: … mit jedem Tag, der vergeht …

Therapeutin: Richtig.

Monica: … wie ich mich wohl in zehn Jahren fühle? Ich weiß es nicht …

Therapeutin: Hm, hm.

Monica: … wie ich mich wohl in fünf Jahren fühle? Hm, vielleicht, wenn wir weiter dran arbeiten … vielleicht komme ich dann wirklich drüber weg?

Therapeutin: Was brauchen Sie jetzt? Was glauben Sie, was Sie heute brauchen? Was möchten Sie denn in dieser Zeit tun?

Monica: Ich weiß es nicht!

Therapeutin: Sie haben davon gesprochen, dass es wichtig ist, über Ihre Zweifel reden zu können, darüber, dass Sie so misstrauisch sind – und dass Sie sich fragen, ob Sie ihm je wieder vertrauen können …

Monica: Richtig.

Therapeutin: Ich finde, das sind wichtige Dinge, darüber sollte man sprechen können, nicht wahr?

Monica: Hm, hm.

Therapeutin: Jules muss dann damit zurechtkommen …

Monica: Stimmt.

Therapeutin: … so gut er eben kann. Ich glaube, das ist besser als die Sache in sich hineinfressen.

Monica: In meinen Augen haben diese Stunden hier etwas ganz Wichtiges bewirkt: Er akzeptiert und versteht nun, dass es auf Vertrauen ankommt. Es ist für mich wichtig und deshalb für uns wichtig. Ich muss in der Lage sein, über meine Gefühle zu sprechen. Bislang habe ich mich zurückgehalten und gescheut vor …

Therapeutin: … seiner Reaktion.

Monica: … es ist schmerzlich für ihn …

Therapeutin: Ja, ja.

Monica: … wenn ich das Thema zur Sprache bringe …

Therapeutin: Ja, genau.

Monica: … deshalb, hm.

Therapeutin: Der Schmerz bleibt ihm nicht erspart.

Monica: Nun ja … [*seufzt*]

Therapeutin: Ich meine das nicht, um für Rache zu plädieren. Schmerz ist eben eine der Folgen seines Verhaltens.

Monica: Ja, ich glaube das hilft mir, darüber hinwegzukommen. Damit wir beide darüber wegkommen. Hm. Obwohl es sicher hart wird für ihn. Ich glaube, er versteht inzwischen besser, wie wichtig es ist, über meine Verletzung zu sprechen.

Die Folgen eines aktiven Traumas für die Paarbeziehung

Wer in der Vergangenheit von einem anderen Partner oder von einer primären Bezugsperson körperlich misshandelt oder sexuell missbraucht worden ist, erleidet ein aktives Trauma, das die Intimität in der aktuellen Zweierbeziehung erheblich beeinträchtigen kann. Nach solchen Traumen entwickelt sich eine grundlegende Angst, die eine adaptive Reaktion auf die ursprüngliche Bedrohung war – in der gegenwärtigen Beziehung jedoch aufgehört hat, adaptiv zu sein. Traumatische Ereignisse, die mit echter Gefährdung oder Gewalt durch sexuellen oder körperlichen Missbrauch verbunden waren, münden schließlich in Bindungsangst. Wenn eine Person sagt, sie fürchte sich vor ihrem Partner und breche in Panik aus, wenn er Nähe sucht, obwohl er sich in dem Moment weder bedrohlich noch gefährlich verhält, kann der Therapeut / die Therapeutin auf das Vorhandensein traumatischer Ängste schließen. Ein weiterer bezeichnender Marker ist die extreme Vermeidung von Intimität oder sexuellem Kontakt. Deutliche Indikatoren sind zudem zwanghafte Erinnerungen an traumatische Ereignisse, die den Kontakt zum Partner unterbrechen, oder Fantasien, Erinnerungen und Träume, die sich ins Bewusstsein drängen, sobald Intimität und Nähe ins Spiel kommen. Oft äußert der Klient seine Angst ganz direkt oder fängt an zu stottern, flach zu atmen und zu seufzen, sobald ein traumatisches Erlebnis berührt wird. Es kann aber auch sein, dass die Person versucht, traumatischen Themen gänzlich aus dem Weg zu gehen und alles zu vermeiden, was sie daran erinnern könnte (wobei das Vermeidungsverhalten stark generalisiert sein kann), was dazu führt, dass sich der Gefährte frustriert, ausgeschlossen und machtlos fühlt. Die maladaptive Angstreaktion repräsentiert die Angst davor, den Schmerz und die Machtlosigkeit, die man beim ursprünglichen traumatischen Ereignis empfunden hat, noch einmal erleben zu müssen. Sekundäre Wutreaktionen können einen vor grundlegenden Ängsten schützen und ein Zeichen für primäre Angst sein. Wer ein Trauma überlebt hat, neigt dazu, emotionale Distanz herzustellen. Eine Paarbeziehung kann ihrem Wesen nach bereits einen Beitrag zur Traumaheilung leisten (Johnson 2002). Die professionelle Behandlung besteht zunächst aus dem Aufspüren der maladaptiven Angst und der Identifikation der Ursache; dann muss die Angstreaktion der Originalsituation aktiviert und noch einmal verspürt werden, worauf die Mobilisierung der Selbstheilungskräfte der betroffenen Person sowie der emotionalen Reaktionsfähigkeit ihres Partners erfolgt, um eine korrigierende emotionale Erfahrung zu ermöglichen. Die traumatisierte Person muss in der Lage sein, ihrer Angst ins Gesicht zu schauen, sie soll ihre Fähigkeit des Self-soothing verbessern und am Ende ihre Angst umwandeln können, indem sie sich vorstellt, in der wieder erinnerten Traumasituation mit anderen Emotionen zu reagieren. Ihr nicht-traumatisierter Partner muss in der Lage sein, sie zu beruhigen und zu bestätigen, indem er Mitgefühl, Empathie und Akzeptanz zum Ausdruck bringt, und zwar ohne Druck auszuüben oder Veränderung einzufordern.

Ein sehr gefährlicher Ort

Im folgenden Beispiel arbeitet Ella mit therapeutischer Hilfe daran, ihren schmerzlicheren Angstgefühlen Ausdruck zu verleihen, die sie wegen eines früher erlebten Missbrauchs bislang nicht zu zeigen gewagt hatte. Das Paar (Ella und Tim) war in Therapie, weil Tim eine kurze Außenbeziehung hatte. Bis zu dieser neunten Sitzung stand die Heilung der Bindungsverletzung im Fokus. Doch dann stellte sich heraus, dass Tims Affäre und Ellas Missbrauch durch ihren Vater eng miteinander verknüpft sind, weil die Affäre dazu diente, ihre schlimmsten Befürchtungen zu bestätigen – nämlich, dass kein Mensch vertrauenswürdig ist, nicht einmal der ihr am nächsten stehende. Im hier wiedergegeben Gesprächsauszug wird darüber diskutiert, wie der negative Zyklus, bei dem sie kritisiert und beschuldigt und er sich zurückzieht, zu durchbrechen ist. Der Therapeut ermutigt Ella, ihren durch Tims Betrug ausgelösten gesünderen Kernemotionen von Furcht, Angst und Schmerz Ausdruck zu verleihen.

Therapeut: Bitte erzählen Sie uns mehr über Ihren Schmerz … Wie wäre es, Folgendes zu sagen: „Ich sitze hier und leide, und das macht mir Angst. Ich fürchte mich davor."

Ella: Ich habe den Eindruck – ich glaube, in meinem ganzen bisherigen Leben hat sich niemand um diese Angst gekümmert. Ich war immer ganz allein auf mich gestellt, wenn es galt, mich vor diesem Teil meiner Persönlichkeit zu schützen …

Therapeut: Hm, hm.

Ella: … die Vorstellung, dass dieser Teil erneut bedroht wird durch ein aktuelles Ereignis, ohne dass ich einen Schutz aufbauen konnte, jagt mir schreckliche Angst ein. Wenn mir Tim aus irgendeinem Grund nicht geben kann, was ich brauche, wozu er das Recht hat, weil er als eigenständiger Mensch nicht immer wissen kann, was ich brauche, wenn ich ganz ohne Selbstschutz dastünde, wäre ich [*atmet tief ein*] am Boden zerstört.

Therapeut: Weil Sie immer das kleine missbrauchte Mädchen schützen mussten, weil es sonst keiner beachtet hätte und sich sonst niemand um dieses kleine Kind gekümmert hätte.

Ella: [*weint*]

Therapeut: Bitte sagen Sie uns, wie das gewesen ist – geht das?

Ella: [*weinend*] Das ist der Teil meines Lebens, über den ich endlos weinen könnte …

Therapeut: Hm, hm.

Ella: … es hört einfach nicht auf … [*weinend*]

Therapeut: Was brauchen Sie von Tim, wenn Sie sich so traurig fühlen?

Ella: Einfach das, was er dann immer tut.

Therapeut: Hm, hm, sagen Sie ihm das. Sagen Sie ihm, was er dann tut.

Ella: [*weinend*] Er tröstet mich und gibt mir das Gefühl, dass er mich mag und dass ich ihm wichtig bin …

Therapeut: Sagen Sie ihm: „Ich habe Angst, ich brauche deine liebevolle Zuwendung." Könnten Sie ihm das sagen? Und: „Trotzdem fürchtet sich ein Teil von mir davor, dir zu vertrauen."

Ella: [*weinend*] Es macht mir Angst, weil diese Affäre zum Teil deshalb so weh getan hat, weil ich dachte: Heißt das, dass ich nicht einmal mehr Tim vertrauen kann? Verstehen Sie, was ich meine?

Therapeut: Hm, hm.

Ella: … bislang hat mich jeder Mensch, der mir im Leben wichtig gewesen ist, enttäuscht, hat dieses …

Therapeut: … kleine Mädchen enttäuscht.

Ella: Ja, deshalb habe ich so große Angst. Ich fürchte mich schrecklich davor, mich hier zu zeigen. Es könnte mich zerstören; vielleicht ist dann nichts mehr von mir übrig.

Therapeut: Fast als würde man ein Baby im Schnee aussetzen. Ein Teil Ihres Selbst wäre dann sehr gefährdet.

Ella: Ja, ich muss mich schützen, aber es fühlt sich besser an, die Angst in Worte zu fassen.

Therapeut: Es ist besser, weil Sie vertrauen, weil er neben Ihnen sitzt und Ihre Hand hält – Sie sehen, dass Sie ihm wirklich wichtig sind und dass er Sie mag, Ihre ganze Persönlichkeit. Tim, könnten Sie Ihr etwas in diesem Sinne sagen?

Tim: Du kannst mir vertrauen; ich werde an deiner Seite sein. Hab keine Angst.

Therapeut: Darf ich Ihnen einen Vorschlag machen, Tim? Sagen Sie Ella, dass es in Ordnung ist, sich zu fürchten, und dass Sie an ihrer Seite sind …, um hilfreich zu sein und den verängstigten Teil ihres Selbst zu schützen.

Tim: Es ist in Ordnung, sich zu fürchten.

Therapeut: Ella, und Ihre Reaktion auf die Aussage, dass er diesen Teil Ihres Selbst schützen wird? Gibt es Zweifel, zögern Sie?

Ella: [*schnieft*] Ich habe einfach das Gefühl von etwas völlig Neuem, verstehen Sie?

Therapeut: „Ich möchte ja vertrauen, aber das ist Neuland für mich, es wäre so völlig anders." Vermutlich meinen Sie damit, dass ihm das viel Macht gibt.

Ella: Nun ja, er hat jetzt diese Wand vor sich …

Therapeut: Richtig.

Ella: … ich weiß, wenn er diese Wand sieht, kann ich ihn irgendwie stoppen, wenn er zu weit geht oder sich zu weit entfernt, kann ich [*macht eine abweisende Handbewegung und stößt dabei einen heftigen Laut aus*], worauf er sagt: „Gut, in Ordnung" und sich mit großen Schritten von mir entfernt. Damit kann ich den Angriff irgendwie aufhalten. Es ist einfach kein gutes Gefühl, sich so offen und exponiert zu zeigen. Letztendlich muss ich doch alleine zurechtkommen [*seufzt*].

Therapeut: Sie haben versucht, Leute ins Vertrauen zu ziehen und sind stets enttäuscht worden. Da wäre es natürlich dumm, sich nicht irgendeinen Schutz zuzulegen, irgendeine Wand zum Aufstellen. Ich finde es wirklich wichtig zu wissen, dass es ganz in Ordnung ist, diese Wand bereitzuhalten, für den Fall, dass sie tatsächlich gebraucht wird. Sie haben aber auch die Möglichkeit, Tim hinter die Wand kommen zu lassen, um an Ihrer Seite zu sein und Ihr Sicherheitsgefühl zu stärken. Es geht also nicht darum, die Wand loszuwerden, es kommt darauf an, gemeinsam hinter die Wand zu gehen. Das ist ein großes Wagnis. Deshalb ist es für Sie, Tim, wichtig zu wissen, wie viel Kontrolle Sie dann hätten und wie viel dann in Ihren Händen liegt.

Tim: Es ist so neu und anders. Wenn Sie in diesen Zustand gerät, ist sie das kleine Mädchen, dass versucht, sich zu schützen, das verstehe ich schon. Das habe ich bisher aber nicht gewusst. Jetzt weiß ich es, aber es ist sehr unangenehm für mich zu erkennen, dass unsere Streitereien mit Dingen zusammenhängen, die vor so vielen Jahren passiert sind. Schwer, das zu akzeptieren, aber ich muss es wohl, weil es für unsere Beziehung wichtig ist. Ich konnte und kann mir einfach nicht vorstellen, dass ihr das tatsächlich passiert ist. Es sind zwei verschiedene Personen. Deshalb ist es fast leichter, mit ihrer Wut gegen mich zurechtzukommen als zu glauben, dass ihr das tatsächlich widerfahren ist, als sie jünger war. Es ist leichter, die beiden Dinge nicht zusammenzubringen.

Therapeut: Ich vermute, Sie wollen Ella sagen: „Ich will mit dir hinter die Wand kommen, aber es fällt mir schwer, dich in diesem Zustand zu sehen. Wenn es aber das ist, was du brauchst, kann ich zu dir hinter die Wand kommen. Also bitte hilf mir dabei."

Tim: Und ich weiß, dass das für dich ein riesengroßer Schritt wäre.

Ella: Ich weiß nicht, ob ich das überhaupt kann, ehrlich gesagt. Ich weiß es nicht, weil ich nicht weiß, wie es geht [*weint*].

Therapeut: Sie tun es in diesem Augenblick. Sie tun es, indem Sie darüber reden und zeigen, wie Sie sich fühlen. So geht das. Sie zeigen Ihre verletzte Seite, Sie zeigen Ihren Schmerz.

In einer intimen Zweierbeziehung ausgeübte Gewalt wirkt traumatisch. Ein Paar, das sich beim Therapeuten / bei der Therapeutin vorstellt und berichtet, dass es in der Beziehung regelmäßig zu Gewaltausbrüchen kommt, entweder von einer oder von beiden Seiten, ist für eine emotionsfokussierte Arbeit nicht geeignet. Das Paar sollte an eine auf Traumatherapie spezialisierte Fachstelle verwiesen werden; die Gewalt ausübende Person benötigt eine auf Emotionsregulierung fokussierte Individualtherapie. Erst wenn die Gewalt unter Kontrolle gebracht wurde, ist eine stärker emotionsfokussierte Paartherapie indiziert. Die Emotionsfokussierte Paartherapie (EFT-P) ist dann geeignet, wenn einer der Partner in einer früheren intimen Beziehung Opfer von Gewalt geworden ist. Die Folgen der Gewaltausübung müssen verstanden und als aktives Trauma behandelt werden. Der traumatisierte Partner muss die Folgen des Traumas, das er in der Vergangenheit erlitten hat, dem Partner in der gegenwärtigen Beziehung schildern. Traumatisierte Menschen erinnern sich an ihre frühere, von Gewalt geprägte Beziehung und reagieren deshalb vermutlich sensibler auf bestimmte Anzeichen, die auf drohende Gewalt hinweisen. Sie sind oft sehr wachsam und bekommen es mit der Angst zu tun, sobald die Stimmen lauter werden, sobald Kritik einsetzt oder der Partner schlechte Laune hat. Der in einer früheren Beziehung viktimisierte Partner muss im Detail beschreiben, welche Indikatoren für ihn Anzeichen drohender Gewaltanwendung sind. Sein derzeitiger Partner muss in der Lage sein, die Folgen der früheren Traumaerfahrung auf die aktuelle Beziehung zur Kenntnis zu nehmen, ohne sich verletzt zu fühlen oder zu beschuldigen. Daraufhin gelingt es ihm vielleicht, sensibler zu sein und angsteinflößendes Verhalten zu vermeiden. Gut möglich, dass er im Hinblick auf die frühere Traumatisierung des Partners dann auch eine beruhigendere und haltgebendere Rolle einzunehmen vermag.

Die Arbeit mit Angst und Furcht im therapeutischen Setting

Bei der Arbeit mit Angst und Furcht geht der emotionsfokussierte Paartherapeut / die Paartherapeutin unterschiedlich vor, je nach Zeitpunkt, Art der Angst und eigener Einschätzung für das im Moment Notwendige. Vermeidet eine Person die Angst, weil sie sich vor Desintegration, Kontrollverlust oder vor dem Verlassenwerden fürchtet, wird ihr der Therapeut helfen, sich der Angst zu stellen, damit sie merkt, dass ihre schlimmsten Ängste unbegründet sind. Fürchtet eine Person verlassen zu werden, ermuntert der Therapeut ihren Partner, ihr zu versichern, dass sie nicht verlassen oder zurückgewiesen wird, arbeitet aber zugleich mit der sich ängstigenden Seite an der Entwicklung ihrer Fähigkeiten zum Self-soothing. Anders gesagt: Der Therapeut versucht, seinen Klienten zu stärken, damit er besser allein sein kann, besser selbst für sein Wohlbefinden sorgen und seine Emotionen besser selbst regulieren kann. Hat die Angst mit Scham zu tun, handelt es sich demnach um Scham-Angst (Angst vor einer Beschämung): Jemand erwartet dann, beschämt zu werden und sich gedemütigt oder verlegen zu fühlen, falls er einen wichtigen Aspekt seines Wesens preisgibt; dann wendet sich der Therapeut an den Partner des Klienten mit der Bitte, zur Reduzierung des Schamgefühls beizutragen, indem er ihn ermutigt, den anderen zu bestärken, zu beruhigen oder gar zu loben, wenn er sich von seiner verletzlichen Seite zeigt. Auch wenn eine Person fürchtet, verurteilt oder missverstanden zu werden oder nur in der Lage ist, sich zu öffnen, wenn sie sich ganz sicher fühlt, wird der Therapeut ihren Partner ermuntern, ihr zu beteuern, dass sie keineswegs negativ evaluiert wird. Besteht große Angst vor einer negativen Evaluierung, entscheidet der Therapeut, ob zusätzliche Einzelsitzungen erforderlich sind, um die negative oder kritische Selbstbeurteilung des Klienten zu bearbeiten.

Der Therapeut unterstützt Menschen dabei, ihre unterdrückten adaptiven Bindungsängste, aber auch ihre maladaptiven Ängste oder Befürchtungen, die mit dem negativen emotionalen Interaktionszyklus verbunden sind, zu identifizieren und zu enthüllen. Erstere liefern Handlungsanweisungen für Kommunikation und Aktion, Letztere müssen aufgespürt und exponiert werden, um sie beruhigen und transformieren zu können. Ein emotionsfokussierter Paartherapeut hilft Menschen, (a) ihre primären adaptiven Ängste und Vulnerabilitäten zuzulassen und dem Partner gegenüber auszudrücken – insbesondere dann, wenn sie sich hinter einer Fassade von Stärke verbergen und damit ihre Beziehung vernachlässigen und ihre Angst oder Unsicherheit verstärken; oder wenn sie sich zurückziehen, um sich nicht mit der Angst auseinandersetzen zu müssen. Er hilft Menschen auch, (b) ihre primären adaptiven Ängste zuzulassen, damit sie lernen, ihren Ängsten ins Gesicht zu sehen, anstatt sie zu vermeiden. Er hilft seinen KlientInnen, (c) ihre maladaptiven Ängste aufzuspüren, lenkt (d) ihre Aufmerksamkeit weg von zukunftsorientierten Befürchtungen hin zum gegenwärtigen Moment, um die Angst unter Kontrolle zu bringen, und bringt ihnen (e) verfehlte Methoden zur Angstlinderung und zur Linderung anderer Gefühle zu Bewusstsein – etwa ihre sekundäre Wut über eine Grenzverletzung, die von Angst und Trauer über den Verlust ausgelöst wurde. Dies ist der Prozess, mit dem, durch eine Veränderung der Selbstorganisation die Angst der Menschen reguliert und transformiert wird.

Der Therapeut lehrt also Menschen, zu beurteilen, ob ihre Angst tatsächlich adaptiv ist oder möglicherweise einmal adaptiv war, es inzwischen aber nicht mehr ist. Er hilft ihnen, zu erkennen, welche Rolle ihre Ängste oder Befürchtungen in ihrer aktuellen Partnerschaft spielen. Sind sie eine Reaktion auf eine tatsächlich richtig eingeschätzte Bedrohung? Herrscht in der Beziehung ein Klima, das die Angst schürt? Enthält die Angst eine wichtige Botschaft, die beachtet werden oder eine entsprechende Handlung auslösen muss? Oder war die Angst vielleicht in einer früheren Beziehung oder Situation durchaus funktional, in der aktuellen Beziehung jedoch nicht, weil sie Intimität verhindert? Der Therapeut unterstützt die Partner bei der Identifikation von Aspekten der Angst, die in ihrer derzeitigen Beziehung tatsächlich maladaptiv sind, er sondert die adaptiven Angst-Komponenten aus und befördert sie ins Bewusstsein, exploriert andere damit verbundene adaptive Emotionen und ermuntert die Partner, ihre neu konstruierten adaptiven Emotionen zum Ausdruck zu bringen und ihr Handeln daran auszurichten. Die Angst einer Frau beispielsweise kann früher, als Reaktion auf die sexuellen Avancen ihres Vaters adaptiv gewesen sein, auf die ihres Ehemannes ist sie es vermutlich nicht mehr. Die Angst hat vielleicht auch eine adaptive Komponente, weil sie ihr ein Signal gibt, das sie schützt; trotzdem sind vermutlich auch „weichere" Emotionen vorhanden, die, als berechtigte Reaktionen auf eine gegenwärtige liebevolle und sichere Beziehung, ebenfalls aufgespürt und gefördert werden müssen.

Affiliationszyklen

Angst vor dem Alleinsein und Angst vor einer Trennung sind die in negativen, destruktiven Affiliationszyklen vorherrschenden Emotionen. Andere schwierige Emotionen, z.B. Trauer- oder Wutgefühle, treten ebenfalls auf, doch die Angst vor dem Verlust der Bindung ist der Hauptgrund vieler Paarkonflikte. Wenn Paare intensiv und häufig streiten, können schwierige und schmerzhafte Gefühle ausgelöst werden, etwa Scham, Wut und Schmerz. Wer über einen längeren Zeitraum hinweg schwierige Emotionen empfindet, wird vermutlich erschöpft sein und langsam den Rückzug antreten. Wenn Partner spüren, dass sich der andere entfernt, fühlen sie sich abgeschnitten und einsam. Bald kommen Ängste vor dem Verlassenwerden hoch, die schließlich die Beziehung überschatten. Dann kann es der Verfolgende sein, der Angst verspürt – oder aber der sich Distanzierende. Ein wichtiger Teil der therapeutischen Arbeit mit Angst in Bindungszyklen besteht darin, die Wut zu hinterfragen und die Partner zu unterstützen, damit sie einander ihre tiefer liegenden Ängste zeigen und zwischen adaptiver und maladaptiver Angst unterscheiden können.

Die Angst des Verfolgers

In allen Fällen negativer Bindungszyklen variieren die den Zyklus antreibenden Trennungs- und Verlassensängste auf einem Kontinuum von adaptiv bis maladaptiv. Alle Menschen brauchen Nähe, werden bei einer Trennung ängstlich und fürchten sich vor Zurückweisung und Verlassenwerden. Allen Paaren fällt es schwer, diese Gefühle zum Ausdruck zu bringen und über diese emotionalen Bedürfnisse zu verhandeln, was zu Konflikten führen kann. Viele Menschen haben zudem bestimmte Vulnerabilitäten und Themen, bei denen sie sich am verletzlichsten fühlen. Diese basieren häufig auf ihrer maladaptiven emotionalen Reaktion.

„Er mag einfach nicht bei mir sein"

Lynn und Aaron schilderten ihre Beziehung als „ziemlich kompatibel". Ihr Alltag verlief meist recht erfreulich, sie teilten sehr viele Interessen und Hobbys. Sie waren auch gerne einfach in Muße beisammen und hatten das Gefühl einer starken, engen Bindung. Das Paar kam in die Therapie, weil es alle zwei, drei Wochen einen hochgradig belastenden, explosiven Streit hatte, der sehr schnell ausartete. Dann gab es Wutausbrüche, und die Lautstärke stieg innerhalb kürzester Zeit von 0 auf 100. Man warf sich gegenseitig reichlich hässliche und ätzende Beleidigungen an den Kopf, die beide Seiten später bereuten. Sie wollten nun mit therapeutischer Hilfe lernen, Streitpunkte besser zu bereinigen. Als das Paar zusammen mit dem Therapeuten den Zyklus zu identifizieren versuchte, stellte sich heraus, dass der Streit oft genau dann ausbrach, wenn Aaron sich anschickte, mit seinen Freunden oder seinen Angehörigen auszugehen oder auch nur einer außerhäuslichen beruflichen Verpflichtung nachzukommen. Im Laufe des Gesprächs beschrieb Aaron, wie schwer es ihm fällt, Lynn über seine geplante Abwesenheit zu informieren, weil er ihre Enttäuschung und ihren Zorn fürchtet. Meist vermied er dies und informierte sie erst in letzter Minute, obwohl er zugeben musste, dass das die Dinge nur verschlimmerte. Er sprach ferner davon, wie sehr er Lynn liebt und wie sehr er sich trotzdem in der Beziehung eingeengt fühlt. Lynn und Aaron schilderten folgende Szene: Aaron kam um vier Uhr morgens von einer Party nach Hause; Lynn empfing ihn äußerst kühl und mit reichlich abfälligen Bemerkungen. Schließlich kam sie auf ihre primäre Angst zu sprechen, die sie veranlasst, ihren Mann verächtlich und feindselig zu kritisieren, wenn er ohne sie weggeht – nämlich ihre Angst vor dem Alleinsein. Sie war sich Aarons bedingungsloser Loyalität nicht ganz sicher. Sie sah ein, dass ihre Angst, er könnte sie verlassen, eigentlich unbegründet war und dass er „seinen Freiraum" braucht. Dann sprachen Therapeut und Klientin über den möglichen Zusammenhang zwischen ihrer Angst vor dem Verlassenwerden und ihren Kindheitserlebnissen. Lynns Eltern ließen sich scheiden, als sie sieben Jahre alt war. Sie hatte eigentlich nie das Gefühl gehabt, sonderlich erwünscht zu sein, weder vom Vater noch von der Mutter, und sie ist von Haus zu Haus „weitergereicht" worden. Sie schilderte ihre Mutter als „unstete" Frau mit unzuverlässiger emotionaler Reaktionsfähigkeit. Manchmal war sie „die reine Freude", sehr empathisch und verständnisvoll. Dann fühlte sich Lynn ihrer Mutter ganz nahe. Dann wieder war die Mutter völlig zerstreut und abgelenkt. Nachdem sie sich von Lynns Vater getrennt hatte, war sie ganz von ihren Männerbekanntschaften in Anspruch genommen. Viele Männer kamen und gingen. Manchmal hatte ihre Mutter Zeit für sie, manchmal nicht. Manchmal ließ sie ihre Tochter mit „seltsamen" Männern alleine im Haus. Lynn fühlte sich in solchen Situationen schrecklich allein. Sie sprach über einen möglichen Zusammenhang mit ihrer aktuellen Angst vor dem Alleinsein und darüber, dass sie als Teenager von einer Beziehung zur anderen sprang, egal, was sie für den Mann empfand, weil ihr die Vorstellung, alleine zu sein, Angst einjagte. Daraufhin explorierten Therapeut und Klientin das Thema Self-soothing und wie sie lernen kann, sich zu entspannen, wenn sie alleingelassen wird.

In einer der Sitzungen sprach das Paar über Arons bevorstehende Geschäftsreise. Lynn reagierte ziemlich besorgt und äußerte sich entsprechend: „Ich weiß nicht, warum er so lange unterwegs sein muss. Er rechnet mit fünf Tagen, braucht aber meiner Meinung nach nur vier. Ich glaube, irgendwie ist er erleichtert und freut sich auf die Zeit, obwohl er es nicht zugibt. Er mag einfach nicht bei mir sein." Nun begannen beide Lynns Angst, Aaron könnte sie verlassen, zu explorieren:

Therapeut: Ich kann mir vorstellen, dass es weh tut, wenn er Sie verlässt.
Lynn: [*Fängt an zu weinen.*]
Therapeut: Es gibt da einen großen Schmerz.
Lynn: [*heftiger weinend*] Ehrlich gesagt, ich weiß nicht, warum ich weine. Es geht mir doch gut.
Therapeut: Es macht einfach schreckliche Angst, wenn er weggeht, als würde er nie mehr zurückkommen.

Lynn: Ja, dabei weiß ich doch, dass er zurückkommt. [*Weint völlig überwältigt, schluchzt herzzerreißend und ringt nach Atem.*]

Therapeut: Trotzdem ist hier diese riesige Angst. Wir sind da, an Ihrer Seite. Können Sie bei diesen Gefühlen verweilen? Können Sie beschreiben, was gerade geschieht?

Lynn: Ich kann es nicht gut beschreiben. Ich muss einfach weiter weinen, das Ganze fühlt sich an wie ein Fass ohne Boden. Ich habe einfach Angst, dass dieser Schmerz nie aufhört. Und dass ich immerzu so weinen muss [*ringt noch immer nach Atem*].

Therapeut: [*15 Sekunden später*] Da ist also diese Angst, und das ist so bedrohlich [*mit freundlicher, empathischer Stimme*]. Lynn, könnten Sie tief einatmen und Aaron anschauen? Er sitzt neben Ihnen und schaut Sie mit sehr besorgtem Blick an. Können Sie sich ihm zuwenden?

Lynn: [*Schluchzt noch ein paar Sekunden weiter und ringt nach Atem, riskiert dann einen ängstlichen Seitenblick auf Aaron.*]

Therapeut: Was sehen Sie?

Lynn: Ich sehe eine besorgte Miene.

Therapeut: Aaron, können Sie Lynn sagen, was jetzt in Ihrem Innern vorgeht?

Aaron: [*zu Lynn*] Ich weiß, dass es bedrohlich ist für dich. Ich bin für dich da. Ich liebe dich.

Lynn: [*Atmet jetzt etwas ruhiger.*]

Therapeut: Aaron, Sie sind also ehrlich besorgt und lieben sie. Lynn, können Sie bitte mich anschauen? Was sehen Sie?

Lynn: Ich sehe auch eine äußerst besorgte Miene.

Der Therapeut bleibt bei Lynn, während sie ihre Kernangst vor dem Verlassenwerden exploriert. Er versucht nicht, „etwas zu verändern", etwa die Angst zu modifizieren, er gestattet der Klientin auch nicht, ihrer Angst auszuweichen, bleibt vielmehr an ihrer Seite und ermuntert die Klientin, ihre Angst zu explorieren. Indem sie das Gefühl zulässt und symbolisiert, schaut sie der Angst ins Gesicht und merkt, dass ihre Angst vor dem Verlassenwerden unbegründet ist. Dann wird sie aufgefordert, in die Gegenwart zurückzukehren und mit ihrem Partner Kontakt aufzunehmen, der dabeisitzt und seine Frau besorgt und liebevoll anschaut. Indem der Therapeut Lynn ermuntert, mit ihrem Mann und mit ihm in Kontakt zu treten, bringt er ihr bei, sich wieder mit der Gegenwart in Verbindung zu setzen. Das verhilft Lynn zu der Erkenntnis, dass nichts Schlimmes passieren wird.

Einige Minuten danach wenden sich der Therapeut und das Paar der Frage zu, wie Lynn lernen kann, sich in Aarons Abwesenheit zu beruhigen und zu entspannen.

Therapeut: Lynn, es ist für Sie also recht schwierig, wenn Aaron verreist oder sagt, er habe sich mit Freunden verabredet. Sie fühlen sich dann irgendwie ausgeschlossen, allein, draußen in der Kälte. Auf einer bestimmten Ebene wissen Sie vermutlich, dass er zurückkommt und alles wieder gut wird, aber es fällt schwer, in dem Moment an dieser Vorstellung festzuhalten. Wie können wir Ihnen helfen, damit Sie mit solchen Situationen alleine zurechtkommen? Wenn Aaron davon spricht, dass er verreisen wird oder ausgehen will, wie fühlt sich das in Ihrem Körper an? Was empfinden Sie dabei?

Lynn: Nun, vermutlich leichte Panik, weil ich weiche Knie bekomme und mir manchmal gleich der Magen weh tut. Ich weiß, das ist irrational, aber …

Therapeut: Ja, aber das ist nun mal die Realität. Jetzt frage ich mich, was Sie tun könnten, sobald Sie dieses Gefühl überkommt, wenn er tatsächlich weggeht, Sie also verlässt, wenn Sie alleine sind und anfangen, sich wackelig zu fühlen?

Lynn: Nun, ich könnte tief durchatmen [*seufzt*].

Therapeut: Ja, das ist ein guter Anfang. Wie ich sehe, haben Sie bereits damit begonnen. Könnten Sie das noch einmal machen? …

Lynn: [*Atmet noch einmal tief ein und aus.*]

Therapeut: … gut, und wie könnten Sie sich die Sicherheit geben, dass alles wieder in Ordnung kommt?

Lynn: Wie ist das gemeint?

Therapeut: Nun, was könnten Sie sich sagen?

Lynn: Ich könnte mir vermutlich sagen, dass alles wieder okay sein wird. Dass sich nichts verändern wird. Dass es uns beiden immer noch gut geht. Manchmal gelingt mir das. Gelegentlich macht es mir direkt Spaß, das Alleinsein!

Wieder auftauen können

Manchmal fürchten sich Menschen auf maladaptive Weise davor, zurückgewiesen oder verlassen zu werden, bringen jedoch eine sekundäre Emotion zu Ausdruck, etwa Wut, um sich vor der Exposition schmerzlicherer Emotionen zu schützen.

Im folgenden Beispiel hat Merril Angst davor, verletzt zu werden und ihre empfindlichste Stelle aufzudecken. Nach mehreren Sitzungen erkannte das Paar seinen negativen, destruktiven Interaktionszyklus. Steve hatte seine grundlegende Scham und sein Gefühl der Unzulänglichkeit – von Merrils Kritiken ausgelöst – erkannt. Merril war sich ihrer eigenen Bedürfnisse bewusster, auch dass sie ihren Mann oft beschuldigte, anstatt von ihrer verletzbareren Position aus mit ihm zu reden. Sie hatte ferner gelernt, besser für sich zu sorgen und konnte sich inzwischen recht gut selbst beruhigen und entspannen. Das war in mehrerlei Hinsicht eine positive Veränderung, weil sie Steve die Möglichkeit eröffnete, seinen Rückzug zu beenden und wieder näher zu rücken. Im nun folgenden Gesprächsauszug spricht die Therapeutin mit der Klientin über ihre früheren Verletzungen und Enttäuschungen innerhalb der Beziehung und über ihre Angst davor, sich noch einmal verletzbar zu machen und sexuell wieder zugänglich zu sein. Bitte beachten Sie, wie die Therapeutin unterscheidet zwischen Beschuldigen und Fordern einerseits und Vulnerabilität zeigen andererseits. Sie arbeitet zudem mit der Angst, validiert die Legitimität der Angst auf sehr behutsame Weise und ermuntert Merril, ganz alleine zu entscheiden, wann sie ihre Vulnerabilität enthüllen will und wann nicht.

Therapeutin: Gut, es gibt nun doch einen kleinen Unterschied zwischen Bedürftigkeit zeigen und Forderungen stellen …

Merril: Hm, hm.

Therapeutin: … und ich denke, dass es die Forderungen sind, die Steve belasten und wohl die meisten Leute belasten …

Merril: Ja.

Therapeutin: … vielleicht ist er aber sogar in der Lage, auf Ihr Bedürfnis zu reagieren? Zumindest hat er gesagt, er sei bereit dazu, weil er jetzt langsam versteht, dass Sie ein Bedürfnis haben …

Merril: Ja.

Therapeutin: Sie haben eine bestimmte Art, die Dinge anzupacken, Ihren persönlichen Stil,

Merril: Genau.

Therapeutin: … den Sie lieben, was völlig in Ordnung ist. Trotzdem: Könnten Sie ihm vielleicht Ihre Bedürfnisse mitteilen und mit Ihren Bedürfnissen so umgehen, ohne diesen fordernden Teil und die Zurückweisung, die dann erfolgt?

Merril: Ich weiß nicht recht.

Therapeutin: Hm, hm. Sie müssen offenbar kleine, vorsichtige Schritte machen, sozusagen erst einmal mit den Zehen testen, ob das Wasser nicht etwa zu kalt ist.

Merril: Ja, stimmt. Im Moment will ich überhaupt nicht rein ins Wasser …

Therapeutin: Hm, hm.

Merril: … ich könnte zwar ins Boot steigen, aber einen Zeh ins Wasser halten? Nein, lieber nicht.

Therapeutin: Hm, hm.

Steve: Nun, das ist ein Anfang; ich könnte das Boot ins Wanken bringen [*lacht*]. Nein, ich mach nur Spaß. Ich könnte dich über Bord schubsen [*lacht*].

Merril: Ich könnte wegschwimmen.

Steve: Stimmt.

Therapeutin: Oh, jetzt hat sich der Tanz verändert. Jetzt sind Sie es, der Angst hat, und das ist ungewöhnlich.

Merril: Ich weiß … nun ja … so bin ich noch nie mit ihm umgegangen.

Therapeutin: Hm, hm.

Merril: … das habe ich noch nie gespürt …

Steve: Stimmt, das ist richtig.

Merril: … dass ihm etwas fehlt, dass er von seinen Bedürfnissen spricht, schließlich ist er ein Mann …

Therapeutin: Hm, hm.

Merril: … und ich erfülle seine Bedürfnisse nicht …

Therapeut: Hm, hm.

Merril: … wirklich nicht. Ich hatte bisher viel mehr Bedürfnisse als er …

Therapeutin: Hm, hm.

Merril: … und habe ihn stets damit bedrängt. Aber jetzt ist nichts mehr davon übrig. Da ist einfach nichts, irgendetwas ist tot, und das ist so seltsam.

Therapeutin: Ist Ihnen bewusst, dass Sie noch recht lebendig sind, wenn Sie das Wort „tot" aussprechen? Irgendwie schwingt da noch Leben mit …

Merril: Der hormonelle Teil, aber das …

Therapeutin: Könnte es sein, dass es doch irgendwie weh tut, dieses Wissen, tot zu sein?

Merril: Oh, ja.

Therapeutin: Ich vermute, dass Sie tot sind, um sich zu schützen.

Merril: Ich weiß … Ich kann nicht … Ich versuche aufzutauen, immer wieder versuche ich es, und es gelingt mir nicht …

Therapeutin: Hm, hm.

Merril: … weil irgendetwas in meinem Innern Krieg führt und kämpft.

Therapeutin: Hm, hm. Sie sind sich dieses inneren Kampfes also tatsächlich bewusst. Stimmt das?

Merril: Hm, hm.

Therapeutin: … dass da ein Krieg stattfindet?

Merril: Es ist einfach leichter, die Dinge so zu belassen, wie sie im Augenblick sind. Es war schon lange nicht mehr so gut, und ich bin einfach …

Therapeutin: Ja?

Merril: … einfach dankbar, dass zumindest unser Zusammenleben nicht mehr so … früher waren wir beide unglaublich … jetzt fällt es leichter, in einem Raum beisammen zu sein. Wir müssen uns nicht mehr so stark anstrengen, unsere wütenden Auseinandersetzungen zu vertuschen und unsere Tochter davor zu schützen, weil die Wut weg ist.

Therapeutin: Ist das also eine wichtige Zeit des Waffenstillstands? Nach einem Krieg pflegt man nicht gleich miteinander ins Bett zu hüpfen. Ich finde das ist ein recht kluger Schritt, irgendwie schützt er einen. Sie haben aber berichtet, dass Sie da eine innere Stimme hören, die einerseits sagt: „Ich möchte gern wieder auftauen oder ich möchte an einem aufgetauten Ort sein“ und andererseits sagt: „Völlig ausgeschlossen.“

Merril: Es gibt da eine Stimme, die sagt: „Du solltest versuchen aufzutauen.“

Therapeutin: Richtig ... Ich verstehe ... sie sagt nicht „ich will“ sondern „du solltest“. Irgendwie habe ich das Gefühl, dass die andere Stimme sagt: „Ich bin nicht bereit, ich bin nicht da. Ich fürchte mich, ich habe entsetzliche Angst davor.“

Merril: Ja, ich bekomme richtig Angst. Es geht nicht. Deshalb ...

Therapeutin: Ich glaube, dass alle zusammenhelfen müssen, um diesen verängstigten und erschrockenen Teil Ihres Selbst zu beruhigen und ihm mehr Sicherheit zu geben.

Merril: Nun, wir fahren demnächst in Urlaub und das könnte ... die Luftveränderung zumindest, die andere Umgebung ...

Therapeutin: Trotzdem, ich finde, Sie sollten sich nicht allzu sehr unter Druck setzen und erst auftauen, wenn Sie sich wirklich sicher fühlen ...

Merril: Okay.

Therapeut: ... Sie verstehen?

Hier ist bemerkenswert, dass sich die Klientin selbst als einstige Verfolgerin bezeichnet. Inzwischen hat sie sich zurückgezogen, um sich zu schützen, und kommt nun mit einer körperlich spürbaren Angst in Berührung, der sie vorher noch nie begegnet ist. Die Therapeutin führt ihr den Zusammenhang sehr deutlich vor Augen, indem sie das Problem beider Seiten konzeptualisiert.

Die Angst des Distanzierers

Die Angst des sich distanzierenden Partners kann Angst vor Einmischung sein, vielleicht fürchtet er auch, mehr Nähe könnte sein Selbst beschädigen oder zerstören, vielleicht hat er das Gefühl, es sei ein Zeichen von Schwäche, sich nach mehr Nähe zu sehnen oder sich verletzbar zu zeigen. Mit anderen Worten: Solche Menschen haben sich geschworen, keine Schwäche zu zeigen bzw. wunde Punkte zu verbergen oder ihr Selbst vor jeglicher Einmischung zu schützen. In den allermeisten Fällen haben Distanzierer negative Erfahrungen gemacht, wenn sie sich exponiert oder von ihrer verletzbaren Seite gezeigt haben – und daraus geschlossen, dass sie sich am besten vor weiteren Enttäuschungen oder Zurückweisungen schützen können, indem sie sich hüten, empfindliche Aspekte ihres Selbst zu exponieren oder ihre Bedürfnisse zum Ausdruck zu bringen. Vielleicht haben sie schon in jungen Tagen erfahren, wie weh es tut, wenn Bedürfnisse nicht erfüllt werden und daraufhin beschlossen, nie wieder abhängig, sondern emotional autark zu sein. Oft sind es Männer, die diese Position einnehmen und ihre Vulnerabilität unterdrücken. Die Angst, sich anderen gegenüber bedürftig und verletzbar zu zeigen, ist möglicherweise nur eine durch entsprechende Sozialisation erlernte Reaktion oder eine automatisierte Schutzreaktion, die man sich in ferner Vergangenheit, aufgrund von Enttäuschungen oder Verlusterfahrungen angeeignet hat. Oft sind solche Verbote jahrelang vergessen, um wieder in Erinnerung zu treten, wenn sie in der Therapie angesprochen werden. Viele KlientInnen können genau sagen, in welchem Abschnitt ihres Lebens das Verbot in Kraft getreten ist.

Wenn im Kontext eines bindungsbezogenen Affiliationszyklus der sich distanzierende Partner nicht sagt, was er fühlt und braucht, dann oft, weil er fürchtet, die andere Seite mit seinen Äußerungen in die Flucht zu schlagen. Distanzierung verhindert, dass primäre Emotionen zum Ausdruck gebracht werden. Ironischerweise erreichen Distanzierer mit ihren Versuchen, den Partner nicht zu verschrecken unweigerlich genau das Gegenteil: Ihr Partner zieht sich zurück.

Bree beispielsweise kann im Beruf kaum „Nein" sagen, wenn sie gebeten wird, Zusatzaufgaben zu übernehmen. Sie ist es, die Versäumnisse ihrer Kolleginnen und Kollegen wieder ausbügelt – auch die Ihres Chefs – und stets die Stellung hält. Sie hat die Zusammenarbeit mit Menschen, die sich mit Mittelmaß und Inkompetenz begnügen, längst satt, bringt es aber nicht fertig, deren Fehler nicht höchstpersönlich wieder auszubügeln. Nach Feierabend kommt sie wütend und erschöpft nach Hause, wo sie auf Gilles, ihren Partner, gereizt reagiert. Sie fängt an, Schubladen und Schränke aufzureißen, sich zu beklagen, sie hasse diese Küche, außerdem sei der Kühlschrank viel zu klein, etc. Gilles sehnt sich verzweifelt nach Brees Aufmerksamkeit, wenn er nach einem turbulenten Arbeitstag als Vorgesetzter von 25 Mitarbeitern nach Hause kommt. Auch er hat eine Verwaltungstätigkeit, ist überlastet und ausgelaugt. Er hofft, im Kontakt mit Bree die beruflichen Beschwernisse beider Seiten eine Weile in den Hintergrund schieben zu können. Seine Frau jedoch zeigt ihm die kalte Schulter. Langsam fühlt er sich zurückgewiesen und einsam.

Inzwischen fragt er sich, ob sie wirklich glücklich ist und mit ihm zusammen glücklich sein kann. Er denkt daran, dass sie ihr Zuhause und ihre Kinder in einer anderen Stadt zurückgelassen hat und wegen seiner Arbeitsstelle umgezogen ist. Er überlegt, ob sie vielleicht doch lieber wieder zurückgehen würde. Da kommt ihm seine erste Frau in den Sinn, und die Tatsache, dass sie ihn verlassen hat. Jetzt bekommt er es mit der Angst zu tun. Schließlich platzt ihm der Kragen, er schnauzt Bree an: „Warum kannst du nicht einfach glücklich sein? Warum kannst du nicht die positiven Seiten sehen? Du bist immer so negativ." Bree wird wütend, brüllt zurück und geht noch stärker auf Distanz. Als der Streit in der Sitzung besprochen wird, stellt sich klar heraus, dass Gilles einfach nur Kontakt haben will. Bree versteht sein Bedürfnis nach Nähe, ist es aber so gewohnt, die Dinge selbstständig zu regeln, dass ihr der Gedanke, sie könnte sich ihrem Mann öffnen, über ihre Probleme reden und sich von ihm trösten lassen, überhaupt nicht in den Sinn kommt.

Bree wurde als Kind vernachlässigt und körperlich und sexuell missbraucht. Ihre Eltern hatten sich schnell wieder scheiden lassen, worauf ihre Mutter mit verschiedenen Männern „zusammenhauste", stets mit ihrer Tochter im Schlepptau. Sie hatte sich nie behütet gefühlt, vielmehr oft genug von ihrer Mutter „verraten und verkauft". Eine Zeit lang wurde sie vom Freund ihrer Mutter und dessen Sohn sexuell missbraucht. Bree sagt, sie würde sich gerne für Gilles öffnen, fürchtet aber, abgewiesen und erniedrigt zu werden. Sie erklärt: „Gelegentlich gelingt es ihm [Gilles], mich zum Lachen zu bringen und das ganze Zeug von der lustigen Seite zu sehen. Das bringt mich raus aus der schlechten Stimmung. Aber ich mag ihn nicht darum bitten. Das fällt mir ungeheuer schwer. Wenn ich tatsächlich das Risiko eingehe, dann aber nicht bekomme, was ich brauche und mich herabgesetzt fühle, das ist dann schrecklich. In meiner Kindheit habe ich die Erfahrung gemacht, dass man sich todsicher heftig die Finger verbrennt, wenn man um etwas bittet oder Unterstützung sucht." Gilles ist nicht in der Lage, sie zu verstehen und ihr die nötige Sicherheit zu geben. Er empfindet sich als Opfer ihrer Vergangenheit. Er fühlt sich von Bree beleidigt und wehrt ab: „Ich weiß nicht, woher das Ganze kommt. Ich werte sie doch nicht ab." Dann kehrt er zu seinem alten Standpunkt zurück: „Sie ist einfach unglücklich, ich kann sie nicht glücklich machen, in sechs Monaten wird sie mich verlassen, wie mich auch meine erste Frau verlassen hat." Bree, die Verfolgerin, fürchtet sich vor Zurückweisung und Demütigung, Gilles, der sich Distanzierende, fürchtet sich vor dem Verlassenwerden.

Einer erwarteten Zurückweisung durch Zurückweisung zuvorkommen

Carla und Luis suchten therapeutisch Hilfe, weil sie sich häufig stritten und überlegten, ob sie heiraten oder die Beziehung beenden sollten. Luis hatte Carla vor drei Jahren kennengelernt; er war zuvor 17 Jahre lang verheiratet, Carla hatte nie geheiratet. Beide waren Anfang 40. Luis hat drei

Kinder, eines davon schwerbehindert. Mit seiner Ex-Frau unterhielt er eine äußerst belastende und komplizierte enge Beziehung. Nach einer bitteren und teuren gerichtlichen Auseinandersetzung hatten sie folgende Vereinbarung getroffen: Sie würden die Kinderbetreuung strikt teilen und wöchentlich abwechselnd übernehmen. Wenn Luis die Kinder hatte, verbrachte Carla viel Zeit mit der Familie, und dem Therapeuten war klar, dass sie sich nichts inständiger wünschte, als Teil der Familie zu sein. Sie sehnte sich nach der Liebe der Kinder und tat alles, um eine positive Mutterfigur zu sein, indem sie sich in ihrer freien Zeit intensiv um sie kümmerte. Sie organisierte ihnen üppige Geburtstagspartys und verwöhnte sie bei jeder Gelegenheit nach Strich und Faden. Von Luis und den Kindern geliebt zu werden, das war ihr höchstes Ziel. Als jede Seite ihre Geschichte erzählte, klagte Luis vor allen Dingen, er fühle sich kritisiert und sei einfach „nie gut genug". Carla dagegen äußerte, sie fühle sich nicht geschätzt, und das hatte mit Bindung zu tun. Hier ist bemerkenswert, dass Luis nicht auf die Frustration eines Bindungsbedürfnisses reagierte, vielmehr auf eine Identitätsbedrohung und dass er nicht mit dem Gefühl von Einsamkeit reagierte, sondern mit Scham. Wir haben es also mit einem gemischten Zyklus aus Bindung und Identität zu tun.

Obwohl Luis ihr manchmal einen besonderen Gefallen tat und ihr teure Geschenke machte, hatte Carla das Gefühl, er ignoriere ihre Wünsche und Bedürfnisse und sei nicht wirklich an ihr interessiert. Er vergaß beispielsweise ihren Geburtstag und hatte an dem Tag kein Geschenk für sie. Weil das für Carla aber sehr wichtig war, fühlte sie sich verletzt. Luis dagegen hatte das Gefühl, durchaus rücksichtsvoll und einfühlsam zu sein und stets ihr Wohlergehen im Auge zu haben, wenngleich er nicht jeder ihrer „Launen" stattgab. Er pflegte sie mit außergewöhnlichen Geschenken zu verwöhnen, obwohl diese, Carla zufolge, nicht ihren Wünschen entsprachen.

Als sich Carla und Luis, nach einem gemeinsam verbrachten Wochenende voneinander verabschieden wollten, kam es zu einem typischen Streit. Dieser Zeitpunkt war oft recht belastend, weil Luis dann eine Woche lang seine Kinder zu betreuen hatte und sie dann seiner Ex-Frau übergeben musste, bei der er sie nicht sicher aufgehoben wusste. Die Kinder fingen dann an, Trennungsängste zu entwickeln. Luis fürchtete die kommenden Stunden und wurde immer mürrischer und verzagter. Carla meinte dann, er ziehe sich von ihr zurück und fürchtete eine Zurückweisung. Deshalb beschloss sie, mithilfe einer Rückzugsstrategie einer Zurückweisung zuvorzukommen. Wenn Luis eine patzige Antwort gab, erwiderte sie: „Okay, dann kann ich ja gehen" und packte ihre Sachen. Luis in seiner Verzweiflung antwortete: „Okay, geh nur", um sich zu verteidigen und zu schützen. Worauf Carla ihren Koffer nahm und tatsächlich nach Hause fuhr. Sie schilderte dem Therapeuten, wie gerne sie nach Hause fuhr und wie so viel sicherer sie sich in ihrer eigenen Wohnung fühlte. Das Alleinsein war in vieler Hinsicht angenehmer als das Leben in einer Verbindung. Als der Therapeut die Situation reflektierte und Carlas Verhalten als natürliche Folge ihrer Kindheit in einer chaotischen und instabilen Familienumgebung betrachtete (in der es gefährlich war, sich verletzbar zu zeigen), stimmte sie ihm zu. Sie wollte diese Vulnerabilität allerdings nicht näher explorieren.

Carla hatte dem Therapeuten bei einer früheren Gelegenheit erzählt, dass ihre Mutter an einer bipolaren Störung gelitten und ihr Vater die Familie verlassen hatte, als sie noch sehr klein war. Die Mutter versorgte Carla nur höchst unzuverlässig. Die meiste Zeit über war sie es, die die Mutter versorgen musste. Sie schilderte, wie ihre Mutter in psychotischem Zustand die Kinder mitten in der Nacht aufweckte, um das Haus zu putzen – und ähnliche Szenen. Um zu überleben, hatte Carla allzu früh gelernt, selbst für sich zu sorgen und war äußerst unabhängig geworden. Schließlich musste sie erleben, dass es einfach gefährlich war, von der Mutter abhängig zu sein. Sie hatte fast ihr ganzes Leben danach ausgerichtet und stets Helferrollen übernommen. Erst vor Kurzem, im Alter von 42 Jahren, war sie das Wagnis einer engeren Beziehung eingegangen. Das Leben in einer Beziehung war für sie deshalb ungewohnt, erschien ihr aber anziehend und sinnstiftend, zugleich jedoch unglaublich angstauslösend und unbehaglich.

Carla, die offenbar aus einer maladaptiven Angst vor Vernachlässigung heraus reagierte, musste nun unter Anleitung des Therapeuten daran arbeiten, ihre Blockade zu überwinden und sich mit ihrer Angst zu befassen. Sie musste die mit ihrer Mutter verbundene Angst aufspüren, verspüren und explorieren. Als sie die Exploration dieser Gefühle anging und die Legitimität ihrer Bedürfnisse nach mütterlicher Fürsorge wahrnahm, arbeitete der Therapeut mit ihr an der Entwicklung der Fähigkeit zum Self-soothing; mit dem Paar arbeitete er an sicheren Möglichkeiten, Carlas Vulnerabilität in die aktuelle Beziehung zu integrieren. Schließlich gingen sie der Frage nach, wie Luis durch empathisches Verständnis und Mitgefühl beitragen kann, Carla zu beruhigen und zu entspannen.

„Vielleicht ekelt er sich vor mir. Deshalb ziehe ich mich zurück."

Wie bereits an früherer Stelle erläutert, ist die primäre Angst des sich distanzierenden Partners im bindungsbezogenen Affiliationszyklus manchmal auf ein Trauma in der Vergangenheit zurückzuführen. Oft fürchten sich solche Menschen vor jeder sexuellen oder körperlichen Intimität. Der Verfolger neigt dazu, auf jede Zurückweisung hochempfindlich zu reagieren, ohne zu merken, dass er mit seinem Verhalten Angstreaktionen auslöst. Deshalb ist es Aufgabe des Therapeuten/der Therapeutin, dem

Klienten bewusst zu machen, wie er seinen Partner triggert; die Hauptarbeit besteht allerdings in der Identifikation des Traumas, um dann zu eruieren, inwiefern es Intimität in der heutigen Beziehung verhindert. Dann geht es darum, die Heilung der traumatisierten Person zu fördern, wobei es sich bewährt hat, ihren Partner einzubeziehen.

Gehen wir nun zurück zu unserem Paar von Kapitel 11, zu Jim und Nancy. Wir erinnern uns, dass sie seit neun Jahren verheiratet sind und sich fragen, ob sie beisammen bleiben können. Jim fühlt sich ungeliebt und sagt, Nancy habe die Zuneigung, die sie bislang für ihn empfunden hat, „verloren". Nancy sagt, sie sei sich ihrer Liebe zu Jim nicht sicher, habe aber das sichere Gefühl, in einer Falle zu stecken. Nancy war Opfer einer Vergewaltigung geworden, kurz bevor sie ihren Mann kennengelernt hatte. Sie hat den Eindruck, dass er nichts dabei findet, sie öffentlich zu demütigen und zu beschämen, weshalb sie empört ist, wenn er sie bald danach mit seinen sexuellen Wünschen bedrängt.

Gleich zu Beginn der zehnten Sitzung berichten Jim und Nancy, dass sich inzwischen Vieles gebessert habe. Nancy hat nicht länger das Gefühl, Jim demütige sie absichtlich, und Jim sei nicht mehr so aufdringlich. Jim erwähnt freilich, dass er davon absieht, seine Frau zum Sex zu drängen, weil er festgestellt hat, dass er sie mit diesem Verhalten nur noch weiter von sich weg treibt, er also ein Eigentor schießt. Er hat es satt, zurückgewiesen zu werden, gibt allerdings zu, sich einsam zu fühlen, „wie auf einer menschenleeren Insel". Er hat den Eindruck, dass sie überhaupt kein Sexualleben haben würden, wenn er nicht gelegentlich darauf pochte. Nancy stimmt zu und meint, sie würde vermutlich nie die Initiative ergreifen, außerdem sei ihr Interesse einfach nicht so ausgeprägt. Als sie dieses Thema eingehender explorierten, fragte der Therapeut, was geschieht, wenn Jim tatsächlich die sexuelle Initiative ergreift. Die Klientin antwortete, manchmal reagiere sie ärgerlich, manchmal empfinde sie eine Mischung aus Wut und Ekel, dann wiederum sei sie einfach taub, wie benommen. Die meiste Zeit käme er ihr vor wie ein unter Druck stehender Lüstling, der nur ans eigene Vergnügen denkt. Im weiteren Gespräch stellte sich heraus, dass Sex für Nancy ein überwiegend negatives Ereignis ist, und zwar seit dem Tag ihrer Vergewaltigung. Obwohl es am Anfang ihrer Beziehung mit Jim Zeiten gegeben hat, in denen sie Sex genossen hat, erinnert sie inzwischen jede sexuelle Begegnung an die Vergewaltigung. Dann kam sie auf die Vergewaltigungsszene zu sprechen und erzählte, wie schrecklich diese Demütigung und wie groß ihre Angst war. Der Therapeut hörte zu, bestätigte empathisch ihre Erfahrung und ermunterte sie, alle damit verbundenen Empfindungen zuzulassen. Es dauerte lange, bis sie ihre Geschichte ganz erzählt und die vielen damit einhergehenden Emotionen verarbeitet hatte, auch ihre Wutgefühle. Jim hörte die ganze Zeit über aufmerksam zu und schaute seine Frau dabei mitfühlend, besorgt und beschützend an. Der Therapeut achtete in regelmäßigen Abständen auf seinen Gesichtsausdruck. Schließlich fragte er Nancy, ob sie sich Jims Gegenwart bewusst sei, und schlug ihr vor, Kontakt aufzunehmen. Sie meinte, er ekle sich vermutlich vor ihr, und deshalb müsse sie auf Abstand bleiben. Mit therapeutischer Anleitung gelang es Jim, über sein tiefes Mitgefühl und seine Besorgnis zu sprechen. Er sagte, dass er sie beschützen und ihr weiteren Kummer ersparen will. Er brachte seine große Liebe zu ihr deutlich zum Ausdruck. Dann schaute der Therapeut zu Nancy, um sicher zu gehen, dass sie mit Jim in Kontakt trat, während er seine Gefühle ausdrückte. Nancy sagte, sie sei in Verbindung mit ihm, sah ihren Mann leicht skeptisch an und meinte, sie könne kaum glauben, dass er tatsächlich so empfinde. Sie versicherte, dass sie seine Worte schätzt und trotz ihrer Vorbehalte bereit sei, die Gefühle in sich einsinken zu lassen und ihrer tröstlichen Wirkung zu vertrauen. Dann gestattete sie Jim, sie zu umarmen.

Wütend – zugleich besorgt, ihn zu verlieren

Angst kann auch eine sekundäre Emotion sein, die im Verfolgungs-Distanz-Zyklus auftaucht, um eine primärere Emotion, etwa Wut, zu verhindern oder abzuwehren. Der Distanzierer ist vielleicht verärgert, weil er das Gefühl hat, der Partner habe ihn schlecht behandelt, verzichtet jedoch darauf, Bedürfnisse und Wünsche zu äußern, weil er ihn beschwichtigen will. Andere fürchten sich davor, verlassen oder im Stich gelassen zu werden, sind im Grunde aber voller Groll.

Jill beispielsweise war stets kühl und distanziert, wenn sie mit Ron von einer Party oder nach einem gesellschaftlichen Ereignis im Freundeskreis wieder nach Hause kam. Sie wusste nicht so genau, warum sie Ron gegenüber diese Gefühle empfand, nur, dass sie einfach Angst hatte und sich alleine fühlte. Das Paar kam in Therapie und Ron klagte, seine Frau sei ein „kalter Fisch". Jill stimmte dieser Bezeichnung nicht zu, gab jedoch an, sehr wohl zu wissen, dass sie ihn mit ihrem distanzierten Verhalten in die Flucht schlägt. Sie ging davon aus, dass Ron sie schließlich verlassen wird, meinte aber, das sei „zu erwarten, weil es immer und mit jedem Mann darauf hinausgelaufen ist". Als das Paar einen Streit schilderte, der sich kürzlich nach einer Party entzündet hatte, begann die Therapeutin mit der Dekonstruktion dessen, was während der Party, also vor dem Streit, geschehen war. Das Paar beschrieb folgende Szene: Jill war ziemlich gekränkt und verstimmt gewesen, weil Ron im Gespräch mit Freunden über ihre gemeinsame Collegezeit gesagt hatte, sie sei nie eine wirklich engagierte Studentin gewesen und habe sich für nichts wirklich leidenschaftlich interessiert. „Sie hat die meiste Zeit nur herumgeschlafen", behauptete er vor versammeltem Freundeskreis, und sei „eine richtige Schlampe" gewesen. Jill war über diese Charakterisierung höchst verärgert, fühlte sich jedoch wie erstarrt und völlig wehrlos. Ihr sei richtig übel geworden, sie sei innerlich zusammengezuckt. Trotzdem habe sie sich ruhig entschuldigt und die Runde verlassen, um sich mit einer Freundin zu unterhalten und sich damit abzulenken. Im weiteren Gespräch über den Vorfall stellte sich heraus, dass Jill im Grunde innerlich vor Wut kochte. Sie hatte sich von Ron bloßgestellt gefühlt, wollte ihren Groll aber nicht zeigen, weil sie fürchtete, ihn zu verlieren. Später erzählte sie dann von einem Traum, in dem Ron tot war und sie den Leichnam beseitigen musste. Diesen Traum zu enthüllen fiel ihr sehr schwer; er hatte ihr Angst eingejagt. Die Therapeutin bat Jill, Ron während der Sitzung auf konstruktive Weise mitzuteilen, wie wütend sie war – und sie unterstützte sie dabei.

Der Einflusszyklus

Wenn Partner sich gegenseitig unbedingt kontrollieren und beeinflussen wollen, hat dies für gewöhnlich mit Identitätsbedrohung zu tun. In den folgenden Abschnitten wird beschrieben, welche Angst der Position, die ein Partner im Einflusszyklus einnimmt, zugrunde liegt.

Die Angst des Dominierers

Oft fürchtet der dominante Partner, es könnte irgendwann in der Zukunft zu einer größeren oder vernichtenden Katastrophe kommen; er fühlt sich berufen, für diesen Fall vorzusorgen und das Unglück abzuwenden. Sein Gefährte allerdings erlebt ihn als zu kontrollierend. Der ängstlich-dominante Partner begründet sein Verhalten mit der drohenden Katastrophe, die sich nur verhindern lässt, wenn er die Regie übernimmt und für die Zukunft plant. Das bringt ihn in einen hypervigilanten, misstrauischen Zustand, dem möglicherweise sekundäre Emotionen folgen (etwa Wutgefühle, Schuldzuweisungen, Kritik), falls er den Eindruck hat, sich nicht auf den anderen verlassen zu können. Solche Menschen sind oft von Natur aus sehr verantwortungsbewusst, was nicht selten damit zu erklären ist, dass sie in ihrer Herkunftsfamilie bereits sehr früh eine Betreuungsrolle übernehmen mussten. Gut möglich auch, dass sie aus einer chaotischen Familie stammen, in der sie sich für ihre Geschwister verantwortlich fühlten oder die Aufgabe hatten, irgendwelche Exzesse ihrer Eltern zu verhindern.

„Sie weiß gar nicht, was sie an mir hat."

Elaine kam als Erste in Therapie, ohne Jennifer, um zu klären, ob sie die Partnerschaft fortführen will oder nicht. Sie fühlte sich von Jennifer nicht ausreichend beachtet, außerdem sei sie für ihren Geschmack zu introvertiert. Nach einigen Einzelsitzungen war sie bereit, Jennifer mitzubringen. Das Problem ihrer Beziehung, so das Paar, bestünde in einem „kommunikativen Totalausfall". Den Schilderungen war zu entnehmen, dass sich Elaine von Jennifer ständig kritisiert fühlte. Sie erzählte von ihrem alkoholkranken Vater, der sie verbal missbraucht hatte, und wie verletzend es sei, dass Jennifer so viel kritisierte und ihr dauernd „auf die Nerven" ginge. Sie habe es satt, dass Elaine ständig an ihr herummäkelte und ihr das Gefühl vermittelte, einfach nichts recht machen zu können.

Elaine sagte, sie fühle sich unzulänglich und gerate in ein schwarzes Loch, wenn Jennifer behauptet, sie plane nicht für die Zukunft und überließe alles ihr. Darauf reagierte Jennifer mit einem Ausbruch: „Du hast ja keine Ahnung. Es tut mir leid, dass sie keine Kritik vertragen kann, aber mir gibt das lediglich das Gefühl, dass ich in unserer Beziehung überhaupt nichts zu melden habe. Ich muss kämpfen, damit unser Zusammenleben funktioniert. Ich fühle mich so nebensächlich und ausgebeutet. Ich brauche ein gewisses Maß an Sicherheit und Berechenbarkeit. Sie dagegen lebt ihr Künstlerleben und geht einfach davon aus, dass sich die Dinge von selbst regeln. Inzwischen kümmere ich mich um die Finanzen, plane für die Zukunft, denke an die Zukunft unserer Familie. Sie sitzt faul daneben. Sie ist so unverantwortlich leichtsinnig und das hasse ich. Ich fühle mich höchst unwohl dabei. Sie will einfach nichts mit mir besprechen. Sie ignoriert alle meine Sorgen. Ich habe versucht sie zu bewegen, mit mir zusammen einen Budgetplan aufzustellen, zumindest für die kommenden fünf Jahre, doch sie weigert sich einfach. Sie weicht mir ständig aus, ich fühle mich übergangen und finde, dass sie mich für selbstverständlich nimmt. Elaine weiß gar nicht, was sie an mir hat."

Im weiteren Verlauf der Problemexploration stellte sich heraus, dass Jennifer aus einer Familie stammt, die ihr ganzes Vermögen verloren hatte, als sie elf Jahre alt war, und danach ein chaotisches Leben führte. Das hatte sie extrem vorsichtig gemacht. Aus Furcht vor einem weiteren Desaster wollte Sie über alle Vorgänge immer ganz genau Bescheid wissen. Sie reagierte auf eher männertypische Art, indem sie bereits in jungen Jahren ein ausgeprägtes Verantwortungsbewusstsein entwickelte, um mit dem bedrohlichen Eindruck zurechtzukommen, die Dinge könnten ihr demnächst aus der Hand gleiten. Sie ist beseelt von dem Gefühl, dem Unglück zuvorzukommen und es verhindern zu müssen. Sie ist rationaler und organisierter als ihre Partnerin und arbeitet als Systemanalytikerin in der Computerbranche. Elaine dagegen unterrichtet seit Kurzem im kreativen Bereich und zählt Ordnung nicht zu ihren dringendsten Anliegen.

Die Angst des sich Unterordnenden

Gottman (1999) bezeichnet Menschen, die sich in Beziehungen notorisch gerne zurückziehen, als „stonewaller", was bedeutet, dass sie „mauern" und abblocken. Männer neigen eher als Frauen dazu, sich zu verschließen, wenn die andere Seite anfängt, zu attackieren und sie der emotionalen Vernachlässigung beschuldigt. Solche Männer fürchten sich weniger vor Nähe als davor, kritisiert und kontrolliert zu werden. In der Therapie sitzen sie oft ruhig da, hören zu und zeigen auf Tiraden und Geschimpfe kaum eine emotionale Reaktion. Mag sie die Frau noch so hart angehen, mag sie noch so viele Beleidigungen ausstoßen, sie bleiben äußerlich ungerührt. Gottman hat Paare in einer Laborsituation aufgefordert, einen Streit aufzuführen, sie an einen Monitor angeschlossen und mithilfe des Elektrokardiogramms nachgewiesen, dass auch bei nach außen hin unbewegten Menschen der Puls ansteigt. Sie haben nämlich Angst, ob sie sich dessen bewusst sind oder nicht. Oft ist dies die passive Reaktion auf einen Angriff des dominanteren oder aktiveren Partners.

Paare, bei denen sich einer vor dem anderen fürchtet und sich unterordnet, weil er überwiegend Angst verspürt, sind keine Seltenheit. Natürlich wird der sich unterordnende Partner vermutlich auch derjenige sein, der sich zurückzieht. Frauen neigen eher als Männer dazu, den Zorn ihres Gefährten zu fürchten, wobei die Rollen aber auch genau umgekehrt verteilt sein können.

Dicht machen

Als Eli und Jane in die Therapie kamen, schilderten sie ihre Beziehung als überwiegend harmonisch. Trotzdem hatten sie gelegentlich heftige Auseinandersetzungen und redeten dann tagelang nicht mehr miteinander. Jane war Fotografin, Eli arbeitete im Journalismusbereich. Jane bemühte sich, ihr eigenes Geschäft auf die Beine zu bringen und war manchmal nicht recht motiviert dabei. Sie verließ sich in weiten Teilen auf ihren Mann und erwartete von ihm finanzielle und emotionale Unterstützung. Eli hatte gegen dieses Arrangement nichts einzuwenden, fühlte sich allerdings manchmal finanziell zu stark belastet, worauf er seine Frau kritisierte. Jane wiederum empfand Elis berufliches Engagement als viel zu aufwendig und klagte, er nehme sich zu wenig Zeit „für die Beziehung". Wenn sie dann unglücklich war, sagte sie Eli, sie sei einsam und müsse mit ihm reden. Je mehr sie Eli mit ihrem Wunsch nach mehr Gespräch und Aufmerksamkeit verfolgte, desto mehr zog er sich zurück. Schließlich wurde er wütend und verbat sich ihre Nörgelei. Jane zufolge warf er ihr nur böse Blicke zu und ging dann plötzlich in die Luft. In seiner Wut machte er sie manchmal schlecht und warf ihr Unfähigkeit vor: Warum war sie kein unabhängigerer Mensch? Warum brachte sie ihr Geschäft nicht endlich auf die Beine? Wenn Eli in diesem zornigen Zustand war, bekam Jane es mit der Angst zu tun. Sie machte dicht und zog sich zurück. Sie wollte dann tagelang nicht mehr mit ihm reden und nichts mit ihm zu tun haben. Im unten stehenden Exzerpt diskutieren sie über dieses Problem. Bitte achten Sie darauf, wie die Therapeutin die Szene nachzeichnet und aufspürt, wie sich beide Seiten verhalten und was sie empfunden haben. Sie geht sowohl der sekundären als auch der primären Emotion nach. In diesem Fallbeispiel exploriert die Therapeutin, was in Jane vorgeht, richtet den Fokus auf ihre primäre Emotion – hier ist es die Angst – und geht diesem Kerngefühl explorierend und reflektierend auf den Grund.

Therapeutin: Jane, was ist gestern Abend passiert? Wie war das für Sie?

Jane: Nun, er kam von der Arbeit nach Hause, spät wie immer, und ich freute mich schon auf ihn. Ich hatte mich mit einer Freundin zum Mittagessen getroffen und eine kleine Meinungsverschiedenheit erlebt, die ich Eli erzählen wollte. Ich hatte so ein komisches Gefühl.

Therapeutin: Hm, hm. Er kommt also nach Hause, Sie würden gern mit ihm reden, und dann?

Jane: Gut, er kommt rein, gibt mir einen flüchtigen Kuss auf die Wange, marschiert schnurstracks ins Wohnzimmer und lässt sich vor dem Fernseher aufs Sofa fallen. Die Botschaft war klar: „Ich habe keine Lust zum Reden."

Therapeutin: Hm, hm. Und wie ging's weiter? Eli, haben Sie gemerkt, dass Jane reden wollte? Oder wie war das für Sie?

Eli: Ich hatte einen sehr anstrengenden Arbeitstag. Viel Stress. Es gab einen heftigen Streit mit dem Verleger, weshalb ich einfach nicht in Gesprächslaune war.

Therapeutin: Hm, hm. Und wie ging die Sache weiter?

Jane: Nun ja, ich war wohl ziemlich wütend und sagte: „Weißt du was? Ich habe diese Beziehung so satt. Sie fühlt sich an wie Zähne ziehen, dabei will ich doch nur mit dir reden."

Eli: Genau. Sie kommt immer mit so durchgeknallten Behauptungen. Als wäre ich nicht für sie da. Ich weiß nicht genau, wie es kam, jedenfalls war ich ziemlich verärgert.

Therapeutin: Sie waren also ziemlich verärgert, und dann? Wie war das für Sie, Jane?

Jane: Oh, dann ist er an die Decke gegangen, hat seine übliche Schimpftirade abgelassen und mir alles Mögliche an den Kopf geworfen.

Therapeutin: Wie ging es dann weiter? Was ging dabei in Ihrem Innern vor? Was haben Sie gespürt, während Eli so getobt hat?

Jane: Wenn ich diese wütende Miene sehe ... spannen sich meine Muskeln an, ich fühle mich wie benommen ... und ganz klein. Ich mache dann wohl einfach zu.

Therapeutin: Das klingt als würden Sie, Jane, Angst bekommen, wenn Sie Elis böses Gesicht sehen – und dann sofort ihren Schutzwall aufbauen.

Jane: Das erinnert mich an meine Mutter, die wegen der kleinsten Kleinigkeit richtig wütend und gemein werden konnte, und wie sie dann lautstark mit den Töpfen und Pfannen herumfuhrwerkte.

Therapeutin: Wenn also Eli diesen gemeinen Gesichtsausdruck bekommt, erinnern Sie sich an die Wutausbrüche Ihrer Mutter und an ihre üblen Beschimpfungen. Da bekommen Sie es mit der Angst zu tun und machen dicht; sehe ich das richtig?

Jane: Ja, ich fühle mich dann so alleine, richtig verängstigt, ehrlich gesagt. Plötzlich wird mir ganz schwindlig im Kopf, ich bin wie benommen und fühle mich völlig erschlagen. [*Hält kurz inne.*] So etwa fühle ich mich jetzt im Moment auch. Es fällt mir schwer, darüber zu reden.

Therapeutin: Ja, das glaube ich gerne. Könnten Sie bei diesem Schwindel und dieser Benommenheit bleiben und Eli sagen, wie sich das anfühlt? Könnten Sie ihm sagen, was Sie spüren, anstatt sich zurückzuziehen? Fürchten Sie sich davor? Ich kann mir vorstellen, wie schwer das ist. Könnten Sie ihm erzählen, wie es sich anfühlt?

Jane: Okay, ich schaffe es: Wenn du anfängst, zu brüllen und wirklich wütend wirst, wie gestern Abend, bekomme ich Angst. Es ist als würde mir der Boden unter den Füßen weggezogen, als fiele ich ins Leere [*fängt an zu zittern und zu weinen*]. Vermutlich werde ich an meine Mutter erinnert und an ihre Wutausbrüche. Ich weiß, dass du mich nicht verletzen wirst, wie sie es getan hat, manchmal bin ich mir aber wohl nicht ganz sicher. Dann wird mir ganz flau in der Magengegend.

Fazit

Angst ist eine bedeutsame Emotion; sie darf in der Paartherapie keinesfalls übersehen werden. Adaptive Angst bringt die Menschen einander näher und trägt zur Herstellung und zum Erhalt von Bindung bei. Sie hat auch die wichtige Funktion, uns vor einer Gefahr zu warnen. Wir Menschen brauchen einander und brauchen das Gefühl, unser Leben unter Kontrolle zu haben. Angstgefühle und Trennungsängste können in Paarbeziehungen allerdings auch maladaptiv und eine Quelle hitziger und intensiver Konflikte sein. Wir haben in diesem Kapitel anhand verschiedener Fallbeispiele erläutert, wie Angst, Trauma und Trennungsangst zersetzend wirken und Paare auseinanderreißen können. Einen weiteren Schwerpunkt bildeten Affiliations- und Einflusszyklen und die unterschiedlichen Arten, wie sie von grundlegenden Ängsten beeinflusst werden. Bei der Arbeit mit Angst in der EFT-P muss der Therapeut / die Therapeutin den Partnern helfen, zu erkennen, ob ihrem Kritik- oder Kontrollverhalten eine heimliche adaptive Angst zugrunde liegt, die ins Bewusstsein befördert und zum Ausdruck gebracht werden muss. Wer dem Partner seine tief empfundene Angst ehrlich mitteilt, ohne Kritik zu üben, wird eher auf offene Ohren und auf eine empathische Reaktion stoßen. Auch maladaptive Angst muss, sofern vorhanden, validiert, letztlich aber bearbeitet und transformiert werden. In diesem Kapitel wurden ferner wirksame Methoden des Self-soothing und für Paare geeignete Methoden der Angstlinderung empfohlen.

13 Vom Umgang mit Scham in der Paartherapie

> Scham ist der Deckmantel des Stolzes.
> *William Blake*

Inzwischen weiß man, dass Scham eng mit dem Selbstwertgefühl verknüpft ist und es erheblich zu beeinträchtigen vermag – spielt sie doch eine wichtige Rolle bei der Identitätsfindung, indem sie die Identität lenken, verzerren, ja sogar lähmen und verkrüppeln kann. Scham ist darüber hinaus eine deutliche Barriere, die Paare daran hindert, Intimität zu erleben. Ist dem Therapeuten daran gelegen, den Partnern zu einer geglückten Intimität zu verhelfen, muss er ihnen helfen, sich mit ihren Schamgefühlen auseinanderzusetzen und zu begreifen, wie zerstörerisch sie sich auf ihre Beziehung auswirken.

Scham muss von Angst unterschieden werden. Angst signalisiert Gefahr für Leib und Leben; Scham signalisiert, dass man Gefahr läuft, die Akzeptanz der Mitmenschen zu verlieren. Dabei geht es nicht um die Gefahr des Verlassenwerdens, vielmehr um die Gefahr, abgewertet und verachtet zu werden. Gut möglich, dass sich daraufhin Angst vor dem Verlassenwerden einstellt, das primäre Thema bleibt jedoch das Gefühl, minderwertig zu sein.

Wie Scham erlebt wird

Menschen schämen sich, wenn sie meinen, bloßgestellt zu werden oder in den Augen anderer an Würde oder Wert verloren zu haben. Man spürt die herablassenden Blicke und weiß, dass man als minderwertig gilt. Am allermeisten schmerzt es, wenn es der eigene Intimpartner ist, der offenbar auf einen herabblickt. Scham ist eng verknüpft mit der Angst vor Herabsetzung und Abwertung. Scham-Angst warnt Menschen davor, sich leichtfertig zu exponieren. Sie ist der Kern einer ganzen Familie von Schamgefühlen; Schüchternheit, Peinlichkeit, Verlegenheit, Stigmatisierung und Schande gehören dazu.

Scham als Kernemotion entwickelt sich bereits in der Kindheit, hauptsächlich durch fehlende Einstimmung der Bezugsperson auf die Freude oder das Mitteilungsbedürfnis des Kindes – die ja die Basis bilden für sein Gefühl der Selbstwirksamkeit und seinen Selbstsinn. Scham stellt sich ein, wenn man zur Zielscheibe von Verachtung, Geringschätzung und Abscheu wird und wenn man in den eigenen Augen – und in den Augen anderer Menschen – versagt hat. Scham beginnt mit der Erfahrung, dass spontane Lebensäußerungen und persönliche Erfolge ignoriert werden. Kinder schämen sich, wenn sie sich anstrengen und ihr Können unter Beweis stellen wollen, dann aber von niemandem beachtet werden oder wenn Eltern die Freudenäußerungen ihrer Kinder über ihren Erfolg ignorieren oder bespötteln. Wenn sie im Schwimmbad auf dem Sprungbrett stehen und aufgeregt rufen: „Mama! Papa! Guckt mal her!" und die Eltern ihre Rufe einfach übergehen, werden sie sich beschämt zurückziehen (Kohout 1977). Als Heranwachsende und junge Erwachsene empfinden sie Scham, wenn sie ihre Gefühle einem anderen Menschen offenbaren und dann keine Bestätigung oder Aufmerksamkeit erfahren. Auch wenn man in einer Gruppe eine Geschichte erzählt und plötzlich merkt, dass niemand zuhört, wird man höchstwahrscheinlich beschämt verstummen.

Schamgefühle stellen ein ernsthaftes Hindernis dar, wenn es darum geht, Intimität zu erleben. Wer dem Intimpartner wichtige persönliche Dinge preisgibt, läuft Gefahr, ignoriert oder verurteilt zu werden – und macht sich damit verletzbar, selbst wenn es sich um einen gesunden Persönlichkeitsaspekt handelt. Wird dabei ein schmerzlicher oder verletzter Selbstanteil enthüllt, ist die Sache doppelt gefährlich. Wer Intimität erfahren will, muss auf den anderen zugehen können, bereit sein, Kontaktangebote aufzunehmen und sich erlauben, zu zeigen, wie sehr er Nähe genießt. Im Laufe dieses Prozesses öffnen sich die Partner füreinander und werden damit berührbar und verletzbar. Vulnerabilität heißt, in Einklang mit dem anderen das eigene Selbst, die eigene innere Welt zu enthüllen. Menschen können sich aber nur verletzbar zeigen, wenn sie sich sicher fühlen, ihre Scham ablegen und auf eine empathische Reaktion stoßen. Beruht der Prozess auf Gegenseitigkeit, empfinden dies beide als Erfüllung, und dieses Erlebnis wird die Intimität vertiefen. Gelingt es Partnern, einander von Schamgefühlen zu entlasten und sich dem anderen verletzbar zu zeigen, entsteht im besten Fall daraus ein Band, das ein Leben lang hält. Wird die Scham jedoch nicht zugelassen, nicht ausgedrückt und dem anderen nicht mitgeteilt, kann keine Intimität entstehen.

Schamgefühle und Schuldgefühle sind zwei verschiedene Dinge. Wenn wir uns schuldig fühlen, sind wir an Wiedergutmachung interessiert und entschuldigen uns. Ganz anders dagegen, wenn wir uns schämen: Dann würden wir uns am liebsten in ein Mauseloch verkriechen und sterben. Man will sich verstecken und einfach nicht mehr gesehen werden – eine typische Reaktion. Nicht ohne Grund sprechen wir davon, dass jemand, der beschämt wurde, „sein Gesicht verliert". Schamreaktionen reduzieren folglich die mimische Kommunikation: der Blick wird gesenkt, der Kopf eingezogen, der Oberkörper sackt zusammen. Menschen, die sich schämen, erröten, bekommen Herzklopfen und fühlen sich peinlich berührt. Wer in der Öffentlichkeit einen roten Kopf bekommt, fühlt sich erst recht dumm und inferior.

Wer als Kind von nicht ausreichend einfühlsamen Personen betreut wurde, wird im Erwachsenenalter dazu neigen, sich bei der leisesten Kritik oder bei fehlender Anerkennung wertlos, unzulänglich, minderwertig und fehlerhaft zu fühlen. Vielleicht projizieren sie auch ihre internalisierte Selbstkritik auf den Partner und meinen, vom ihm verachtet zu werden. Um diese schmerzhaften Empfindungen zu vermeiden, flüchten sie sich oft in Dominanz oder Rückzug, worauf sich beide Seiten isoliert fühlen.

Schamgefühle sind auch insofern schädlich, als sie manche Menschen dazu bringen, bestimmte Selbstanteile zu verleugnen, sie auf ihren Partner zu projizieren und diesen daraufhin genau so zu verachten, wie sie einst verachtet worden sind. Narzisstisch gestörte Personen beispielsweise flößen ihrem Partner oft Schamgefühle ein, um die eigenen schmerzhaften Schamgefühle nicht spüren zu müssen. Sie brauchen das Gefühl der Überlegenheit, andernfalls fühlen sie sich unzulänglich. Wer den Partner angreift oder kritisiert, schützt sich möglicherweise vor der Wahrnehmung seiner eigenen legitimen Sehnsucht nach Bestätigung. Weil sich dieser Wunsch bislang nicht erfüllt hat, verachtet er nun seine Bedürftigkeit.

Um sich vor Schamgefühlen zu schützen, entwickeln Menschen verschiedene Interaktionsgewohnheiten (Kaufman 1989). Der in Kapitel 8 beschriebene Dominanz-Macht-Zyklus dient in vielen Fällen der Abwehr von Scham. Oft dominieren Menschen andere, weil sie damit ihr Überlegenheitsgefühl wahren und ihr Selbstwertgefühl aufbauen können. Schutz gegen Schamgefühle manifestiert sich häufig im sexuellen Bereich. Dazu einige Beispiele:

> Eine Frau bestand darauf, alle Aspekte des gemeinsamen Sexuallebens zu kontrollieren, weil sie sich sonst exponiert und verletzlich gefühlt hätte. Anfangs genoss ihr Mann die Dominanz, bekam im Laufe der Zeit allerdings das Gefühl, dass die Rigidität des Skripts die Entwicklung echter Nähe verhindert. Ein schwuler Mann, der gegen intensive Schamgefühle anzukämpfen hatte, stellte fest, dass er nur eine einzige Art von Intimität tolerieren konnte, nämlich Sex mit anonymen Partnern. Ein anderer Mann schämte sich seiner Sehnsucht nach Nähe so sehr, dass er mehrere außereheliche Affären hatte, um das Gefühl zu vermeiden, von einer bestimmten Frau abhängig zu sein.

Von Schamgefühlen beeinträchtige Menschen sind oft besonders anfällig für Missbrauchsbeziehungen, in denen sie ausharren, weil sie das Gefühl haben, jede erdenkliche Strafe zu verdienen. Mit den Jahren mischt sich ihre Scham allerdings oft mit Wut. Das Gefühl von Hilflosigkeit und Viktimisierung wird abgespalten, um sich die Qual, beschämt zu werden, zu ersparen. Sie kämpfen mit verzweifelter Wut gegen die Scham an, ohne zu wissen, dass ihrer Wut das Gefühl von Wertlosigkeit zugrunde liegt und dass dieses Kerngefühl bewirkt, dass sie an der Missbrauchsbeziehung festhalten und dabei so wütend sind. Man sollte aber nicht vergessen, dass nicht alle Schamgefühle maladaptiv sind. In den nachfolgenden Abschnitten erläutern wir die Unterschiede zwischen adaptiver und maladaptiver Scham und trennen Schamgefühle noch deutlicher von Schuldgefühlen.

Verschiedene Schamgefühle

Probleme in Zusammenhang mit Identität lassen sich nur lösen, wenn die Scham bearbeitet wird. Um differenziert intervenieren zu können, ist es hilfreich, den Typ des Schamgefühls zu identifizieren. Die verschiedenen Arten werden nun näher erläutert.

Adaptive Scham

Adaptive Scham hilft uns Menschen, die Akzeptanz unserer jeweiligen Gruppe zu erhalten, indem sie uns daran hindert, gesellschaftliche Normen zu übertreten und uns dadurch zu entfremden. Scham kann eine adaptive Emotion sein, wenn sie eine Reaktion auf die Verletzung impliziter oder expliziter persönlicher Maßstäbe oder Werte ist, z. B. Scham über normabweichendes Verhalten, über einen Kontrollverlust in der Öffentlichkeit oder darüber, den Ehepartner betrogen, verletzt oder missbraucht zu haben. In solchen Situationen muss die Scham zugelassen werden, weil sie wichtige Informationen über gesellschaftlich akzeptables Verhalten vermittelt und (wenn man sich entschließt, die Scham anzunehmen) künftigen Handlungen Orientierung bietet. Adaptive Scham informiert uns darüber, dass wir uns allzu sehr exponiert haben, dass andere Menschen unser Handeln missbilligen, dass wir eine grundsätzliche gesellschaftliche Norm übertreten oder Maßstäbe bzw. Werte, die uns viel bedeuten, verletzt haben. Scham kann adaptiv sein, weil sie die eigene Intimsphäre schützt, zugleich aber die Verbindung zur Gemeinschaft aufrechterhält.

Scham erfüllt aber auch noch eine weitere wichtige Funktion: Sie stimmt die Zeugen eines sozialen Fehlverhaltens milde und veranlasst sie zu Reaktionen, die Vergebung und Aussöhnung ermöglichen und der Wiederherstellung der sozialen Harmonie dienen, die durch Verletzungen eines moralischen Grundsatzes oder einer Regel unweigerlich gestört worden ist (Keltner / Harter 1998). Im Grunde signalisiert Scham Unterwerfung. Sie geht einher mit dem Gefühl, klein und unterlegen zu sein und ist mit Beschwichtigungsgesten verbunden, man vermeidet also Blickkontakt und senkt den Kopf. Analysen menschlichen Beschwichtigungsverhaltens haben ergeben, dass Scham andere veranlasst, Verbindung aufzunehmen und dass sie Versöhnung anbahnt (Keltner/Harter 1998). Wenn in einer intimen Paarbeziehung einer den anderen verletzt hat, etwa durch einen Seitensprung, sollte derjenige, der verletzt oder betrogen hat, seiner Scham Ausdruck verleihen, weil das der Heilung von Verletzungen und Betrügereien zugutekommt (Greenberg et al. im Druck). Sieht die betrogene Seite die authentische Scham des Partners, und dass er voller Reue sein Verhalten bedauert, wird ihr die Vergebung leichter fallen. In solchen Fällen sind offen gezeigte Schamgefühle adaptiv, sie stellen das Vertrauen wieder her und fördern Vergebung.

Scham muss, wie bereits gesagt, von Schuld unterschieden werden. Beide Emotionen ähneln sich, Scham ist jedoch eine Kern- oder Grundemotion, die eng mit unserem Selbstwertgefühl, unserem Status oder unseren persönlichen Verdiensten verknüpft ist; während Schuldgefühl ein komplexerer Gefühlszustand ist, der erlernte Beurteilungen bestimmter Handlungen oder Verhaltensweisen enthält. Die von Schuldgefühlen ausgelöste Handlungstendenz zielt auf Wiedergutmachung des Fehlverhaltens, Scham dagegen bewirkt, dass wir uns zurückziehen oder verstecken. Wir verbergen uns, um zu verhindern, dass unsere Schwächen und unser persönliches Versagen ans Licht kommen.

Auch die Ergebnisse einer Studie, die sich mit der Beziehung zwischen Scham- und Schuldgefühlen einerseits und konstruktiver und destruktiver Wut andererseits beschäftigt hat, belegen, dass Scham- und Schuldempfinden zwei unterschiedliche emotionale Prozesse sind, mit deutlich unterschiedlichen Implikationen für angstorientierte Intentionen und Verhaltensweisen (Tangney et al. 1996). Schamgefühle ziehen oft destruktive Wut nach sich, Schuldgefühle dagegen nicht.

Primäre maladaptive Scham

Scham kann eine adaptive emotionale Reaktion auf die Verletzung einer sinnvollen sozialen Norm sein, allerdings auch ein grundlegendes Gefühl persönlicher Wertlosigkeit und Fehlerhaftigkeit. Diese beiden Formen gilt es zu unterscheiden. Wer von nahestehenden Menschen Verachtung und Abscheu erfahren hat, wird diese Gefühle internalisieren und gegen sein Selbst richten, was intrapsychisch maladaptive Schamgefühle erzeugt. Kinder, die emotional, körperlich oder sexuell missbraucht oder mit Verachtung behandelt worden sind, fühlen sich schmutzig, nicht liebenswert oder wertlos und haben dieses Gefühl internalisiert. Sie lernen, mit sich so umzugehen, wie ihre Betreuungskräfte mit ihnen umgehen, d.h. mit feindseliger Selbstbeschuldigung und Verachtung, was intensive Gefühle von Wertlosigkeit und Scham produziert. Der aktuelle Problemzustand oder die Störung solcher Menschen rührt auch aus ihrem Gefühl her, selbst für die schändlichen Taten verantwortlich zu sein, obwohl sie keine Kontrolle darüber hatten (im Falle von sexuellem Missbrauch); oder sie meinen, den Missbrauch irgendwie verdient und selbst herbeigeführt zu haben. Die Identität eines Menschen kann auch durch andere Formen der Misshandlung beschädigt werden und ihm das Gefühl vermitteln, grundsätzlich schlecht oder unterlegen zu sein, z. B. durch gesellschaftliche Ausgrenzung aufgrund der Rasse / ethnischen Herkunft, aufgrund von Armut oder wegen des Geschlechts / der sexuellen Identität.

Internalisierte Scham entsteht auch durch Erziehungsmaßnahmen, die Kinder lehren, dass bestimmte Gefühle, Wünsche und Verhaltensweisen nicht akzeptabel sind. In der westlichen Welt ist es gängige Praxis, ein Kind zu beschämen – ein Erziehungsstil, der alle Menschen im Westen mehr oder weniger beschädigt hat. Jungen beispielsweise werden typischerweise beschämt, wenn sie Schwäche zeigen, Mädchen, wenn sie sich egoistisch, allzu forsch oder sexuell interessiert verhalten. Adaptive Scham hält Kinder davon ab, anderen ihre als nicht akzeptabel geltenden Seiten zu zeigen. Erlebt ein Kind immer wieder, dass es schlecht gemacht wird oder Abscheu erregt, internalisiert es die Scham so sehr, dass verachtete Gefühle und Verhaltensweisen automatisch Schamgefühle auslösen, selbst in Abwesenheit der kritisierenden Person. Manchmal genügt dazu eine einzige Beschämung. Mehr noch: Diese internalisierten Scham-Botschaften können über spezifische Empfindungen und Verhaltensweisen hinausgehen und schließlich dazu führen, dass das ganze Selbst oder Kernaspekte des Selbst verdammt werden. Wer als Kind häufig Beschämungen erlebt hat, wird später vermutlich ein Selbstbild entwickeln, das ihn als fehlerhaft, dumm, faul, inkompetent oder selbstsüchtig ausweist. Wird dieses Selbstbild dann in einer Beziehung aktiviert, kommt es zu starkem Rückzugsverhalten – nicht aus Angst vor Nähe, vielmehr aus der Angst vor Herabwürdigung. Menschen, die sich wertlos fühlen, sind auch außerstande um Unterstützung zu bitten oder selbstbewusst zu ihren Bedürfnissen zu stehen, weil sie meinen, Hilfe nicht zu verdienen und kein Recht auf eigene Bedürfnisse zu haben.

Körperscham ist eine häufige Ursache für maladaptive Scham; sie kann die Intimität erheblich beeinträchtigen. Untersuchungen haben bestätigt, dass ein positives Körperbild davor schützt, bei sexuellen Interaktionen Angst zu empfinden (Goldenberg et al. 2000). Weil bei sexuellen Interaktionen stets auch viele intime Aspekte des Selbst enthüllt werden, ist davon auszugehen, dass negative Einschätzungen des eigenen Körpers tiefe intime sexuelle Begegnungen behindern. Der menschliche Körper war geraume Zeit eine Quelle von Scham, besonders im westlichen Kulturkreis. Wie sehr Körperlichkeit unmittelbar mit Scham assoziiert wird, variiert von Kultur zu Kultur und hat sich im Laufe der Jahrhunderte verändert.

Scham speist sich aus mehreren Quellen; Beschämungen haben oft einen kulturellen Hintergrund. Weitergegeben werden Schamgefühle jedoch in der Familie und in der Peergroup. Körperscham entsteht vornehmlich im jugendlichen Alter, in einer Zeit besonders hoher Anfälligkeit für Schamgefühle, was hauptsächlich mit den unkontrollierbaren körperlichen Veränderungen Heranwachsender zu tun hat.

Gesellschaftliche Einflüsse sind dafür verantwortlich, dass Mädchen eher als Jungen dazu neigen, sich zu schämen, und zwar bereits in einem recht frühen Entwicklungsstadium (Lewis 1971). Mädchen wird gestattet, ihre Scham zu zeigen, Jungen dagegen werden gezwungen, sie zu verbergen. Viele Männer spüren, dass sie den Anforderungen stereotyper Männlichkeitsbilder nicht gerecht werden. Vielleicht haben sie einschlägige Ansprüche internalisiert und meinen, stets hart, ehrgeizig oder sexuell aktiv sein zu müssen; wie dem auch sei: Die Kluft zwischen Männlichkeitsideal und realem männlichen Selbst ist ein mächtiger Schamproduzent. Männer holen sich nur ungern Hilfe und kommen selten von sich aus in Therapie – meist geschieht dies auf Druck ihrer Frau –, weil sie sich vor ihren Defiziten fürchten und ihr Schamgefühl einer Paartherapie entgegensteht. Oft fehlt ihnen das Bewusstsein für diese Zusammenhänge. Männer denken, dass sie beschimpft, gedemütigt oder übers Ohr gehauen werden, sobald sie ihre Schwächen zeigen, und das ist der Grund, warum sie sich nicht so leicht öffnen wie die Frauen an ihrer Seite. Die traditionelle männliche Subkultur hält Männer davon ab, beschämende Erlebnisse durch Reden und zwischenmenschliche Verbundenheit zu normalisieren und zu verarbeiten. Sie tendiert vielmehr dazu, Tatkraft, Suchtverhalten, Alkoholkonsum, Kampfbereitschaft etc. zu belohnen und zu fördern.

Wird Scham nicht zugelassen und bearbeitet, verschafft sie sich oft in Form von Wutausbrüchen sowie von Dominanz- und Kontrollverhalten Geltung. Internalisierte Scham und das Selbst behindernde Schamgefühle fördern bei manchen Männern die Gewaltbereitschaft, normale Schamgefühle dagegen, die keine Identitätsbedrohung darstellen, tun dies nicht. Männer, die in der Ehe oder in einer intimen Beziehung Gewalt ausüben, werden zudem oft vom männlichen Sozialisationsmuster angetrieben, das ihnen Kontrolle vorschreibt. Zorn und Rückzug sind von Schamgefühlen ausgelöste defensive Handlungen, Drogenkonsum ist ein maladaptiver Copingmechanismus bei internalisierter Scham.

Hauptverursacher maladaptiver Schamgefühle sind Verachtung und Ekel. Diese Empfindungen richten sich gegen ein Objekt, das man als anstößig oder verachtenswert betrachtet. Ekel stellt sich ein, wenn man einem unverdaulichen Objekt zu nahe kommt; er löst den Drang aus, die schädliche Substanz zu vertreiben. Ekel kann als ein Aspekt von Abscheu und Widerwillen gelten; ein Gefühl, das sich einstellt, wenn etwas unangenehm schmeckt (Tomkins 1963), wie bereits in Kapitel 8 dargelegt. Die

Funktion von Ekel beschränkt sich jedoch nicht auf die Vermeidung übler Geschmacks- und Geruchsempfindungen. Menschen empfinden Ekel gegenüber allem, was sie für schädlich oder schmutzig halten, was auch Gedanken, Werte und Mitmenschen sein können. So kommt es, dass bei manchen Menschen beispielsweise Faulheit, Dummheit, sexuelle Aktivitäten und bestimmte Ideen Ekel erregen können.

Abscheu dagegen, wie ebenfalls in Kapitel 8 ausgeführt (Tomkins 1963), ist ursprünglich eine Reaktion auf üble Gerüche. Auf Menschen bezogen, löst Abscheu überhebliche und arrogante Zurückweisung aus. Die Person zieht die Oberlippe hoch, dreht den Kopf zur Seite, rümpft die Nase und blickt auf den anderen herunter. Dies verleiht dem Gesicht einen arroganten Zug, es wirkt, wie in Kritik ob eines üblen Geruchs erstarrt. Verachtung, Abscheu und Ekel, gegen eine Person gerichtet, die sich einer Grenzüberschreitung schuldig gemacht hat, haben die gleiche adaptive Funktion wie Wut, sie fördern also Trennung und Grenzdefinition. Werden diese Emotionen jedoch internalisiert und gegen sich selbst gerichtet, produzieren sie maladaptive Schamgefühle und Selbsthass.

Sekundäre Scham

Scham und Wut treten oft gemeinsam auf – und zwar in einer komplexen Sequenz von Gefühlen und Wahrnehmungen. Sekundäre Scham über eine innere Erfahrung ist ein Beispiel für diese enge Verbindung. Man kann sich einer bestimmten emotionalen Erfahrung schämen (dass man sich z. B. verletzt, schwach oder bedürftig, sexuell erregt und wütend fühlt) und zugleich befürchten, diese Empfindungen könnten an den Tag kommen. Die betreffende Person wird daraufhin nicht in der Lage sein, ihre Gefühle und Bedürfnisse auszudrücken. Wer sich seiner Gefühle schämt, hat oft Angst vor der eigenen Schwäche und Vulnerabilität. Der Therapeut/die Therapeutin wird in solchen Fällen explorieren, welche emotionalen Erfahrungen die Partner als akzeptabel betrachten, empathische Affirmationen durch den Partner veranlassen sowie den KlientInnen helfen, die Scham zu tolerieren und der verleugneten Erfahrung ins Gesicht zu sehen. Schamgefühle, die einen daran hindern, eigene Empfindungen zuzulassen, verhindern oft auch intime Annäherung. Instrumentellen Formen der Scham, etwa gespielte Verlegenheit, um der gesellschaftlichen Norm zu entsprechen, begegnet man in der Paartherapie selten.

Die Behandlung von Schamgefühlen

Empathische Einstimmung auf die Emotionen der KlientInnen ist das übergeordnete und grundlegendste Prinzip jeder emotionsfokussierten Intervention, wobei diesem Prinzip bei der Behandlung von Schamgefühlen besondere Geltung zukommt. Der erste paartherapeutische Schritt besteht meist darin, die Gefühle von Unzulänglichkeit, Demütigung oder Scham zu benennen und empathisch zu bestätigen. Dann wird sich der Therapeut fragen, was die Scham innerhalb des Systems bewirkt und wie die Partner Schamgefühle äußern und empfinden; er wird auch die Ursprünge der Scham in ihren Herkunftsfamilien, aber auch die Schamzyklen des Individuums und des Paares identifizieren. Daraufhin werden die Schutzmechanismen der Partner erforscht. Das ist der Zeitpunkt, an dem der Therapeut sorgfältig darauf achtet, ob aufsteigende Schamgefühle schnell weggedrückt werden, z.B. ob eine Person verlegen lacht, wenn sie vom Partner korrigiert wird. Schließlich ist die Zeit reif für die aktive Unterbrechung der Schamzyklen, was während und außerhalb der Sitzungen praktiziert wird. Beide Partner müssen lernen, die eigenen schambasierten Verhaltensweisen und die des anderen zu erkennen und den Ablauf zu modifizieren. Wenn sich eine Person in der Therapie Schamgefühle gestattet, wird nur allzu klar, wie weh ihr das tut und wie wertlos und minderwertig sie sich fühlt. Bleibt die Scham jedoch verdeckt, weil sie das zerbrechliche Ego oder das schwache Selbstwertgefühl allzu sehr bedroht, besteht die Hauptarbeit darin, die Scham aufzuspüren, die sich hinter den offensichtlicheren Zeichen verbirgt (etwa hinter Verachtung oder Dominanz). Verleugnete, verdrängte Scham oder narzisstische Kränkbarkeit ist meist das Problem dominanter Personen oder von Menschen, die drogenabhängig, zwanghaft und perfektionistisch sind – oder die aufgrund ihrer narzisstischen Persönlichkeitsstruktur zu Grandiosität und Tollkühnheit neigen. Solche Verhaltensstile mögen einen zwar davor schützen, Selbsthass und Minderwertigkeitsgefühle zu empfinden, werden dann allerdings maladaptiv und stehen einer gelungenen Paarbeziehung im Wege.

In der paartherapeutischen Fachliteratur wird über die Behandlung von Schamgefühlen wenig berichtet. Schamgefühle oder Versuche, solche Gefühle zu vermeiden, sind die Wurzeln vieler Beziehungszwiste. In einer Studie wird belegt, dass Scham eine der Variablen ist, die zu Beginn der Paartherapie darauf hindeuten, dass schwerwiegende Probleme vorliegen (Horak 2003). Eine weitere Studie hat eine negative Korrelation zwischen Scham und Bindung nachgewiesen (Bray 2002).

Zu einer Eskalation der Scham kommt es stets dann, wenn das Paar in gemischte negative Bindungs-Identitäts-Zyklen gerät. Sobald sich der schamorientierte Partner unzulänglich fühlt und sich zurückzieht, verlangt der Verfolger mehr Kontakt und Bestärkung, worauf der Verfolgungs-Distanz-Zyklus Fahrt aufnimmt. Ein bemerkenswertes Element dieses Zyklus ist, dass sich oft beide Beteiligten ihrer jeweiligen Empfindungen oder Bedürfnisse schämen. Der Verfolger fühlt sich möglicherweise abgelehnt und beschämt, weil er „einfach zu viel verlangt", der sich Zurückziehende schämt sich vielleicht seiner Unzulänglichkeit oder seines Wunsches nach größerem Freiraum. Klar ist jedoch, dass sich jeder vom anderen kritisiert und abgewertet (beschämt) fühlt und beide nicht merken, dass jeder die gleiche Beschämung empfindet wie der andere.

Der erste und wichtigste Schritt emotionsfokussierter paartherapeutischer Interventionen zur Behandlung von Schamgefühlen ist die Entwicklung einer unterstützenden, empathisch eingestimmten Beziehung mit jedem Partner und mit ihrer Beziehung. Im zweiten Schritt verändert sich der Fokus, und der Therapeut/die Therapeutin konzentriert sich darauf, dem Partner oder den Partnern zu helfen, die Scham zu überwinden, die sie daran hindert, die schmerzhaften, tiefsten Gefühle wahrzunehmen. Empathische Reaktionen des Therapeuten sind Interventionen, die es KlientInnen erleichtern, Erlebnisse zu aktivieren und zu verarbeiten, die sie beschämt und gedemütigt haben und ihnen peinlich gewesen sind. Als Therapeut kann man z. B. anstelle des Klienten sagen: „Ich würde mich am liebsten in ein Mauseloch verkriechen", „Ich fühle mich so elend und klein" oder „Ich fühle mich gedemütigt und könnte im Erdboden versinken." Die Partner brauchen therapeutische Hilfestellung, um solche bislang unausgereiften und undeutlichen Empfindungen, sobald sie auftauchen, während der Sitzung symbolisieren zu können. Das erleichtert ihnen den Umgang mit diesen Gefühlen. Sie lernen dabei, die Scham zu kontrollieren und nicht mehr wie früher von der Scham kontrolliert zu werden. Mitgefühl und Verständnis des Gefährten sind dann die Schlüssel im Veränderungsprozess, weil sie neue zwischenmenschliche validierende Erfahrungen liefern. Ist die Scham schließlich reguliert und die Person validiert, weil der Therapeut ihre Scham empathisch gespiegelt und ihr Partner Mitgefühl gezeigt hat, kann schließlich die Förderung von Self-soothing erfolgen.

Schamgefühl evozieren

Um KlientInnen den Zugang zu ihren wahren Gefühlen zu ermöglichen, evoziert der Therapeut oft Kindheitserinnerungen, die mit schmerzhaften Schamgefühlen verbunden sind. Er nimmt die Vergangenheit in den Fokus, falls ein Blick in die Vergangenheit der Person hilft, die Kernemotion von Scham zu aktivieren und dann das Hier und Jetzt besser zu erfassen. Wenn der Therapeut Erinnerungen weckt, die mit maladaptiver Scham verknüpft sind, ist der Klient/die Klientin in der Lage, diese wichtigen Gefühle direkt im therapeutischen Setting zu verspüren. Um zu den primären Emotionen vorstoßen zu können, muss der Therapeut auch nonverbale Mitteilungen, etwa das Niederschlagen der Augen, beachten. Am Ende sollen die Partner mit therapeutischer Unterstützung ihre schambezogenen Bedürfnisse, Ziele oder Intentionen verstehen und zum Ausdruck bringen können, wobei in den meisten Fällen das Bedürfnis nach Akzeptanz und Validation zum Vorschein kommt. Bei der Bearbeitung von Schamgefühlen ist oft wichtig, dass der Partner der Bitte nach Validation seines schamorientierten Partners validierend zuvorkommt. Von tiefen Schamgefühlen erfüllte Menschen brauchen, um ihre Scham schließlich transformieren zu können, die unmittelbare, neue emotionale Erfahrung, dass sie Bestätigung bekommen.

Wenn ein Partner mit dem anderen interagiert, werden bestimmte Gefühle aktiviert, etwa: „Ich fühle mich unzulänglich, weil meine Mutter nie mit mir zufrieden gewesen ist“ oder „Ich fühle mich vernachlässigt, weil ich von meinem Vater nie ein Lob gehört habe.“ Erwachsene empfinden unregulierte maladaptive Scham meist dann, wenn schematische Erinnerungen an Schamerlebnisse in der Kindheit evoziert werden. Das ist in intimen Zweierbeziehungen häufig der Fall. Dann reaktivieren aktuelle Interaktionen Erinnerungen an Erlebnisse, die lange vergessen waren – und schon stellen sich auch die alten Gefühle wieder ein. So können z. B. selbst wohlmeinende und liebevolle Neckereien im Freundeskreis oder seitens des Partners ein von demütigenden Kindheitserlebnissen geprägtes Kernschema aktivieren und bewirken, dass die geneckte Person die gleiche tiefe Scham erneut empfindet. Für einen Menschen, der in einer von Vertrauen geprägten Beziehung lebt, in der er sich in der Regel sicher fühlt, kann es höchst verwirrend sein, sich völlig unverhofft bloßgestellt zu fühlen.

Jacob beispielsweise fühlte sich plötzlich grenzenlos gedemütigt, als alle fröhlich über ihn lachten, nachdem er erzählt hatte, wie sehr er sich vor der Impfung fürchtete, die ihm wegen einer geplanten Indienreise bevorstand. Er war deshalb überaus wütend auf seine Frau und auf seine Freunde. Der Vorfall hatte in ihm die Scham reaktiviert, die er als Fünfjähriger bei einem Schulfest empfunden hatte, als ihn die anderen Kinder auslachten, weil er angesichts einer leeren Keksdose in bittere Tränen ausgebrochen war.

In Langzeitbeziehungen ist es unvermeidlich, dass ein Partner die schambasierten Vulnerabilitäten des anderen aktiviert. Wenn man viel Zeit miteinander verbringt und sich immer enger aneinander bindet, bleiben Scham evozierende Interaktionen nicht aus, mag die Beziehung auch noch so sicher oder vertrauensvoll sein. Werden dadurch schamorientierte Kernschemata aktiviert, übernehmen sie die Regie und bestimmen die aktuelle Interaktion. Verfangen sich die Partner dann in diesen maladaptiven Zuständen und durchleben dabei die früheren Affekte erneut in voller Stärke, reinszenieren sie das Ereignis, nur jetzt eben mit der Person, die das Schema aktiviert hat. Das führt schließlich dazu, dass man sich anbrüllt oder zurückzieht und dass verwirrende Konflikte entstehen.

Um schambasierte Konflikte zu entschärfen, müssen sich die Partner ihrer Kernemotion, der Scham, voll und ganz bewusst werden und lernen, Vergangenheit und Gegenwart zu unterscheiden. Sie müssen ferner erkennen, welche Trigger ihre Scham auslösen, lernen, ihre Schamgefühle zu lindern – ebenso die Wut, die sie gegen den Partner entwickelt haben, weil sie sich im Grunde schämen, zu regulieren. Wichtig ist auch, dass sich die Partner mit den Triggern des anderen vertraut machen, damit sie nicht versehentlich den problematischen Zustand auslösen und damit sie in der Lage sind, den anderen wieder zu beruhigen, falls das Schamgefühl tatsächlich aktiviert worden ist. Dies sind die besten Methoden, um zu vermeiden, dass alte, auf Scham basierte Schemata automatisch aktiviert werden und sicherzustellen, dass man aus den dabei auftretenden Gefühlsstürmen auch wieder herausfindet. Kleinere beschämende traumatische Ereignisse aus der Vergangenheit können nicht eliminiert werden, lassen sich aber transformieren: Indem man sie ins Bewusstsein befördert, mit zunehmender Geschicklichkeit lernt, sie zu erkennen und letztlich dadurch, dass man die eigene emotionale Reaktion verändert, indem man neue adaptivere Emotionen evoziert – oft Stärke vermittelnde Wut oder stärkenden Stolz. Dazu ein Beispiel:

> Eine Frau fragt ihren Mann, der vom Supermarkt kommt und die Lebensmittel ins Haus trägt: „Hast du an die Papiertaschentücher gedacht?" Diese beiläufige Frage löst eine überraschende affektive Reaktion aus. Der Ehemann, vom Einkauf ermüdet, gibt eine patzige Antwort und schnaubt vor Wut, weil er das Gefühl hat, dass seine Kompetenz in Frage gestellt wird. Er empfindet Scham, die sehr schnell in Wut umschlägt. Dabei hat ihn seine Frau nicht kritisiert und seine Fähigkeiten nicht angezweifelt, lediglich gefragt, ob er das, was sie benötigt, mitgebracht hat. Nachdem sich solche Zwischenfälle gehäuft hatten, kam das Paar in Therapie und explorierte die Lage. Dabei wurde dem Mann bewusst, dass seine Ausbrüche auf Kindheitserlebnisse zurückzuführen sind. Er erinnerte sich nämlich an seine Eltern, die ihm nie vertraut, ihn vielmehr oft beschuldigt hatten, immer alles zu vergessen – und ihn bestraften, wenn er tatsächlich etwas vergaß. Das hatte er als überaus demütigend und ungerecht empfunden. Er erkannte den Zusammenhang und wusste jetzt, warum er seine Frau unweigerlich anbrüllte, wenn sie ihn fragte, ob er daran

gedacht hatte, eine bestimmte Sache einzukaufen. Offenbar wurde das schambasierte Schema seiner Kindheit reaktiviert und hat dann die aktuelle Interaktion beherrscht.

In dem Fall wurde die Scham bearbeitet, indem der Therapeut die Wut des Mannes auf seine Eltern lenkte. Der Klient wandte sich während der Sitzung an seine imaginierten Eltern, zeigte ihnen zuerst seine Scham und seine Verletzung, dann seine Sehnsucht nach einer verständnisvolleren Reaktion. Seine Frau beobachtete die Szene, reagierte mitfühlend und bestätigte empathisch, wie schlimm das für ihn gewesen sein musste, und sie versicherte, ihn als verlässlichen und kompetenten Mann zu betrachten. Dann affirmierte sich der Mann selbst, indem es ihm gelang, sich in seine Eltern hineinzuversetzen und ihnen die Worte in den Mund zu legen, die er sich immer gewünscht, aber nie vernommen hatte, nämlich dass sie seine Fähigkeiten schätzen und stolz sind auf ihn. Er war in der Lage, den Stolz seiner Eltern anzunehmen, als wären sie tatsächlich anwesend, wobei ihm die Augen feucht wurden. Wo er Scham empfunden hatte, spürte er jetzt Stolz, und wo er Wut empfunden hatte, spürte er jetzt Trauer. Seine Frau, als Zeugin dieser Verwandlung, war zu Tränen gerührt, hatte Mitgefühl und großes Verständnis für ihren Gefährten.

Nachdem sich der Mann erfolgreich seinen unerledigten Themen gewidmet hatte (Greenberg et al. 1993), war er fähig, die aktuelle Interaktion mit seiner Frau emotional anders zu gestalten. Es gelang ihm zunehmend besser, sich zu beruhigen und zu entspannen und nicht automatisch wütend zu werden. Das Paar entwickelte neue Wege, mit der Interaktion nach dem Supermarkteinkauf zurechtzukommen. Der Ehemann reagierte weniger empfindlich, beide versuchten aber auch, Trigger zu vermeiden. Entweder erzählte er von sich aus, was er alles gekauft hatte oder sie fragte ihn mehr allgemein danach, ohne sich beispielsweise speziell danach zu erkundigen, ob er auch Papiertaschentücher gekauft hatte.

Scham in der Interaktion

Schamgefühle müssen erkannt und anerkannt werden und das Selbst muss validiert werden; das ist die beste Art, mit diesen Empfindungen zurechtzukommen. Der Therapeut/die Therapeutin muss den Partnern beibringen, das Schamgefühl des anderen anzuerkennen, anstatt es zu verleugnen oder gar zu versuchen, ihn von seiner Scham zu kurieren. Die Partner müssen zu erkennen geben, dass sie die Scham der anderen Seite wahrnehmen und wissen, wie schlecht man sich dabei fühlt. Sie müssen mitfühlend und verständnisvoll sein. Wenn die Körperscham einer Person ausbricht, soll der Partner zuerst zulassen, dass die Scham voll zum Ausdruck gebracht wird, um ihr endlich ins Gesicht schauen und sie dann lindern zu können. Das ist keine leichte Aufgabe. Die Scham einer anderen Person zu tolerieren verlangt Geduld und die Bereitschaft, Unbehagen auszuhalten. Das trifft auf den Therapeuten genauso zu wie auf das Paar. Man muss versuchen, sich in die innere Welt der anderen Person hineinzuversetzen und ihre subjektiven Erfahrungen nachzuempfinden, in ihre Haut zu schlüpfen. Der Klient braucht die Ermunterung des Therapeuten, damit er das Wagnis eingeht, kurz in die Rolle seines Partners zu schlüpfen. Beide Seiten sollen lernen, auf die Schamgefühle des Gefährten zu achten und ihm gestatten, seine Scham in vollem Umfang auszudrücken. Scham wird am ehesten durch die Internalisierung neuer empathischer Erfahrungen geheilt.

Manchmal aktivieren Menschen unabsichtlich die Scham ihres Partners, indem sie das Thema bagatellisieren („Was regst du dich denn so auf?“) und versuchen, die Sache schnell zu reparieren – oder sie behaupten, er sei einfach zu empfindlich. Hat ein Partner (oder der Therapeut) etwas gesagt oder getan, was beim Gegenüber Schamgefühle verursacht, kommt es darauf an, den eigenen Anteil an diesem Vorgang nicht zu leugnen. Wer einen anderen Menschen beschämt hat, muss zugeben können, dass ihm ein wie auch immer gearteter Fehler unterlaufen ist, was wiederum voraussetzt, dass man die eigene Scham aushalten kann. Das ist es, was es oft so schwer macht, sich zu entschuldigen. Menschen, die in der Lage sind, ihre Schamgefühle zu tolerieren, können Fehler leichter zugeben. Entscheidend ist, dass die Partner wissen, womit sie das Schamgefühl des anderen ausgelöst haben und für ihren Anteil geradestehen. Obwohl es wirklich eine große Herausforderung ist, muss man bereit sein, sich der wütenden Reaktion des beschämten Partners zu stellen. Wenn es gelingt, etwa Folgendes zu sagen: „Ich weiß, dass du zurecht zornig bist, hoffe aber, dass du mir am Ende doch verzeihen kannst“, werden die Gefühle des anderen gewürdigt, ohne ihn zu einer schnellen Versöhnung zu drängen. So eine Äußerung vermittelt zudem den Wunsch, in Verbindung zu bleiben.

Weil ein Klient, der sich unzulänglich, wertlos oder mangelhaft fühlt, auch dazu neigt, Schamgefühle zu entwickeln, muss der Therapeut/die Therapeutin sehr genau darauf achten, welche Interaktionen Scham auslösend wirken. Flüchtige Scham über eine Herabsetzung oder über den Verlust der Selbstachtung ist nicht unbedingt mit primärer Scham, also mit einer Kernemotion gleichzusetzen; sie kann vom Partner oder vom Therapeuten jederzeit leicht ausgelöst werden. Lachen ist oft ein Indikator für schnell weggewischte Schamgefühle, doch oft verbirgt das Lachen potenzielle Konfliktherde. Wenn eine Person ihren Partner als inkompetent bezeichnet und behauptet, er sei unfähig, Nähe zu genießen und über Gefühle zu sprechen, er sei irrational oder viel zu emotional, trifft sie ihn damit ins Mark. Diese Kritik löst Schamgefühle aus. Der Paartherapeut muss die Kommunikation mit ihm selbst und die Kommunikation der Partner untereinander fortlaufend auf Anzeichen von Scham hin überwachen.

TherapeutInnen sollen stets eingestimmt sein und auf nonverbale Hinweise reagieren, die auf eine schambesetzte innere Erfahrung schließen lassen. Typische Indikatoren sind niedergeschlagene Augen, unruhiges Herumrutschen und Winden auf dem Sitz, Lachen oder Achselzucken, alles, was über eine Peinlichkeit hinweghilft. Dann öffnen empathische Affirmationen die Tür für tiefer gehende Explorationen. Der Therapeut kann beispielsweise sagen: „Gar nicht so leicht, über solche Dinge zu sprechen ... vielleicht hat man ein dummes Gefühl dabei." Besondere Sensibilität ist gefragt bei therapeutischen Interventionen, die darauf zielen, die Aufmerksamkeit des Klienten / der Klientin auf Schamgefühle zu lenken, die sich noch ganz am Rande seines Bewusstseins befinden. Der erste Schritt besteht in der Wahrnehmung von Reaktionen, mit denen Scham überspielt wird (wie Großspurigkeit, draufgängerisches Ignorieren der eigenen schlechten Befindlichkeit, narzisstische Wut, Perfektionismus und andere Formen zwanghaften Verhaltens); der zweite Schritt besteht aus empathischen Vermutungen über die tiefere innere Erfahrung. Die Mutmaßungen werden vorsichtig formuliert, auf der Basis dessen, was der Therapeut / die Therapeutin bereits über den Klienten weiß, und erfolgen erst, nachdem eine tragfähige therapeutische Allianz hergestellt worden ist. Eine empathische Reaktion auf die grundlegende Scham eines Klienten, der an einer sozialen Phobie leidet, könnte z. B. so aussehen: „Vielleicht haben Sie das Gefühl, die Leute würden sich abwenden, wenn sie sehen, wer Sie in Wirklichkeit sind?" Eine Reaktion auf großspurigen Umgang mit einer Zurückweisung könnte sein: „Ich höre die Entschlossenheit in Ihrer Stimme. Vielleicht spricht da der Teil in Ihrem Innern, der Tapferkeit vorgibt und gegen den anderen Teil ankämpft, der sich irgendwie unbedeutend fühlt."

Für viele KlientInnen ist bereits die Tatsache, dass sie psychotherapeutische Unterstützung brauchen, beschämend. Sie fühlen sich gedemütigt, weil sie um Hilfe bitten und zugeben müssen, dass ihr Leben außer Kontrolle geraten ist. Manche erzählen gleich in der ersten Minute der Sitzung, dass sie sich arg überwinden mussten, den Termin wahrzunehmen, weisen in scherzhaftem Ton darauf hin, wie sehr sie die Situation „hassen" und wie ungern sie „bezahlte Hilfe" in Anspruch nehmen; andere machen kritische Bemerkungen und lassen durchblicken, dass es irgendwie erniedrigend ist, eine Therapie in Anspruch zu nehmen. Diese Widerstände müssen unbedingt beachtet und sofort bearbeitet werden, weil die Entstehung des therapeutischen Bandes davon abhängig ist. Folgende Interventionen sind geeignet, die Person zu validieren, ihre Schwierigkeiten anzuerkennen und sie für die Exploration zu öffnen: „Es ist peinlich, über solche intimen Dinge zu reden“ oder „Man bittet nicht gerne um Hilfe, es fühlt sich irgendwie kindisch an.“

Ein weiteres erhebliches Problem ist die Scham-Angst, die oft nicht leicht von angstbasierter Vulnerabilität zu unterscheiden ist. Sie ist die Angst davor, innere Erfahrungen preiszugeben, weil man fürchtet, dafür verurteilt zu werden. In Augenblicken intensiver Scham-Angst soll der Therapeut/die Therapeutin auf Interventionen verzichten, die darauf abzielen, die Schutzmechanismen der Person zu verändern oder zu interpretieren, weil solche Interventionen den Gefühlen der Person nicht gerecht werden und ihre typische Tendenz, mit Rückzug zu reagieren, noch verstärken. In diesen Situationen sind empathische Einstimmung, Unterstützung und Affirmierung des Bedürfnisses, das Selbst zu schützen, sicher die besten therapeutischen Hilfen. Der Therapeut könnte beispielsweise sagen: „Sie haben große Angst davor, zu zeigen, wie es in Ihrem Innern tatsächlich aussieht, weil Sie fürchten, Ihre Frau könnte Sie dafür kritisieren. Aber sehen Sie nur, wie besorgt Ihre Frau wirkt, während Sie diese Dinge ansprechen.“ Wir gehen das Wagnis, uns einem anderen Menschen zu öffnen nur ein, wenn wir uns sicher fühlen können und wenn unsere Vulnerabilität empathisch affirmiert wird. Das reduziert die Isolation und erlaubt es uns, verborgene Aspekte des Selbst aufzuspüren, zu explorieren und während der Sitzung neue, ganz andere innere Erfahrungen zu machen. Auch wenn die intensive Verletztheitsphase dann vorbei und das Vertrauen, dass die Schamgefühle akzeptiert werden, hergestellt ist, müssen Schamerlebnisse im späteren Therapieverlauf weiter exploriert und transformiert werden.

Häufig vorkommende, eindeutige Marker für Interaktionsprozesse im Zusammenhang mit Scham sind explizit kritische Äußerungen, etwa wenn einer den anderen „dumm“, „faul“ oder „schlecht“ nennt, und damit Verachtung und Abscheu zum Ausdruck bringt. Dann muss der Therapeut/die Therapeutin die affektive Qualität solcher Bemerkungen, den Tonfall, die arrogante Kopfhaltung und die geschürzten Lippen der Person, die sich abfällig über die andere äußert, hervorheben, vor allem aber die Aufmerksamkeit des Klienten/der Klientin darauf lenken, wie sich die Person fühlen mag, die Ziel dieser Angriffe ist. Wenn einer den anderen beispielsweise immer wieder beschimpft und ihm vorwirft, ihn zu enttäuschen, kann der Therapeut sagen: „Ihr Partner wird vermutlich manchmal das Gefühl haben, dass sie ihn gar nicht mögen … das muss für Sie beide überaus schmerzlich sein. Ich glaube, Sie leiden schwer unter diesem Zustand.“

In der Paartherapie werden Schamgefühle anders bearbeitet als in der Individualtherapie. Reagiert der Partner mitfühlend und akzeptierend, wirkt dies wie ein Antidot Schamgefühlen entgegen. Die Scham der Person muss gehört werden, das ist der erste paartherapeutische Schritt, wenn nicht unmittelbar sofort von ihrem Partner, so doch vom Therapeuten / der Therapeutin. Ziel ist es, ihren Partner schließlich so weit zu bringen, dass er den affirmierenden Part übernimmt. Das Paar wird ermuntert, Scham als Wink aufzufassen, dass ein Gespräch über den Zustand der Beziehung fällig ist, und zwar während und außerhalb der Therapiestunde. Man kann so ein Gespräch etwa mit der Frage initiieren: „Ist alles in Ordnung zwischen uns?“ oder „Hab ich etwas Falsches gesagt?“ Auch Aussagen wie: „Das hat meine Gefühle verletzt“ oder „Ich merke, wie abgewertet ich mich fühle“ können ein Gespräch in Gang bringen. Schmerzhafte Schamerlebnisse sind leider so unerträglich, dass sie selten als Kommunikationsimpuls gesehen, vielmehr eher übergangen oder vermieden werden.

Intrapsychische Arbeit zur Entwicklung der Fähigkeit, sich selbst beruhigen und unterstützen zu können, wird in der Paartherapie erst notwendig, wenn die Scham auch nach der Affirmation durch den Partner anhält. Dann können folgende Interventionen helfen, Self-soothing zu fördern: die Scham einer anderen Erfahrung auszusetzen und damit das maladaptive Scham-Schema neu zu strukturieren: „Wie können Sie diesen Teil Ihres Selbst, der sich so schlecht fühlt, beruhigen?“ oder „Atmen Sie tief ein und aus und versuchen Sie, diesen Teil Ihres Selbst zu trösten. Was braucht dieser Teil?“ Ein Mensch, der weiß, dass seine Schamgefühle Validation benötigen, mobilisiert oft gesunde Stärken und Ressourcen, etwa Mitgefühl für sich selbst, Selbstachtung und Stolz, womit er Schamerfahrungen neutralisieren und ihnen eine neue Bedeutung zuweisen kann (siehe Greenberg, 2002a).

In der Emotionsfokussierten Therapie mit Einzelpersonen erfolgt die Bearbeitung internalisierter Schamgefühle zum einen durch empathische Affirmation der Vulnerabilität des Klienten / der Klientin, zum anderen durch Unterstützung bei der Veränderung von Selbstverachtung in Selbstakzeptanz und durch Förderung der Fähigkeit, sich selbst zu beruhigen und zu entspannen (Greenberg 200a; Greenberg / Paivio 1997a). Diese Arbeit setzt erhebliches Vertrauen voraus, weil die KlientInnen dabei Eigenschaften enthüllen, die sie als Unzulänglichkeiten, Fehler und Defekte empfinden, weil sie aufdecken, was „falsch“ ist an ihnen und die Seiten ihrer Persönlichkeit zeigen, derer sie sich am allermeisten schämen. Der Therapeut muss die Scham-Angst des Klienten reduzieren, indem er die schmerzhafte Emotion empathisch affirmiert und Selbstakzeptanz fördert. Das trägt zur Schaffung neuer Bedeutungen bei und hilft, Mitgefühl für den verwundeten Selbstanteil zu entwickeln. Der Prozess der Transformation von Schamgefühlen erfordert auch die Wahrnehmung der gegen die eigene Person gerichteten Gefühle von Verachtung und Ekel sowie der schmerzlichen Reaktion des Selbst auf diese extrem negative Selbsteinschätzung (Greenberg / Paivio 1997a, 1997b; Greenberg / Watson 2006). Auf diese

Weise wird die Aufmerksamkeit der Person auf ihren Beitrag zur Entstehung des Schamgefühls gelenkt, worauf spontan der adaptive Wunsch entsteht, das Selbst vor Verachtung und negativen Zuschreibungen zu schützen und die beschämenden Botschaften zu widerlegen. Diese positiveren, selbstbestätigenden inneren Stimmen werden ausdrücklich unterstützt. Daraufhin fangen die KlientInnen an, sich neu einzuschätzen und sich nicht mehr so streng zu beurteilen. Sie können sich bald besser akzeptieren und selbst beruhigen, entwickeln die Kraft, negative Selbstbeurteilungen zurückzuweisen und der Selbstverachtung ihren Stolz entgegenzusetzen. Wut über Grenzverletzungen und Mitgefühl für das verwundete Selbst sind geeignet, Schamgefühle zu lindern.

In der Individualtherapie wird oft die Überwindung projizierter und/oder internalisierter Scham zum Schwerpunkt therapeutischer Arbeit, aber auch im paartherapeutischen Setting kann die Bearbeitung von Schamgefühlen in den Mittelpunkt rücken, nachdem die Deeskalation des negativen Zyklus gelungen ist. Durch korrigierende emotionale Erfahrungen mit dem Partner während der Sitzung werden die schlechten Seiten schließlich durch die guten Seiten und durch andere gesunde Repräsentationen wettgemacht, was schließlich die Integration aller guten und schlechten Selbstanteile ermöglicht. Dies fördert eine realistische Selbstakzeptanz, bei der man die eigene Person und die Beziehung zwar nicht als perfekt, aber immerhin als ausreichend gut einschätzt. Aber auch Nähe und Verbundenheit sowie die Erfahrung, vom anderen akzeptiert zu werden, wenn man sich öffnet, wirken Schamgefühlen entgegen. In der Paartherapie wird also daran gearbeitet, Scham zu transformieren und sie durch Akzeptanz und Verbundenheit zu ersetzen.

Die Einflusszyklen

Scham ist die den Einflusszyklus am stärksten prägende Grundemotion. In der Reinform des Einflusszyklus wird entweder der dominante oder der sich unterordnende Partner Scham empfinden. In einem gemischten Nähe-Einfluss-Zyklus entwickelt der sich zurückziehende Partner üblicherweise Schamgefühle, sobald der verfolgende Partner anfängt zu kritisieren; der Verfolger ist jedoch in den meisten Fällen nicht von Schamgefühlen motiviert. Das Hauptziel paartherapeutischer Arbeit besteht in der Transformation maladaptiver Scham, und zwar der auf beiden Seiten vorhandenen, die negativen emotionalen Zyklen antreibenden Scham, indem man dem Paar dabei behilflich ist, maladaptive Schamgefühle mutig anzuschauen, zu lindern und zu transformieren.

Die Scham des Dominierers

Die Position des dominanten Partners wird oft von der Scham-Angst bestimmt, herabgewürdigt zu werden oder Ansehen oder Status zu verlieren. Dominante Menschen greifen zu Dominanz, um ihre negativen Affekte zu regulieren – insbesondere ihre Schamgefühle. Sie brauchen das Gefühl der Überlegenheit zum Erhalt ihrer Selbstachtung und zum Schutz ihrer Identität. Um zu beweisen, dass sie im Recht sind, greifen sie oft zu rationalen Argumenten. Dominante Partner haben häufig das Gefühl, dass ihr Leben davon abhängt, Recht zu haben. Stellt sich dann heraus, dass sie im Irrtum sind, empfinden sie dies als Identitätsbedrohung und fühlen sich extrem gefährdet. Diese Form der Dominanz tritt oft dann in Erscheinung, wenn einer den anderen braucht, um sein Selbstwertgefühl zu stärken, um eigene subjektive Defizite auszugleichen oder um erniedrigende bzw. demütigende emotionale Erfahrungen in der Vergangenheit zu kompensieren. Der ganze Selbstsinn des dominanten Partners hängt davon ab, ob im Streitfall seine Definition der Realität obsiegt. Das ist für ihn die einzige Möglichkeit, sich wohlzufühlen. Perfektionisten fallen in diese Kategorie. Daraus entsteht dann sehr häufig eine Art Wettbewerb zwischen den Partnern, bei dem die weniger dominante Seite stets versucht, ihren Wert zu beweisen, am Ende aber verliert und sich minderwertig fühlt. Ein dominanter Mensch wird sich meist dann beschämt fühlen, wenn seine Identität bedroht wird; Dominanzverhalten ist der Versuch, Scham zu regulieren.

In identitätsbasierten Dominanz-Zyklen führen dominante Partner den Diskurs so fort, wie er für das Paar normal ist: indem sie stets ihren Standpunkt rechtfertigen, worauf ihre Partner einlenken, sich dann aber doch insgeheim besiegt und unzulänglich fühlen und einen stillen Groll entwickeln. Wenn der Dominierer herausgefordert wird, übt er aktiven Druck aus, lässt sich nur noch vom Verstand leiten, beharrt auf seine Ansicht und reagiert schließlich mit Verärgerung oder Verachtung; all das, um Schamgefühle abzuwenden. Oft war die dominante Person zu Beginn der Beziehung in einer Helfer- oder Lehrerrolle. Sie hat anfangs möglicherweise die Ängste des anderen gelindert, hat ihm lebenspraktische Dinge beigebracht, ihn in die Welt der Gefühle oder der sexuellen Erlebnisse eingeführt – oder hat auf irgendeinem anderen Gebiet, auf dem sie sich überlegen fühlte, die Rolle des Lehrers übernommen. Solange ihre Sicht der Realität überwiegt, geht offenbar alles glatt, sobald sie aber herausgefordert wird, fliegen die Fetzen. Das Selbstwertgefühl des dominanten Partners braucht das Gefühl der Überlegenheit, was jedoch, wie bereits dargelegt, eine Konkurrenzsituation schafft, wobei der dominante Teil des Paares dem anderen stets beweisen muss, dass er ihm voraus ist oder Recht hat.

„Ich habe Recht" oder „Wertvoll bin ich nur, wenn ich Recht habe"

Wir wenden uns nun erneut Heather und Brian zu, dem Paar, dessen Therapie wir in Kapitel 10 beobachtet haben. Das ist nämlich ein gutes Beispiel dafür, wie umfassende Dominanz-Scham zum zentralen Konfliktherd werden kann. Das Exzerpt stammt aus einer Sitzung, die vor der bereits diskutierten Sitzung stattgefunden hat und zeigt, dass Problemthemen im Laufe der Therapie immer wieder und in unterschiedlicher Intensität bearbeitet werden. Diese Episode ist die Vorläuferin der konfrontativeren Episode von Kapitel 10.

> Heather war ursprünglich wegen ihrer Depression in Therapie gekommen. Sie hatte sich als überlastet geschildert und gesagt, sie fühle sich außerstande, mit all den verschiedenen Bällen zu jonglieren: Haushalt, Beruf, Mutter und Ehefrau. Sie fühlte sich von ihrem Mann kritisiert, der ihr vorwarf, trübsinnig zu sein und wenig Interesse an Sex zu haben – zumindest weniger als er; und sie berichtete von vielen ehelichen Zwistigkeiten. Brian kam bereitwillig in die Therapie; aber sehr bald stellte sich heraus, dass das Paar in einem Zyklus gefangen war, bei dem er sie verfolgte, weil er Sex und mehr Spaß mit ihr haben wollte, und sie sich unter Druck gesetzt fühlte, sich zurückzog und deprimiert wurde. Nachdem sie diesen Zyklus einige Zeit bearbeitet hatten, stellte sich heraus, dass Brian auf seine ruhige Art ziemlich dominant war. Er definierte die Realität, sie lenkte ein, fühlte sich aber sehr eingeengt und unzulänglich. Brian charakterisierte seine Frau als Oberfeldwebel, der keinen Spaß versteht und sagte wiederholt: „Ich möchte einfach nur in Ruhe und Frieden leben."

In Dominanz-Zyklen halten die Partner oft den anderen für den kontrollierenden Teil. Dann ist es Aufgabe des Therapeuten / der Therapeutin, den zugrunde liegenden Identitätskampf zu identifizieren und festzustellen, wer nun die Realität tatsächlich definiert und wer auf diese Definition reagiert. Die Dominanzthematik äußert sich oft als Konflikt auf dem Gebiet der Identitätsdefinitionen; es geht nicht lediglich darum, wer was tun soll. Hier definiert Brian die Bitten oder Anforderungen seiner Frau als kontrollierend, und der eigentliche Dominanzkampf spielt sich um diese Definition herum ab.

Im nächsten Gesprächsauszug bearbeitet der Therapeut Brians dominantes Verhalten. Brian, dem es widerstrebt, die Kinder zu ihren Hausaufgaben anzuhalten, definiert seinen „Laissez-faire-Stil" als seine „lebenslustige" Art und Heather als Oberfeldwebel, der alle nach seiner Pfeife tanzen lassen will. In diesem Abschnitt formuliert der Therapeut Brians Gefühl, unter Heathers Kontrolle zu stehen um und setzt es mit seinem Gefühl der Identitätsbedrohung in Verbindung.

„War nur ein kleiner Scherz“

Therapeut: Aus irgendeinem Grund fällt es Ihnen schwer, wirklich zu hören, was Heather Ihnen sagen möchte. Könnte es sein, dass Sie dann große Angst bekommen oder sich irgendwie bedroht fühlen?

Brian: Ich weiß nicht recht, vielleicht ... möglicherweise werde ich nicht akzeptiert, so wie ich eben bin. Die Sache mit den Hausaufgaben der Kinder ist wieder angesprochen worden, dass ich manchmal vergesse, mich darum zu kümmern. Ich glaube, Heather will mir damit sagen: „Du musst dich ändern“ oder „So kannst du dich nicht verhalten“ oder „So solltest du dich nicht verhalten“ oder „Du bist irgendwie verkehrt.“

Heather: Das habe ich nicht gesagt.

Brian: Nun ja, das ist es, was bei mir ankommt, was ich dabei empfinde. Vielleicht sollte ich weniger lebenslustig sein, vielleicht sollte ich nicht aus der Reihe tanzen, sondern brav marschieren, verstehen Sie?

Therapeut: Hm, hm.

Heather: Ich will nicht marschieren.

Brian: Ich habe das Gefühl, dass du den Takt vorgibst ... verstehst du?

Therapeut: Hm, hm.

Brian: ... und dass du das Marschtempo bestimmst. Ich könnte einen Song schreiben über Groß- und Kleinschreibung [*bezieht sich auf den Lernstoff ihrer Kinder*], ich will Spaß haben und die Dinge fröhlich erledigen ..., ich mag einfach nicht marschieren.

Therapeut: Das klingt, als hätten Sie tatsächlich das Gefühl, dass Heather die Marschtrommel schlägt ...

Brian: Hm, hm.

Therapeut: ... wenn sich dieses Gefühl einstellt, beschäftigen Sie sich mit allerhand anderen interessanten Sachen ..., um schließlich Heather zu sagen, sie sei so kompliziert, würde einfach keine Ruhe geben und sich über jede Kleinigkeit aufregen. Irgendwie habe ich aber doch den Eindruck, dass da etwas Bedrohlicheres abläuft für Sie ...

Brian: Hm, hm.

Therapeut: ... dass Sie das Gefühl haben, umerzogen zu werden oder dass Sie gezwungen werden, ein ganz anderer Mensch zu sein ...

Brian: Hm, hm.

Therapeut: ... bis Sie sich am Ende ziemlich kontrolliert fühlen oder Gefahr wittern, fremdbestimmt zu werden. Dann versuchen Sie, sich zu schützen, das eigene Ich zu schützen, und definieren Ihre Frau so, dass sie sich sehr machtlos fühlt. Das ist nicht ihre Absicht. Ihre Absicht ist es, als eigenständige Persönlichkeit zu überleben. Je mehr Sie aber die Ohren verschließen und Heather zu verstehen geben, dass sie zu gestresst und zu kompliziert ist, desto stärker wird ihr Gefühl, machtlos zu sein und nicht gehört zu werden. Sie ist dann wirklich wütend, weil die Hausarbeit liegen bleibt, wenn sie nicht einschreitet. Weil sie aber nicht dazu neigt, sich zurückzuziehen, vielmehr eher dazu neigt, aktiv zu werden, tritt sie mit immer neuen Forderungen auf den Plan, um Ihre Kooperation zu gewinnen. Das sind ihre Lösungsversuche, die schließlich dazu führen, dass Sie sich immer noch mehr kontrolliert fühlen und sich wehren, indem Sie Heather als komplizierte und viel zu gestresste Frau definieren. Dann verstärken Sie Ihre Bemühungen, ihr nachzuweisen, dass sie im Unrecht ist. Könnte es sein, dass Sie sich doch seltsam bedroht fühlen? Dass Sie den Eindruck haben, es fehle an Wertschätzung für Ihre Art zu sein und zu leben? Könnte es sein, dass Sie sich abgewertet fühlen? [*Bringt den negativen Zyklus mit seinem Gefühl der Bedrohung in Verbindung.*]

Brian: Hm, hm. Im Grunde genommen erleben wir hier die alte Leier, das, was wir von unseren Eltern her kennen. Ich hatte als Kind stets das Gefühl, abgewertet zu werden, Heather hatte das Gefühl, nicht gehört zu werden. Ihre Eltern haben sie angebrüllt und auf diese Weise kontrolliert.

Heather: … und kritisiert.

Therapeut: Ja, ja. Gut, dass wir das jetzt in Worte fassen können. Ihre Kindheitserlebnisse passen zu dem, was ich zu sehen meine. Ich sehe, dass Sie aktiv sind, und ich sehe, dass Sie [*zu Brian*] versuchen sich zu behaupten, weil Sie Angst um ihre Position haben, und [*zu Heather*] je mehr er dafür tut, desto stärker fühlen Sie sich kritisiert, worauf Sie keineswegs den Rückzug antreten. Trotzdem: Sie haben gesagt, dass Sie sich manchmal zurückziehen …

Heather: Hm, hm.

Therapeut: … dass Sie aufgeben …

Heather: Hm, hm.

Therapeut: … die Hoffnung aufgeben und sich trotzdem weiter bemühen. Sie dagegen [*zu Brian*] halten an Ihren Idealen fest: „Wir sollten es so machen, wir sollten so sein, ‚einfach ruhig und zufrieden' sein." [*zu Heather*] Damit erreicht er aber nur, dass Sie sich noch weniger gehört fühlen und damit dreht sich die Sache im Kreis. Trotzdem glaube ich, dass er sich irgendwie stark abgewertet fühlt und den Eindruck hat, seine Meinung gelte hier nichts …

Heather: Hm, hm.

Therapeut: … [*zu Brian*] und sie fühlt sich irgendwie kritisiert und abgewertet. Das entspricht aber nicht dem, was Sie beide eigentlich denken, wenn Sie sich verhalten, wie sie sich verhalten.

Brian: Ja.

Therapeut: ... Sie denken einfach nur: „Ich will Ich sein dürfen" ...
Brian: Hm, hm.
Therapeut: ... Sie, Heather, denken und fühlen das Gleiche, oder „Ich will doch nur gehört werden." Sie glauben nicht, dass er sich herabgesetzt fühlt ...
Brian: Hm, hm.
Therapeut: ... und Sie denken nicht, dass sie sich abgewertet fühlt ...
Brian: Hm, hm, ja.
Therapeut: Wir sollten hier soweit kommen, dass Sie einander wertschätzen können. Wenn Sie ihre Tränen sehen, werden Sie doch irgendwie berührt, dann merken Sie vielleicht, dass sich Heather tatsächlich abgewertet fühlt ...
Brian: Hm, hm.
Therapeut: Gut, ich glaube, Sie merken es. Für Sie [*zu Heather*] ist es manchmal schwerer zu verstehen, wie es ihm geht, wenn er das Gefühl hat, unter Kontrolle zu stehen, seine Angst zu verstehen. Zu verstehen, dass er vermutlich meint, nicht wichtig zu sein oder dass er sein Selbst bedroht sieht. [*Definiert den Zyklus und weist auf das tiefer liegende Motiv des Identitätsschutzes hin.*]
Heather: Ich kann es ihm nachfühlen ...
Therapeut: Gut so.
Heather: ... ich spüre es ganz deutlich. Als wir am Samstagabend miteinander geredet haben, bist du plötzlich in der Ferne verschwunden, das habe ich körperlich gespürt. Du bist innerlich auf Distanz gegangen, auf irgendeiner Ebene wurde mir das ganz klar.
Therapeut: [*zu Brian*] Sie haben auf ziemlich schlimme Art lernen müssen, sich von Ihrer Mutter abzugrenzen. Sie mussten sich losreißen, um Ihr Selbst zu schützen und nicht kontrolliert zu werden ... das war mit Angst verbunden.
Brian: Hm, hm.
Therapeut: Ich kann mir vorstellen, dass die Sache ziemlich viel Angst auslöst ...
Brian: Hm, hm.

Ein paar Minuten danach versucht der Therapeut das System zu erschüttern, indem er Brians Feindseligkeit anspricht und ihm hilft, seine unterdrückte Wut zuzulassen und sie zu benennen. Heather kann daraufhin etwas selbstbewusster auftreten.

Therapeut: Wenn Heather dann so übertreibt und auf Sie losgeht und Sie sich so heftig dagegen wehren, fühlt sie sich immer noch stärker abgewertet.
Heather: Ja. Ich fühle mich dann irgendwie lahmgelegt.

Therapeut: [*zu Brian*] Sie vertreten Ihre Meinung stets mit großer Leidenschaft.

Brian: Obwohl mir eine andere Art von Leidenschaft lieber wäre [*sarkastisch*].

Therapeut: Das ist ein kleiner Seitenhieb. [*Benennt die versteckte Feindseligkeit.*]

Brian: War nur ein kleiner Scherz.

Therapeut: Ich meine, der Scherz speist sich aus Ihrem inneren Schmerz und aus ihrer unterdrückten Wut. Sie spürt den Stich, irgendwie spürt sie das; es tut ihr weh.

Heather: Ja, es schmerzt. Ich höre Folgendes heraus: „Sieh mich an, in mir steckt Leidenschaft, ich kann anders sein." Das ist ein Seitenhieb.

Therapeut: Brian, Sie geben nicht auf, Sie sticheln mal hier, mal da, und das bleibt nicht ohne Folgen. Mit jedem Seitenhieb stoßen Sie Heather noch weiter weg. Jede sarkastische Bemerkung führt dazu, dass sie sich noch mehr verschließt.

Brian: Sollte ein Scherz sein.

Therapeut: Ihre Scherze kommen aus dem Grund Ihres Wesens, sie sind einfach sehr bezeichnend für Ihre Person. Heather empfindet Sie so.

Heather: Diesmal entkommst du mir nicht.

Therapeut: Die Sache hat Auswirkungen, das muss man einfach wissen. Sie wirkt sich allerdings nicht in Ihrem Sinne aus. Seitenhiebe verhindern, dass Sie das Gewünschte bekommen. Sie versuchen, das Thema nur anzutippen, weil aber Verletzung und Wut dahinterstecken, sind solche scherzhaften Bemerkungen schädlich. Ich muss es immer wieder betonen, weil es so wichtig ist, zu erkennen, dass diese Bemerkungen Ihrer Beziehung erheblich schaden.

Später befasst sich der Therapeut unterstützend mit Heather. Er hilft ihr, ihre primären Gefühle zu benennen und ermuntert sie, ihren Gefühlen Ausdruck zu verleihen.

Therapeut: In Ihrem Innern spielt sich etwas ab; ich glaube, Sie fühlen sich alleingelassen. Wie und warum? Das kann ich nicht so genau sagen. Sie haben Druck von vielen Seiten, Sie jonglieren mit den verschiedenen Bällen und sehnen sich nach Unterstützung. Könnte es sein, dass sich ein Teil Ihres Selbst vergeblich nach Wertschätzung und Anerkennung sehnt? [*Geht empathisch auf ihre Gefühle ein.*]

Brian: Nach Wertschätzung und Anerkennung von deiner Mutter? Oder hat dich dein Vater nicht ausreichend geschätzt?

Heather: Mein Vater war ein höchst pflichtbewusster Mensch, allzu pflicht-

	bewusst, in dieser Hinsicht ganz anders als du … Ich frage mich, ob ich mehr von meiner Mutter habe.
Therapeut:	Die Beziehung zu Ihren Eltern enthält aber irgendeine wichtige Botschaft.
Heather:	Sie kommt nicht allein von meinen Eltern. Ich habe mein ganzes Leben lang versucht, es allen recht zu machen. Was aber nicht gewürdigt wurde. Mir sind beispielsweise die Klavierstunden der Kinder wichtig, anderen nicht, und das empfinde ich als eine Abwertung. Ich war immer ängstlich bestrebt, den Lehrern zu gefallen, Vater und Mutter zu gefallen.
Therapeut:	Sie bekommen es mit der Angst zu tun, wenn bestimmte Dinge nicht erledigt werden, fühlen sich dabei aber zu wenig unterstützt. Ihr Mann muss mehr über die Angst erfahren, die Sie antreibt. Er sieht in Ihnen den Oberfeldwebel. Niemand liebt den Oberfeldwebel. Er sieht nicht das ängstliche kleine Mädchen, das sich um Anerkennung bemüht. [*Identifiziert das zugrunde liegende Gefühl.*]
Heather:	Ja, das spricht nicht den Feldwebel an, das spricht eine tiefere Ebene an, einen verborgenen Teil meines Selbst.

Im nächsten Exzerpt eines paartherapeutischen Gesprächs geht es um Richard, einen Ingenieur, der Suizidgedanken hatte und sich von seinem Beruf und seiner Ehe mit Sharon eingeengt fühlte. Der Therapeut hatte zuerst mit dem Ehemann alleine gesprochen und dabei eindeutig festgestellt, dass das Gefühl, in einer Falle zu stecken, weit mehr mit seiner Ehe zu tun hatte als mit seiner beruflichen Situation, für die sich eine Lösung abzeichnete. Was seine Ehe anging, so wirkte er völlig hilflos und außerstande, sich durchzusetzen und zu behaupten. Das Paar hatte bereits vier Jahre zuvor therapeutische Hilfe gesucht und dabei eine gute therapeutische Allianz hergestellt. Im nun folgenden Gesprächsausschnitt erleben wir zuerst, wie der Ehemann seine unterwürfige Position verlässt und gegen Ende, wie die Ehefrau wahrnimmt, dass ihr Dominanzverhalten auf tiefer liegende Schamgefühle zurückzuführen ist.

Profi und Neuling im Ring

Der Abschnitt beginnt mit der Feststellung des Therapeuten, dass Richards Rückzugsverhalten mit der Beziehung zu tun hat.

Therapeut:	Okay, halten wir mal kurz inne. Eins ist inzwischen klar geworden, nämlich dass Sie sich zurückziehen.
Richard:	Ja.
Therapeut:	Und … dass Sie am Ende so viel Wut angesammelt haben, dass

Sie sich ausklinken wollen. Jetzt stehen wir vor der Frage, ob Sie sich zurückziehen aufgrund eines eingebauten Rückzugsmechanismus oder ob Sie sich zurückziehen, weil Ihre Frau auf den Knopf drückt und den Rückzugsmechanismus, den Sie in sich tragen, in Gang setzt.

Richard: Ja.

Therapeut: Sie beide haben es also in der Hand, stimmt's? Was Sie betrifft, Richard, wäre es doch toll, wenn Sie sich nicht zurückziehen, vielmehr mutig zu Ihrer Meinung stehen würden.

Später identifizieren Therapeut und Klienten den Dominanz-Unterordnungs-Zyklus und diskutieren über Einzelaspekte dieses Zyklus.

Therapeut: Sie sind also die Aktivere. Das ist eben die Art, wie Sie gelernt haben, das Zusammenleben zu gestalten …

Sharon: Genau.

Therapeut: … beide sind daran beteiligt. Sie sind da keine Ausnahme, auch andere Paare müssen lernen, miteinander auszukommen. Meist ist einer der Partner irgendwie dominanter …, kontrollierender, schneller dabei, Entscheidungen zu treffen. Dann ist der andere Partner eher … zurückgezogen oder ruhiger. Ich denke, dass Sie miteinander verhandeln sollten. Sie beide müssen dabei aber einen sehr klaren Standpunkt vertreten …

Sharon: Hm, hm.

Richard: Hm, hm.

Therapeut: Das entspricht dem, was wir bei der letzten Sitzung besprochen haben, als Sie sagten, dass Sie reden, reden, reden, um zu erreichen, dass er sich beteiligt.

Sharon: Ja, ich rede …

Therapeut: Genau.

Sharon: … weil das meine Art ist, ihn aus der Reserve zu locken. Es gibt viele Gründe für mein Verhalten, und nicht immer möchte ich mich so verhalten. Es gefällt mir nicht immer. Manchmal wäre ich lieber ruhiger [*lacht*] – und ich war auch tatsächlich ruhiger, seit wir diesen …

Richard: Aber du, du … weißt doch, dass ich langsamer bin …

Sharon: [*tiefer Seufzer*]

Richard: … dass ich länger nachdenken muss und einen Gedanken nach dem anderen bearbeite – ich kann nicht anders, mein Kopf funktioniert eben so.

Sharon: Inzwischen achte ich sehr viel genauer auf seine Pausen, und dass er Zeit zum Nachzudenken braucht. Am liebsten würde ich ihm dauernd ins Wort fallen … Ich muss mich geradezu …

Therapeut: Hm, hm.

Sharon: … bewusst zwingen, den Mund zu halten und ihn ausreden zu lassen. Weil … in der Familie, in der ich aufgewachsen bin, alle ständig geredet haben, und zwar lautstark und ohne Punkt und Komma: „Bla, bla, bla". Wer sich Gehör verschaffen wollte, musste einfach die anderen unterbrechen und flott [*schnippt viermal die Finger*] drauflosreden …

Therapeut: Hm, hm.

Sharon: … weil man sonst keine Chance hatte. Sonst wäre man nicht gehört worden …

Therapeut: Hm, hm.

Sharon: … in so einer Umgebung bin ich aufgewachsen – schwierig, schwierig, es ist zur Gewohnheit geworden, eine Angewohnheit …

Der Therapeut bringt das Gespräch wieder zurück auf die kurz zuvor stattgefundene Interaktion, identifiziert noch einmal das Muster des Paares und spürt dann Sharons grundlegende Scham auf.

Therapeut: Kommen wir noch mal zurück auf unser letztes Gespräch. Ich kann mich nicht mehr an das genaue Wort erinnern, aber dann haben Sie gesagt: „Muss ich denn immer mit dir einer Meinung sein?"

Sharon: Hm, hm.

Therapeut: … was hatten Sie zuvor gesagt? Erinnern Sie sich noch?

Sharon: Es ging um den Haushalt.

Therapeut: Ging es nicht um Entscheidungen, die die Kinder betreffen?

Richard: Ja, genau.

Therapeut: … worauf Sie, Sharon, sofort eingeworfen haben: „Muss ich immer mit dir einer Meinung sein?" Richtig?

Sharon: Nun ja … irgendwie ist das ja eine berechtigte Frage …

Therapeut: Sehen wir uns mal genauer an, was da tatsächlich abgelaufen ist.

Sharon: … okay.

Therapeut: Er sagt also etwas, er kritisiert … oder er … beschwert sich und sagt: „Du hörst nicht hin, wenn ich einen Vorschlag mache". Stimmt das? Das ist die Essenz dessen, was er vorbringt. Als gute Zuhörerin würden Sie sagen: „Oh, erzähl mal, was ist denn los?" Richtig? Es gibt da aber einen Zusammenhang, die Sache hat eine Geschichte …

Sharon: Hm, hm.

Therapeut: … wir sind noch nicht nah dran, aber ich glaube, dass Sie sich verteidigen und zum Angriff übergehen, wenn Sie das Gefühl haben, schlecht behandelt oder unfair kritisiert zu werden. Dann reagieren Sie sehr schnell mit Sätzen wie: „Muss ich immer mit dir einer Meinung sein?“

Sharon: Hm, hm.

Therapeut: … Sie müssen sich ungerecht behandelt fühlen … irgendwie verletzt …, wenn er das sagt.

Sharon: Wenn er sagt …

Therapeut: Wenn er sagt: „Du hörst mir gar nicht zu, du hörst mir eigentlich überhaupt nie zu, wenn ich einen Vorschlag mache. Das war doch die Essenz dessen, was er gesagt hat …

Sharon: … hm, hm.

Therapeut: … Sie müssen das unbestimmte Gefühl haben …

Sharon: [*tiefer Seufzer*]

Therapeut: … verletzt zu werden.

Sharon: Hm, hm. Ich erinnere mich, dass er gesagt hat, er sieht meine Bemühungen …, wenn ich nun überlege … Bemühe ich mich tatsächlich?

Therapeut: Sie haben mit „Muss ich immer mit dir einer Meinung sein?“ reagiert. Schlagfertig, wie in einem Wortgefecht …

Sharon: [*lacht*]

Therapeut: … jawohl, um dann als Siegerin aus dem Ring zu gehen …

Sharon: Hm, hm.

Therapeut: Was ich damit sagen will: Sie sind sehr schnell dabei … [*schnippt viermal die Finger*] …

Sharon: Hm, hm.

Therapeut: … nun, wie gesagt, in Ihrem Inneren geht dabei noch etwas anderes vor … Sie achten noch nicht genau auf das, was da passiert …

Sharon: Hm, hm.

Therapeut: … und das hat mit Ihren Reaktionen auf seine Kritik zu tun. Kritik tut weh, nicht wahr?

Sharon: Ja.

Therapeut: … wenn er kritisiert oder sagt: „Du hast das versäumt oder jenes nicht getan.“

Sharon: Ja, genau, es schmerzt, 16 Jahre Kritik, nichts als Kritik.

Therapeut: Genau. Und vorher diese ganze Kritik von Ihrer Mutter, richtig?

Sharon: Ja, das ist der Grund für mein einsames Inneres Kind …

Therapeut: Ja.

Sharon: … [*lacht*] [*Bezieht sich auf ein Thema ihrer vorhergehenden Paartherapie.*]

Therapeut: Inzwischen ist eine richtige Straßengöre daraus geworden, die sich zu wehren weiß …

Sharon: … hm, hm.

Therapeut: … mit hervorragenden Schutzmechanismen, stimmt's …?
Sharon: Hm, hm.
Therapeut: … die automatisch funktionieren.
Sharon: Ja, genau, es handelt sich offenbar um einen Reflex …
Therapeut: Genau.
Sharon: Ja.
Therapeut: Aber irgendwie [*schnippt viermal die Finger*] trägt dieser Reflex dazu bei …, dass er sich … dominiert fühlt von Ihnen und das Gefühl hat, sich unterordnen zu müssen …
Sharon: Hm, hm.
Therapeut: Hinter dieser sehr aktiven und dominanten Person versteckt sich etwas anderes, versteckt sich ein schmerzhaftes Gefühl, die Angst, misshandelt zu werden oder das Gefühl, nicht in Ordnung zu sein, nicht gesehen zu werden, missverstanden zu werden. Doch dieses Gefühl bleibt verborgen, was rauskommt, ist …
Sharon: Hm, hm.
Therapeut: … raus kommt, hm, so eine Art Anklage, so eine Art Verteidigung …
Sharon: Hm, hm.
Therapeut: … starke Worte, ich weiß, aber was …
Sharon: Ja, ja.
Therapeut: … rauskommt, ist ein eher aktiver Coping-Stil …
Sharon: Ja.
Therapeut: … mit dem Sie ihn in die Defensive drängen. Worauf er sich zurückzieht, stimmt's? [*Identifiziert das primäre Gefühl der Abwertung, das von ihrem eher angreifenden Stil verdeckt wird.*]
Sharon: Das Ganze ist eine, im Grunde eine … Neuauflage der Beziehung zu meiner Mutter …
Therapeut: Ja.
Sharon: … ganz bestimmt, weil sie mich immer kritisiert hat, es war schrecklich. Ich habe mich dann … ich bin in die Verteidigung gegangen, um mich zu schützen. Das wird wohl dieser Reflex sein [*Fingerschnippen*]. Wenn ich das Gefühl habe, er kritisiert mich, höre ich eine leise Stimme in meinem Innern: „Nein, du bist völlig in Ordnung, verteidige dich", und dann falle ich ihm ins Wort, weil ich das auch bei meiner Mutter tun musste …
Therapeut: Genau. Sie war eben eine Macht, mit der man rechnen musste.
Sharon: Bei ihr konnte man nicht irgendwie schönfärberisch herumreden, verstehen Sie? Man konnte nicht sagen: „Entschuldige bitte, aber damit verletzt du meine Gefühle", man musste sich hinstellen und brüllen.
Therapeut: Ich verstehe. [*Empathisches Verständnis*]
Sharon: Ja, das waren meine Vorgaben.

Therapeut: Ja, aber was ist mit der Stimme, die sagt: „Nein, du bist völlig in Ordnung ...“?

Sharon: Hm, hm.

Therapeut: ... ist diese Stimme nicht die Antwort auf einen Teil Ihres Selbst, der das Gefühl hat, unfair kritisiert zu werden? Ziemlich kompliziert das Ganze, ich bin mir auch nicht ganz sicher. Wenn Sie nun wirklich ruhiger würden, sich sehr sicher fühlen würden ...

Sharon: Hm, hm.

Therapeut: ... Richard möge mir verzeihen, wenn ich das sage: Er bereitet Ihnen die Hölle auf Erden – und das schmerzt höllisch ...

Sharon: Hm, hm.

Therapeut: ... wenn er sagt, er sei furchtbar unglücklich, dass er weg will, dass ihm das Leben mit Ihnen zu viel wird. Das tut einfach höllisch weh. [*Verstärkt, um das Gefühl zu erreichen.*]

Sharon: Ja, richtig – trotzdem werde ich heute keine Tränen vergießen ... [*lacht*]

Therapeut: [*lacht*] Weshalb nicht?

Sharon: [*atmet tief ein und aus*] ... Verletzungen, ein ganzes Leben voll mit Verletzungen ... Die Leute [*traurige Stimme*] sagen mir im Grunde immer: „Du bist ein Fehlschlag“, das glaube ich zumindest [*weint*] ...

Therapeut: Genau.

Sharon: ... meine Mutter hat mir das jahrelang zu verstehen gegeben und ständig gesagt: „Eines Tages wirst du eine Tochter haben, die sich von dir genauso unterscheidet wie du von mir. Dann wirst du verstehen, was ich meine.“ [*Atmet tief durch.*]

Therapeut: Ja.

Sharon: Nun ja, ich war anders als sie, aber was soll daran schlimm sein?

Therapeut: „Ich will geliebt – ich will akzeptiert werden, so wie ich bin.“ [*Empathische Exploration*]

Sharon: Ich bin immer auf Vorbehalte gestoßen, auch bei meiner Mutter. Ich hatte nach ihrer Pfeife zu tanzen, musste mich an ihre Regeln halten, sonst hat sie mir ihre Liebe entzogen. Ich wurde nur geliebt, wenn ich ihrem Bild einer perfekten Tochter entsprach.

Therapeut: Und das haben Sie auf diese Beziehung übertragen.

Sharon: Nun ja, irgendwie hat es sich ganz von alleine übertragen.

Therapeut: Ja, ja, ich verstehe.

Sharon: Es ist genau das Gleiche.

Therapeut: Wenn Sie nicht beide ...

Sharon: [*atmet tief ein und aus*]

Therapeut: ... bereit sind, einen neuen Weg einzuschlagen ...

Sharon: Ja.

Therapeut: … wird sich an Ihrem Zusammenleben nichts ändern.

Sharon: Ich weiß.

Therapeut: Gut. Sie müssen also in der Lage sein, Richard zu zeigen, wie sehr Sie verletzt sind, wie schlimm es aussieht in Ihrem Innern, dass da eine Stimme sagt: „Ich bin nicht in Ordnung, so wie ich bin, ich bin einfach nicht gut genug." [*Ermuntert, das grundlegende Schamgefühl aufzudecken.*]

Sharon: [*tiefer Seufzer*] … ich weiß nicht, ob er mich akzeptieren kann [*lacht*].

Therapeut: Hm, hm. Könnten Sie ihn … vielleicht … anschauen?

Sharon: [*tiefer Seufzer*]

Therapeut: Klar, ziemlich schwierig, dieses Gefühl … „Ich weiß nicht, ob du mich akzeptieren kannst … ?

Sharon: [*atmet tief ein und aus*]

Therapeut: … aber es ist nun mal da – [*atmet tief ein*] tief drin ist tatsächlich dieses Gefühl: „Ich brauche dich sehr, ich will, dass du mich akzeptierst, so wie ich bin." [*Versucht, die Klientin zu einer Handlung zu bewegen, um Kontakt herzustellen.*]

Sharon: Ja! Und … wollen das nicht alle Menschen?

Therapeut: Sicher. Alle sagen: „Ich will, dass du meine verletzliche Seite aushältst und mich nicht kritisierst …"

Sharon: Hm, hm, richtig.

Therapeut: … das ist die paradoxe Situation …

Sharon: [*lacht*]

Therapeut: … Richard sagt so etwas wie: „Wenn du verletzt bist, kann ich dich halten und stützen."

Sharon: Ja, also, wenn er also …

Richard: Ich habe aber auch das Gefühl …,

Therapeut: Ja?

Richard: … dass ich besser mit ihr reden kann, wenn sie in diesem Zustand, in diesem verletzten Zustand ist. Ich merke, dass ich ihr besser sagen kann, was mich stört, ohne dass sie mich angreift …

Therapeut: Hm, hm.

Richard: … sie wirkt dann auf mich irgendwie … wie soll ich sagen … irgendwie weicher.

Therapeut: Sie lässt Sie an sich heran.

Sharon: Ich bin zugänglich.

Richard: Ja, zugänglich und, und …

Therapeut: Sie bekommen dann keine defensive Antwort, irgendeine Aussage, die Sie in die Verteidigung drängt, richtig?

Richard: … ja, dann entsteht so etwas wie ein Dialog, ein offenes Gespräch, das dem Problem auf den Grund geht. Vielleicht hat das aber gar nichts mit ihr zu tun …

Therapeut: Hm, hm.

Richard: … es hat etwas mit mir zu tun, ich blicke noch nicht durch, ich weiß nicht recht, wenn es tatsächlich so wäre, sollte ich Gelegenheit haben, davon zu sprechen.

Sharon: [*atmet tief ein und aus*] Ich kenne dieses Muster. [*Tiefer Seufzer*]

Therapeut: Hm, hm.

Sharon: … ich glaube, ich erkenne das Muster …

Therapeut: Okay?

Sharon: … wenn er mit mir reden will, ist mein erster Gedanke [*holt tief Luft*]: „Gleich kritisiert er mich wieder, gleich … „

Therapeut: Richtig.

Sharon: … gleich greift er mich wieder an. Er wird sagen, dass ich etwas falsch gemacht habe, dass er etwas nicht mag oder dass ich mich ändern soll. Sicher will er jetzt, dass ich …“ [*Atmet tief ein und aus.*] Und dann, fast immer [*Fingerschnippen*] …

Therapeut: Richtig.

Sharon: … schwupp, geht bei mir die Jalousie runter, und ich denke …

Therapeut: Ja?

Sharon: …„Okay, jetzt kritisiert er mich wieder, jetzt verletzt er mich wieder.“ Schwierige Sache. Ich gerate sofort in diesen Reflexmodus …

Therapeut: Richtig.

Sharon: … er lässt sich so leicht aus dem Konzept bringen …

Therapeut: Richtig, richtig.

Sharon: … ich kann ihn so schnell [*Fingerschnippen*] in Verwirrung stürzen, was eigentlich nicht meine Absicht ist, aber …

Therapeut: Hm, hm.

Sharon: … ich habe es so gelernt. [*Kennt ihr inneres Erleben, symbolisiert es auf neue Art.*]

Therapeut: Ja, ich verstehe. Das war das Thema unserer Unterhaltung.

Sharon: Ich habe es gelernt, es war meine Überlebensstrategie …

Therapeut: Ja, genau.

Sharon: … ich habe das mit meiner Mutter gelernt …

Therapeut: Genau.

Sharon: … was blieb mir anderes übrig …

Therapeut: Stimmt genau.

Sharon: … in meiner Familie hieß es früher oft: „Sharon, du würdest eine prima Rechtsanwältin abgeben.“ Komisch, dass auch Sie von einem Wortgefecht gesprochen haben …

Therapeut: Hm, hm.

Sharon: … [*Fingerschnippen*] es geht einfach so fix. Ich weiß, dass es ihn ganz durcheinanderbringt, ich weiß das …

Therapeut: Ja.

Sharon: ... und ich, nur weil [*mit schwacher Stimme*] ich fürchte, ihn sagen zu hören: „Du bist nicht in Ordnung – nicht gut genug."
Richard: Ich hasse das ...
Sharon: Ich weiß.
Richard: ... diese Wortgefechte.
Sharon: Ich weiß, ich weiß [*lacht*] ...
Therapeut: Richtig, richtig.
Sharon: ... und das ist das Muster [*lacht*] – das ist mein Anteil daran.
Therapeut: Richtig, völlig richtig. Ich überlege, was Sie an diesem Punkt ab jetzt anders machen könnten. Zeigen Sie ihm Ihre Gefühle, wenn Sie sich kritisiert oder verletzt fühlen, anstatt ihm diese ... schützende Jalousie zu zeigen, die ihn verwirrt. Er sieht nicht Ihr wahres Selbst, die wahre Sharon, die sich so abgewertet fühlt, und er verabscheut die defensive, sich schützende Sharon, nicht aber Ihr wahres Selbst. Ich habe den Eindruck, dass Sie ihm keine Chance geben, zu begreifen, dass Sie sich schrecklich fürchten vor dem Gefühl der Abwertung ...
Sharon: [*atmet tief ein und aus*]
Therapeut: ... vielleicht denken Sie: „Wenn ich ihm zeige, wie ich wirklich bin, wird er mich wohl nicht akzeptieren und nicht mehr lieben." [*Hilft ihr, die Kernemotion aufzudecken.*]

Die Scham des sich Unterordnenden

Menschen, die sich in der Partnerschaft unterordnen, fühlen sich im Kern oft unzulänglich, wertlos oder defizitär. Sie haben womöglich, aufgrund früherer Ereignisse die Scham internalisiert und das Gefühl bekommen, unwürdig zu sein und dass sie, um Wertschätzung zu erfahren, den Gefährten beschwichtigen oder ihm jeden Gefallen tun müssen. Wenn sie dann dominiert werden, fühlen sie sich nicht respektiert, weshalb sie im Laufe der Zeit Groll entwickeln. Sich unterordnende Männer sprechen dann häufig davon, dass sie sich inkompetent oder unzulänglich fühlen oder als Versager betrachten. Bei Frauen, die sich unterordnen, hat Scham den Beigeschmack hilflos-abhängiger Unzulänglichkeit. Die Kernemotion jedoch ist Scham darüber, unfähig, nicht gut genug oder dem Partner unterlegen zu sein. Dazu ein Beispiel:

Shelly kam aus eigenem Antrieb in Therapie. Sie wirkte weinerlich und deprimiert, klagte über Kopfschmerzen, sagte, sie sei unglücklich, habe kein Interesse an Sex, ihr Mann sei wütend auf sie und verweigere ihr die Unterstützung. Ihren Erzählungen war zu entnehmen, dass er sie stets schnell zum Schweigen brachte, sobald sie versuchte, ihren Standpunkt zu vertreten. Um ein ausgewogenes Bild zu bekommen, wurde der Ehemann in einer Einzelsitzung nach seiner Einschätzung befragt. Dabei festigte sich der Eindruck eines sehr dominanten Mannes und einer abhängigen, sich unterordnenden Ehefrau. Der Mann übernahm es, der Therapeutin zu erklären, was mit seiner Frau nicht stimmt: Sie sei einfach unfähig und handle oft unüberlegt, bei ihrer Arbeit in den Medien wäre es nicht erforderlich, Dinge gründlich zu durchdenken, während er in der Industrie tätig sei – und deshalb stets Topleistungen erbringen müsse. Es war, als spräche er von einem Kind. Er war eine Waise, hatte sich alleine hochgearbeitet und zu einem nüchternen Geschäftsmann entwickelt, sie dagegen war eine nach Anerkennung suchende Tochter aus dem Mittelstand. Von Anfang an war klar, dass sie ihm die Führungsrolle überließ und bei ihm Rat suchte, den er auch gerne erteilte. Er duldete allerdings keinen Widerspruch. Sie machte sich dann klein und gab nach, was aber schließlich im Rückzug endete.

Weil Menschen, die in einer intimen Zweierbeziehung leben, einander sehr persönliche Dinge mitteilen, vermag einer den anderen recht leicht zu verletzen. Die Gefahr, einander zu verletzen, ist in zwei Bereichen besonders ausgeprägt: Der Partner zeigt sich kurzfristig indifferent oder reagiert emotional nicht angemessen, was die Bindung verletzt. Es kann aber auch längerfristig zu Identitätsverletzungen kommen, wenn persönliche, private Informationen, die sie einander anvertraut haben, missbraucht und im Konfliktfall als Waffe eingesetzt werden (um den anderen zu kritisieren, ihn anzugreifen, ihn abzuwerten oder zu nötigen). Das Wissen beispielsweise, dass sich der Partner unattraktiv fühlt oder in der Vergangenheit gedemütigt worden ist, darf nicht genutzt werden, um ihn anzugreifen, weil dies eine anhaltende, tiefe Identitätsverletzung zur Folge hätte. Die verletzte Person fühlt sich dann doppelt verwundet und zieht sich zurück.

Lorne beispielsweise wusste zwar, dass seine Frau oft an ihrer Kompetenz zweifelte, wenn er sich jedoch einsam fühlte, kritisierte er sie, warf ihr vor, nicht genug Geld zu verdienen, sich ganz auf ihn zu verlassen und faul zu sein. Das nährte ihre Selbstzweifel, worauf sie sich machtlos und beschämt fühlte.

Bei einem anderen Paar hatte Jan, die Ehefrau, eine sehr unbefriedigende Affäre gehabt, von der Timothy, ihr Mann, erfahren hatte. Sie kamen zur Therapie mit dem Ziel, herauszufinden, weshalb sie diesen Seitensprung gemacht hatte. Er sagte, er wolle den Grund wissen, um die Sache „reparieren" und sichergehen zu können, dass das nicht noch einmal passiert. Jan pflichtete ihm bei. Der Therapeut befasste sich zuerst mit der Wut des Mannes, forderte ihn auf, seiner Wut Ausdruck zu verleihen und gegen seine Frau zu richten, während er die Frau dabei unterstützte, seine Wut zu hören. Dann half er ihr, sich ehrlich bei ihrem Mann zu entschuldigen und ihm zu zeigen, dass sie sich schämt, ihn mit der Affäre verletzt zu haben. Danach wurde die Affäre im Lichte des negativen Interaktionszyklus betrachtet, in dem das Paar sich bereits vorher befunden hatte.

Sie hatte in ihm stets den Überlegenen gesehen. Schon als Kind hatte sie sich unterlegen und kontrolliert gefühlt, was sich in ihrer Ehe fortsetzte, weil er sie fortlaufend kontrollierte und kritisierte. Sie fühle sich permanent schuldig, sagte sie, weil er ständig hinter ihr her sei und sie überwache, genau wie es ihre Mutter getan hatte. Weil sie sich defizitär und nicht liebenswert fühlte, suchte sie Bestätigung im Wesentlichen außerhalb der Ehe. Dies erwies sich jedoch als Eigentor, weil sie sich durch die außereheliche Beziehung erneut kritisiert und schlecht behandelt fühlte. Der Mann war im Grunde ängstlich verunsichert und fürchtete, nicht „Manns genug" zu sein, weshalb er heftige Eifersucht entwickelte und sich als nicht begehrenswert empfand. Das hatte ihn veranlasst, sich kontrollierend und kritisierend zu verhalten.

Der Affiliationszyklus

In reinen Bindungszyklen ist Scham nicht die Kernemotion; vielmehr werden Schamgefühle aktiviert, je nachdem wie viele kontrollierende Elemente der Zyklus enthält und wie sehr er die Identität beeinträchtigt oder das Selbstwertgefühl untergräbt. In gemischten Zyklen dagegen sind Schamgefühle vorherrschend, wenn eine Seite verfolgt und auf mehr Nähe drängt oder kritisiert, die andere Seite sich zurückzieht, weil sie sich unzulänglich fühlt und sich deshalb schämt. Der sich zurückziehende Partner will mit dieser Strategie seine Identität schützen; Bindungsangst ist nicht sein Thema.

Die Scham des Verfolgers

Wer den Partner verfolgt, weil er das Bedürfnis nach mehr Nähe verspürt oder fürchtet, verlassen zu werden, wird selten Scham empfinden. Wenn allerdings das Gefühl aufkommt, dass sich der Partner distanziert und abwendet, weil man fehler- und mangelhaft ist, kann dies primäre Scham aktivieren. Dann werden sämtliche bislang möglicherweise verborgene Selbstzweifel virulent. Sekundäre Scham kann entstehen, wenn der Verfolger von seinem Partner ob seiner Bedürftigkeit beschämt wird, wobei Menschen, die als Kinder beschämt wurden (weil sie als zu abhängig galten) für sekundäre Scham besonders anfällig sind. Dies kann sie veranlassen, ihre Nähebedürfnisse zu leugnen und ihre Einsamkeit nicht zu thematisieren.

Die Scham des Distanzierers

Wenn der sich distanzierende Partner ein geringeres Nähebedürfnis hat oder emotional weniger verfügbar ist als die andere Seite und dafür kritisiert wird (beispielsweise den Vorwurf hört, er sei herzlos, liebesunfähig, fürchte jede Intimität oder sei frigide), empfindet er eine Identitätsbedrohung. So jemand fühlt sich dann unzulänglich und reagiert mit Schamgefühlen. Dann besteht die Aufgabe des Paartherapeuten / der Paartherapeutin darin, den Nähe suchenden Verfolger davon zu überzeugen, dass es besser ist, auf Kritik zu verzichten und seine Einsamkeit zu enthüllen. Verfolger brauchen Unterstützung, damit sie dem Distanz suchenden Partner auf validierendere Art begegnen und ihm versichern können, dass sie ihn nicht herabwürdigen oder abwerten und nicht auf ihn herunterschauen werden. Der Therapeut muss dem beschämten Partner aber auch beibringen, der Scham ins Gesicht zu sehen und sie zu transformieren.

Wenn Scham-Angst das Problem ist, wenn also eine Person fürchtet, bloßgestellt, gedemütigt oder gekränkt zu werden, falls sie dem Partner ihre wahre Befindlichkeit enthüllt, soll der Therapeut zuerst versuchen, das Schamgefühl zu lindern, indem er ihren Partner einbindet und bewegt, sie in ihrer verletzten Verfassung zu beruhigen, ja sogar zu feiern. Letzten Endes müssen Menschen, die sich zurückziehen und sich unzulänglich fühlen doch lernen, sich ihrer Scham zu stellen und sie selbst zu lindern, damit sie auf den Verlassenheitsschmerz des Gefährten angemessen reagieren können.

„Ich ziehe mich zurück, weil ich mich unzulänglich fühle"

Jen und Dean kamen in Therapie, weil ihnen die Beziehungsprobleme über den Kopf wuchsen. Sie wollten eigentlich nicht auseinandergehen, fürchteten aber, die Dinge könnten sich in diese Richtung entwickeln. Beide fühlten sich von der Verantwortung für ihre zweijährige Tochter überfordert und beschuldigten einander, nicht genug zu tun. Sie hatten viel Streit und hatten kaum noch Hoffnung auf eine Wende zum Besseren. Bei ihren Streitereien wurde Jen oft wütend und explodierte, während sich Dean zurückzog. Sie berichteten, dass sie sich Spitznamen gegeben hatten: Er hieß der „Roboter", sie der „Vulkan". Im Laufe der Schilderungen stellte sich heraus, dass Jen vor sieben Jahren, als sie bereits beisammen waren, eine Affäre gehabt hatte. Dean berichtete, dass er sich zwar verletzt und hintergangen gefühlt hatte, beschrieb die Sache jedoch nicht so, als handle es sich dabei um eine unverarbeitete Verletzung, die er nicht verwinden kann. Die Geschichte sei lange her, sagte Dean. Jen erzählte davon, wie einsam und verlassen sie sich damals gefühlt hatte, und beide interpretierten ihren Seitensprung als einen Schrei nach seiner Aufmerksamkeit. In der vierten Sitzung schilderte sie, wie sehr sie sich wünschte, Dean emotional zu erreichen und wie unmöglich das sei. Sie liebe ihn zwar sehr, trotzdem sei er eben ein „Mann mit Mauern." Als sie das mehrmals wiederholte, wandte sich die Therapeutin an Dean und fragte ihn, was er dabei fühlt, wenn sie sagt, er sei eben ein „Mann mit Mauern". Nachdem die Therapeutin einige empathische Vermutungen angestellt hatte, war Dean in der Lage, zu erkennen, dass er sich im Grunde unzulänglich fühlte. Daraufhin bat ihn die Therapeutin, sich seiner Frau zuzuwenden und ihr mitzuteilen, dass er sich unzulänglich fühlt. Das tat er dann auch und sagte ihr, dass er innerlich zu Eis erstarrt und sich irgendwie unzulänglich fühlt, wenn sie so über ihn redet und dass sie ihm damit das Gefühl vermittelt, eine Enttäuschung zu sein.

Im folgenden Exzerpt enthüllt Dean, dass er das Gefühl hat, sie zu enttäuschen und unzulänglich zu sein. Zuvor hatte er sich, unter therapeutischer Anleitung, mit seiner Reaktion auf das verfolgende Verhalten seiner Frau und mit seiner Reaktion auf ihren Vorwurf mangelnder emotionaler Verfügbarkeit auseinandergesetzt. Wir haben es hier mit einem gemischten Zyklus zu tun, bei dem Jen einsam ist und mehr Nähe sucht, gleichzeitig aber auch dominiert und die Realität definiert, während sich Dean unzulänglich fühlt und mit dem Schutz seiner Identität beschäftigt ist. Der Gesprächsausschnitt beginnt mit Jens Schilderung ihrer Frustration.

Jen: Ich wünsch mir doch nur eine liebevolle und enge Beziehung. Wir haben das in unserer Ehe bislang nie gehabt ... manchmal waren wir nah dran, sind dann aber wieder auseinandergedriftet. So sehr ich ihn liebe, er hat eine Mauer um sich, und lässt kaum jemanden an sich herankommen.

Therapeutin: Das rührt an die Stelle tief in Ihrem Innern, die sagt: „Ich bin einsam, ich will dich, ich brauche dich näher an meiner Seite." [*Versucht Jen auf ihr primäres Bindungsgefühl zu fokussieren.*]

Jen: Ich weiß, dass ich bestimmte Dinge von ihm brauche. Ich weiß auch, dass er sie mir geben kann, weil es ihm in der Vergangenheit hin und wieder gelungen ist. [*Folgt dem Fokus.*]

Therapeutin: Wie ist das für Sie, wenn Jen sagt, sie sei einsam und brauche mehr Nähe? Wenn sie von Ihren „Mauern" spricht? Was spielt sich dabei in Ihrem Innern ab? [*Wendet sich an ihren Mann, um seine Reaktion festzustellen. Fokussiert ihn nach innen.*]

Dean: Was ich dabei empfinde?

Therapeutin: Ja. Was geschieht in Ihrem Körper, wenn Sie dabeisitzen und hören, was Ihre Frau zu sagen hat? Was spüren Sie, und was denken Sie dann? [*Fokussiert die amygdala-basierte Spontanreaktion.*]

Dean: Wenn sie das sagt, habe ich das Gefühl, dass sie unzufrieden ist und dass ich sie enttäusche, weil ich einfach nicht gut genug bin.

Therapeutin: Sie fühlen sich als Versager und unzulänglich. [*Spiegelt sein primäres Identitätsgefühl.*]

Dean: Richtig. Ich habe das Gefühl, dass sie mehr von mir verlangt als ich vermutlich geben kann.

Therapeutin: Könnten Sie ihr sagen, dass Sie sich unzulänglich fühlen oder das Gefühl haben, ein Versager zu sein? [*Bringt seine Kernemotion in Kontakt mit ihr.*]

Dean: Wenn du mir sagst, dass du einsam bist und mehr Nähe willst, bekomme ich das Gefühl, dich zu enttäuschen, dass ich versage, und dann fühle ich mich unzulänglich.

Jen: Ich habe den Eindruck, dass ich überhaupt nichts sagen kann …, er fühlt sich sofort kritisiert, dabei will ich doch nur … [*Fühlt sich unverstanden und reagiert mit einem Gegenangriff.*]

Therapeutin: Jetzt sind wir beim wahren Dilemma angelangt. Wir haben es mit zwei sehr unterschiedlichen Menschen zu tun, die sehr unterschiedliche Bedürfnisse haben. Jedes Bedürfnis ist legitim und nachvollziehbar. Die Frage ist, wie gelingt es Ihnen, sich nicht gegenseitig abzuwerten? Sein Rückzug bewirkt, dass Sie sich irgendwie abgewertet fühlen, weil Sie nicht bekommen, was Sie möchten. Er sagt, dass Sie überreagieren, was Sie als sehr verletzend empfinden. Wenn Sie dann behaupten, er habe eine Mauer um sich und sagen: „Du gibst mir nicht, was ich will“, fühlt er sich abgewertet und unzulänglich, und das empfindet er als sehr verletzend. Wie kommen wir zu einer Lösung? Was können Sie beide dafür tun? [*Benennt das Dilemma.*]

Der sich distanzierende Partner in einem gemischten Identitäts-Bindungs-Zyklus empfindet manchmal ein primäres Schamgefühl, das auf ein unbewältigtes Trauma oder auf Herabwürdigung und Verunglimpfung zurückzuführen ist. Ein Mensch, der in der Vergangenheit gedemütigt, schwer missbraucht oder auf erniedrigende Weise beschimpft wurde, wird sich vermutlich als fehlerhaft empfinden und intime Nähe fürchten. Wie bereits in Kapitel 12 über die Angst dargelegt, wird sich der stark traumatisierte Teil eines Paares tendenziell zurückziehen, sich verbergen oder in Deckung gehen und versuchen, das empfundene Defizit zu verheimlichen. Zum Rückzug kommt es auch, wenn jemand Körperscham empfindet, sich für hässlich, unattraktiv oder ekelerregend hält oder wie Dreck behandelt wurde; oder aufgrund einer Erkrankung das Gefühl innerer Fäulnis hat, etwa weil er an Krebs leidet oder unfruchtbar ist. Wer solche Schamgefühle internalisiert hat, wird vor dem Gedanken, sich dem Partner zu öffnen und sich verletzbar zu zeigen, zurückschrecken, um nicht noch einmal als minderwertig und inakzeptabel beurteilt zu werden. Dieses Verhalten ist für den Betroffenen und seinen Gefährten äußerst belastend. Verfolger fangen unweigerlich an zu kritisieren, je mehr sie das Gefühl haben, zurückgewiesen zu werden, was dann dazu führt, dass sich die Schamgefühle des sich Zurückziehenden verstärken. Deshalb muss beim verfolgenden Partner die Erkenntnis reifen, dass er den anderen mit seiner Kritik von sich stößt. Die Hauptarbeit gilt jedoch der beschämten Person und besteht aus der Identifikation der Scham und ihrer Ursachen. Der Therapeut / die Therapeutin soll ihr helfen, der Scham ins Gesicht zu sehen, sie dem Partner gegenüber zum Ausdruck zu bringen, um schließlich, mithilfe empathischer Reaktionen des Partners korrigierende emotionale Erfahrungen zu machen.

Scham kann aber auch eine sekundäre Emotion sein, mit der eine Person, die sich zurückzieht, eine primäre Emotion verhindert oder abwehrt – etwa Trauer oder Angst. Ein Distanzierer ist möglicherweise traurig oder einsam, vielleicht fürchtet er eine Zurückweisung, schämt sich jedoch dieser als Schwäche empfundenen Gefühle, weshalb er sein Bedürfnis nach Verbundenheit und Nähe vor dem anderen verbirgt. In solchen Fällen verhindert sekundäre, identitätsbezogene Scham die Befriedigung von Bindungsbedürfnissen.

Oft genügt es bereits, diese mächtige Quelle schambasierter Vermeidung sowie die Angst vor einer Destabilisierung zu benennen, um Männer zu verändern: Sie sprechen plötzlich über ihre Gefühle und Bedürfnisse und sind nicht mehr deren Spielball, weil sie sie verbergen, abwehren oder ausagieren und die Therapie abbrechen.

Ben beispielsweise, dessen Bruder als Kind von einem Sportlehrer sexuell missbraucht worden war und sich vor Kurzem das Leben genommen hatte, kam mit seiner Ehefrau in Therapie. Er hatte auf den Suizid seines Bruders mit Ängsten, Depression und heftigen Trauergefühlen reagiert. Das Paar hatte sich auf Bens Wunsch hin getrennt, weil er wieder einen klaren Kopf bekommen wollte. Er hielt sich für einen zähen, athletischen Mann und war der festen Überzeugung, dass er stark sein und seine Familie ernähren und beschützen muss. Er kam mit seiner Reaktion auf den Suizid seines Bruders nicht zurecht und hatte das Gefühl zu zerbrechen. Er berichtete von Depressionen und Angstgefühlen, fühlte sich hilflos, innerlich abgestorben und zweifelte an der Liebe zu seiner Frau.

Schon bald stellte sich heraus, dass der Suizid seines Bruders schmerzhafte Erinnerungen an seinen eigenen sexuellen Missbrauch ausgelöst hatte. Er war als Kind von einem Nachbarn missbraucht worden. Er hatte schreckliche Angst davor, verrückt zu werden und sich genau wie sein Bruder das Leben zu nehmen. Seiner Frau konnte er nichts von den Vorgängen in seinem Innern erzählen, weil er sich schämte und meinte, der Missbrauch habe ihn beschmutzt und als schwul und unmännlich gebrandmarkt. Deshalb hatte er sich immer stärker zurückgezogen und war innerlich ertaubt. Er schämte sich seiner Ängste und seiner Bewältigungsschwierigkeiten so sehr, dass er weder über seine Angst vor dem Verrücktwerden noch über seine primäre, vom Missbrauch ausgelöste Scham reden konnte. Als es ihm nach einigen Einzelsitzungen, mit Unterstützung des Therapeuten gelang, über die Missbrauchserfahrung zu sprechen und, wichtiger noch, über seine Angst, dieses Ereignis könnte ihn in den Wahnsinn treiben, konnte er seiner Frau davon erzählen. Ihre beruhigenden Reaktionen halfen ihm, aufzutauen und den Kontakt zu seiner Frau wiederherzustellen.

Fazit

Bei der emotionsfokussierten Therapie von Scham muss der Paartherapeut je nach Art der Scham und je nach eigener Einschätzung der Erfordernisse, zum richtigen Zeitpunkt das Richtige tun. Vermeidet ein Partner seine internalisierte Scham, wird er ihm helfen, sich den Schamgefühlen zu stellen, um sie schließlich verarbeiten und transformieren zu können. Wird die Scham jedoch von den Demütigungen des anderen Partners ausgelöst, müssen diese Vorgänge benannt und die Interaktionen verändert werden, um Abwertung und Beschämung zu reduzieren. Für die Transformation von Schamgefühlen sind zwei Faktoren entscheidend: empathische Affirmation durch eine andere Person, die den pathologischen Überzeugungen über das Selbst eine andere Wahrheit entgegensetzt; sowie die Fähigkeit des Selbst, innere emotionale Ressourcen zu aktivieren, die der Scham entgegenwirken. In der Paartherapie geschieht die Transformation maladaptiver Scham durch Arbeit an der Beziehung und durch Arbeit mit dem Individuum zur Entwicklung der Fähigkeit zum Self-soothing und zur Umwandlung der Schamgefühle. Um Schamgefühle, die der Selbstachtung einer Person schaden, zu überwinden, muss sie zuerst aus ihrer Deckung kommen. Eine der größten Schwierigkeiten bei der Veränderung von Scham ist die Schwierigkeit, das auslösende emotionale Schema aufzuspüren, weil die starke Tendenz besteht, dieses Schema zu verbergen. Emotionsfokussierte Interventionen helfen den KlientInnen, Scham, Demütigung und Verlegenheit während der Sitzung in vollem Umfang zu verspüren, damit die Scham den Scham entkräftenden Reaktionen ihrer Partner ausgesetzt werden kann. Unsere KlientInnen machen dabei die Erfahrung, dass sie, entgegen ihrer Befürchtungen nicht als grundsätzlich wertlos oder fehlerhaft betrachtet werden, falls sie dem anderen ihre gefühlten Fehler und Unzulänglichkeiten offenbaren. Viele berichten, dass sie in der Therapie die verletzten, desorganisierten und verborgenen Selbstanteile vor allem dem Gefährten, aber auch dem Therapeuten offenbaren konnten und dies der hilfreichste und heilsamste Aspekt der Behandlung war. Wer die schlichte Erfahrung macht, dass er gesehen, gehört und akzeptiert wird, obwohl er sich als wertlos betrachtet und verzweifelt ist, fühlt sich enorm bestätigt. Diese Person macht eine neue zwischenmenschliche Lernerfahrung und internalisiert die Akzeptanz ihres Partners, was wiederum ihre Fähigkeit zur Selbstakzeptanz verstärkt. Dazu kommt die Erfahrung, dass unangemessene Verhaltensweisen als Fehler bedauert werden können und nicht als Zerstörer des gesamten Selbstwerts gelten müssen.

In der Therapie werden aber nicht lediglich Schamerlebnisse früherer Zeiten bearbeitet. Die Exploration erstreckt sich auch auf die Frage, ob Partner oder Therapeut/Therapeutin die Person während der Sitzung beschämt haben (vielleicht aufgrund eines Missverständnisses oder weil ihnen etwas Wichtiges entgangen ist). Deshalb besteht ein weiterer wichtiger Aspekt des Umgangs mit Schamgefühlen darin, sie sofort zu bearbeiten, sobald sie durch eine Handlung des Partners oder des Therapeuten ausgelöst wurden. Ferner gilt es zu ermitteln, ob Partner oder Therapeut den Klienten womöglich ungewollt beschämt haben, indem sie nicht auf seine Gefühle eingestimmt waren oder ihm Unterstützung vorenthalten haben, wo Unterstützung angezeigt gewesen wäre. Die Heilung solcher Beziehungsbrüche und die Korrektur aktueller Missverständnisse können hochgradig therapeutisch wirken und, wie bereits erwähnt, eine neue zwischenmenschliche Lernerfahrung sein. In solchen Situationen ist eine verständnisvolle, unterstützende Beziehung nicht die Voraussetzung für die weitere therapeutische Arbeit mit Schamgefühlen, vielmehr die Essenz der Behandlung selbst.

14 Positive Emotionen in der Paartherapie

> Die Hoffnung ist das Federding
> das in der Seel' sich birgt
> und Weisen ohne Worte singt
> und niemals müde wird.
>
> *Emily Dickinson*

Das Interesse an positiven Emotionen sowie das Bewusstsein für ihren hohen Stellenwert – im Hinblick auf seelische Gesundheit und Wohlbefinden – hat sich in jüngerer Zeit deutlich verstärkt (Frederickson 1998; Seligman 2002). Angenehme Gefühle spielen im menschlichen Erleben und in der menschlichen Paarbildung eine einzigartige, belebende Rolle und waren im Kampf ums Überleben und für unser Wachstum als Art entscheidend wichtig. Verglichen mit den unangenehmen oder negativen Emotionen, mit ihren offensichtlicheren und mächtigen Einflüssen auf Überleben und Adaptation, wurden sie bislang oft übersehen oder unterschätzt. Angenehme Gefühle, insbesondere die aufgrund von Neugier, Zuneigung und sozialer Bindung ausgelösten wohligen Empfindungen, sind jedoch unabdingbar für Überleben und Adaptation, weil sie uns Menschen mit der Welt und unseren Mitmenschen verbinden. Angenehme Emotionen entlasten nicht nur von Druck und wirken nicht nur durch Reduzierung negativer Emotionen erleichternd, sie sind überdies vorteilhaft und motivierend: Sie verbessern Beziehungen, erleichtern das Lösen von Problemen und befördern das Lernen. Wenn Menschen aufgeschlossen und glücklich sind, finden sie schneller Kontakt zueinander, kommen besser miteinander aus und können höhere Leistungen erbringen. Positive Emotionen tragen auch zur Transformation negativer Emotionen bei. So tragen beispielsweise die Emotionen Interesse-Spannung und Glück-Freude bei, Trauergefühle zu transformieren.

Paare, die therapeutische Hilfe suchen, klagen häufig darüber, dass ihre Beziehung ganz oder überwiegend freudlos und uninteressant geworden ist, weshalb sie sich erschöpft, einsam und entfremdet fühlen. Die angenehmen Emotionen sind eine Art Barometer für die Stärke der Paarbindung. Gottman (1999) hat nachgewiesen, dass in befriedigenden Beziehungen positive Emotionen die negativen um das Fünffache übersteigen. Die therapeutische Aufgabe besteht u. a. darin, die Entwicklung echter positiver Gefühlsregungen zu unterstützen und deren Frequenz zu fördern.

TherapeutInnen müssen die Entstehung und den Ausdruck positiver Emotionen aus mehreren Gründen fortlaufend im Auge behalten, unterstützen und fördern. Positive emotionale Erfahrungen wie Liebe, Freude,

Anteilnahme sind Gefühle, die, jedes für sich Menschen motiviert, Nähe und Zusammengehörigkeit anzustreben und damit eine Beziehung lebendig und in Schwung zu halten. Dass Liebe für die Paarbildung wichtig ist, liegt auf der Hand; Liebe bedeutet, sich für den anderen zu öffnen und sich auf den anderen zu beziehen. Freude und Interesse fördern die Verbindung, sie aktivieren und lenken das annähernde und erforschende Verhalten, mit dem nach dem Neuen gesucht wird, um es dann ins Vertraute zu assimilieren. Mit ihren exploratorischen, stimulussuchenden Eigenschaften sind Freude und Interesse Wachstums- und Entwicklungsmotoren, die bewirken, dass man sich dem Partner zuwendet und sich auf ihn einlässt. Positive Gefühlserfahrungen bilden einen Vorrat angenehmer Empfindungen, der den Umgang mit negativen Gefühlen erleichtert; sie sind Schätze, auf die Menschen zurückgreifen, wenn sie dann tatsächlich negative Gefühle empfinden, um sie beherrschen und umwandeln zu können.

Das Ansammeln positiver Gefühlserfahrungen ist für ein Paar auch deshalb so hilfreich, weil ein Vorrat positiver Erfahrungen mit dem Partner wohl am besten sicherstellt, dass sich negative Gefühle nicht zu einem Konflikt auswachsen. Wer über eine Reserve positiver Gefühle verfügt, kann bei Bedarf darauf zurückgreifen und negative Gefühle abschwächen. Eine solche Reserve funktioniert wie ein gut gefülltes Bankkonto, von dem man abbuchen kann, ohne ins Minus zu geraten, wenn Wut, Trauer, Scham oder Angst aufkommen. Man begegnet dem Partner dann trotzdem noch mit einer positiven Einstellung und kann Konflikte leichter lösen, weil man liebevoller, mitfühlender und verzeihender zu reagieren vermag. Ist jedoch das Gefühlskonto leer, führt eine Abbuchung zur Überziehung des Kontos, was Konfliktlösungen erheblich erschwert.

Positive Emotionen sind allerdings oft das Ergebnis anderer Veränderungen. Treten Menschen einmal in Kontakt miteinander und validieren sie sich gegenseitig, stellen sich angenehme Gefühle ein. Angesichts der Tatsache, dass Paare oft mit dem Ziel in Therapie kommen, mehr positive Empfindungen zu erleben, ist es oft ein Zeichen für ein baldiges Therapieende, wenn sich positive Gefühle einstellen und auf Dauer etablieren.

In diesem Kapitel befassen wir uns zuerst mit der Liebe, dann mit den Gefühlen Glück-Freude und Spannung-Interesse. Der letztgenannte Gefühlszustand gilt oft nicht als eine Emotion, vielmehr einfach als Indikator für emotionale Erregung, die bei verschiedenen emotionalen Zuständen auftritt. Zusammen mit anderen Emotionstheoretikern (z. B. Tomkins 1963) vertreten wir die Meinung, dass Interesse eine der Emotionen ist, die menschliche Beziehungen am stärksten prägt und am entscheidendsten dazu beiträgt, dass sie wachsen und gedeihen. Wichtig ist auch der Hinweis auf die sehr starke Wechselwirkung von Spannung und Freude, weil eine Person Spannung freudig genießen und Genuss als spannend empfinden kann. Diese beiden Emotionen sind so eng miteinander verwoben und kommen so häufig vor, dass wir sie als Einheit behandeln, wenn wir uns nun mit therapeutischen Interventionen befassen, die Spannung und Freude aktivieren, weil sie Neugier und Bezogenheit fördern.

Liebe, Zuneigung und Fürsorge

Liebe ist ein elementarer Bestandteil der menschlichen Natur. Sie scheint tatsächlich Teil unseres biologischen Erbes zu sein. Sie ist wohl universell, und romantische Liebe ist seit Adams und Evas Zeiten dokumentiert, obschon manche Historiker behaupten, sie sei noch gar nicht so alt und eine soziale Erfindung des französischen Hofs. Liebe und Ehe dagegen waren nicht schon immer ein festes Gespann; sie sind erst im 18. und 19. Jahrhundert unzertrennlich geworden (Coontz 2005). Liebe unterscheidet sich von anderen einzelnen Emotionen in mehrerlei Hinsicht. Manchen gilt sie als Trieb, weniger als ein Gefühl (Fisher 2004). Obwohl Liebe grundlegend und elementar zu sein scheint, ist sie so ganz anders als Trauer und Freude, die Emotionen mit identifizierbaren Ausdrucksformen, spezifischeren Gefühlszuständen und Handlungsmustern sind. Liebe ist komplexer als andere Grundemotionen, sie ist weniger ein eigenständiges Phänomen als ein Muster aus Emotionen, Kognitionen, Neigungen und Trieben. Eine allgemeingültige Definition von Liebe fehlt, vermutlich, weil es mehrere Arten von Liebe gibt, jede mit unterschiedlichen Konnotationen. Wir haben bereits festgestellt, dass es nicht schwer fällt, zwischen romantischer, leidenschaftlicher oder kameradschaftlicher Liebe, liebevoller Verbundenheit und sinnlicher Begierde zu unterscheiden (Fisher 2004). Dazu gibt es noch Mutterliebe, Vaterliebe, Geschwisterliebe, Freundesliebe und die platonische Liebe. Alle unterscheiden sich und sind in ihrer Art einmalig.

Liebe gilt im weitesten Sinn als ein Gefühl, das Menschen aneinander bindet; sie ist eine Reaktion auf das, was sie am meisten schätzen. Liebe leitet sich zum großen Teil aus der freudigen Spannung ab, die sich bei Interaktionen oder beim Umgang mit einem anderen Menschen einstellt. Dabei handelt es sich jedoch um eine ganz besondere Art der Freude. Freude bedeutet hier, sich an der geliebten Person zu erfreuen, den Kontakt mit ihr zu genießen und in diesem Kontakt Erfüllung zu finden. Liebe geht offenbar auch mit einer Erweiterung des Selbst einher. Menschen werden im Kontakt miteinander nicht nur zu vollkommeneren und integrierteren Wesen, sie erweitern zudem ihre Persönlichkeit, inkorporieren Aspekte des anderen in ihr Selbst und entwickeln neue Fertigkeiten, Einstellungen und Ressourcen. Liebevoller Kontakt erhöht zudem das Überlebens- und Wachstumspotenzial eines Menschen. Wir empfinden die geliebte Person als eine Quelle zur Erfüllung wichtiger psychologischer Bedürfnisse. Aron und seine Kollegen (2005) behaupten, dass diese Expansion des Selbst in der Liebe sehr rasch abläuft und deshalb eine der belebendsten menschlichen Erfahrungen ist. Affektive zwischenmenschliche Erfahrungen entstehen auch aus dem Gefühl, gesehen, geliebt oder verstanden und erkannt zu werden. Wer spürt, dass das eigene Selbst im Herzen und im Kopf des anderen existiert und dass ihm Empathie, Fürsorge, Hilfe oder Mitgefühl entgegengebracht werden, fühlt sich geliebt.

Im allgemeinen Sprachgebrauch wird mit dem Wort *Liebe* ein anhaltendes Gefühl innerhalb einer komplexen Beziehung bezeichnet, nicht ein momentan aktueller emotionaler Zustand. Das Liebesgefühl entsteht vermutlich aus einer Gefühlsmischung, die sich aus dem Streben nach sexueller Erfüllung, mütterlicher liebevoller Fürsorge, Linderung des Trennungsschmerzes und freundlicher Verspieltheit zusammensetzt, eingebettet in und kombiniert mit den spezifischen Umständen einzigartiger Leben. Dennoch spricht man auch von *Liebe*, wenn ein momentaner Gefühlszustand gemeint ist, ein flüchtiges Empfinden, etwa eine plötzliche Zuneigung, die kommt und geht. Wer sich geliebt fühlt, erfährt Momente der Wonne und der Freude, fühlt sich meist akzeptiert und verstanden, genießt ein Gefühl von Verbundenheit und fühlt sich zudem sicher, geschützt und oft auch selbstbewusster. Leidenschaftliche Liebe ist mit intensiver Sehnsucht nach Nähe zur geliebten Person oder nach Vereinigung mit ihr verbunden und bringt oft Glück und Erfüllung. Sie enthält jedoch nicht nur Spannung und Sehnsucht, vielmehr auch Elemente von Angst, Verzweiflung, Einsamkeit und intensiver Furcht.

Freundschaftliche Liebe ist längst nicht so intensiv wie leidenschaftliche Liebe, sie ist jedoch auch mit Engagement, Verbindlichkeit und Nähe verbunden. Liebe ist auch als eine Form der Bindung Erwachsener bezeichnet worden, die ihre Wurzeln in kindlichen Bindungserfahrungen hat und deshalb den gleichen Prozessabläufen unterliegt wie Bindungs-, Trennungs- und Verlusterfahrungen in der Kindheit. Wir dagegen sind der Ansicht, dass Bindung auf Sicherheit und Furcht basiert und nicht gleichzusetzen ist mit dem Gefühl von Liebe. Ohne Bindung würden wir nämlich nicht das zur Aufrechterhaltung einer liebevollen Beziehung erforderliche Sicherheitsgefühl empfinden.

Die ersten neurowissenschaftlichen Untersuchungen leidenschaftlicher Liebe (mithilfe der Magnetresonanztomografie [MRT], bildgebendes Verfahren zur Darstellung des Gehirns) erlaubten den Schluss, dass leidenschaftliche Liebe mentales Chaos bedeutet (Birbaumer / Öhman 1993). In jüngerer Zeit haben Bartels und Zeki (2000, 2004), ebenfalls mithilfe der MRT versucht, die für leidenschaftliche Liebe zuständigen Gehirnregionen zu bestimmen. Sie hängten Poster auf, die Männer und Frauen im Zustand „echter, tiefer und wahnsinniger Verliebtheit“ zeigten. Siebzig junge

Leute aus elf Ländern und aus verschiedenen ethnischen Gruppen wurden aufgefordert, die Bilder zu betrachten; alle erreichten auf der Leidenschaft-Bewertungsskala hohe Punktzahlen. Bartels und Zeki gaben 17 Personen erst das Foto eines geliebten Menschen zum Anschauen, dann das eines Menschen, in den sie nicht verliebt waren. Sie stellten fest, dass Leidenschaft die Aktivität der für Euphorie und Belohnung zuständigen Gehirnareale erhöhte und die Aktivität der für Trauer, Angst und Furcht zuständigen Areale herabsetzte. Die Mehrzahl der im Zustand romantischer Liebe aktivierten Areale waren erwiesenermaßen auch unter dem Einfluss euphorisierender Drogen – Opiaten oder Kokain – aktiv gewesen. Offenbar lösten leidenschaftliche Liebe und diese Drogen im Gehirn einen Zustand „rauschhafter Wonne“ aus und beeinflussten zudem ein Areal, das aktiv wird, wenn Menschen sexuell erregendes Bildmaterial betrachten. Die beiden Autoren der Studie konnten nachweisen, dass zwischen leidenschaftlicher Liebe und sexueller Erregung eine enge Verbindung besteht. Dieser Zusammenhang leuchtet ein, weil leidenschaftliche Liebe und sexuelles Begehren erfahrungsgemäß nah beisammen sind.

Bartels und Zeki (2004) haben zudem festgestellt, dass die Aktivität von Bereichen im Gehirn, die für kritisches Denken und schmerzhafte Emotionen zuständig sind, bei intensiven Liebesgefühlen abnimmt. Deshalb behaupten sie, dass Menschen, die einander näherkommen, den Charakter und die Persönlichkeit des geliebten Menschen wohl kaum wirklich kritisch beurteilen. So gesehen kann Liebe tatsächlich blind machen. Sie kamen zu dem Schluss, dass Liebe einen Gegentakt-Mechanismus *(push-pull-mechanism)* in Gang setzt, der gesellschaftliche Distanz überwindet, indem er das für kritisches soziales Assessment und negative Emotionen zuständige Netzwerk deaktiviert, den Menschen aber zugleich in den Belohnungskreislauf hineinzieht und damit an den anderen bindet –, was der Liebe ihre motivierende und berauschende Kraft verleiht.

Romantische Liebe bedeutet, mit einem Menschen, nach dem man sich sehnt, emotional verbunden zu sein und die gewünschte sensorische Stimulierung zu erleben (Komisaruk/Whipple 1998). Die Etymologie des Wortes *Liebe* verweist auf die Begriffe „begehren“, „ersehnen“ und „Befriedigung“ und teilt seine Wurzel mit dem Wort *Libido* (Onion 1966). Psychologisch gesehen kann Liebe demnach interpretiert werden als Befriedigung einer Sehnsucht, die vielleicht mit dem Empfang einer bestimmten sensorischen Stimulierung einhergeht. Liebe besitzt also nicht nur eine enge Verbindung zu Belohnungs- und Genussphänomena, vielmehr auch zu Appetenz- und Suchtverhalten. Die bereits erwähnten Gehirnuntersuchungen haben allerdings auch ergeben, dass sich die mit romantischer Liebe verbundenen neuralen Aktivitäten im Laufe einer sich vertiefenden Beziehung leicht verändern und in manchen Fällen tief im primitiven Gehirn verankerte Areale anregen, die mit Langzeitbindungen zu tun haben.

Die Hirnforschung bietet uns Erklärungen dafür, warum Liebe so grundverschiedene Emotionen auslöst (Euphorie und Wut oder Angst) und warum sie bei Entzug offenbar stärker wird. Leidenschaftlich liebende Menschen sind oft geradezu überwältigt, geraten außer Kontrolle und sind irrational, weshalb manche, wenn ihre Liebe nicht oder nicht mehr erwidert wird, der geliebten Person nachstellen oder Mord bzw. Selbstmord in Erwägung ziehen. Der Trieb nach romantischer Liebe kann stärker sein als der Lebenswille.

In einer anderen Studie haben Fisher, Aron, Mashek und Brown Studierende untersucht, die erst seit einer Woche oder seit wenigen Monaten frisch verliebt waren; sie wurden einer Magnetresonanztomografie unterzogen, während sie das Bild des geliebten Menschen betrachteten. Dabei wurde festgestellt, dass die für Leidenschaft zuständige Gehirnregion aktiviert wurde. Dieses Areal liegt dem Gehirnareal, das körperliche Attraktivität registriert, direkt gegenüber. Der für Leidenschaft zuständige Bereich war offenbar auch mit Sehnsucht und Begehren verbunden und mit dem unerklärlichen Sog, der Menschen zu einer bestimmten Person hinzieht, obwohl es viele andere attraktive Partner gibt. Die Unterscheidung zwischen jemanden attraktiv finden und jemanden begehren, zwischen mögen und herbeisehnen vollzieht sich ausschließlich im Hirnstamm, der die meisten Grundfunktionen regelt – etwa Essen, Trinken, Augenbewegungen. All das spielt sich auf der unbewussten Ebene ab, es sind sehr grundlegende Regungen, die sich der Vernunftkontrolle entziehen. Die Forschung hat ferner bewiesen, dass sich die Intoxikation einer neuen Liebe im Laufe der Zeit abschwächt und verändert. Die Veränderungen wurden in der Gruppe heftig Verliebter anhand der Dauer ihrer Beziehungen ermittelt. Verglichen mit Studierenden, die seit einer Woche frisch verliebt waren, wiesen Studierende, die bereits ein Jahr oder länger als Paar lebten, signifikant höhere Gehirnaktivitäten in dem für Langzeitbindung zuständigen Areal auf.

Aus sozialkonstruktivistischer Sicht ist Liebe, wie alle Emotionen, nach wie vor ein kulturelles Konstrukt. Russel (1997) führt als Beispiel an, dass verschiedene Kulturen verschiedene Arten von Liebe definieren und diese Gefühlsarten auch auseinanderhalten. So unterscheiden beispielsweise die Utku (kanadischer Eskimostamm) zwischen *niviuq* (z.B. romantisches Gefühl zwischen Liebenden) und *naklik* (z.B. Liebe für ein Baby oder für ein Jungtier oder Gottes Liebe zur Menschheit). In manchen Kulturen fehlt das Konzept von „Liebe“ völlig. Es gibt also ganz offensichtlich Konzepte von Liebe (z.B. soziale Konstruktionen) sowie natürliche, sozial-emotionale Arten von Liebe (auf Naturvorgängen basierend); Liebe umfasst zudem viele Komponenten psychologischer Prozesse. Aron und Aron (1997) beispielsweise haben nachgewiesen, dass (neben anderen Vorgängen) eine neue Liebe bewirkt, dass die geliebte Person psychologisch internalisiert wird und Elemente des anderen in die eigenen Meinungen und Freizeitaktivitäten, in das eigene Verhalten und den eigenen Charakter aufgenommen werden; und sie haben bewiesen, dass dies ein wechselseitiger Prozess ist.

Handlungstendenz

Liebe geht einher mit der Tendenz, irgendeine Art von Kontakt mit der geliebten Person aufzunehmen, sie positiv zu beurteilen und das eigene Wohlbefinden von dieser Person abhängig zu machen. Bei der romantischen Liebe äußert sich die Handlungstendenz im Drang zu Intimität mit dem geliebten Menschen sowie im Wunsch nach körperlichen Zeichen der Zuneigung, einschließlich liebevoller Anteilnahme, Wärme, Zärtlichkeit und sexuellem Kontakt. Der Wunsch zu berühren und berührt zu werden ist sehr ausgeprägt. Dies ist bei Eltern-Kind-Beziehungen nicht anders; viele KlientInnen sind traurig und zweifeln an der Liebe ihrer Eltern, wenn sie als Kind keinen Körperkontakt hatten und von den Eltern nie liebevoll in den Arm genommen wurden. Recht häufig lautet die Klage: „Er hat mich nie umarmt" oder „Mit mir kuscheln und schmusen, das mochte sie nie." Allem Anschein nach ist es schwer, sich geliebt zu fühlen, wenn dieser Körperkontakt fehlt. Bei platonischer Liebe oder Zuneigung besteht der Wunsch nach sozialer und persönlicher Intimität, die zwar Sexualität ausschließt, dennoch von Anteilnahme, Wärme und liebevoller Fürsorge geprägt ist.

Die Forschung hat – mit einigem Erfolg – versucht, genau festzulegen, welcher Gesichtsausdruck auf Liebe schließen lässt; es wurde herausgefunden, dass man ihn erkennen und von einem Gesichtsausdruck, der von einer anderen primären Emotion ausgelöst wurde, unterscheiden kann (Ekman / Davidson 1994). Noch ist nicht ganz klar, wie der genaue Erkennungsvorgang abläuft; möglicherweise gleichen die Gesichter denen glücklicher Mütter, wenn sie ihre Babys mit zärtlichen Blicken bedenken. Wenn eine Frau auf das Baby hinunterschaut, werden ihre Gesichtszüge weich und ein leichtes sanftes Lächeln erscheint auf ihren Lippen. Liebe ist zudem mit charakteristischen Bewegungen und Lautäußerungen verbunden: Wir küssen, streicheln, umarmen, wiegen, schaukeln und beschnuppern das geliebte Kleinkind, genau wie den geliebten Erwachsenen, dabei summen wir leise und geben gurrende Laute von uns. Zärtlichkeit ist mit regelmäßigen ruhigen Atemzügen verbunden, bei erotischer Leidenschaft dagegen ist der Atem unregelmäßig und intensiver, während sich der entspannte Mund öffnet.

Die Liebe aufspüren

Der Prozess des Aufspürens von Liebesgefühlen unterscheidet sich vom Prozess des Aufspürens negativer Emotionen. Das paartherapeutische Ziel ist freilich das Gleiche: die adaptiven, hilfreichen Bestrebungen einer primären Emotion aufspüren. Wer Liebe empfindet, hat den Wunsch, Kontakt herzustellen und fürsorglich zu handeln. Die Lösung von Paarkonflikten besteht zum Gutteil darin, die Liebe zum Gefährten wieder ins Bewusstsein zu befördern. Verstärkt sich die positive Emotion, verringern sich Distanz- und Wutgefühle. Wir möchten diesen Prozess anhand eines Fallbeispiels erläutern:

> Eine Klientin hatte sich, von Wutgefühlen geleitet, von ihrem Ehemann getrennt, und die Paartherapie war in einer Sackgasse geraten. Beide Partner hatten daraufhin zwischen den monatlichen Paarsitzungen jeweils mehrere Einzelsitzungen. In den Einzelsitzungen wurde die Wut der Frau bearbeitet. Im Dialog mit dem *Leeren Stuhl* setzte sie sich mit ihrem Mann auseinander, sagte ihm, wie wütend sie ist und was sie schmerzlich vermisst, um schließlich ihre Liebe zu ihm aufzuspüren. Daraufhin hatte sie den Wunsch nach mehr Kontakt und den Wunsch, Kontakt zu halten. Während der Paarsitzungen konnte sie sich dann langsam für die Annäherungsversuche und Friedensangebote ihres Mannes öffnen.

Liebesgefühle werden evoziert, um positive Affiliationstendenzen aufzuspüren und weil Liebe dem Leben intrinsische Bedeutung verleiht. Der Therapeut/die Therapeutin sollte den Partnern helfen, ihre liebevollen Gefühle füreinander zu symbolisieren (also in Worte zu fassen), weil die positiven Dinge oft selbstverständlich hingenommen oder übersehen werden, obschon sie doch zu den treibenden Kräften gehören und dafür sorgen, dass intime Beziehungen gelingen. Es kommt in der Therapie sehr darauf an, dass sich die Partner einander zuwenden und in die Augen sehen, wenn sie ihre Liebe zueinander zum Ausdruck bringen. Sie erleben dabei im direkten Kontakt, wie es ist, zu lieben und geliebt zu werden. Vielen KlientInnen ist es peinlich, ihre Liebe zu zeigen, manche fürchten die Intensität ihrer Liebesgefühle, andere schrecken vor Liebesbezeugungen zurück, weil sie glauben, am Boden zerstört zu enden, falls ihre Liebe nicht erwidert wird. Solche Blockaden müssen in der Therapie abgearbeitet werden, um die motivierenden Aspekte und die Bedeutung von Liebe aufspüren und zum Ausdruck bringen zu können.

In der Paartherapie werden problematische Zustände, die mit Liebe zu tun haben, überwiegend durch Bearbeitung anderer ungelöster emotionaler Themen, die Liebesbezeugungen entgegenstehen, positiv beeinflusst. Meist sind es Scham und Wut aufgrund des Gefühls fehlender

Wertschätzung sowie Angst in Reaktion auf eine Trennung, die zum Absterben der Liebe führen. Gefühle der Entfremdung, der inneren Erstarrung oder der Liebesunfähigkeit sind ebenfalls Reaktionen auf komplexe Prozesse der Resignation und des Selbstschutzes. Oft ist Liebe das Ergebnis therapeutischer Interventionen zur Lösung von Problemen, die Liebesgefühle abblocken, weniger das Ergebnis einer direkten Förderung von Liebesgefühlen –, obwohl auch das Letztere wichtig ist, zum richtigen Zeitpunkt. Dies kann durch den Vorschlag geschehen, sich „besonders liebevolle Tage“ einzuräumen und einander Zeichen der Zuneigung zu geben.

Freude und Glück

Wenn beide Partner in der Beziehung überwiegend Freude empfinden, wird die Beziehung höchstwahrscheinlich von Kontinuität und Verbindlichkeit geprägt sein. Angenehme Empfindungen motivieren die Partner, sich längerfristig für den Erhalt der Beziehung zu engagieren, weil sie das Zusammensein Tag für Tag, über Monate und Jahre hinweg genießen. Wer den Partner gern hat, freut sich, täglich ein und derselben Person zu begegnen. Die Kontinuität einer Beziehung wird durch Freude gefördert, während die Fähigkeit, sich dem anderen anhaltend verpflichtet und sich für den anderen verantwortlich zu fühlen, stark von der Sympathie abhängig ist.

Glücklichsein, das ist wohl der am meisten begehrte Gefühlszustand. Glück oder Freude empfinden, als umfassendes Grundgefühl in der Beziehung, bedeutet in der Regel, dass die Person den Eindruck hat: Mit mir, mit meinem Gefährten und unserer Beziehung ist alles in Ordnung. Freude und Glück liegen ganz nahe bei Spannung und Interesse, die im nächsten Abschnitt erläutert werden, lassen sich aber aufgrund ihrer verschiedenen Reaktionsmuster und ihrer gefühlten Qualität voneinander unterscheiden. Interesse geht mit Aufmerksamkeit und Lernbereitschaft einher und wird als intensive Beschäftigung mit der eigenen Person wahrgenommen; Glücklichsein dagegen ist mit Lachen und Lächeln verbunden und wird als höchst erfreulich empfunden.

Wer glücklich ist und sich freut, lächelt, wobei sich die Lippen öffnen, der Mund breit wird und sich die Mundwinkel anheben. Glück und Freude zu spüren, bedeutet, Überschwang und Kontaktfreude zu empfinden. Gelächter ist eine ursprünglichere sowie frühere Form von Freude, die sich später zum Lächeln und zum Lachen ausdifferenziert hat. Lachen ist mit einem charakteristischen repetitiven Geräusch verbunden, Kiefer oder Lippen vibrieren, aus dem Mund entweicht ein Luftstrom, die Mundwinkel weisen nach oben. Die Wangen bekommen Falten, die

Augen glänzen und manchmal bilden sich in den Augenwinkeln Fältchen. Bei sehr intensivem Lachen können Rumpf und Glieder in Bewegung geraten. Manche Menschen brechen vor Lachen gar zusammen oder lachen, bis ihr Bauch schmerzt.

Die evolutionäre Bedeutung dieses Affektes wird klar, wenn man bedenkt, wie wichtig Freude für die zwischenmenschliche Kommunikation ist. Die Freude an gemeinsamen Aktivitäten ist eine Überlebensstrategie unserer Spezies. Sie veranlasst die Bezugsperson, den Säugling zu betreuen und steigert die emotionale Reaktionsbereitschaft beider Seiten, weil beide durch die Präsenz des anderen kontinuierlich belohnt werden. Deshalb ist es nahe liegend, dass sich das Fehlen von Freude und die emotionale Verflachung depressiver Erwachsener oder der Rückzug in einer Beziehung störend auf die emotionale Reaktionsbereitschaft der Mitmenschen auswirken, dass sie emotionale Bindungen unterbrechen und Depressionen verschlimmern. Das Lächeln beim Anblick eines menschlichen Gesichts ist eine der Wurzeln zwischenmenschlicher Verbundenheit, unabhängig vom Fütterungsvorgang und von Berührung. Das Lächeln des Säuglings ermöglicht das Bonding, macht die Beziehung herzlich und erquicklich und versorgt die Betreuungsperson mit Feedback, damit sie weiß, was das Kind mag. Unter Erwachsenen besitzt das Lächeln die Eigenschaft eines universell verständlichen Signals für freundliche Interaktionsbereitschaft. Lächeln spielt nicht nur beim Bonding eine positive Rolle. Wachstums- und Entwicklungsimpulse bekommt das kindliche Selbst nur, wenn die Betreuungsperson dem Kind positive Gefühle entgegenbringt, wenn sie positiv kommuniziert und das Kind immer wieder affirmiert.

Freude kennt unterschiedliche Auslöser. Bereits ein sehr junger Säugling reagiert auf das Gesicht der Betreuungsperson, aber auch beim plötzlichen Anblick eines vertrauten Gegenstandes mit einem Lächeln. Kleinkinder lächeln, wenn etwas Vertrautes verzerrt erscheint und wenn sie durch eigenes Können eine irgendwie erwartete Wirkung erzielen konnten, d. h. eine Sache richtig gemacht haben. Wie bereits dargelegt, ist es sehr wahrscheinlich, dass sich Menschen, die mit einem Lächeln auf das Gesicht eines anderen Menschen reagieren und dabei Freude empfinden, aneinander binden. Es ist schön, ein Gesicht zu sehen und ebenso schön zu erleben, dass das eigene Gesicht ein Lächeln auslöst. So werden Angst und Trauer durch Freude aufgewogen, was garantiert, dass Menschen soziale Wesen bleiben. Das Glücksgefühl, das wir empfinden, wenn wir ein Ziel erreicht haben, fördert die Freude an Leistung und Erfolg. Es ist einfach ein gutes Gefühl, effektiv zu sein, was wiederum bewirkt, dass wir unsere Projekte nachhaltig verfolgen. Stolz und Scham werden durch Freude aufgewogen, um gemeinsam die Identitätsentwicklung voranzutreiben. Das Spiel ist ein weiterer Bereich, in dem wir die adaptive organisierende Wirkung positiver freudiger Emotionen spüren. Freude entsteht durch das Wiederholen von Verhaltensweisen, die zur Meisterschaft führen sowie durch das Erreichen eines gemeinsamen Ziels, was beim Spielen der Fall ist. Paare, die ihre Konflikte mit Humor nehmen und über sich selbst lachen können, bewältigen Beziehungskonflikte nachweislich leichter (Levenson / Gottman 1985). Wer über die Witze des anderen lacht, zeigt seine Zuneigung und sein Vergnügen auf sehr deutliche Art. Wenn Menschen gefragt werden, wonach sie bei einem Partner Ausschau halten, wird oft der Sinn für Humor genannt. Wir fühlen uns gut, wenn wir den Gefährten mit unseren Faxen und Späßen zum Lachen bringen können.

Interesse und Spannung

Interesse und Anteilnahme gehören zu den positiven Emotionen, die in Beziehungen recht häufig empfunden werden. In engen Beziehungen zeigen sich die Partner sehr aneinander interessiert. Interesse ist ein Gefühl, das stark handlungsmotivierend wirkt und teilweise auch Wahrnehmung und Aufmerksamkeit lenkt. Unser Bewusstsein enthält fast immer Interesse, wobei Veränderungen oder Überraschungen das Interesse entscheidend beeinflussen.

Die Unterscheidung zwischen Freude und Interesse-Spannung ist im Laufe der evolutionären Entwicklung erst relativ spät erfolgt. Die Handlungstendenzen der positiven Emotionen sind weniger klar voneinander zu unterscheiden, als dies bei den negativen Emotionen möglich ist. Negative Emotionen sind mit erhöhtem inneren Druck, mit Fluchttendenz oder mit grenzschützendem Verhalten verbunden, während Freude und Vergnügen die Menschen psychisch öffnen und den inneren Druck lindern. Bei starkem Interesse ist der Blick direkt oder sind die Augenbrauen gesenkt; interessierte Menschen halten die Sache im Blick, schauen genau hin und lauschen. Bei Spannung kann, genau wie bei Angst, der Atem einen erwartungsvollen Moment lang stocken, worauf schnelle, flache Atemzüge folgen. Bei Interesse und Spannung öffnet sich der Mensch für den Mitmenschen. In der Paartherapie ist es Aufgabe des Therapeuten / der Therapeutin, die Partner zu ermuntern, einander in die Augen zu schauen, wenn sie schmerzhafte oder positive Emotionen kommunizieren, weil Blickkontakt oft positive emotionale Erfahrungen auslöst.

Es gibt anscheinend zwei verschiedene Möglichkeiten, auf Interesse-Spannung zu reagieren: die passive und die aktive Art. Eine Person kann auf passive Art vom Partner fasziniert sein. *Interessiert sein* bedeutet, „sich auf eine Sache einzulassen, bei etwas zu verweilen“. Dabei ist die Aufmerksamkeit voll konzentriert, man hält den Atem an und blickt dem anderen direkt in die Augen. Wer auf aktive Art reagiert, ist erregt, exploriert den anderen rasch, atmet schnell und versucht aktiv, die Information über den Partner zu maximieren. Die Spannung kann so intensiv sein, dass sie Handlungen auslöst und die sexuelle Stimulierung verstärkt, kann aber auch soweit abgestuft oder differenziert werden, dass sie subtile kognitive Aktivitäten gestattet und langfristiges Engagement und langfristige Bindung ermöglicht.

Interesse ist eine der treibenden Kräfte, die bewirken, dass Menschen aktiv Kontakt suchen. Fehlt das Interesse, befassen sich die Partner nicht mehr miteinander, sie explorieren keine neuen Möglichkeiten mehr und sind nicht mehr neugierig aufeinander. Interesse bestätigt den anderen und schmeichelt ihm. Um ganz bewusst etwas zu tun und umfassend aktiv zu werden, muss man gespannt und interessiert sein. Das natürliche Interesse an neuen und überraschenden Dingen ist demnach ein Schlüsselfaktor. Wenn es gelingt, Neugier für den Partner zu wecken, wird dies vermutlich bewirken, dass sich das Paar wieder verbundener fühlt und bereit ist, sich der Problemlösung zu widmen.

Interesse und Spannung sind auch für das sexuelle Erleben und für das sexuelle Bestreben von zentraler Bedeutung. Ohne diese Emotionen wäre Sex öde und langweilig und nicht annähernd so motivationsgeladen. Sie dienen demnach dem Überleben der Spezies, indem sie die Menschen zur aktiven Kontaktsuche motivieren, aber auch motivieren, sexuelle Begegnungen anzustreben. Der Sexualtrieb bezieht seine Macht aus dem Affektsystem. Damit Menschen sexuelle Erfüllung finden, muss der Trieb erweitert sein und er muss Spannung und Interesse enthalten. Das bedeutet, dass das, was für gewöhnlich „sexuelle Erregung" genannt wird, eigentlich überhaupt keine Eigenschaft des Triebes ist, vielmehr eine Folge der erweiternden Wirkung von Affekten (Tomkins 1963). Was Menschen tatsächlich empfinden, wenn sie sexuelle Erregung fühlen, ist der Spannungsaffekt.

Beim sexuellen Akt spüren wir, dass sich Gesicht und Nasenflügel anspannen. Körperliche Veränderungen – wie Erektion, harte Brustknospen und feuchte Vagina – treten auch auf, doch sind die Veränderungen, selbst wenn sie im Genitalbereich stattfinden, nicht das Gleiche wie die Spannung selbst, die ein Affekt ist. Die Tatsache, dass Sex mit dem Spannungsaffekt gekoppelt sein muss, um sich optimal entfalten zu können, hat weitreichende Folgen. So kann sexuelles Begehren von einem negativen Affekt, z. B. von Angst oder Scham, blitzschnell unterbrochen werden. Man stelle sich vor, jemand merkt beim Sex plötzlich, dass die Tür nicht verschlossen ist oder der Vorhang offen steht. Spannung bricht durch einen negativen Affekt von Angst oder Scham abrupt ab. Ekel hat die gleiche Wirkung. Ein traditioneller Mann beispielsweise, der Haare auf dem Gesicht oder auf den Brüsten einer Frau entdeckt, empfindet womöglich plötzlich Abscheu und verliert seine Erektion, weil dieser unerwartete Anblick seine Spannung auflöst. Er ist einfach nicht mehr erregt.

Spannung ist zwar eine positive Emotion, kann aber zum Problem werden, wenn sie die einzige Emotion ist, die zu einer sexuellen Verbindung motiviert. Menschen, die das grundsätzliche Bedürfnis nach Spannung antreibt und die dabei Intimität ausschließen, werden vermutlich zu Liebesaffären neigen, um ihre Lust auf Neues und Überraschendes zu befriedigen. Dass sich der anfänglich hohe Erregungsgrad der Partner im Laufe der Zeit abschwächt, ist natürlich, doch die Freude am anderen kann anhalten, ja sich mit den Jahren sogar intensivieren. So ist beispielsweise erwiesen, dass gemeinsame Entdeckungen und herausfordernde Aktivitäten die Spannung und den positiven Affekt auf beiden Seiten verstärken (Aaron et al. 2005). Aaron und Kollegen (2003) haben ein Selbst-Expansionsmodell von Liebe vorgelegt, das darauf baut, dass gemeinsam durchgeführte neue und herausfordernde Aktivitäten sehr schnell das Gefühl von Selbst-Expansion vermitteln, was dann die Beziehungsqualität verbessert.

Probleme

Die meisten Probleme im Zusammenhang mit positiven Emotionen haben mit ihrer Reduzierung oder mit ihrem völligen Fehlen zu tun; in der Emotionsfokussierten Paartherapie konzentrieren wir uns genau auf diese Probleme. Pathologische Exzesse in dem Bereich können aber auch durch eine Manie oder durch Sucht ausgelöst sein (Tomkins 1962).

Als Therapeuten haben wir es natürlich am häufigsten mit Problemen zu tun, die auf fehlende Freude, auf gehemmtes Explorationsverhalten und auf unzureichende Erfolgserlebnisse zurückzuführen sind. Ein weiterer pathologischer Zustand, der positiven Emotionen entgegen steht, ist die auf traumatische Erlebnisse folgende und mit posttraumatischer Stresssymptomatik einhergehende emotionale Taubheit und Empfindungslosigkeit. Defensives Abschotten vor allen schmerzlichen Erinnerungen ist eine Strategie, um mit bestimmten überwältigenden, alles beherrschenden Erinnerungen fertig zu werden, was jedoch dazu führen kann, dass die Person überhaupt nichts mehr empfindet. Menschen, die ein Trauma erlebt haben, berichten, dass sie kaum noch etwas spüren können, auch keine positiven Emotionen.

Vielen KlientInnen fällt es zudem schwer, anderen ihre positiven Emotionen mitzuteilen. Manche trauen ihren positiven Empfindungen selbst nicht so recht, wenn sie z. B. Hoffnung schöpfen, glücklich oder angeregt sind. Sie haben möglicherweise das Gefühl, dass sie über solche Empfindungen nicht sprechen können, ohne sich damit zu schaden. Was sie am allermeisten fürchten, ist jedoch, dass ihr Partner diesen Erfahrungen nicht die Aufmerksamkeit widmet, die sie verdienen – und sie somit abwertet.

Deshalb besteht die entscheidend wichtige Aufgabe des Therapeuten/der Therapeutin darin, positive Emotionen, sobald sie sich zeigen, zu erkennen, zu bestätigen und zu verstärken und dafür zu sorgen, dass sie dem Partner gegenüber zum Ausdruck gebracht werden können.

Interesse, Spannung und Freude aufspüren

Der Prozess des Aufspürens positiver Emotionen – von Interesse-Spannung, Freude, auch von Liebe – unterscheidet sich in vielerlei Hinsicht von der Bearbeitung schmerzhafterer oder problematischerer Gefühle. Wie bei anderen adaptiven Emotionen ist es Ziel der Therapie, auf diese Gefühle zu achten oder sie aufzuspüren, damit sie handlungsleitend werden. In den frühen Stadien der Paartherapie, wenn sich das Fehlen positiver Emotionen als Problem erweist, kann der Hinweis auf den Mangel eine gewisse Sehnsucht nach diesem verlorenen Teil des Selbst auslösen. Mit Interventionen, welche die Aufmerksamkeit in diese Richtung lenken und die Sehnsucht verstärken, lässt sich die Motivation zum Aufspüren des verborgenen essenziellen Selbstanteils erhöhen. Wenn dann positive Emotionen empfunden werden, sollen sich die Personen in dem Moment einander zuwenden und miteinander Kontakt aufnehmen. Das intensiviert das positive Gefühl und die Verbindung.

Die Interventionen müssen der Exploration hilfreicher Gefühle gelten, um sie zu lenken und zu unterstützen und deren Potenzial für das eigene innere Wachstum und das Wachstum der Beziehung in den Fokus zu rücken. Interesse für den Gefährten und Freude an ihm führen erwiesenermaßen dazu, dass das Bewusstsein dafür, was einem wirklich wichtig ist, geweckt und verstärkt wird; positive Emotionen stärken den Selbstsinn und fördern die Entwicklung einer gesunden Beziehung. Therapeutische Interventionen müssen die Aufmerksamkeit auf die, während der Sitzung aufsteigenden positiven Emotionen lenken oder diese durch Erinnerungsanstöße aufspüren – etwa indem man die Menschen danach fragt, wie es war, als sie frisch verliebt waren oder sie bittet, sich an die beste Zeit in ihrer Beziehung zu erinnern. Das Gefühl gegenseitiger Verbundenheit wird vertieft und erneuert, wenn sich beide regelmäßig an frühere gemeinsame Erlebnisse erinnern und sich daran erfreuen. Das Paar soll sich die Zeit nehmen für Rückblicke auf gemeinsame Unternehmungen, um alte Liebesbriefe zu lesen, um sich Geschenke oder Fotos anzusehen, weil all das der Intimität und der Zweisamkeit zugutekommt.

Oft widmet sich die therapeutische Arbeit mehr der Überwindung von Blockaden, die Freude und Interesse verhindern als dem Wachrufen dieser Emotionen selbst. Die angenehmen Gefühle werden meist durch andere, ungelöste Emotionen oder durch komplexe Unterbrechungsprozesse blockiert, etwa durch die Angst vor Enttäuschung oder durch Resignation, Entfremdung und innere Leere. Sind Wut oder Trauer, die die Verbindung zum anderen und dessen Wertschätzung verhindern, einmal überwunden, kommen die positiven Emotionen zum Vorschein. Der Therapeut muss diese positiven Emotionen bestätigen, indem er das Paar auffordert, sich oft und eingehender damit zu befassen, damit den Gefühlen schließlich Taten folgen können – etwa in Form von Komplimenten oder indem sich die Partner gegenseitig einen Gefallen erweisen. Wenn sich dann freudige Empfindungen regen, werden sie bewusst anerkannt und erhalten; meist ist ihr Auftauchen ein Marker, dass das Paar nun für einen weiteren Schritt bereit ist. Dann brauchen die Partner Hilfestellung bei der Umsetzung ihrer angenehmen Gefühle in geeignete Handlungen und in Kontaktaufnahmen. Während der Therapie werden diese Emotionen in Echtzeit ausgedrückt und genossen; wenn die Erregung dann abgeklungen ist, soll das Paar überlegen, was sie für die Vergangenheit und die gemeinsame Zukunft bedeuten. Wenn sich Freude bemerkbar macht, wird sie symbolisiert und begrüßt; sie ist ein klarer Marker, dass es an der Zeit ist, den positiven Kontakt während der Sitzung und zu Hause zu fördern.

In einem Fall beispielsweise arbeitete eine Therapeutin mit einer niedergeschlagenen Frau, die ihr Leben als grau und freudlos empfand und den Eindruck hatte, in einer unglücklichen Ehe festzustecken. Als sich die Klientin über ihr Muttersein äußerte, stieß sie auf eine Erinnerung an die Zeit unmittelbar nach der Geburt ihres ersten Kindes, als sie sich sehr geliebt und glücklich gefühlt hatte. Die Therapeutin ging auf den positiven Affekt ein, der da plötzlich aufgetaucht war, und lenkte ihre Aufmerksamkeit auf diese Emotion. Die eingehendere Exploration von Zeiten, in denen sie Liebe erfahren und Freude empfunden hatte, führte ihr vor Augen, wie sehr sie sich wünschte, wieder geliebt zu werden und wie sehr ihr Selbstvertrauen und ihr Wohlbefinden davon abhängig waren. Als sie sich dieser positiven Emotionen und ihrer gesunden Bedürfnisse und Wünsche bewusst wurde, war sie bereit, sich wieder um deren Erfüllung durch ihren Ehemann zu bemühen. Nachdem sie ihren Wunsch nach Liebe so eindringlich verspürt hatte, gelang es ihr auch, die Angst vor einer Trennung zu überwinden; falls ihr diese positiven Gefühle in ihrer Ehe nicht beschieden waren, wollte sie sich nicht länger einer lieblosen Ehe opfern.

Wer über positive Emotionen diskutiert, muss unbedingt auch darauf eingehen, wie Paare wieder Hoffnung schöpfen können. Ein Buch über Emotionen in der Paartherapie zu schreiben, ohne die Hoffnung zu erwähnen, wäre ein ernstes Versäumnis. Ohne Hoffnung lässt sich Entmutigung nicht überwinden, ohne Hoffnung kommt es zu keiner Veränderung. Hoffnung ist allerdings eine komplexe Emotion, die über den Rahmen dieses Werkes hinausgeht – Zukunftserwartungen, positive Affekte und Motivation sind Teile davon –, dennoch ist Hoffnung mit Freude und Spannung verwandt.

Positive emotionale Zustände müssen demnach symbolisiert und artikuliert werden, damit klar wird, welche Handlungen, Ziele und Intentionen sie auslösen und beinhalten. Um den Blick für neue Möglichkeiten und Ziele zu öffnen, ist es in solchen Momenten wichtig, die Intentionen zu klären und Ziele festzusetzen. Sich mit der konkreten Umsetzung hoffnungsvoller Pläne zu befassen, während sich die Person noch in diesem expansiven Gefühlszustand befindet, ist allerdings nicht ratsam, weil Detailplanungen dem Gefühl unweigerlich einen Dämpfer versetzen. Dies sollte erst später geschehen, wenn die emotionale Erregung abgeklungen ist. Dennoch sollen, noch während die Partner spüren, wie gut ihnen positive Emotionen tun, eine generelle Vision oder das Grobziel symbolisiert werden

Innere Ruhe und Gelassenheit

Innere Ruhe und Gelassenheit ist ein komplexer, höchst wünschenswerter Gefühlszustand. Im paartherapeutischen Kontext rückt er in Reichweite, wenn die KlientInnen lernen, sich selbst zu beruhigen und zu entspannen. Self-soothing gelingt durch bewusste Verortung der Gefühlserfahrung in die adaptiven, heilungsorientierten und selbstheilenden Tendenzen des Körpers. Positive somatische affektive Regungen entstehen durch sorgfältiges Aufspüren körperlicher Empfindungen und Reaktionen, wenn das Denken-im-Kopf Schritt für Schritt zum Fühlen-im-Körper wird. Dabei ist auch auf ein weiteres Paradox positiver Gefühle zu achten: Manchmal fühlt es sich gut an, sich schlecht zu fühlen. Dies geschieht, wenn man ein schmerzhaftes Gefühl, das lange verdrängt war, endlich zulässt. Diese Veränderung fühlt sich gut an, selbst wenn sie bedeutet, sich mit schlimmen Erlebnissen auseinandersetzen zu müssen. Mit gut meinen wir nicht, dass der Mensch dabei glücklich ist. Der Prozess therapeutischer Transformation geht vielmehr mit einem Gefühl von Erleichterung und Entspannung einher. Mehr noch: Wird der „felt sense“, das, was sich im Körper abspielt, korrekt identifiziert (selbst wenn es sich um ein schmerzhaftes Gefühl handelt), stellt sich das angenehme Gefühl von Erkenntnis und Sicherheit ein. Eine innere Stimme signalisiert der Person: „Ja, genau, das ist es, was ich empfunden habe!“ Der Augenblick, in dem die Umwandlung geschieht, ist von positiven Emotionen überstrahlt, weil die Erfahrung zutiefst stimmig ist. *Sich gut fühlen* bedeutet in diesem Zusammenhang entspannt sein, in Kontakt sein, die innere Lebendigkeit spüren und den Fluss der Gefühlsregungen körperlich wahrnehmen.

Fazit

Sind die Interaktionen einmal in negativen Interaktionszyklen festgefahren, werden Liebe und positive Gefühle auf die hinteren Ränge verwiesen, während der Kampf um Nähe, Verbundenheit und Identität in den Vordergrund rückt. Das ist auch dann der Fall, wenn die sexuelle Beziehung beschädigt ist. Ohne die unterstützende und ermutigende Wirkung dieser Urform der Verschmelzung und Nähe (die mit Berührung, Vergnügen und Entspannung einhergeht), fehlt der positive emotionale Puffer zum Abfangen der Stöße, die in jeder Beziehung vorkommen, weil es in jeder Beziehung Unterschiede und Meinungsverschiedenheiten gibt. Positive Gefühle haben die Macht, einige der negativen Emotionen, die in einer Zweierbeziehung auftreten, aufzulösen und das emotionale Band zu festigen.

Wenn sich positive Gefühle einstellen, weil ein Konflikt gelöst worden ist, ist es Sache des Therapeuten/der Therapeutin sie zu verstärken und zu betonen. Wenn Teufelskreise durch „Engelskreise“ ersetzt werden, müssen die positiven Emotionen zum Ausdruck gebracht werden. PaartherapeutInnen müssen mit geeigneten Interventionen das Äußern angenehmer Gefühle aktivieren und fördern, damit die Partner Liebe, Freude, Spannung und Interesse ausdrücken und Self-soothing einsetzen können. Dies geschieht zum einen während der Sitzung, zum anderen durch die Erteilung von Hausaufgaben. Positive Gefühle wirken nicht nur beziehungsstärkend, sie bilden zudem ein Reservoir guten Willens und guter Empfindungen, das jeden Konflikt entschärft und kreative Problemlösungen ermöglicht.

Literatur

Abu-Lughod, L. (1986). Veiled sentiments: Honor and poetry in a Bedouin society. Berkeley: University of California Press.

Ackerman, D. (1995). A natural history of love. New York: Vintage.

Ahmed, S. (2006). Contextualizing selves of South Asian Canadian couples: A grounded theory analysis. Unpublished master's thesis, York University, Toronto, Ontario, Canada.

Ainsworth, M.D.S. (1967). Infancy in Uganda: Infant care and the growth of love. Baltimore: John Hopkins University Press.

Angus, L.E., & McLeod, J. (2004). The handbook of narrative and psychotherapy: Practice, theory, and research. Thousand Oaks, CA: Sage.

Aron, A., & Aron, E. (1997). Self-expansion motivation and including other in the self. In S. Duck (Ed.), Handbook of personal relationships: Theory, research and interventions (2nd ed., pp. 251–270). Chichester, England: Wiley.

–, Fisher, H., Mashek, D., Strong, G., Haifang, L., & Brown, L. (2005). Reward, motivation, and emotion systems associated with early-stage intense romantic love. Journal of Neurophysiology, 94, 327–337.

Atkinson, B. (2005). Emotional intelligence in couples therapy. New York: Norton.

Averill, J.R. (1980). A constructivist view of emotion. In R. Plutchik & H. Kellerman (Eds.), Emotion: Theory, research, and experience: Vol. I. Theories of emotion (pp. 305–339). New York: Academic Press.

– (1983). Studies on anger and aggression: Implications for theories of emotion. American Psychologist, 38, 1145–1160.

Bakan, D. (1966). The duality of human existence. Boston: Beacon Press.

Bando, M. (1992). Data bank of Japanese women. Tokyo: Ministry of Finance.

Bartels, A., & Zeki, S. (2000). The neural basis of romantic love. NeuroReport, 11, 3829–3834.

– (2004). The neural correlates of maternal and romantic love. NeuroImage, 21, 1155–1166.

Bartholomew, K., & Horowitz, L. (1991). Attachment styles among young adults. Journal of Personality and Social Psychology, 61, 226–244.

Beebe, B., &. Lachmann, F.M. (1998). Co-constructing inner and relational processes: Self and mutual regulation in infant research and adult treatment. Psychoanalytic Psychology, 15, 480–516.

Benjamin, J. (1988). The bonds of love. New York: Pantheon Books; dt.: Die Fesseln der Liebe. Stroemfeld, Frankfurt / Basel, 2004.

– (1990). An outline of intersubjectivity: The development of recognition. Psychoanalytic Psychology, 7, 33–46.

Benjamin, L.S. (1993). Interpersonal diagnosis and treatment of personality disorders. New York: Guilford Press.

– (1996). Introduction to the special section on structural analysis of social behavior. Journal of Consulting and Clinical Psychology, 64, 1203–1212.

–, Rothweiler, J., & Critchfield, K. (2006). The use of structural analysis of social behavior (SASB) as an assessment tool. Annual Review of Clinical Psychology, 2, 83–109.

Berzon, B. (1988). Permanent partners: Building gay and lesbian relationships that last. New York: Dutton.

Betcher, W., & Pollack, W. (1993). In a time of fallen heroes: The re-creation of masculinity. New York: Atheneum.

Bierman, R. (1997). Focusing in therapy with incarcerated domestically violent men. The Folio: A Journal for Focusing and Experiential Therapy, 15, 47–58.

Birbaumer, N., & Ohman, A. (1993). The structure of emotion: Psychophysiological, cognitive, and clinical aspects. Seattle, WA: Hogrefe & Huber.

Blank, G., & Blank, R. (1974). Ego psychology: Theory and practice. New York: Columbia University Press.

Ely, R. (1990). Iron John. Reading, MA: Addison Wesley.

Bowen, M. (1978). Family theory in clinical practice. New York: Jason Aronson.

Bowlby, J. (1962). Separation anxiety: A critical review of the literature. New York: Child Welfare League of America.

– (1969). Attachment and loss: Vol. I. Attachment. London: Hogarth Press; dt.: Bindung. Ernst Reinhardt Verlag, München / Basel, 2006.

– (1973). Attachment and loss: Vol. II. Separation: Anxiety and anger. New York: Basic Books; dt.: Trennung – Zorn und Angst. Ernst Reinhardt Verlag, München / Basel, 2006.

– (1980). Attachment and loss: Volume III. Loss: Sadness and depression. New York: Basic Books; dt.: Verlust – Trauer und Depression. Ernst Reinhardt Verlag, München / Basel, 2006.

Bradley, B., & Furrow, J. (2004). Toward a mini-theory of the blamer softening event: Tracking the moment-by-moment process. Journal of Marital and Family Therapy, 30, 233–246.

Bray, T. C. (2002). Intimacy, attachment styles, and shame in married couples. Dissertation Abstracts International, 62(09), 4210B.

Brown, J. A. (1987). Casework contacts with Black–White couples. Social Casework: The Journal of Contemporary Social Work, 6, 24–29.

Buber, M. (1958). I and thou. New York: Scribner; dt.: Ich und Du. Verlag Lambert Schneider, Heidelberg, 1979.

Burgoon, J., & Dunbar, N. (2000). An interactionist perspective on dominance-submission: Interpersonal dominance as a dynamic, situationally contingent social skill. Communication Monographs, 67(1), 91–121.

–, & Dunbar, N. (2005). Perceptions of power and interactional dominance in interpersonal relationships. Journal of Social and Personal Relationships, 22, 207–233.

Buss, D.M. (1992). Mate preference mechanisms: Consequences for partner choice and intrasexual competition. In J.H. Barkow, L. Cosmides, & J. Tooby (Eds.), The adapted mind (pp. 267–288). New York: Oxford University Press.

Cacioppo, J.T. (2002). Social neuroscience: Understanding the pieces fosters understanding the whole and vice versa. American Psychologist, 57, 819–827.

Carr, A., Malouf, M., Altman, A., Kaduvettoor, A., Inman, A., & Walker, J.A. (2006, June). Reflections and experiences of Asian Indian – White interracial couples. Paper presented at the Society for Psychotherapy Research Conference, Edinburgh, Scotland.

Cassidy, J. (1999). The nature of the child's ties. In J. Cassidy & P.R. Shaver (Eds.), Handbook of attachment: Theory, research, and clinical applications (pp. 3–20). New York: Guilford Press.

Cherlin, A.J. (1992). Marriage, divorce, and remarriage. Cambridge, MA: Harvard University Press.

Christensen, A., & Heavey, C.L. (1990). Gender and social structure in the demand/withdraw pattern of marital conflict. Journal of Personality and Social Psychology, 59, 73–81.

Cicchetti, D., & Toth, S.L. (Eds.). (1991). Rochester Symposium on Developmental Psychopathology: Vol. 2. Internalizing and externalizing expressions of dysfunction. Hillsdale, NJ: Erlbaum.

Clancy, P.M. (1986). The acquisition of communicative style in Japanese. In B.B. Schieffelin & E. Ochs (Eds.), Language of socialization across cultures (pp. 213–250). New York: Cambridge University Press.

Cloninger, C.R., Svrakic, D.M., & Przybeck, T.R. (1993). A psychobiological model of temperament and character. Archives of General Psychiatry, 50, 975–990.

Coontz, S. (2005). Marriage, a history: From obedience to intimacy, or how love conquered marriage. New York: Viking Press.

Cowan, G., Drinkard, J., & MacGavin, L. (1984). The effects of target, age, and gender on use of power strategies. Journal of Personality and Social Psychology, 47, 1391–1398.

Cozolino, L. (2002). The neuroscience of psychotherapy. New York: Norton.

Damasio, A. (1994). Descartes' error: Emotion, reason, and the human brain. New York: Putnam; dt.: Descartes' Irrtum. Fühlen, Denken und das menschliche Gehirn. Ullstein Taschenbuch Verlag, Berlin, 2004.

– (1999). The feeling of what happens. New York: Harcourt; dt.: Ich fühle, also bin ich. Die Entschlüsselung des Bewusstseins. Ullstein Taschenbuch Verlag, Berlin, 2002.

– (2003). Looking for Spinoza: Joy, sorrow, and the feeling brain. London: Vintage; dt.: Der Spinoza-Effekt. Ullstein Taschenbuch Verlag, Berlin, 2005.

Daneshpour, M. (2003). Lives together, worlds apart? The lives of multicultural Muslim couples. In V. Thomas, T.A. Karis, & J.L. Wetchler (Eds.), Clinical issues with interracial couples: Theories and research (pp. 57–72). New York: Haworth Press.

Davidson, R.J. (2000a). Affective style, psychopathology, and resilience: Brain mechanisms and plasticity. American Psychologist, 5, 1193–1196.

– (2000b). The neuroscience of affective style. In M.S. Gazzaniga (Ed.), The new cognitive neurosciences (2nd ed., pp. 1149–1159). Cambridge, MA: MIT Press.

Denenberg, V.H. (1999). Commentary: Is maternal stimulation the mediator of the handling effect in infancy? Developmental Psychobiology, 34, 1–3.

– (2000). Evolution proposes and ontogeny disposes. Brain and Language, 73, 274–296.

DeVos, G. (1985). Dimensions of the self in Japanese culture. In A. Marsella, G. DeVos, & F. Hsu (Eds.), Culture and self: Asian and Western perspectives (pp. 149–184). New York: Tavistock.

de Waal, F.B.M. (1986). The integration of dominance and social bonding in primates. The Quarterly Review of Biology, 61, 459–479.

– (1996). Good natured: The origins of right and wrong in humans and other animals. Cambridge, MA: Harvard University Press; dt.: Der gute Affe. Der Ursprung von Recht und Unrecht bei Menschen und anderen Tieren. Carl Hanser, München, 1997.

Dion, K.K., & Dion. K.L. (1993). Individualistic and collectivist perspectives on gender and the cultural context of love and intimacy. Journal of Social Issues, 49, 53–69.

Dutton, D. (1995). The batterer: A psychological profile. New York: Basic Books.

Eibl-Eibesfeldt, I. (1980). Strategies of social interaction. In R. Plutchik (Ed.), Emotion: Theory, research, and experience. Vol. I: Theories of emotion (pp. 57–80). New York: Academic Press.

– & Sütterlin, C. (1990). Fear, defense, and aggression in animals and man: Some ethological perspectives. In P.F. Brain & S. Parmigiani (Eds.), Fear and defense (pp. 381–408). London: Harwood.

Ekman, P. (1984). Expression and the nature of emotion. In K. Scherer & P. Ekman (Eds.), Approaches to emotion (pp. 319–343). Hillsdale, NJ: Erlbaum.

– (1992). An argument for basic emotions. Cognition & Emotion, 6, 169–200.

– (1993). Facial expression of emotion. American Psychologist, 48, 384–392.

– & Davidson, R.J. (1994). The nature of emotion: Fundamental questions. New York: Oxford University Press.

– & Friesen, W.V. (1975). Unmasking the face: A guide to recognizing emotions from facial clues. Oxford, England: Prentice Hall.

Elliott, R., Watson, J., Goldman, R.N., & Greenberg, L.S. (2004). Learning emotion-focused therapy. Washington, DC: American Psychological Association.

Ellis, B. (1992). The evolution of sexual attraction: Evaluative mechanisms in women. In J.H. Barkow, L. Cosmides, & J. Tooby (Eds.), The adapted mind (pp. 267–288). New York: Oxford University Press.

Epstein, N.B., Chen, F., & Beyder-Kamjou, I. (2005). Relationship standards and marital satisfaction in Chinese and American couples. Journal of Marital and Family Therapy, 31, 59–74.

Fairbairn, W.R.D. (1954). An object-relations theory of the personality. New York: Basic Books.

Falbo, T., & Peplau, L.A. (1980). Power strategies in intimate relationships. Journal of Personality and Social Psychology, 38, 618–628.

Felmlee, D.H. (1994). Who's on top? Power in romantic relationships. Sex Roles, 31, 275–295.

Fergus, K., & Reid, D. (2001). The couple's mutual identity and reflexivity: A systematic-constructivist approach to the integration of persons and systems. Journal of Psychotherapy Integration, 11, 385–410.

Firestone, R., & Catlett, J. (2002). Fear of intimacy. Washington, DC: American Psychological Association.

Fisch, R., Weakland, J., & Segal, L. (1984). The tactics of change: Doing therapy briefly. San Francisco: Jossey-Bass.

Fisher, H. (1992). The anatomy of love: The natural history of monogamy, adultery, and divorce. New York: Norton.

– (2004). Why we love: The nature and chemistry of romantic love. New York: Holt.

–, Aron, A., Mashek, H., & Brown, L. (2002). Defining the brain systems of lust, romantic attraction, and attachment. Archives of Sexual Behavior, 31, 413–419.

Fiske, A.P. (1991). Structures of social life. New York: Free Press.

Fosha, D. (2001). The dyadic regulation of affect. Journal of Clinical Psychology, 57, 227–242.

Fox, N.A., & Davidson, R.J. (1987). Electroencephalogram asymmetry in response to the approach of a stranger and maternal separation in 10-month-old infants. Developmental Psychology, 23, 233–240.

Fraley, R.C., & Waller, N.G. (1998). Adult attachment patterns: A test of the typological model. In J.A. Simpson & W.S. Rholes (Eds.), Attachment theory and close relationships (pp. 77–114). New York: Guilford Press.

Frank, R.H. (1988). Passions within reason. New York: Norton.

Fredrickson, B.L. (1998). What good are positive emotions? Review of General Psychology, 2, 300–319.

–, & Losada, M.F. (2005). Positive affect and the complex dynamics of human flourishing. American Psychologist, 60, 678–691.

Freud, S. (1961). The ego and the id. In J. Strachey (Ed. & Trans.), The standard edition of the complete psychological works of Sigmund Freud (Vol. 19, pp. 3–66). London: Hogarth Press. (Original work published 1923); dt.: Das Ich und das Es. Metapsychologische Schriften. Fischer Taschenbuch, Frankfurt/M., 2009.

Friedman, S.L. (2000). Spoken pleasures and dangerous desires: Sexuality, marriage, and the state in rural southeastern China. East Asia: An International Quarterly, 18(4), 13–39.

Frijda, N.H. (1986). The emotions. Cambridge, England: Cambridge University Press.

Gallese, V., Fadiga, L., Fogassi, L., & Rizzolatti, G. (1996). Action recognition in the premotor cortex. Brain, 119, 593–609.

Gao, G., Ting-Toomey, S., & Gudykunst, W.B. (1996). Chinese communication processes. In M.H. Bond (Ed.), The handbook of Chinese psychology (pp. 294–308). Oxford, England: Oxford University Press.

Gendlin, E. (1981). Focusing. New York: Bantam Books; dt.: Focusing. Selbsthilfe bei der Lösung persönlicher Probleme. Rowohlt Taschenbuch, Hamburg, 2004.

– (1996). Focusing-oriented psychotherapy: A manual of the experiential method. New York: Guilford Press; dt.: Focusing-orientierte Psychotherapie. Ein Handbuch der erfahrungsgeleiteten Methode. Klett-Cotta, Stuttgart, 1998.

George, K.D., & Behrendt, E.S. (1987). Therapy for male couples experiencing relationship and sexual problems. Journal of Homosexuality, 14, 77–88.

Gergen, K.J. (2001). Social construction in context. London: Sage.

Gilbert, P. (1989). Human nature and suffering. Hove, England: Erlbaum.

– (1997). The evolution of social attractiveness and its role in shame, humiliation, guilt, and therapy. British Journal of Medical Psychology, 70, 113–147.

– (2001). Evolution and social anxiety: The role of attraction, social competition, and social hierarchies. The Psychiatric Clinics of North America, 24, 723–751.

– (2003). Evolution, social roles, and the differences in shame and guilt. Social Research, 70, 205–230.

–, & McGuire, M. (1998). Shame, social roles, and status: The psychobiological continuum from monkey to human. In P. Gilbert & B. Andrews (Eds.), Shame: Interpersonal behavior, psychopathology, and culture (pp. 99–125). New York: Oxford University Press.

Gilligan, C. (1982). In a different voice. Cambridge, MA: Harvard University Press.

Glass, S. (2003). Not „just friends“: Protect your relationship from infidelity and heal the trauma of betrayal. New York: Free Press.

Goldenberg, J.L., McCoy, S.K., Pyszczynski, T., Greenberg, J., & Solomon, S. (2000). The body as a source of self-esteem: The effect of mortality salience on identification with one's body, interest in sex, and appearance monitoring. Journal of Personality and Social Psychology, 79, 118–130.

Goldman, A., & Greenberg, L.S. (1992). Comparison of an integrated systemic and emotionally focused approach to couples therapy. Journal of Consulting and Clinical Psychology, 60, 962–969.

Goldman, R.N. (1992). The validation of the experiential therapy adherence measure. Unpublished master's thesis, York University, Toronto, Ontario, Canada.

–, & Greenberg, L.S. (1995). A process experiential approach to case formulation. In Session, 1(2), 35–51.

–, & Greenberg, L.S. (1997). Case formulation in experiential therapy. In T. Ells (Ed.), Handbook of psychotherapy case formulation (pp. 402–429). New York: Guilford Press.

–, Greenberg, L.S., & Angus, L. (2006). The effects of adding emotion-focused interventions to the therapeutic relationship in the treatment of depression. Psychotherapy Research, 16, 537–549.

–, & Keating, E. (2003, July). Processing shame and vulnerability: A rational-empirical study. Paper presented at the 34th International Conference of Client-Centered and Experiential Psychotherapy, Amsterdam, the Netherlands.

Goldstein, K. (1995). The organism. Cambridge, MA: MIT Press.

Goodwin, R., & Cramer, D. (2000). Marriage and social support in a British–Asian community. Journal of Community and Applied Social Psychology, 10, 49–62.

–, & Findlay, C. (1997). „We were just fated together": Chinese love and the concept of yuan in England and Hong Kong. Personal Relationships, 4, 85–92.

Gottman, J.M. (1994). What predicts divorce? The relationship between marital processes and marital outcomes. Hillsdale, NJ: Erlbaum.

– (1999). The marriage clinic: A scientifically based marital therapy. New York: Norton.

–, Coan, J., Carrere, S., & Swanson, C. (1998). Predicting marital happiness and stability from newlywed interactions. Journal of Marriage and the Family, 60, 5–22.

–, Gortner, E., Berns, S.B., & Jacobson, N.S. (1997). When women leave violent relationships: Dispelling clinical myths. Psychotherapy: Theory, research, practice, training, 34, 343–352.

–, & Silver, N. (1999). The seven principles for making marriage work. New York: Three Rivers Press.

Green, G.D., & Clunis, D.M. (1989). Married lesbians. Women and Therapy, 8, 41–49.

Greenberg, L.S. (1979). Resolving splits: Use of the two-chair technique. Psychotherapy: Theory, Research & Practice, 16, 310–318.

– (1980). The intensive analysis of recurring events from the practice of gestalt therapy. Psychotherapy: Theory, Research & Practice, 17, 143–152.

– (1983). Toward a task analysis of conflict resolution. Psychotherapy: Theory, Research & Practice, 20, 190–201.
– (1984). Task analysis of intrapersonal conflict. In L. Rice & L. S. Greenberg (Eds.), Patterns of change: Intensive analysis of psychotherapy (pp. 66–123). New York: Guilford Press.
– (1986). Change process research. Journal of Consulting and Clinical Psychology, 54, 4–9.
– (2002a). Emotion-focused therapy: Coaching clients to work through their feelings. Washington, DC: American Psychological Association; dt.: Emotionsfokussierte Therapie. Lernen, mit den eigenen Gefühlen umzugehen. dgvt-Verlag, Tübingen, Verhaltenstherapie, 2006.
– (2002b). Integrating an emotion-focused approach to treatment into psychotherapy integration. Psychotherapy Integration, 12, 154–190.
– (2007). A guide to conducting a task analysis of psychotherapeutic change. Psychotherapy Research, 17, 15–30.
–, & Angus, L. (2004). The contributions of emotion processes to narrative change in psychotherapy: A dialectical constructivist approach. In L. Angus & J. McLeod (Eds.), The handbook of narrative and psychotherapy: Practice, theory, and research (pp. 331–350). Thousand Oaks, CA: Sage.
–, & Bolger, E. (2001). An emotion-focused approach to the overregulation of emotion and emotional pain. Journal of Clinical Psychology, 57, 197–211.
–, Ford, C., Alden, L., & Johnson, S. (1993). In-session change processes in emotionally focused therapy for couples. Journal of Consulting and Clinical Psychology, 61, 68–84.
–, & Goldman, R. N. (2007). Case formulation in emotion-focused therapy. In T. Ells (Ed.), Handbook of psychotherapy case formulation (pp. 379–412). New York: Guilford Press.
–, Heatherington, L., & Friedlander, M. (1996). The events-based approach to couple and family therapy research. In D. Sprenkle & S. Moon (Eds.), Research methods in family therapy (pp. 411–28). New York: Guilford Press.
–, James, P., &. Conry, R. (1988). Perceived change processes in emotionally focused couples therapy. Journal of Family Psychology, 2, 1–12.
–, &. Johnson, S. (1986a). Affect in marital therapy. Journal of Marital and Family Therapy, 12, 1–10.
–, & Johnson, S. (1986b). Emotionally focused couples treatment: An integrated affective systemic approach. In N. Jacobson & A. Gurman (Eds.), Clinical handbook of marital therapy (pp. 253–276). New York: Guilford Press.
–, & Johnson, S. (1988). Emotionally focused couples therapy. New York: Guilford Press.
–, & Johnson, S. (1990). Emotional change processes in couples therapy. In E. Blechman & M. McEnroe (Eds.), Emotions and the family: For better or worse (pp. 137–153). Hillsdale, NJ: Erlbaum.

–, & Mateu-Marques, C. (1998). Emotions in couples systems. Journal of Systemic Therapies, 17, 93–107.
–, & Paivio, S. C. (1997a). Varieties of shame experience in psychotherapy. Gestalt Review, 1, 205–220.
–, & Paivio, S.C. (1997b). Working with emotions in psychotherapy. New York: Guilford Press.
–, & Pascual-Leone, J. (1995). A dialectical constructivist approach to experiential change. In R.A. Neimeyer & M.J. Mahoney (Eds.), Constructivism in psychotherapy (pp. 169–191). Washington, DC: American Psychological Association.
–, & Pascual-Leone, J. (1997). Emotion in the creation of personal meaning. In M. Power & C. Brewin (Eds.), Transformation of meaning (pp. 157–174). London: Wiley.
–, & Pascual-Leone, J. (2001). A dialectical constructivist view of the creation of personal meaning. Journal of Constructivist Psychology, 14, 165–186.
–, Rice, L., &. Elliot, R. (1993). Facilitating emotional change: The moment-by-moment process. New York: Guilford Press.
–, & Rosenberg, R. (2002). Therapist's experience of empathy. In J. C. Watson, R.N. Goldman, & M. Warner (Eds.), Client-centered and experiential psychotherapy in the 21st century: Advances in theory, research, and practice (pp. 204–220). Ross-on-Wye, England: PCCS Books.
–, & Safran, J. (1981). Encoding and cognitive therapy: Changing what clients attend to. Psychotherapy: Theory, Research & Practice, 8, 163–169.
–, & Safran, J. (1984). Integrating affect and cognition: A perspective on the process of therapeutic change. Cognitive Therapy and Research, 8, 559–578.
–, & Safran, J. (1986). Hot cognition – Emotion coming in from the cold: A reply to Rachman and Mahoney. Cognitive Therapy and Research, 8, 591–598.
–, & Safran, J. (1987). Emotion in psychotherapy: Affect, cognition, and the process of change. New York: Guilford Press.
–, Warwar, S., &. Malcolm, W. (in press). Emotion-focused couples therapy and the facilitation of forgiveness. Journal of Marital and Family Therapy.
–, & Watson, J. (1998). Experiential therapy of depression: Differential effects of client-centered relationship conditions and process experiential interventions. Psychotherapy Research, 8, 210–224.
–, & Watson, J. C. (2006). Emotion-focused therapy for depression. Washington, DC: American Psychological Association.
–, & Shanker, S. G. (2004). The first idea: How symbols, language, and intelligence evolved from our primate ancestors to modern humans. Cambridge, MA: Da Capo Press.
Guerrero, L.K., Andersen, P.A., & Afifi, W.A. (2001). Close encounters: Communication in relationships. New York: McGraw-Hill.
Guidano, V. (1991). The self in process: Toward a postrationalist cognitive therapy. New York: Guilford Press.

Halloran, E. C. (1998). The role of marital power in depression and marital distress. American Journal of Family Therapy, 26, 3–14.
Harlow, H. (1958). The nature of love. American Psychologist, 13, 673–685.
Harré, R. (1984). Personal being. Cambridge, MA: Harvard University Press.
Harris, J. R. (1999). The nurture assumption: Why children turn out the way they do. New York: Touchstone.
Hazan, C., & Shaver, P. R. (1987). Romantic love conceptualized as an attachment process. Journal of Personality and Social Psychology, 52, 511–524.
–, & Shaver, P. R. (1990). Love and work: An attachment theoretical perspective. Journal of Personality and Social Psychology, 59, 270–280.
Heatherington, L., Friedlander, M., & Greenberg, L. (2005). Change process research in couples and families: Methodological challenges and opportunities. Journal of Family Psychology, 19, 18–27.
Hendrick, C., & Hendrick, S. (1986). A theory and method of love. Journal of Personality and Social Psychology, 50, 392–402.
Hendrix, L. (1997). Quality and equality in marriage: A cross-cultural view. Cross-Cultural Research: The Journal of Comparative Social Science, 31, 201–225.
Herman, J. L. (1992). Trauma and recovery. NewYork: Basic Books.
Hirsch, J. (2003). A courtship after marriage: Sexuality and love in Mexican transnational families. Berkeley: University of California Press.
Holtzworth-Munroe, A., Smutzler, N., & Stuart, G. L. (1998). Demand and withdraw communication among couples experiencing husband violence. Journal of Consulting and Clinical Psychology, 66, 731–743.
Horak, J. J. H. (2003). Factors predicting distress at marital therapy onset. Dissertation Abstracts International, 63, 4373.
Horowitz, L. M. (2004). Interpersonal foundations of psychopathology. Washington, DC: American Psychological Association.

Ibrahim, F. A., & Schroeder, D. G. (1990). Cross-cultural couples counseling: A developmental, psychoeducational intervention. Journal of Comparative Family Studies, 21, 193–205.
Isaac, R., & Shah, A. (2004). Sex roles and marital adjustment in Indian couples. International Journal of Social Psychiatry, 50, 129–141.
Iwao, S. (1993). The Japanese woman: Traditional image and changing reality. Cambridge, MA: Harvard University Press.
Izard, C. E. (1991). The psychology of emotions. New York: Plenum Press.

Jacobson, N., & Whisman, M. A. (1990). Power, marital satisfaction, and response to marital therapy. Journal of Family Psychology, 4, 202–212.
James, P. (1985). Couples perception of change in psychotherapy. Unpublished master's thesis, University of British Columbia, Vancouver, Canada.
– (1991). The effects of a communication training component added to an emotionally focused couples therapy. Journal of Marital and Family Therapy, 17, 268–275.

James, W. (1902). The varieties of religious experience: A study in human nature. New York: Long; dt.: Die Vielfalt religiöser Erfahrung. Eine Studie über die menschliche Natur. Insel Verlag, Berlin, 2005.

Johnson, S. (1986). Bonds or bargains: Relationship paradigms and their significance for marital therapy. Journal of Marital and Family Therapy, 12, 259–267.

– (1996). The practice of emotionally focused couples therapy: Creating connections. New York: Bruner-Routledge; dt.: Praxis der Emotionsfokussierten Paartherapie. Verbindungen herstellen. Jungfermannsche Verlagsbuchhandlung, Paderborn 2009.

– (2002). Emotionally focused couples therapy with trauma survivors. New York: Guilford Press.

– (2004). Attachment theory: A guide for healing couple relationships. In W.S. Rholes & J.A. Simpson (Eds.), Adult attachment: Theory, research, and clinical implications (pp. 367–387). New York: Guilford Press.

–, Bradley B., Furrow, J., Lee, A., Palmer, G., Tilley, D., & Wooley, S. (2005). Becoming an emotionally focused couple therapist. New York: Routledge.

–, & Greenberg, L.S. (1985a). Differential effects of experiential and problem-solving interventions in resolving marital conflict. Journal of Consulting and Clinical Psychology, 53, 175–184.

–, & Greenberg, L.S. (1985b). Emotionally focused marital therapy: An outcome study. Journal of Marital and Family Therapy, 11, 313–317.

–, & Greenberg, L.S. (1988). Relating process to outcome in marital therapy. Journal of Marital and Family Therapy, 14, 175–183.

–, Hunsley, J., Greenberg, G., & Schindler, D. (1999). Emotionally focused couples therapy: Status and challenges. Clinical Psychology: Science and Practice, 6, 67–79.

–, Makinen, J.A., & Millikin, J. (2001). Attachment injuries in couples relationships: A new perspective on impasses in couple therapy. Journal of Marital and Family Therapy, 27, 145–156.

–, & Whiffen, V.E. (2003). Attachment processes in couple and family therapy. New York: Guilford Press.

Kaufman, G. (1989). The psychology of shame: Theory and treatment of shame-based syndromes. New York: Springer Publishing Company.

Keenan, J. (1977). Power and wealth are cousins: Descent, class, and marital strategies among the Kel Ahaggar (Tuareg-Sahara). Africa, 47, 333–343.

Keltner, D., & Buswell, B. (1996). Evidence for the distinctness of embarrassment, shame, and guilt: A study of recalled antecedents and facial expressions of emotion. Cognition and Emotion, 10, 155–172.

–, Ellsworth, P., & Edwards, K. (1993). Beyond simple pessimism: Effects of sadness and anger on social perception. Journal of Personality and Social Psychology, 64, 740–752.

–, & Harter, L. (1998). The forms and functions of the nonverbal signal of shame. In P. Gilbert & B. Andrews (Eds.), Shame: Interpersonal behavior, psychopathology, and culture (pp. 78–98). New York: Oxford Press.

Kerr, M.E., & Bowen, M. (1988). Family evaluation: An approach based on Bowen theory. New York: Norton.

Khantzian, E., Halliday, K., & McAuliffe, W. (1990). Addiction and the vulnerable self: Modified dynamic group therapy for substance abusers. New York: Guilford Press.

Kiesler, D. (1996). Contemporary interpersonal theory and research: Personality, psychopathology, and psychotherapy. New York: Wiley.

Kitayama, S., Markus, H.R., & Matsumoto, H. (1995). Culture, self, and emotion: A cultural perspective on „self-conscious" emotions. In J.P. Tangney & C.W. Fischer (Eds.), Self-conscious emotions: The psychology of shame, guilt, embarrassment, and pride (pp. 439–464). New York: Guilford Press.

Kohut, H. (1977). The restoration of the self. New York: International Universities Press; dt.: Die Heilung des Selbst. Suhrkamp, Frankfurt/M., 2006.

– (1984). How does analysis cure? Chicago: University of Chicago Press; dt.: Wie heilt die Psychoanalyse? Suhrkamp, Frankfurt/M., 2001.

Komisaruk, B., & Whipple, B. (1998). Love as sensory stimulation: Physiological consequences of its deprivation and expression. Psychoneuroendocrinology, 23, 927–944.

Krugman, S. (1995). Male development and the transformation of shame. In R.F. Levant & W.S. Pollack (Eds.), A new psychology of men (pp. 91–126). New York: Basic Books.

L'Abate, L. (1977). Intimacy is sharing hurt feelings: A reply to David Mace. Journal of Marital and Family Therapy, 3, 13–16.

Larsen, R., & Diener, E. (1992). Problems and promises with the circumplex model of emotion. Review of Personality and Social Psychology, 13, 25–59.

Leach, E. (1972). The influence of cultural context on nonverbal communication in man. In R.A. Hinde (Ed.), Nonverbal communication (pp. 315–347). Cambridge, England: Cambridge University Press.

Leary, T. (1957). Interpersonal diagnosis in personality. New York: Ronald Press.

LeDoux, J. (1996). The emotional brain: The mysterious underpinnings of emotional life. New York: Simon & Schuster; dt.: Das Netz der Gefühle. Wie Emotionen entstehen. dtv, München, 2001.

Levenson, R. (1992). Autonomic nervous system differences among emotions. Psychological Science, 3, 23–27.

–, & Gottman, J. (1985). Physiological and affective predictors of change in relationship satisfaction. Journal of Personality and Social Psychology, 49, 85–94.

Levinas, E. (1998). Otherwise than being: Or beyond essence. Pittsburgh, PA: Duquesne University Press; dt.: Jenseits des Seins oder anders als Sein geschieht. Karl Alber, Freiburg, 1998.

LeVine, R.A., & LeVine, B.B. (1967). Nyansongo: A Gusii community in Kenya. New York: Wiley.

Lewis, H.B. (1971). Shame and guilt in neurosis. Hillsdale, NJ: Erlbaum.

Locke, D.C. (1992). Increasing multicultural understanding. Newbury Park, CA: Sage.

Lutz, C., & White, G. (1986). The anthropology of emotions. Annual Review of Anthropology, 15, 405–436.

MacDonald, K. (1992). Warmth as a developmental construct: An evolutionary analysis. Child Development, 63, 753–773.

Mahoney, M. (1991). Human change processes. New York: Basic Books.

Malcom, W., Warwar, S., & Greenberg, L.S. (2005). Facilitating forgiveness in individual therapy as an approach to resolving interpersonal injuries. In E.L. Worthington, Jr. (Ed.), The handbook of forgiveness (pp. 379–393). New York: Routledge.

Markus, H., & Kitayama, S. (1991). Culture and the self: Implications for cognition, emotion, and motivation. Psychological Review, 98, 224–253.

Maslow, A. (1958). Understanding human motivation. Cleveland, OH: Howard Allen.

Masten, A.S. (2001). Ordinary magic: Resilience processes in development. American Psychologist, 56, 227–238.

McGinn, N. (1966). Marriage and family in middle-class Mexico. Journal of Marriage and the Family, 28, 305–313.

McRoy, R., & Freeman, E. (1986). Racial-identity issues among mixed-race children. Social Work in Education, 8, 164–174.

Mehrabian, A. (1995). Relationships among three general approaches to personality description. Journal of Psychology, 129, 565–581.

Menon, U., & Shweder, R. (1994). Kali's tongue: Cultural psychology and the power of „shame" in Orissa. In S. Kitayama & H. Markus (Eds.), Emotion and culture: Empirical studies of mutual influence (pp. 241–282). Washington, DC: American Psychological Association.

Mesquita, B. (2000). Emotions in collectivist and individualist contexts. Journal of Personality and Social Psychology, 80, 68–74.

Mikulincer, M., &. Goodman, G. (Eds.). (2006). Dynamics of romantic love: Attachment, care, giving, and sex. New York: Guilford Press.

Miller, J.B. (1976). Toward a new psychology of women. Boston: Beacon Press.

–, & Stiver, I. (1997). The healing connection: How women form relationships in therapy and in life. Boston: Beacon Press.

Miller, R.S., & Leary, M.R. (1992). Social sources and interactive functions of embarrassment. In M. Clark (Ed.), Emotion and social behavior (pp. 202–221). New York: Sage.

Minuchin, S., & Fishman, H.C. (1981). Family therapy technique. Cambridge, MA: Harvard University Press.

Morgan, R. L, & Heise, D. (1988). Structure of emotions. Social Psychology Quarterly, 51, 19–31.

Murray, H.A. (1938). Explorations in personality. New York: Oxford University Press.

Murray, S.L., Holmes, J.G., & Griffin, D.W. (2000). Self-esteem and the quest for felt security: How perceived regard regulates attachment processes. Journal of Personality and Social Psychology, 78, 478–498.

–, Holmes, J.G., Griffin, D.W., Bellavia, G., & Rose, P. (2001). The mismeasure of love: How self-doubt contaminates relationship beliefs. Personality and Social Psychology Bulletin, 27, 423–436.

Nath, R., & Craig, J. (1999). Practicing family therapy in India: How many people are there in a marital subsystem? Journal of Family Therapy, 21, 390–406.

Neimeyer, R., & Mahoney, M. (1995). Constructivism in psychotherapy. Washington, DC: American Psychological Association.

Nesse, R. (1990). Evolutionary explanations of emotions. Human Nature, 1, 261–289.

Nichols, M. (Director). (1966). Who's Afraid of Virginia Woolf? [Motion picture]. United States: Chenault Productions.

Nwoye, A. (2000). Building on the indigenous: Theory and method of marriage therapy in contemporary Eastern and Western Africa. Journal of Family Therapy, 22, 347–359.

Oatley, K. (1992). Human emotions: Function and dysfunction. Annual Review of Psychology,43, 55–85.

– (2004). Emotions: A brief history. Malden, MA: Blackwell.

–, Keltner, D., & Jenkins, J.M. (2006). Understanding emotions (2nd ed.). Malden, MA: Blackwell.

Obbo, C. (1976). Dominant male ideology and female options: Three East African case studies. Africa, 46, 371–389.

Öhman, A. (1986). Face the beast and fear the face: Animal and social fears as prototypes for evolutionary analysis of emotion. Psychophysiology, 23, 123–145.

Okun, B.F. (1996). Understanding diverse families. New York: Guilford Press.

Olsen, D.H., & DeFrain, J. (1994). Marriage and the family: Diversity and strengths. Mountain View, CA: Mayfield.

Onions, C.T. (1966). The Oxford dictionary of English etymology. New York: Oxford University Press.

Panksepp, J. (1998). Affective neuroscience: The foundations of human and animal emotions. Oxford, England: Oxford University Press.

– (2002). On the animalian values of the human spirit: The foundational role of affect in psychotherapy and the evolution of consciousness. European Journal of Psychotherapy, Counseling, and Health, 5, 225–245.

–, Siviy, S.M., & Normansell, L.A. (1985). Brain opioids and social emotions. In M. Reite & T. Field (Eds.), The psychobiology of attachment and separation (pp. 3–49). New York: Academic Press.

Pascual-Leone, J. (1987). Organismic processes for neo-Piagetian theories: A dialectical causal account of cognitive development. International Journal of Psychology, 22, 531–570.

– (1990a). An essay on wisdom: Toward organismic processes that make it possible. In R.J. Sternberg (Ed.), Wisdom: Its nature, origins, and development (pp. 244–278). New York: Cambridge University Press.

– (1990b). Reflections on life-span intelligence, consciousness, and ego development. In C. Alexander & E. Langer (Eds.), Higher stages of human development: Perspectives on adult growth (pp. 258–285). New York: Oxford University Press.

– (1991). Emotions, development, and psychotherapy: A dialectical constructivist perspective. In J. Safran & L.S. Greenberg (Eds.), Emotion, psychotherapy, and change (pp. 302–335). New York: Guilford Press.

Pearlman, S. (1989). Distancing and connectedness: Impact of couple formation in lesbian relationships. In E.D. Rothblum & E. Cole (Eds.), Loving boldly: Issues facing lesbians (pp. 77–88). New York: Huntington Park Press.

Perls, F. (1969). Gestalt therapy verbatim. Lafayette, CA: Real People Press; dt.: Gestalttherapie in Aktion. Klett-Cotta, Stuttgart, 2008.

Pietromonaco, P.R., & Feldman Barrett, L. (2000). The internal working models concept: What do we really know about the self in relation to others? Review of General Psychology, 4, 155–175.

Pimentel, E.E. (2000). Just how do I love thee? Marital relations in urban China. Journal of Marriage and Family, 62, 32–47.

Pinsof, W. (2002). The death of „till death us do part“: The transformation of pair-bonding in the 20th century. Family Process, 41, 135–157.

Pittman, F. (1989). Private lies: Infidelity and the betrayal of intimacy. New York: Norton.

Plutchik, R. (1980). A general psychoevolutionary theory of emotion. In R. Plutchik & H. Kellerman (Eds.), Emotion: Theory, research, and experience: Vol. 1. Theories of emotion (pp. 3–33). New York: Academic Press.

Plysiuk, M. (1985). A process study of marital conflict resolution. Unpublished master's thesis, University of British Columbia, Vancouver, British Columbia, Canada.

Porges, S. (1995). Orienting in a defensive world: Mammalian modifications of our evolutionary heritage: A polyvagal theory. Psychophysiology, 32, 301–318.

– (1996). Vagal tone: An autonomic mediator of affect. In J. Garber & K. Dodge (Eds.), The development of affect regulation and deregulation (pp. 11–128). New York: Cambridge University Press.

Rajecki, D.W., Lamb, M.E., & Obsmacher, P. (1978). Toward a general theory of infantile attachment: A comparative review of aspects of the social bond. The Behavioral and Brain Sciences, 1, 417–464.

Rampage, C. (2002). Marriage in the 20th century: A feminist's perspective. Family Process, 41, 61–69.

Ramu, G. (1988). Marital roles and power: Perceptions and reality in the urban setting. Journal of Comparative Family Studies, 19, 207–227.

Real, T. (1997). I don't want to talk about it: Overcoming the secret legacy of male depression. New York: Scribner.

Rehman, U., & Holtzworth-Munroe, A. (2006). A cross-cultural analysis of the demand-withdraw marital interaction: Observing couples from a developing country. Journal of Consulting and Clinical Psychology, 74, 755–766.

Reid, D.W., Dalton, E.J., Laderoute, K., Doell, F., & Nguyen, T. (2006). Therapeutically induced changes in couple identity: The role of „we-ness" and interpersonal processing in relationship satisfaction. Genetic, Social, and General Psychology Monographs, 132(3), 121–143.

Reis, H., & Patrick, B. (1996). Attachment and intimacy: Component processes. In E.T. Higgins & A.W. Kruglanski (Eds.), Social psychology: Handbook of basic principles (pp. 523–563). New York: Guilford Press.

Rice, F. (1990). Intimate relationships, marriages, and families. Mountain View, CA: Mayfield.

Rice, L., & Greenberg, L.S. (Eds.). (1984). Patterns of change: An intensive analysis of psychotherapeutic process. New York: Guilford Press.

Rilke, R. (1934). Letters to a young poet. London: Norton; dt. Briefe an junge Dichter. Hrsg. Helmut Göbel, Wallstein Verlag, Göttingen 1998.

Roberts, L. (2000). Fire and ice in marital communication: Hostile and distancing behaviors as predictors of marital distress. Journal of Marriage and the Family, 62, 693–707.

Rogers, C. (1951). Client-centered therapy: Its current practice, implication, and theory. Boston: Houghton Mifflin; dt.: Personzentrierte Beratung und Therapie in der Gerontopsychiatrie. Ernst Reinhardt Verlag, München/Basel, 2008.

– (1959). A theory of therapy, personality, and interpersonal relationships, as developed in the client-centered framework. In S. Koch (Ed.), Psychology: A study of a science (Vol. 3, pp. 184–256). New York: McGraw-Hill; dt.: Eine Theorie der Psychotherapie, der Persönlichkeit und der zwischenmenschlichen Beziehung. Ernst Reinhardt Verlag, München/Basel, 2009.

– (1975). Empathic: An unappreciated way of being. The Counseling Psychologist, 5, 2–10.

Rogers-Millar, E. L., & Millar, F. E. (1979). Domineeringness and dominance: A transactional view. Human Communication Research, 5, 238–246.

Rosenblatt, P. C. (1996). Grief that does not end. In D. Klass, P. R. Silverman, & S. L. Nickman (Eds.), Continuing bonds: New understandings of grief (pp. 45–58). Washington, DC: Taylor & Francis.

Rothbaum, R., Pott, M., Azuma, H., Miyake, K., & Weisz, J. (2000). The development of close relationships in Japan and the United States: Paths of symbiotic harmony and generative tension. Child Development, 7, 1121–1142.

Rozin, R., Haidt, J., & McCauley, C. R. (2000). Disgust. In M. Lewis & J. M. Haviland-Jones (Eds.), Handbook of emotions (2nd ed., pp. 637–653). New York: Guilford Press.

Rusbult, C. E., Van Lange, P. A. M., Wildschut, T., Yovetich, N. A., & Verette, J. (2000). Perceived superiority in close relationships: Why it exists and persists. Journal of Personality and Social Psychology, 79, 521–545.

Russell, J. A. (1997). Reading emotions from and into faces: Resurrecting a dimensional-contextual perspective. In J. A. Russell & J. M. Fernandez-Dols (Eds.), The psychology of facial expression (pp. 295–320). New York: Cambridge University Press.

–, & Mehrabian, A. (1977). Evidence for a three-factor theory of emotions. Journal of Research in Personality, 11, 273–294.

Ryan, R. M., & Deci, D. C. (2000). Self-determination theory and the facilitation of intrinsic motivation, social development, and well-being. American Psychologist, 55, 68–78.

Safdar, S. (2006, October). Emotional display rules: A comparison between Canada, the USA, and Japan. Paper presented at York University Brown Bag Series, York University, Toronto, Ontario, Canada.

Satir, V. (1988). The new peoplemaking. Palo Alto, CA: Science and Behavior Books.

Scherer, K. R., Wallbott, H. G., & Summerfield, A. B. (Eds.). (1986). Experiencing emotion: A cross-cultural study. Cambridge, England: Cambridge University Press.

Schnarch, D. (1991). Constructing the sexual crucible: An integration of sexual and marital therapy. New York: Norton.

– (1997). Passionate marriage: Love, sex, and intimacy in emotionally committed relationships. New York: Holt; dt.: Die Psychologie sexueller Leidenschaft. Piper, München, 2010.

Schore, A. N. (1994). Affect regulation and the origin of the self: The neurobiology of emotional development. Hillsdale, NJ: Erlbaum.

– (2003). Affect deregulation and disorders of the self. New York: Norton.

Schwartz, B., Tesser, A., & Powell, E. (1982). Dominance cues in nonverbal behavior. Social Psychology Quarterly, 45, 114–120.

Searight, H. R. (1997). Family-of-origin therapy and diversity. Washington, DC: Taylor & Francis.

Seay, B., Alexander, B.K., & Harlow, H.H. (1964). Maternal behavior of socially deprived rhesus monkeys. Journal of Abnormal and Social Psychology, 69, 345–354.

Seligman, M. (2002). Authentic happiness: Using the new positive psychology to realize your potential for lasting fulfillment. New York: Free Press.

Sharma, R. (2007). A task analytic examination of dominance in emotion-focused couples therapy. Unpublished master's thesis. York University, Toronto, Ontario, Canada.

Shaver, P.R., & Hazan, C. (1988). A biased overview of the study of love. Journal of Social and Personal Relationships, 5, 473–501.

–, Hazan, C., & Bradshaw, D. (1988). Love as attachment: The integration of three behavior systems. In R.J. Sternberg & M.L. Barnes (Eds.), The psychology of love (pp. 68–99). New Haven, CT: Yale University Press.

Shen, T. (1996). The process and achievements of the study on marriage and family in China. Marriage and Family Review, 22, 19–53.

Shweder, R.A., & Haidt, J. (2000). The cultural psychology of the emotions: Ancient and new. In M. Lewis & J.M. Haviland-Jones (Eds.), Handbook of emotions (2nd ed., pp. 116–134). New York: Guilford Press.

Siddizi, M.U., & Reeves, E.Y. (1986). A comparative study of mate selection criteria among Indians in India and the United States. International Journal of Comparative Sociology, 27, 226–233.

Silverstein, O., &. Roshbaum, B. (1994). The courage to raise good men. New York: Viking.

Singer, I. (1984). The nature of love. Chicago: University of Chicago Press.

Singh, R.N., & Kanjirathinkal, M. (1999). Levels and styles of commitment in marriage: The case of Asian Indian immigrants. In J.M. Adams & W.H. Jones (Eds.), Handbook of interpersonal commitment and relationship stability (pp. 307–322). New York: Kluwer Academic/Plenum Publishers.

Sluzki, C.E. (1983). Process, structure, and world views: Toward an integrated view of systemic models in family therapy. Family Process, 22, 469–476.

Smith, K., & Greenberg, L.S. (2007). Internal multiplicity in emotion-focused psychotherapy. Journal of Clinical Psychology, 63, 175–186.

Snarey, J. (1993). How fathers care for the next generation. Cambridge, MA: Harvard University Press.

Sonpar, S. (2005). Marriage in India: Clinical issues. Contemporary Family Therapy, 27, 301–313.

Spiegel, J., &. Machotka, P. (1974). Messages of the body. New York: Free Press.

Stearns, C., & Stearns, J. (1988). Emotion and social change: Toward a new psychohistory. New York: Holmes & Meier.

Stern, D.N. (1985). The interpersonal world of the infant. New York: Basic Books; dt.: Die Lebenserfahrung des Säuglings. Clett-Kotta, Stuttgart, 2007.

Stets, J. E., & Burke, P. J. (1994). Inconsistent self-views in the control identity model. Social Science Research, 23, 236–262.

Sue, D. W., & Sue, D. (1990). Counseling the culturally different: Theory and practice (2nd ed.). New York: Wiley.

Sullivan, H. (1955). The interpersonal theory of psychiatry. New York: Norton.

Surrey, J. (1991). The „self-in-relation“: A theory of women's development. In J. Jordan, A. Kaplan, J. B. Miller, & I. Stiver (Eds.), Women's growth in connection: Writings from the Stone Center (pp. 51–66). New York: Guilford Press.

Tambashe, B. O., &. Shapiro, D. (1996), Family background and early life course transitions in Kinshasa. Journal of Marriage and the Family, 58, 1029–1037.

Tan Tzer, E. (1998). The decision-making process toward divorce: The perspective of woman. Unpublished master's thesis, National University of Singapore, Singapore.

Tang, A. C. (2001). Neonatal exposure to novel environment enhanced hippocampal-dependent memory function during infancy and adulthood. Learning and Memory, 8, 257–264.

– (2003). A hippocampal theory of cerebral lateralization. In R. Davidson & K. Hugdahl (Eds.), The asymmetrical brain (pp. 37–68). Cambridge, MA: MIT Press.

Tangney, J. P. (1991). Moral affect: The good, the bad, and the ugly. Journal of Personality and Social Psychology, 61, 598–607.

–, Miller, R. S., Flicker, L, & Barlow, D. H. (1996). Are shame, guilt, and embarrassment distinct emotions? Journal of Personality and Social Psychology, 6, 1256–1269.

Thomas, S. P. (2003). Men's anger: A phenomenological exploration of its meaning in a middle-class sample of American men. Psychology of Men & Masculinity, 4, 163–175.

Thomas, V., Karis, T. A., & Wetchler, J. L. (2003). Clinical issues with interracial couples: Theories and research. New York: Hayworth Press.

Tomkins, S. S. (1962). Affect, imagery, consciousness: Vol. I. The positive affects. New York: Springer-Verlag.

– (1963). Affect, imagery, consciousness: Vol. III. The negative affects: Anger and fear. New York: Springer-Verlag.

– (1984). Affect theory. In K. R. Scherer & P. Ekman (Eds.), Approaches to emotion (pp. 163–195). London: Erlbaum.

Tooby, J., & Cosmides, L. (1990). On the universality of human nature and the uniqueness of the individual: The role of genetics and adaptation. Journal of Personality, 58, 17–67.

Trivers, R. L. (1971). The evolution of reciprocal altruism. Quarterly Review of Biology, 46, 35–57.

Tronick, E. (2006). The neurobehavioral and social-development of infants and children. New York: Norton.

Tubbs, C.Y., & Rosenblatt, P.C. (2003). Assessment and intervention with Black–White multiracial couples. In V. Thomas, T.A. Karis, & J.L. Wetchler (Eds.), Clinical issues with interracial couples: Theories and research (pp. 131–149). New York: Hayworth Press.

Tucker, D.M., Luu, P., Desmond, R.E., Jr., Hartry-Speiser, A., Davey, C., & Flaisch, T. (2003). Corticolimbic mechanisms in emotional decisions. Emotion, 3, 127–149.

Usita, P.M., & Poulsen, S. (2003). Interracial relationships in Hawaii: Issues, benefits, and therapeutic interventions. In V. Thomas, T.A. Karis, & J.L. Wetchler (Eds.), Clinical issues with interracial couples: Theories and research (pp. 73–83). New York: Hayworth Press.

Vogel, S. (1996). Urban middle-class Japanese family life, 1958–1996: A personal and evolving perspective. In D. Schwalb & B. Schwalb (Eds.), Japanese child rearing: Two generations of scholarship (pp. 177–201). New York: Guilford Press.

Watson, D. (2000). Mood and temperament. New York: Guilford Press.

Watson, J., Goldman, R.N., & Vanaerschot, G. (1998). Empathic: A postmodern way of being? In L.S. Greenberg, J. Watson, & G. Lietaer (Eds.), Handbook of experiential psychotherapy (pp. 61–81). New York: Guilford Press.

–, & Greenberg, L.S. (1996). Emotion and cognition in experiential therapy: A dialectical-constructivist position. In H. Rosen & K. Kuelwein (Eds.), Constructing realities: Meaning-making perspectives for psychotherapists (pp. 253–276). San Francisco: Jossey-Bass.

–, & Greenberg, L.S. (in press). Empatheic resonance: A neuroscience perspective. In J. Decety & W. Ickes (Eds.), The social neuroscience empathy. Cambridge, MA: MIT Press.

–, & Rennie, D. (1994). Qualitative analysis of clients' subjective experience of significant moments during the exploration of problematic reactions. Journal of Counseling Psychology, 41, 500–509.

Watzlawick, P., Beavin, J.H., & Jackson, D.D. (1967). Pragmatics of human communication. New York: Norton; dt.: Menschliche Kommunikation. Formen, Störungen, Paradoxien. Hans Huber, Bern, 2007.

Weiss, R.S. (1982). Attachment in adult life. In C.M. Parkes & J. Stevenson-Hinde (Eds.), The place of attachment in human behavior (pp. 171–184). New York: Basic Books.

Whelton, W., & Greenberg, L.S. (2001). The self as a singular multiplicity: A process-experiential perspective. In J.C. Muran (Ed.), Self-relations in the psychotherapy process (pp. 87–110). Washington, DC: American Psychological Association.

–, & Greenberg, L.S. (2004). From discord to dialogue: Internal voices and the reorganization of the self in process-experiential therapy. In H. Hermans & G. Di Maggio (Eds.), The analogical self (pp. 108–123). London: Brunner-Routledge.

Wieling, E. (2003). Latino/a and White marriages: A pilot study investigating the experiences of interethnic couples in the United States. In V. Thomas, T.A. Karis, & J.L. Wetchler (Eds.), Clinical issues with interracial couples: Theories and research (pp. 41–56). New York: Hayworth Press.

Wiggins, J. (1973). Personality and prediction. Reading, MA: Addison-Wesley.

Wile, D. (1993). After the fight. New York: Guilford Press.

Wilson, M.I., & Daly, M. (1996). Male sexual proprietariness and violence against wives. Current Directions in Psychological Science, 5, 2–6.

Winnicott, D. (1965). The maturational process and the facilitating environment. New York: International Universities Press.

Yelsma, P., & Athappilly, K. (1988). Marital satisfaction and communication practices: Comparisons among Indian and American couples. Journal of Comparative Family Studies, 19, 37–54.

Zane, N., Sue, S., Hu, L., & Kwon, J. (1991). Asian American assertion: A social learning analysis of cultural differences. Journal of Counseling Psychology, 38, 63–70.

Sachregister

Soll Paartherapie etwas bewirken, muss es „heiß hergehen“: Denn Emotionen heizen Konflikte an. Im Kampf um die Macht in der Partnerschaft brechen sich Bedürfnisse nach sicherer Bindung, eigenständiger Identität und wechselseitiger Attraktivität in Gefühlen Bahn. Oft stecken Verluste und Kränkungen aus der Kindheit dahinter.

Hier setzt die Emotionsfokussierte Paartherapie an: Sie hilft Paaren, unbefriedigte Bedürfnisse und „alte Wunden“ hinte den heftigen Gefühlen aufzuspüren. Die Partner lernen, ihre Gefühlen einzuordnen, zu meistern und für ihre Entwicklung als Paar und als individuelle Persönlichkeiten fruchtbar zu machen.

ISBN 978-3-497-02112-3

www.reinhardt-verlag.de